国家卫生和计划生育委员会“十三五”规划教材
全国高等中医药教育教材

供护理学等专业用

护理学基础

第2版

主　编　马小琴

副主编　刘月仙　郑丽维　肖洪玲　马淑丽　卢建文

编　委（按姓氏笔画为序）

马小琴（浙江中医药大学）
马淑丽（山西中医学院）
王　莹（浙江中医药大学）
王艳华（长春中医药大学）
卢建文（大连医科大学）
冯志仙（浙江大学国际医院）
朱建华（湖南中医药大学）
刘月仙（南京中医药大学）
刘永芬（江西中医药大学）
刘红敏（齐齐哈尔医学院）
刘静茹（辽宁中医药大学）
杨翔宇（成都中医药大学）
肖洪玲（安徽中医药大学）
吴小婉（广州中医药大学）
郑丽维（福建中医药大学）
贺春蕾（包头医学院）

秘　书　王　莹（兼）

人民卫生出版社

图书在版编目（CIP）数据

护理学基础/马小琴主编. —2 版.—北京：人民卫生出版社，2016

ISBN 978-7-117-22565-6

Ⅰ.①护…　Ⅱ.①马…　Ⅲ.①护理学-中医学院-教材　Ⅳ.①R47

中国版本图书馆 CIP 数据核字（2016）第 176717 号

护理学基础

第 2 版

主　　编：马小琴
出版发行：人民卫生出版社（中继线 010-59780011）
地　　址：北京市朝阳区潘家园南里 19 号
邮　　编：100021
E - mail：pmph @ pmph.com
购书热线：010-59787592　010-59787584　010-65264830
印　　刷：三河市博文印刷有限公司
经　　销：新华书店
开　　本：787×1092　1/16　　印张：33
字　　数：760 千字
版　　次：2012 年 6 月第 1 版　　2016 年 8 月第 2 版
　　　　　2017 年 5 月第 2 版第 2 次印刷（总第 7 次印刷）
标准书号：ISBN 978-7-117-22565-6/R · 22566
定　　价：65.00 元
打击盗版举报电话：010-59787491　E-mail：WQ @ pmph.com
（凡属印装质量问题请与本社市场营销中心联系退换）

《护理学基础》网络增值服务编委会

主　编　马小琴

副主编　郑丽维　卢建文　刘月仙　冯志仙

编　委（按姓氏笔画为序）

马小琴（浙江中医药大学）
马淑丽（山西中医学院）
王　莹（浙江中医药大学）
王艳华（长春中医药大学）
卢建文（大连医科大学）
冯志仙（浙江大学国际医院）
朱建华（湖南中医药大学）
刘月仙（南京中医药大学）
刘永芬（江西中医药大学）
刘红敏（齐齐哈尔医学院）
刘静茹（辽宁中医药大学）
杨翔宇（成都中医药大学）
肖洪玲（安徽中医药大学）
吴小婉（广州中医药大学）
郑丽维（福建中医药大学）
贺春蕾（包头医学院）

秘　书　王　莹（兼）

修订说明

为了更好地贯彻落实《国家中长期教育改革和发展规划纲要(2010-2020)》《医药卫生中长期人才发展规划(2011-2020)》《中医药发展战略规划纲要(2016-2030年)》和《国务院办公厅关于深化高等学校创新创业教育改革的实施意见》精神，做好新一轮全国高等中医药教育教材建设工作，全国高等医药教材建设研究会、人民卫生出版社在教育部、国家卫生和计划生育委员会、国家中医药管理局的领导下，在上一轮教材建设的基础上，组织和规划了全国高等中医药教育本科国家卫生和计划生育委员会“十三五”规划教材的编写和修订工作。

本轮教材修订之时，正值我国高等中医药教育制度迎来60周年之际，为做好新一轮教材的出版工作，全国高等医药教材建设研究会、人民卫生出版社在教育部高等中医学本科教学指导委员会和第二届全国高等中医药教育教材建设指导委员会的大力支持下，先后成立了第三届全国高等中医药教育教材建设指导委员会、首届全国高等中医药教育数字教材建设指导委员会和相应的教材评审委员会，以指导和组织教材的遴选、评审和修订工作，确保教材编写质量。

根据“十三五”期间高等中医药教育教学改革和高等中医药人才培养目标，在上述工作的基础上，全国高等医药教材建设研究会和人民卫生出版社规划、确定了首批中医学(含骨伤方向)、针灸推拿学、中药学、护理学4个专业(方向)89种国家卫生和计划生育委员会“十三五”规划教材。教材主编、副主编和编委的遴选按照公开、公平、公正的原则，在全国50所高等院校2400余位专家和学者申报的基础上，2200位申报者经教材建设指导委员会、教材评审委员会审定和全国高等医药教材建设研究会批准，聘任为主审、主编、副主编、编委。

本套教材主要特色包括以下九个方面：

1. 定位准确，面向实际 教材的深度和广度符合各专业教学大纲的要求和特定学制、特定对象、特定层次的培养目标，紧扣教学活动和知识结构，以解决目前各院校教材使用中的突出问题为出发点和落脚点，对人才培养体系、课程体系、教材体系进行充分调研和论证，使之更加符合教改实际、适应中医药人才培养要求和市场需求。

2. 夯实基础，整体优化 以培养高素质、复合型、创新型中医药人才为宗旨，以体现中医药基本理论、基本知识、基本思维、基本技能为指导，对课程体系进行充分调研和认真分析，以科学严谨的治学态度，对教材体系进行科学设计、整体优化，教材编写综合考虑学科的分化、交叉，既要充分体现不同学科自身特点，又应当注意各学科之间有机衔接；确保理论体系完善，知识点结合完备，内容精练、完整，概念准确，切合教学实际。

3. 注重衔接，详略得当 严格界定本科教材与职业教育教材、研究生教材、毕业后教育教材的知识范畴，认真总结、详细讨论现阶段中医药本科各课程的知识和理论框架，使其在教材中得以凸显，既要相互联系，又要在编写思路、框架设计、内容取舍等方面有一定的区分度。

4. **注重传承，突出特色** 本套教材是培养复合型、创新型中医药人才的重要工具，是中医药文明传承的重要载体，传统的中医药文化是国家软实力的重要体现。因此，教材既要反映原汁原味的中医药知识，培养学生的中医思维，又要使学生中西医学融会贯通，既要传承经典，又要创新发挥，体现本版教材“重传承、厚基础、强人文、宽应用”的特点。

5. **纸质数字，融合发展** 教材编写充分体现与时代融合、与现代科技融合、与现代医学融合的特色和理念，适度增加新进展、新技术、新方法，充分培养学生的探索精神、创新精神；同时，将移动互联、网络增值、慕课、翻转课堂等新的教学理念和教学技术、学习方式融入教材建设之中，开发多媒体教材、数字教材等新媒体形式教材。

6. **创新形式，提高效用** 教材仍将传承上版模块化编写的设计思路，同时图文并茂、版式精美；内容方面注重提高效用，将大量应用问题导入、案例教学、探究教学等教材编写理念，以提高学生的学习兴趣和学习效果。

7. **突出实用，注重技能** 增设技能教材、实验实训内容及相关栏目，适当增加实践教学学时数，增强学生综合运用所学知识的能力和动手能力，体现医学生早临床、多临床、反复临床的特点，使教师好教、学生好学、临床好用。

8. **立足精品，树立标准** 始终坚持中国特色的教材建设的机制和模式；编委会精心编写，出版社精心审校，全程全员坚持质量控制体系，把打造精品教材作为崇高的历史使命，严把各个环节质量关，力保教材的精品属性，通过教材建设推动和深化高等中医药教育教学改革，力争打造国内外高等中医药教育标准化教材。

9. **三点兼顾，有机结合** 以基本知识点作为主体内容，适度增加新进展、新技术、新方法，并与劳动部门颁发的职业资格证书或技能鉴定标准和国家医师资格考试有效衔接，使知识点、创新点、执业点三点结合；紧密联系临床和科研实际情况，避免理论与实践脱节、教学与临床脱节。

本轮教材的修订编写，教育部、国家卫生和计划生育委员会、国家中医药管理局有关领导和教育部全国高等学校本科中医学教学指导委员会、中药学教学指导委员会等相关专家给予了大力支持和指导，得到了全国50所院校和部分医院、科研机构领导、专家和教师的积极支持和参与，在此，对有关单位和个人表示衷心的感谢！希望各院校在教学使用中以及在探索课程体系、课程标准和教材建设与改革的进程中，及时提出宝贵意见或建议，以便不断修订和完善，为下一轮教材的修订工作奠定坚实的基础。

全国高等医药教材建设研究会

人民卫生出版社有限公司

2016 年 3 月

全国高等中医药教育本科
国家卫生和计划生育委员会“十三五”规划教材
教材目录

1	中国医学史(第2版)	主编　梁永宣
2	中医各家学说(第2版)	主编　刘桂荣
3	*中医基础理论(第3版)	主编　高思华　王　键
4	中医诊断学(第3版)	主编　陈家旭　邹小娟
5	中药学(第3版)	主编　唐德才　吴庆光
6	方剂学(第3版)	主编　谢　鸣
7	*内经讲义(第3版)	主编　贺　娟　苏　颖
8	*伤寒论讲义(第3版)	主编　李赛美　李宇航
9	金匮要略讲义(第3版)	主编　张　琦　林昌松
10	温病学(第3版)	主编　谷晓红　冯全生
11	*针灸学(第3版)	主编　赵吉平　李　瑛
12	*推拿学(第2版)	主编　刘明军　孙武权
13	*中医内科学(第3版)	主编　薛博瑜　吴　伟
14	*中医外科学(第3版)	主编　何清湖　秦国政
15	*中医妇科学(第3版)	主编　罗颂平　刘雁峰
16	*中医儿科学(第3版)	主编　韩新民　熊　磊
17	*中医眼科学(第2版)	主编　段俊国
18	中医骨伤科学(第2版)	主编　詹红生　何　伟
19	中医耳鼻咽喉科学(第2版)	主编　阮　岩
20	中医养生康复学(第2版)	主编　章文春　郭海英
21	中医英语	主编　吴　青
22	医学统计学(第2版)	主编　史周华
23	医学生物学(第2版)	主编　高碧珍
24	生物化学(第3版)	主编　郑晓珂
25	正常人体解剖学(第2版)	主编　申国明

61	实验针灸学(第2版)	主编　余曙光　徐　斌
62	推拿手法学(第3版)	主编　王之虹
63	*刺法灸法学(第2版)	主编　方剑乔　吴焕淦
64	推拿功法学(第2版)	主编　吕　明　顾一煌
65	针灸治疗学(第2版)	主编　杜元灏　董　勤
66	*推拿治疗学(第3版)	主编　宋柏林　于天源
67	小儿推拿学(第2版)	主编　廖品东
68	正常人体学(第2版)	主编　孙红梅　包怡敏
69	医用化学与生物化学(第2版)	主编　柯尊记
70	疾病学基础(第2版)	主编　王　易
71	护理学导论(第2版)	主编　杨巧菊
72	护理学基础(第2版)	主编　马小琴
73	健康评估(第2版)	主编　张雅丽
74	护理人文修养与沟通技术(第2版)	主编　张翠娣
75	护理心理学(第2版)	主编　李丽萍
76	中医护理学基础	主编　孙秋华　陈莉军
77	中医临床护理学	主编　胡　慧
78	内科护理学(第2版)	主编　沈翠珍　高　静
79	外科护理学(第2版)	主编　彭晓玲
80	妇产科护理学(第2版)	主编　单伟颖
81	儿科护理学(第2版)	主编　段红梅
82	*急救护理学(第2版)	主编　许　虹
83	传染病护理学(第2版)	主编　陈　璇
84	精神科护理学(第2版)	主编　余雨枫
85	护理管理学(第2版)	主编　胡艳宁
86	社区护理学(第2版)	主编　张先庚
87	康复护理学(第2版)	主编　陈锦秀
88	老年护理学	主编　徐桂华
89	护理综合技能	主编　陈　燕

注:①本套教材均配网络增值服务;②教材名称左上角标有“*”者为“十二五”普通高等教育本科国家级规划教材。

第三届全国高等中医药教育教材建设指导委员会名单

全国高等中医药教育本科
护理学专业教材评审委员会名单

顾　　问　韩丽沙

主任委员　孙秋华

副主任委员　徐桂华　陈锦秀　张先庚

委　　员（按姓氏笔画为序）

马小琴　刘兴山　池建淮　许　虹　李伊为　陈　燕　陈莉军

郝玉芳　胡　慧

秘　　书　马小琴（兼）

前　言

《护理学基础（第2版）》是全国高等中医药院校国家卫生和计划生育委员会“十三五”规划教材之一。自上一版教材出版至今已经历了近5年时间，国内护理院校师生以及医院的护理人员均给予了高度的评价和充分的肯定。

随着生活水平的提高，人们对健康需求的观念发生深刻变化，护理学科的迅猛发展，临床护理实践也发生了很大的变化。许多护理的新知识、新技术和新方法不断呈现，护理学专业新的行业标准随之出台。因此，作为护理学专业的学生必须了解这些变化；作为护理学专业人员，更需适应这些变化并与时俱进。本教材在此背景下进行修订。

新版教材在编写过程中严格遵循“教材的继承性与创新性相结合的原则”，在继承上一版教材较为成熟内容的基础上，参考国内外同类教材的先进内容，结合我国现行的临床护理实践，特别注意听取教材使用者的建议，对教材进行了精心的修订，使本版教材在内容上充分体现先进性、科学性和实用性。

新版教材在修订中强化三个基本思想：一是注重打实基础，将护理学专业必须掌握的“三基“内容列为本教材的重点；二是注重拓宽知识面，适当补充相关的知识、人物、事件以及新技术、新方法、新成果等，让学生了解与护理临床、科研有关的本学科理论和发展前沿。三是注重适当增加深度，结合循证护理证据内容等，重视学生综合性思维能力的培养。

新版教材有三个主要变化：一是结构的变化：由上版教材的20章变成了19章，将“排尿护理”和“排便护理”两章合并为“患者排泄的护理”一章。将“患者舒适的护理”改为“患者的舒适与安全”，并将“患者活动的护理”中的“安全的护理”的内容并入这章中。护理技术实施部分，改成以表格形式呈现。二是内容的变化：某些章节内容如护理职业防护因行业标准的变化，特殊饮食护理等增添新近循证护理证据，因而内容变化较大。三是增加了网络增值服务，包括教师授课PPT、复习思考题解析、模拟试卷及参考答案等内容，以帮助读者更好地了解教学内容并检验学习效果，也有助于教师教学。本教材适用于护理学本科学生使用，也可供广大临床护理人员参考。

新版教材由全国15所院校的16位护理学专业教师合作编写与修订，各位编委分别负责相应章节的编写工作。本编写团队是一个严谨、敬业、团结的集体。作为本教材的主编，在此对所有编者的辛勤付出表示深深的谢意。在教材编写过程中，我们也得到各编委所在单位领导和同事的支持，同时也得到人民卫生出版社相关领导、编辑的鼎力相助，在此一并表示由衷的感谢。

尽管我们在编写中付出了许多努力，但限于编者的能力和水平，书中难免存有错误和疏漏之处，恳请各位同仁们惠予指正。

编者

2016年3月

目　录

第一章

绪　　论

学习目的

学生通过本章的学习，能掌握护理学的基本任务，熟悉《护理学基础》在临床护理中的意义，了解《护理学基础》的学习内容、教学目的、学习方法及要求。

学习要点

护理学的基本任务；《护理学基础》的学习内容及教学目的、《护理学基础》的学习方法及学习要求。

案例导入

各护理院校在教授护生《护理学基础》课程时积极探索教学研究，但教学方法上多以课堂讲授法为主，兼以演示法、自学辅导法、角色扮演法等。对于一些有患者的基础护理技术，则也有采用体验式教学法的，即让护生分别扮演护士和患者等，如皮下注射、肌内注射等。然而对于静脉输液等技术是否采用护生体验式教学法则有不同的意见。对于众多的基础护理技术如何施教以指导护生学习一直是《护理学基础》课程教学探究的问题。请护生思考：

在当今大数据化时代下，如何学好《护理学基础》这门专业课程？

护理学是一门在自然科学与社会科学理论指导下的综合性应用学科，是研究有关预防保健与疾病防治过程中的护理理论与技术的科学。百余年来，护理学经历了从简单的清洁卫生护理到以疾病为中心的护理、再到以护理对象为中心的整体护理、直至以人的健康为中心的护理的发展历程，通过实践、教育、研究，不断得到充实和完善，逐渐形成了自己特有的理论和实践体系，成为一门独立的学科。护理学包括理论与实践两个范畴，《护理学基础》是研究临床护理的基本理论、基本知识、基本技术和方法的一门学科。它是临床各科护理的共性基础，是护理学的一个重要组成部分，对培养具有扎实的护理基本知识和熟练的护理基本技能的合格护理人才起着举足轻重的作用。

笔记

第一节 《护理学基础》课程的地位和基本任务

一、课程的地位

《护理学基础》是护理学专业课程体系中最基本、最重要的课程，在护理学专业教学中占有非常重要的地位，它既是医学基础知识和护理知识之间的桥梁，又是护理学基础课与专业课之间的桥梁，是护生学习临床护理专业课（如内科护理学、外科护理学、妇产科护理学、儿科护理学、急救护理学等）的必备前期课程，它所包括的护理基础知识和基本技能，是所有护理学专业学生学习临床护理课程和日后从事临床护理工作的基础。

二、课程的基本任务

我国医药卫生护理事业的基本任务是保护人民健康、防治重大疾病、控制人口增长、提高人口健康素质，解决经济、社会发展和人民生活中迫切需要解决的卫生保健问题，以保证经济和社会的顺利发展。为完成这一任务，护士不仅要在医院为患者提供护理服务，还需要将护理服务扩展到社区和社会，为健康人群提供保健。目前临床护理实践，正在推进整体护理工作模式，要求护士以整体观念评估、分析和满足服务对象生理、心理、社会、精神、文化、发展等方面的需求，帮助服务对象获得最大程度的健康。而以服务对象为中心，针对人群的生理、心理、社会、精神及文化等各层面的健康问题，采取科学、有效的护理对策，解决护理对象的健康问题，满足护理对象的需要是护理学基础的基本任务，它是通过促进健康、预防疾病、恢复健康、减轻痛苦这四项护士的基本职责来实现的。

《护理学基础》的基本任务就是以培养护生良好的职业道德和职业情感为核心，使护生树立整体护理的观念，掌握《护理学基础》中的基本理论、基础知识和基本操作技能，并将所学的基本理论、基础知识和基本技能灵活地运用于临床护理实践，履行护士"促进健康、预防疾病、恢复健康和减轻痛苦"的重要职责。

1. 促进健康 是帮助人群获取在维持或增进健康时所需要的知识资源。促进健康的目标是帮助人们维持最佳健康水平或健康状态。护士可以通过卫生宣教活动，使人们理解和懂得参加适当的运动有益于增进健康。

2. 预防疾病 是帮助健康人群或易感人群保证健康的重要手段。预防疾病的目标是帮助护理对象减少或消除不利于健康的各种因素，包括生物学因素、环境因素、社会心理因素及生活方式等，以维持护理对象的健康状态，预防疾病的发生。如帮助护理对象戒除吸烟、酗酒等不良嗜好。

3. 恢复健康 是帮助人们在患病或有影响健康的问题后，改善其健康状况。如协助残障者参与他们力所能及的活动，使他们从活动中得到锻炼并获得自信，以利于他们恢复健康。

4. 减轻痛苦 减轻个体和人群的痛苦是护士所从事护理工作的基本职责和任务。通过学习和实践《护理学基础》，掌握及运用必要的知识和技能于临床护理实践中，帮助个体和人群减轻身心痛苦。

第二节 《护理学基础》的学习内容及教学目的

一、学习内容

《护理学基础》是研究临床护理的基本理论、基本知识、基本技术和方法的一门学科。它包括对各专科和各系统疾病的护理对象及健康人群进行的具有共性的生活护理和技术护理服务，其内容涉及护理对象及健康人群最需要的护理活动。它是临床各科护理的共性基础，贯穿于满足护理对象对健康需求的始终。因此，其内容包括患者的入出院护理、患者的生活护理、患者治疗需要的满足、患者病情变化的观察以及基本的护理操作技术、护士职业防护等。具体内容包括：医院及医疗环境、患者的入院、转运和出院护理、医院感染预防与控制、患者的清洁卫生、患者的舒适与安全、休息与睡眠、生命体征的测定、患者的营养与饮食护理、冷热疗法、药物疗法、静脉输液与输血的护理、患者排泄的护理、病情观察及危重患者的抢救与护理、标本采集、临终患者的护理及护理文件的书写。

二、教学目的

《护理学基础》的教学目的是让学生通过学习和应用《护理学基础》的理论知识和操作技术来满足护理对象的需求，让护理对象处于最佳身心状态。在教学过程中，要求学生不仅要掌握基础护理操作技术，而且要理解每一操作步骤的理论基础和原理，着重分析和研究护理对象的基本需要，学习评估和满足护理对象各种基本需要所需的基本知识和基本技能。以评估、诊断、计划、实施和评价为步骤的护理程序是提供整体护理的基本工具和工作方法，是护士从事护理工作的基本依据。《护理学基础》将护理程序贯穿在各章节中，培养学生发现问题、分析问题和解决问题的能力以及独立思考和评判性思维的能力，为学习以护理程序为框架的各临床护理课程，以及日后走上临床护理工作岗位，应用护理程序开展整体护理，促进护理对象健康打下坚实的知识、技术和能力基础。

因此，《护理学基础》的教学目的是使学生通过学习本课程的教学内容，能够：

1. 获得满足患者生理、心理社会需求所必备的基本知识和基本技能　即包括为患者提供安全舒适的住院环境、保持患者的清洁卫生、帮助患者进行适当的活动和休息、饮食护理、排泄护理、生命体征的测定、预防医院感染、病情观察及护理文件的书写等，这些护理基本知识和基本技能是护生必须全面掌握的，是护生将来从事护理工作的基础。现代社会的竞争意识、工作紧张、知识和技术压力、活动范围缩小、生活节奏加快、居住及交通拥挤等种种客观压力导致身心经常处于应激状态、疲劳状态和精神空虚的状态；各种影响健康的危险因素如酗酒、家庭瓦解等发生频率增加，使精神疾病、神经疾病、高血压等与心理因素有关的疾病呈上升趋势。因此，社会、心理因素与人类健康的关系越来越受到重视。护理是为满足人类需要而促使个体达到身、心的和谐一致。护士不只是为护理对象提供单纯技术性的照顾，应该把每一个人都当作完整个体来看待，因此，护士在执行护理工作时，在满足护理对象生理需求的同时，也应该

笔记

满足护理对象的心理社会需求。

通过学习护理学基础，可以帮助护生牢固地树立终生为人类健康事业服务的思想和决心，用娴熟的基础护理操作技术，结合护理理论知识，为护理对象提供优质服务，满足护理对象的生理需求，提高其生活质量，帮助护理对象向最佳健康状态发展，体现以整体人的健康为中心的现代护理观念和目标。

2. 认识自身价值、树立正确的价值观　认识自身价值是实行护理工作的原动力，学习护理学基础，可以帮助护生认识到护理既是一门科学也是一门艺术。护理是科学和艺术的结晶。科学是对知识有系统的探讨，科学性体现在护理专业有其相对独立的知识体系，并有一定的理论做指导；而艺术则是有意识地将学到的技能加以创造和升华，再以特殊的方式表达出来。护理的艺术性则表现为护理的对象是千差万别的个体，护士在对护理对象实施护理工作时需要技巧、想象力、奉献和对工作及护理对象的热爱，所以护理除了是一门科学外，也是一门满足人类需要的艺术。在学习《护理学基础》的过程中，对科学知识系统和深入地探讨，对护理基本知识、基本原理、基本技术的详尽解释，将充分展示护理的科学性和艺术性。护士需要热爱人类、热爱生命，对护理对象充满爱心。在评估和分析护理对象的需要时，护士应展示与护理对象良好的人际交往技巧，对每项护理技术操作动作应轻、稳、准、快和连贯，并能通过动作传递情感，表现出优美、关切和高度的责任感。护士个人的价值观影响其护理服务，也反映在实际的行动上。通过学习和实践护理学基础，学生会逐渐认识作为一名合格护士自身的价值，发展正确的价值观，才能为护理对象提供优质护理服务。

3. 具备良好的职业道德和职业情感　护理的服务对象是人，人是由生理、心理、社会、精神、文化等多个层面所组成的统一整体。护理对象的特殊性决定了从事护理工作的护理人员必须具备良好的人道主义精神，做到爱岗敬业，关心护理对象；忠于职守，主动热情；周到服务，亲切温馨；勤学苦练，提高技能；谨言慎行，保守秘密。只有这样，才能为护理对象提供人道主义的护理照护，使护理对象获得心理上的舒适并促进其身心的康复。

护生通过学习护理学基础，可以培养其具备高尚的职业道德和职业情感，激发他们热爱护理专业、为护理事业无私奉献的热情，使他们树立严谨求实的工作作风和高度负责的工作态度，以使他们在将来的护理工作中，严格遵守护理职业道德和行为规范，尊重、理解和关心护理对象，维护护理对象的权益，做好护理对象的代言人。

第三节 《护理学基础》的学习方法及要求

一、网络探究式学习

护理学基础是连接护理学基础理论课与临床护理课的桥梁，其学习效果可以影响护生临床护理课程的学习及其今后的临床护理工作。网络探究式学习是一种基于网络、以探究为导向的学习活动，它是借助辅助教学系统建立网络学习课程，包括引言、任务、资源、过程、评价、总结等模块。在当今大数据化时代背景下，学生应在一定的课堂教学基础上自主地通过因特网去学习，并依据有关学习目标去完成特定的学习任

笔记

务，同时也拓展自己的学习能力，加强与其他学科知识的融合，这种学习有利于提高学生的认知能力及解决问题的能力。

二、实践学习法

护理学基础是一门实践性很强的课程，其内容的重点是基础护理操作技术及相关的护理基本知识，因此，实践学习法是护生学习护理学基础的主要方法，包括实验室或实训室学习及临床见习或实习两类。

（一）实验室或实训室学习

实验室、实训室学习是护生学习护理学基础的重要方法之一，护生只有在实验室或实训室模拟的环境或情境下能够独立、熟练地完成各项基础护理技能操作，达到教学大纲所要求的标准，才能够在临床真实的患者身上实施各项护理技能操作。因此要求护生：①认真对待实验课或实训课：进入实验室或实训室前要按照临床护理工作要求穿好护士工作服、戴好护士帽。②严格遵守实验室或实训室的规章制度：在实验室或实训室内，保持安静，严禁大声喧哗，严禁坐床上，保持实验室或实训室的清洁卫生，爱护实验、实训设备和物品，离开实验室或实训室前要整理好物品并关好门窗。③认真观看教师示教：实验室或实训室学习，教师示范操作是重要的环节，护生应集中注意力仔细观看教师示范的每一个步骤，如有疑问或者没有看清，应在教师示范结束时及时请教。④认真进行模拟训练：观看完教师的示范后，护生要根据教师的示范按照正确的操作程序进行模拟练习，力求符合操作标准要求。⑤加强课后训练：课堂上技能练习的时间较有限，技能学习是一个循序渐进、不断熟练的过程，需要护生利用业余时间不断练习逐步熟练。目前国内多数院校为了提高护生的操作水平，将护理实验室或实训室向护生开放，护生应根据自身情况，有效利用实验室或实训室开放时间，按照开放要求有效地进行操作技能的训练，达到操作技术的精熟程度。

（二）临床学习

临床学习是提高护生基础护理操作技能的一种有效的学习方法。护生在实验室内对各项基础护理技能操作已经达到了教学所规定的标准和要求的前提后，可进入临床学习。在临床情形下，不仅能使他们的各项基础护理操作达到熟练的程度，而且还能促使护生职业道德和职业情感的形成与发展。但护生在临床真实护理情境下为护理对象进行任何技能操作之初，都需借助临床护理带教老师的指导，再逐渐过渡到自己独立完成各项操作，然而对一些复杂的具有一定风险性的基础护理操作，护生切记需在临床护理带教老师放手不放眼的情况下进行。

为了提高护生临床学习的效果，护生要做到：①按照护士的标准严格要求自己：护生应严格遵守医疗卫生机构的各项规章制度，遵守护士的伦理道德。②树立良好的职业道德和职业情感：要有高度的责任心和责任感，尊重、同情、关心、爱护患者，全心全意地为患者服务，努力满足患者的各种合理要求。③虚心接受临床护理带教老师的指导和帮助：临床带教老师是护生临床学习的主要支持者和帮助者，护生应充分利用这珍贵的临床学习机会，利用好临床带教老师这一重要的学习资源，尊重他们、主动向他们请教问题，要虚心接受他们的指导。④认真对待每一项基础护理操作：护生应珍惜每一次基础护理操作机会，按照有关的操作原则和程序实施各项操作，严格遵守查对制度，确保患者的舒适和安全，确保操作的有效性。

笔记

三、反思学习法

反思学习法是通过对学习活动过程的反思来进行学习。反思是对自己的思维过程、思维结果进行再认识的检验过程。它是学习中不可缺少的重要环节。学习要在活动中进行建构，要求学生对自己的活动过程不断地进行反省、概括和抽象。显然，学习中的反思是别人无法代替的。反思学习法也是提高实践学习效果的重要方法，既可以用于实验、实训学习也可以用于临床学习。护生应按照以下阶段进行反思：

1. 第一阶段　回到所经历的情境（回到经验中去）。护生回忆自己所做的基础护理技能操作的全过程，描述自己所出现的失误或错误，问自己“发生了什么事情?”而不作任何评判。

2. 第二阶段　专心于感受（注重感觉）。护生在进行基础护理操作之后，通常会产生不同的心理感受，有积极的，也有消极的。也有必要或需要去体验有关技能操作的自我感受，问问自己“我的感觉如何?”应努力去体验那些积极的感受（即在临床学习时护生受到带教老师或者护理对象赞扬时的愉快感受），而采取适当的方法去排除那些消极感受（例如临床实习时护生多次操作失败导致患者发怒）。

3. 第三阶段　重新评价阶段（分析意义）。这是反思学习的最后阶段，护生需将本次经验与原有经验的想法和感受联系起来，并比较新经验与旧经验之间的相互联系。

反思过程需要不断实践和应用，学习后的实践是关键，没有实践，技能不会提高，实践后的反思是保障，实践后不反思，这样的实践是徒劳。反思学习法不仅适用于护生个体，也适用于护生小组或全班同学。护生临床学习期间或实习结束时，临床带教老师或指导老师组织护生进行反思性讨论，让护生反思自己的经历，分享各自的经历和感受，以促进他们的技能和能力的提高。

学习小结

1. 学习内容

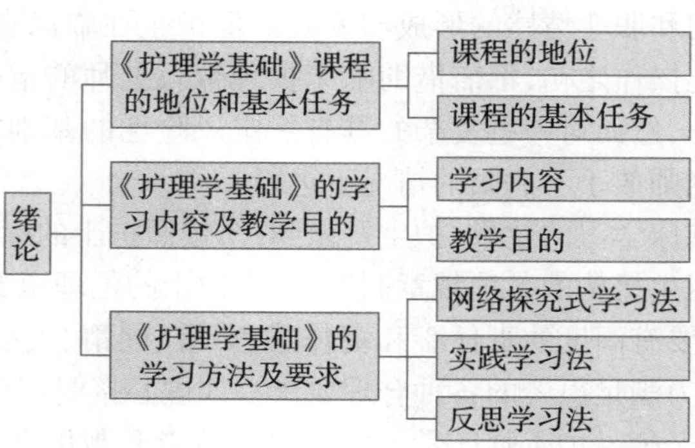

2. 学习方法

（1）通过课堂学习及阅读教材，理解《护理学基础》课程在护理学中的重要地位，并掌握其基本任务。

（2）通过与护理学长、学姐交流并结合文献查询，获取《护理学基础》的学习方

笔记

法，进一步理解《护理学基础》在临床护理工作中的重要性。

（马小琴）

复习思考题

1. 讨论学习《护理学基础》对护理工作的意义。
2. 护士需要帮助人群解决哪四个与健康相关的问题？
3. 谈谈如何学习《护理学基础》课程。

笔记

第二章

医院及医疗环境

学习目的

学生通过本章的学习，能掌握医院物理环境与社会环境的调控要素及方法，熟悉医院主要医疗部门的工作特点与护理内容，了解医院的组织结构和任务，从而在以后的护理工作中能够为患者提供一个良好的休养、治疗环境，促进患者的身心舒适。

学习要点

医院的组织结构和任务，主要医疗部门的工作特点与护理内容，医院物理环境和社会环境的调控要素及方法。

案例导入

高某，男性，65岁。有高血压、冠心病病史10年，个性倔强，脾气暴躁，本次因琐事与家人吵架后引发心绞痛收治入院，作为接待患者的心内科护士，请问：

1. 根据患者情况如何调控医院的物理环境？
2. 如何给患者营造一个安全、舒适的心理社会环境？

医院(hospital)是对个体或特定群体进行防病、治病的场所，具备一定数量的病床设施、必要的医疗设备和相应的医务人员，通过医务人员的集体协作，运用医学科学理论和技术，对住院、急诊或门诊患者实施科学、正确的诊疗与护理的医疗事业机构。

第一节　医院的组织结构和任务

一、医院的组织结构

(一) 医院的组织构成

根据我国医院的组织结构模式，医院大致由三大系统构成：医疗部门、医疗辅助部门和行政后勤部门(图2-1)。医疗部门是医院的主体，是主要业务部门，包括病房和门诊各临床科室；医疗辅助部门是以专门的技术和设备为临床提供技术支持，辅助临床诊疗工作进行的专业科室，是现代医院的重要组成部门；行政后勤部门是为医院的人、财、物进行管理并提供保障，为临床科室和医疗辅助科室服务的部门。各部门之间

笔记

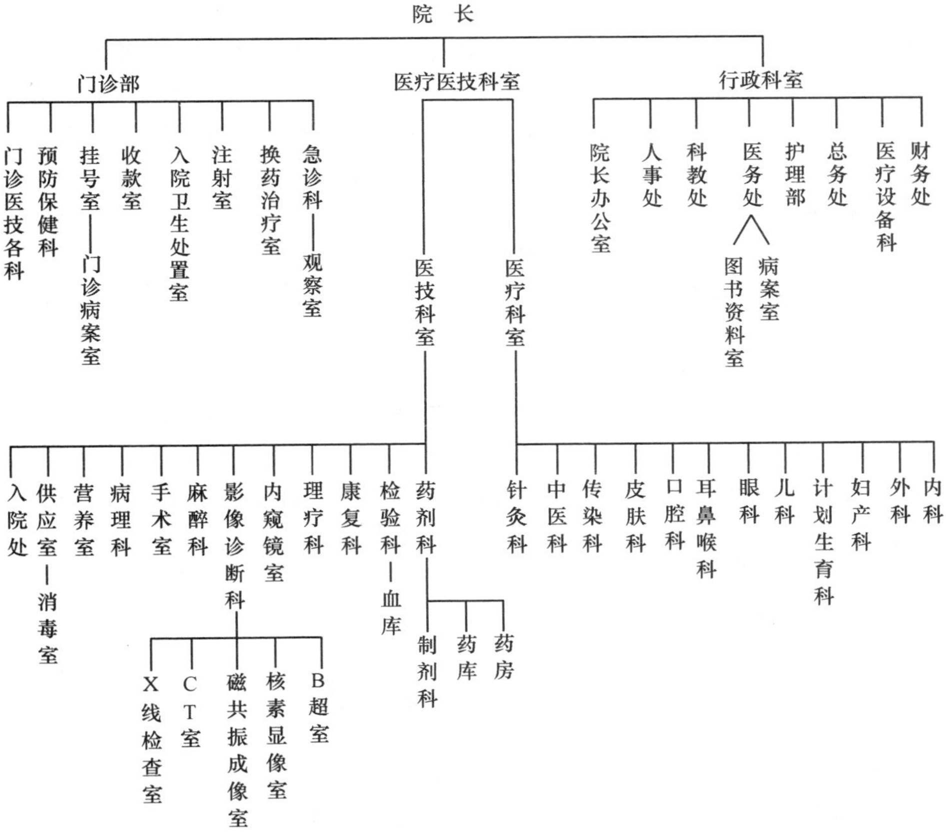

图 2-1　医院的组织结构

既分工明确，各尽其责，又相互协调、相互合作。

（二）医院的人员构成

根据我国医院组织机构、体制和职能的特点，医院人员可分为四类：卫生技术人员、行政管理人员、后勤保障人员、工程技术人员。卫生技术人员包括医生、护理人员、药剂人员、医技人员，承担医院的诊疗护理工作，是医院的主要工作者。行政管理人员包括院长、医务部主任、护理部主任、人事管理人员等，负责医院各部门的正常运转，处理各部门的相关问题，促进医院正常、顺利地发展。后勤保障人员包括物质供应人员、环境维护人员、财务管理人员、图书病案管理人员等。工程技术人员主要负责管理和维修医疗仪器及其他相关设备，保障医疗护理工作顺利进行。

二、医院的任务

卫生部颁布的《全国医院工作条例》指出，医院的任务是以医疗为中心，在提高医疗质量的基础上，保证教学和科研任务的完成，并不断提高教学质量和科研水平。同时做好预防宣传工作，指导基层医院和计划生育的技术工作。

（一）医疗工作

医疗工作是医院的主要任务，包括诊疗和护理两大业务，可分为门诊医疗、住院医疗、急救医疗和康复医疗，并与医疗技术部门密切配合，协调成为一个医疗整体。

笔记

（二）教学工作

医学教育都必须经过学校教育和临床实践两个阶段，医院是医学生临床实践的重要场所，涉及医疗、护理、营养和医技等各专业的学生。另一方面在职人员也需要不断地接受继续教育、更新知识和技术，才能适应现代医学技术发展的需要。因此，教学是医院的一项重要任务，任务的比重可根据医院性质决定。

（三）科学研究

医院是医疗科研人员进行科学研究和临床实践的主要场所，是发展医学科学的重要基地。通过一系列临床课题的探索、发现和研究推动了医疗和医学教学的发展，提高了医疗质量。

（四）预防和社区公共卫生服务

除了诊疗服务外，医院还是群众卫生保健的中心，各级医院都有预防保健和社区公共卫生服务的任务，特别是基层医疗卫生机构。21 世纪医学研究的主要方向是人类健康，医学发展的趋势已经转向预防疾病、维持和提高群体健康水平。《国家十二五发展规划》也提出要加强以全科医生为重点的基层医疗卫生队伍建设，健全基层医疗卫生服务体系，提高基层医疗卫生队伍的整体素质和服务水平，逐步实现人人享有基本医疗卫生服务的目标，提高全民健康水平。

第二节　门　诊　部

门诊部（outpatient department）是医院面向社会的窗口，是医疗工作的第一线，是直接为公众提供诊断、治疗和预防保健服务的场所。门诊部的工作质量直接影响公众对医院的认知和评价。

一、门诊部工作的特点

1. 患者集中且流量大　门诊每天要接待大量来自社会各方面的患者，尤其是那些技术设备条件较好、交通比较便利的城市，医院的门诊患者更为集中，一般省级综合医院的日门诊量可超过 2000 人次，有的甚至超过 4000 人次。医院领导要高度重视对门诊工作的管理和支持，改善门诊工作条件，合理安排门诊工作人员，尤其要做好门诊高峰的分流工作，保证良好的诊疗秩序，力求使患者得到及时、有效、优质的诊疗服务。

2. 诊疗环节多　门诊的诊疗功能比较齐全，从患者预检分诊、挂号、候诊、就诊，到诊断、化验、物理检查、注射、治疗、取药等是一个连续的由多个环节组成的流程。任何一个环节的不畅通都可能造成门诊的严重拥挤，给患者带来不便。医院领导应运用系统管理的方法，剖析门诊诊疗环节的过程、时间和特点，重视门诊的导医服务，简化就诊手续，防止和克服“三长一短”现象（即挂号时间长、候诊时间长、检查处置取药时间长、诊察时间短）。

3. 人群杂、病种多　门诊患者混杂，年龄、病情、抵抗力各不相同，所患疾病有一般急慢性疾病、感染性疾病，也可能是传染病甚至烈性传染病，很容易造成患者与患者、患者与健康人群之间的交叉感染。所以，门诊工作中预防交叉感染，做好环境卫生管理，确保门诊医疗安全是门诊管理工作的一项重要任务。

4. 医生轮换频繁　门诊医生的流动变换是不可避免的，患者复诊时要求初诊医

笔记

生诊疗往往比较困难，加上医生在交接过程中存在出现医疗差错或事故的隐患，这些因素会在不同程度上影响门诊医疗的质量。医院在保证门诊医生相对稳定的同时，特别要求医务人员具有良好的职业道德素质和精湛的医术，严格执行门诊工作制度，把好门诊质量关。

5. 诊疗时间短　门诊部每天要接待大量的患者，尤其是在门诊高峰时刻以及高峰季节，“数量”与“质量”的矛盾比较突出，难以保证医生对每一位患者做出正确、全面、及时的诊疗，特别是那些病情比较复杂或前驱症状并非典型的患者。要解决这一矛盾，关键还是要加强科学管理，建立合理的分级诊疗制度。

二、门诊部的设置和布局

门诊部设有和医院各科室相对应的诊室，并设有挂号室、收费室、化验室、药房、治疗室、候诊室等。诊室内配备诊察床（床前备有屏风或围帘）、诊断桌和洗手池。治疗室内备有急救设备和物品，如除颤器、氧气及吸引装置、急救药品、气管切开包等。

门诊部的候诊、就诊环境以方便患者为目的，注重公共卫生为原则，并体现医院对患者的人文关怀，做到美化、绿化、安静、整洁，布局合理，备有醒目的标志和指示路牌。还可设立总服务台、导医处，配备多媒体查询触摸屏和电子显示屏，使各项医疗服务清晰、透明，简便就诊程序，使患者感到亲切、放松，从而对医院产生信任感，主动配合医院工作。

三、门诊部护理工作

（一）预检分诊

预检护士由实践经验丰富的护士担任。护士应主动、热情地接待患者，简明扼要地询问和观察病情，做出初步判断后，给予合理的分诊指导。做到先预检分诊，后挂号诊治。

（二）安排候诊与就诊

患者挂号后到相应候诊室等候就诊，护士应做好下列工作：

1. 开诊前准备好诊断过程中使用的各种器械和物品，并保证其处于良好的备用状态。
2. 维持良好的候诊和就诊环境。
3. 按照门诊号先后顺序安排就诊，必要时协助医生进行诊断和检查等工作。
4. 观察候诊患者病情变化，遇高热、剧痛、呼吸困难、出血、休克等情况，应立即安排就诊或送急诊处理。对病情较重或年老体弱者，可适当调整就诊顺序，提早就诊。
5. 耐心、细致地回答患者的询问并释疑。

（三）健康教育

候诊期间，可通过画廊、图片、宣传手册、电视录像等形式开展有关卫生科普、防病、保健等内容的宣教工作。

（四）治疗

门诊部护理人员要根据医嘱执行各项治疗任务，如注射、换药、灌肠、输液等，积极配合医生进行各项穿刺及检查。护理人员必须严格执行操作流程，确保治疗安全、有效。

笔记

（五）消毒隔离

门诊部人群流量大，患者集中，容易发生交叉感染。护士要严格执行无菌操作原则，认真做好消毒隔离工作，安排传染病患者或疑似传染病患者分诊到隔离门诊就诊，并做好疫情报告。

（六）健康体检与预防接种

经过培训的护士可直接参与各类保健门诊的咨询或诊疗工作，如健康体检、疾病普查、预防接种等，满足群众日益增长的健康和卫生保健需要。

第三节 急 诊 科

急诊科（emergency department）是医院诊治急症患者的场所，是抢救患者生命的第一线，对急危重症患者及意外灾害事件，能提供快速、高效的服务，也是急危患者最集中、病种最多、抢救和管理任务最重的科室。因此，急诊科的工作可以说是医院总体工作的缩影，直接反映了医院医疗护理工作的质量和人员的素质水平。

一、急诊科工作的特点

1. 急 医院急诊科接治的多数是突发的急症患者，发病急、变化快，有些病情危重，工作人员必须争分夺秒、迅速处理，争取抢救时机。

2. 忙 急诊患者来诊时间、人数、危重程度难以预料，随机性大，可控性小，尤其是发生意外灾害、事故、集体中毒、传染病流行时，工作更显繁忙。因此，急诊科要有高效能的组织指挥系统和协调体制，工作人员既有分工，又有合作，使急救工作忙而不乱。

3. 杂 急诊患者病种复杂，几乎涉及临床各学科疾病；患者及陪探人员复杂，涉及法律和暴力事件的较多，工作中也常遇到无监护人的患者，与其他部门相比，工作复杂得多。因此，急诊工作者必须具备管理协调能力，才能使复杂的工作有序进行。

二、急诊科的设置和布局

急诊科一般设有预检处、诊疗室、抢救室、治疗室、手术室、监护室、观察室、药房、化验室、心电图室、挂号室、收费室等。预检处设在大厅明显位置，抢救室、治疗室设备齐全，各诊室内应配备非手触式开关的流动水洗手设施和（或）速干手消毒剂，观察室应按病房要求进行管理。

急诊科应独立或相对独立成区，位于医院的一侧或前部。环境应宽敞明亮、空气流通、安静整洁，有专用通道、宽敞的出入口、醒目的标志和路标，设有专用电话，备有急救车、平车、轮椅等运送工具，夜间有明显的灯光，以方便急诊患者就诊和最大限度缩短就诊前的时间，争取抢救时机。

三、急诊科护理工作

1. 预检分诊 预检护士通过简要评估确定患者就诊的科室，并护送患者到相应科室或抢救室。护士必须掌握急诊就诊的标准，对急诊患者做到一问、二看、三检查、四分诊。遇到意外灾害事故应立即通知相关部门组织抢救；遇到急危重症患者应立即

笔记

通知医生、护士进行抢救；遇到法律纠纷、刑事伤害、交通事故等事件，应迅速通知医院保卫科或直接与公安部门联系，并请家属或陪送者留下。

2. 抢救工作　在抢救工作中，急诊护士主要承担物品准备和配合抢救的任务。在物品准备方面严格遵守物品管理规定，做到“五定”（定数量品种、定点安置、定专人管理、定期消毒灭菌、定期检查维修）；护士必须熟练掌握各种急救物品的性能和使用方法，并能排除一般性故障，使所有物品处于良好备用状态。在配合抢救方面，护理人员必须严格遵守操作规程，争分夺秒实施抢救；在医生到来之前进行初步的评估和判断并实施紧急处理，如心肺复苏、建立静脉通道、吸氧、吸痰、止血、心电监测等；医生到达后，立即汇报处理情况和效果，并积极配合医生抢救，包括正确执行医嘱，密切观察病情变化；在抢救过程中执行口头医嘱时必须向医生复述一遍，双方确认无误后再执行，抢救完毕后请医生及时补写医嘱和处方；及时、准确、清晰地做好抢救记录；各种抢救药品的空瓶、空安瓿、输血袋等经两人核对无误后方能处理，避免医疗差错的发生。

3. 病情观察与护理　急诊科观察室通常设有一定数量的床位，以收治暂时未确诊或已确诊但因各种原因暂时不能住院的患者，或只需短时间观察即可离开的患者。观察时间一般为 3 ~7 天。观察室护士应做好以下工作：①对留观患者进行入室登记，建立病案，填写各项记录，书写病情报告；②主动巡视并观察患者病情变化，及时执行各项医嘱，做好基础生活护理工作，加强心理护理；③做好出入室患者及家属的管理工作。

第四节　病　　区

病区（wards）是住院患者接受诊断、治疗、护理照顾的场所，也是医务人员全面开展医疗、教学、科研活动的重要基地。

一、病区工作的特点

1. 任务重、压力大　病区的医务人员要从患者入院开始提供全面的 24 小时医疗照顾，涉及医疗、护理、心理、饮食、健康教育等多方面内容，工作任务繁重。为保证工作的连续性，一线工作人员实行倒班制，严格交接班，尤其是夜间值班时，可能需要一人负责全病房医疗或护理工作，一旦遇到患者病情变化，身心压力非常大。这也对医务人员的知识、业务、技术水平及身体、心理素质提出了更高的要求。

2. 病房管理严格　加强病房管理的目的在于维持一个有利于医疗、护理、科研、教学工作的正常秩序和良好的环境。病房管理不仅包括医疗、护理等技术工作的组织实施，还包括行政、生活等方面的管理，如住院患者的管理、探视与陪护管理、医院感染的管理、物资药品管理、医疗护理技术管理、医务人员的工作组织管理、病房环境管理等。工作中要求医务人员严格遵守各项规章制度和操作规程，此外还要定期接受医院管理者的检查和督导。

二、病区的设置和布局

病区布局应科学合理，以方便治疗和护理工作。每个病区设有病房、护士站、治疗室、抢救室、危重病室、医护办公室、配膳室、储物室、污物间、更衣室、值班室、示教室

笔记

等，有条件的病区应设置学习室、娱乐室、健身室等。

每个病区设置30～40张床位为宜，每间病房设2～4张床，床与床之间的距离不小于1m，有围帘相隔以保护患者隐私；有条件的医院可配备中心供氧及吸引装置、呼叫系统、电视、电话、壁柜、卫生间等，或设立单人病房；病区地面应防滑，走廊、浴室、厕所墙壁应安装扶手；病房布置温馨舒适，充分体现医院人性化服务理念。

三、病区护理工作

（一）护理患者

临床护理工作的核心是以“患者”为中心，运用护理程序为患者实施整体护理，满足患者生理、心理、社会、精神、文化等方面的需要。病区护理工作主要包括：

1. 运用护理程序对患者健康状况进行准确评估，正确进行护理诊断，及时制定和实施护理计划，并适时评价护理效果，及时补充和修改护理计划。
2. 做好患者的生活护理，满足患者舒适、清洁、安全的需要。
3. 了解患者和家属的心理变化，提供有针对性的心理护理。
4. 对患者和家属开展相关的健康教育，指导患者进行功能锻炼等。
5. 执行医嘱，协助医生完成各项诊疗技术操作和抢救工作，杜绝差错事故的发生。
6. 经常巡视病房，密切观察病情，了解患者的病情变化和治疗效果，及时与医生及其他医务人员沟通。
7. 做好患者入院、出院、转院和死亡的护理。

（二）护理文件的记录与保管

医疗文件是医院和患者的重要档案资料，医疗和护理文件的记录是护理人员每日工作的一项重要内容。护理人员要按要求书写和保管各种护理文件，包括体温单的记录、医嘱的处理和记录、一般护理记录、重症护理记录、交接班报告等。

（三）消毒、隔离工作

护理人员每日要进行室内外环境的清洁和消毒，诊疗用具（器械）的消毒和灭菌、手卫生等工作，消毒、隔离工作是病区预防医院感染的重要手段。

（四）科研工作

病区护理人员除了以上日常工作外，还要进行临床护理科学研究，包括探讨护理问题的解决方案、护理新技术的开发与应用、护理现象与本质的探讨等，不断提高临床护理质量和水平，推动护理学科的发展。

第五节　医 疗 环 境

一、环境的概念

环境（environment）是指围绕人群的空间及其中可以直接、间接影响人类生活和发展的各种自然因素、社会因素的总体，是人类进行生产和生活活动的场所，是人类生存和发展的基础。环境是护理学四个基本概念之一，护理学家对它赋予了更深刻的含义，环境不仅是影响机体生命和生长的全部外界条件的总和，而且也包括影响生命和

笔记

生长的机体内部因素。所有生命系统都存在一个内环境和围绕在其周围的外环境，二者相互依存，相互作用。

（一）内环境

1. 生理环境　由呼吸、循环、消化、泌尿、神经、血液、内分泌、生殖和免疫等多个系统组成。为了维持生理的平衡状态，各系统之间不断地相互作用，并与外环境进行物质、能量和信息的交换，以适应外环境的改变。

2. 心理环境　是指一个人的心理状态，它对人的健康也有很大的影响。如良好的医疗卫生条件可以使患者心情舒畅，而不良的服务态度会使患者沮丧、愤怒，不利于治疗和康复；一个人患病后可能会产生的消极情绪和认知反应，如恐惧、焦虑、悲观、绝望等，对疾病的进程、配合治疗的程度、疗效、预后等均会产生不利的影响。

（二）外环境

1. 自然环境　是人类赖以生存的物质基础，包括空气、土壤、水、太阳辐射、岩石、矿藏等各种自然条件。良好的自然环境为人类的生存和发展提供了必需的物质条件，随着社会的进步和科技的发展，人类在创造良好生活环境的同时使自然的生态环境遭到了极大的破坏，如空气污染、水污染、土壤污染、食品污染、噪声污染、辐射污染等，这对人类的健康造成了直接或间接的影响，对人类的生存构成了潜在的威胁。

2. 社会环境　是人类在自然环境的基础上，经过长期有意识的社会劳动所创造的物质、文化、精神体系，包括政治、经济、法制、社会交往、宗教信仰、风俗习惯、医疗卫生、科技文化等。社会环境对人的成长和发展起着重要作用，同时人类活动也给予社会环境以深刻影响。因此，社会环境与人类的健康息息相关。

内环境可以帮助生命系统适应外环境的改变，通过不断地与外环境交换物质、能量和信息，从而维持内环境的平衡，维持健康状态，延续生命；外环境则为内环境提供生存所必需的物质及非物质条件，对个体的生命质量具有重要意义。两者构成了相互制约、相互作用的统一体，并保持着动态平衡，如果外环境的变化超过了个体的调节范围和适应能力，则会引发疾病。

知识拓展

近几年国内外重大环境污染事件

日本福岛第一核电站核泄漏事件：2011 年 3 月 11 日，日本东北地区因大地震造成福岛核电站核泄漏事故，造成了对大气、水体与土壤的巨大环境危害，是全球性核污染事件。

美国墨西哥湾原油泄漏事件：2014 年 4 月 20 日，美国一座石油钻井平台爆炸起火，随后沉入墨西哥湾，引发美国最严重的原油泄漏事故。漏油产生的毒物在食物链积聚，导致一些海洋物种可能灭绝，也使许多地方土壤侵蚀，植被退化。

兰州自来水污染事件：2014 年 4 月 10 日 17 时，兰州市主城区自来水供水单位威立雅水务集团公司检测出出厂水苯含量 118μg/L，远超出国家限值的 10μg/L。4 月 11 日凌晨 2 时，苯检测值为 200μg/L，属于严重超标。该事件是由于中国石油天然气公司兰州石化分公司的管道泄漏污染了供水企业的自流沟所致。

全国土壤污染状况调查：2014 年 4 月 17 日，环保部和国土资源部发布《全国土壤污染状况调查公报》。公报显示，全国土壤环境状况总体不容乐观，总的点位超标率为 16.1%，部分地区土壤污染较重。耕地土壤环境质量堪忧，工矿业废弃地土壤环境问题突出，工矿业、农业等人

笔记

为活动以及土壤环境背景值高是造成土壤污染或超标的主要原因。南方土壤污染重于北方，长江三角洲、珠江三角洲、东北老工业基地等部分区域土壤污染问题较为突出，西南、中南地区土壤重金属超标范围较大；镉、汞、砷、铅4种无机污染物含量分布呈现从西北到东南、从东北到西南方向逐渐升高的态势。

二、医院的物理环境

（一）医院物理环境的要求

医院的物理环境包括空间、设备、温度、湿度、空气、光线、音响、装饰、清洁卫生等。它是影响患者身心舒适程度的重要因素，关系着治疗效果与疾病的转归。医院的整体布局、设计风格、设施设备、环境绿化、色调装饰等均要最大程度地满足医疗、护理工作的需要，体现"以患者为中心"、"以人为本"的护理理念。护士的重要职责之一就是为患者提供一个安全、舒适、整洁、安静的治疗环境，促进患者的康复。

（二）医院物理环境的调控

1. 空间（space） 每个人都需要适合其成长、发展和活动的空间，如儿童需要游戏、学习的空间，成人需要会客、休息和独处的空间等。患者在医院也需要一定的活动空间。空间狭小，患者的隐私得不到保护，个人的活动受到限制，会产生紧张、压抑的感觉。所以在医院条件允许的情况下，应尽可能满足患者的空间需要并让其对周围环境拥有某些控制力，同时也方便治疗和护理操作的进行。一般情况下，病床安排不能过密，床间距离不得小于1m；床与床之间应有围帘。

2. 温度（temperature） 适宜的室温可使患者感到舒适、安宁，能减少消耗，利于散热，并降低肾脏负担，有利于患者的休息、治疗和护理工作的进行。室温过高可使神经系统受到抑制，干扰呼吸和消化功能，不利于机体散热，影响体力恢复；室温过低则会使人畏缩、肌肉紧张、缺乏活动力，也易使患者受凉。一般室温保持在18～22℃为宜，新生儿室、老年病室、产房、手术室等室温以22～24℃为宜。

病室内应备有温度计，以便随时评估室内温度并加以调节。室温要根据天气、季节变化调节，还应考虑到患者的个体差异性。夏季炎热，可采用通风、电扇或空调降低室温；冬季寒冷，室内多用暖气设备保持温度；应根据气温变化随时增减患者的盖被和衣服；在护理活动中应尽量避免患者不必要的身体暴露，以防着凉。

3. 湿度（humidity） 病室湿度一般指相对湿度，即在一定温度条件下，单位体积的空气中所含水蒸气的量与其达到饱和时含量的百分比。湿度的高低会影响皮肤蒸发散热的速度，从而影响到人对环境的舒适感。病室适宜湿度为50%～60%。湿度过高，人体蒸发作用减弱，抑制出汗，人感到潮湿气闷，尿量增加，加重肾脏负担；湿度过低，空气干燥，人体水分蒸发增加，可引起口渴、咽痛、鼻出血等症状，对呼吸道疾病及气管切开患者尤为不利。

病室应配备湿度计，便于评估湿度情况并进行调节。湿度过低时，可以使用加湿器或采用地面洒水等方法提高空气湿度；湿度过高时，可通风换气（室内湿度大于室外时）或使用除湿装置，从而增加患者的舒适度。

4. 通风(ventilation)　通风不良时患者可因室内空气污浊、氧气不足而出现烦躁、疲惫、头晕等症状;良好的通风可以调节室内温湿度,使空气新鲜,增加患者的舒适感,另外通风也是降低室内空气微生物的密度,减少呼吸道疾病传播的有效措施。因此,病室应每日定时通风换气,通风效果与通风面积(门窗大小)、室内外温差、通风时间及室外气流速度有关。一般情况,开窗通风30分钟即可达到置换室内空气的目的。开窗通风时应注意遮挡患者,避免直吹风,冬季注意保暖,以免受凉。

5. 音响(sound)　音响是声音存在的情况。噪音是指那些与环境不协调的、不悦耳的声响,或足以引起人们心理或生理不适的声音。噪音对健康的危害视其音量大小、频率高低、持续时间和个人的耐受性而定。一般噪音强度在50~60dB即可产生相当的干扰,人会感觉疲倦不安,休息和睡眠受到影响;达120dB以上时可造成高频率的听力丧失,甚至永久性失聪;长时间处于90dB以上的环境中,可导致耳鸣、血压升高、肌肉紧张,以及焦躁、易怒、头痛、失眠等症状。但完全没有声音的环境也会使人产生意识模糊或寂寞的感觉。悦耳动听的音乐对人脑是良好的刺激,有条件的病室,床头可增设耳机装置,可根据患者的喜好选择收听适当的音乐、曲艺节目等,丰富患者的疗养生活。

WHO规定,白天医院较理想的噪声强度为35~40dB,夜间应更低。医院工作人员要做到"四轻":①说话轻:说话声量适当,不可过大,但也不可耳语,以免使患者产生怀疑和误会;②走路轻:走路时穿软底鞋,脚步轻快,不可重步行走;③操作轻:操作时动作应轻、稳,避免物品与器械相互碰撞,推车应定期上润滑油;④关门轻:开关门窗时应轻开轻关,病室的门及椅脚应钉橡胶垫,杜绝噪音产生。同时要向患者及家属宣传保持病室安静的意义,不要高声谈笑、大声喧闹,共同为患者创造一个良好的休养环境。

6. 光线(light)　医院采光有自然光源和人工光源两种。自然光源是维持人类健康的要素之一,日光中的各种射线都有很强的生物学作用,如紫外线可促进体内维生素D的合成,并有强大的杀菌作用;适当的日光照射可以使照射部位温度升高、血管扩张、血流增快,改善皮肤和组织器官的营养状况,增进食欲,增进身心舒适感。因此,病室应经常开窗,使日光直接射入,或协助患者到户外接受日光照射,但要防止阳光直射眼睛,以免引起目眩。医院的人工光源主要是满足夜间照明及特殊诊疗和护理操作的需要,如楼梯、治疗室、抢救室、监护室等处的灯光必须明亮;普通病室除安装吊灯外还应有床头灯、地灯装置,这样既能保证患者自用和夜间巡视工作,又不影响患者的睡眠。

7. 装饰(decoration)　优美的环境可使人赏心悦目。医院进行适当的装饰可增进患者的身心舒适感,缓解患者紧张、焦虑的情绪。病室布置应简单、整洁、美观,应根据不同病室的特点来设计和使用颜色,不同颜色的选用体现了对不同患者的心理关怀,有利于疾病的恢复(表2-1),如儿科可用暖色系和卡通图案装饰墙面、被服等,来减少儿童的恐惧感;手术室宜选用绿色或蓝色被服,可使患者产生安静、信任的感觉;走廊可适当摆放绿色植物、花卉盆景来美化病房环境;有条件的医院院内可栽种树林、草坪,修建喷泉、花坛、亭台等供患者休息、散步和观赏。

笔记

表2-1　色彩与情绪

色彩	联想	情绪
红色	血液、火焰	热情、活跃、使人清醒
黄色	光明、灿烂	快乐、喜悦、提醒注意
橙色	太阳、新鲜果蔬	希望、积极、有活力
绿色	大自然、和平	安宁、沉稳、放松
蓝色	海洋、晴空	冷静、镇定、信赖
紫色	紫罗兰、薰衣草	高贵、神秘、庄重

知识链接

温湿度空调自控系统

手术室温湿度控制是手术室正常运行的核心内容。根据医院手术室管理规定，手术室的温湿度必须控制在一定范围内，一般室温为22～25℃，湿度为50%～60%。适宜的温湿度是控制微生物繁殖，保证手术顺利进行的必要条件。温湿度空调自控系统通过采集手术室送风口温度数据和回风口湿度数据，采用PID控制空调机组冷热源及加湿器的温湿度输出，达到快速调节手术室温湿度，温湿度波动范围小，基本维持稳定的目的，保证了手术室的恒温恒湿状态。

三、医院的社会环境

（一）医院社会环境的要求

医院是社会的一部分，担负着预防、诊断和治疗疾病，以及康复和促进健康的任务。为保证患者获得适当的健康照顾，医院不仅要提供舒适的物理环境，还必须为患者创造和维持一个良好的社会环境。医务人员应具有良好的医德医风；与患者建立和谐的医患关系；重视心理护理；尊重患者；帮助患者熟悉环境并建立和维持良好的人际关系，使其尽快适应医院的社会环境。

（二）医院社会环境的调控

1. 人际关系　患病后尤其是住院后，因为疾病的困扰，环境的陌生，工作、学业及日常交往的中断，患者常常会感到恐惧、焦虑、孤独、烦躁不安、挫折感、无价值感，缺乏自信等，这些不良的情绪会影响疾病的治疗与进程，因此在照顾患者时既要考虑其生理需要，同时也要考虑其心理、社会方面的需要。帮助患者在新的环境中建立良好的人际关系，在一定程度上可以使患者获得安全感、归属感以及被尊重感，减少负面情绪的产生。

（1）医患关系：医患关系是医院最基本、最重要的人际关系，是在工作中医务人员与患者之间产生和发展的一种专业性和帮助性的人际关系。建立和谐的医患关系首先要树立“以人为本”的理念，做到一切从患者的利益出发，满足患者的身心需要，尊重患者的权利与人格，不论年龄、性别、民族、信仰、职业、职位、文化背景、经济状况，均一视同仁。护理人员在工作中要做到：①善于运用语言，通过交谈消除患者的陌生、孤独感，获得患者的信任并帮助患者正确认识疾病，减少消极情绪，肯定自身价值；

笔记

②仪表整洁，举止大方，表情自然、关切、沉着、机敏，护理操作要做到稳、准、轻、快，从行为举止上减轻患者心理负担并取得其信任；③善于控制自己的情绪，以乐观、积极的情绪去感染患者；④工作中认真负责、一丝不苟，耐心、细致地回答患者提出的疑问，使患者产生安全感和信赖感。

（2）病友关系：在共同的治疗环境中，病友们相互帮助、照顾，经常交流有关疾病的治疗、护理、保健知识和感受，有利于消除患者的陌生感和不安全感，增进彼此间的友谊，同时也起到了义务宣传的作用。良好的群体气氛下病友间彼此关心照顾，患者心情愉快，与医护人员关系融洽，配合积极；不良的群体气氛表现为病友间互不关心，交流较少，患者感到孤独、寂寞，度日如年，缺乏主动参与治疗的热情。护理人员是病房群体气氛的主要调节者，应引导病房气氛向积极、乐观的方向发展，协助病友间建立良好的情感交流，并善于发现出现的消极情绪，给予正确引导。

（3）患者和其他人员的关系：护理人员应主动向患者介绍其他医务人员，鼓励其与之主动沟通和交往，消除彼此陌生感。此外护理人员还要关注患者与亲友之间的关系，亲友的帮助和支持是患者的重要支持系统。

2. 医院规则　健全的医院规章制度既可以保证医疗护理工作的正常进行，又有利于医院感染的预防和控制，为患者创造一个良好的休养环境。每个医院根据各自的具体情况制定医院规则，如探视制度、陪护制度、入院须知等。医院规则对患者既是行为上的指导，也是行为上的约束，会对患者产生一定的影响。因此，护理人员应做到：①通过热情的接待、耐心的介绍和解释，协助患者熟悉医院环境和医院规则，了解医院规则的积极意义和必要性，使之做到主动配合、自觉遵守；②让患者拥有一定的对其周围环境的自主权，对其空间表示尊重；③满足患者的需求，尊重探视人员；④提供有关信息与健康教育，允许并鼓励其参与决策；⑤尊重患者的隐私；⑥鼓励患者自我照顾。

学习小结

1. 学习内容

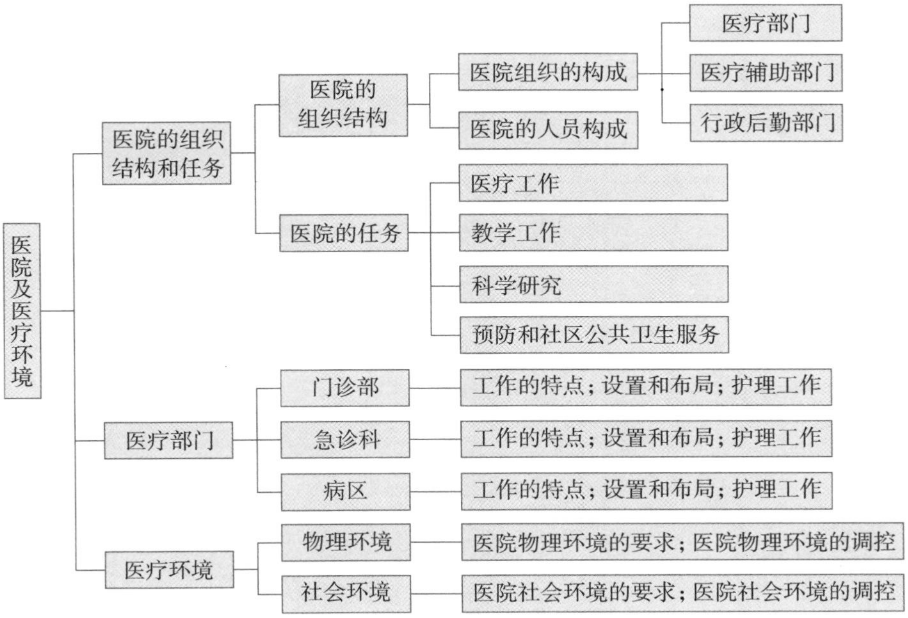

2. 学习方法

（1）安排课间见习参观医院：了解医院的结构布局、装修设计风格、科室设置、病房布置等；通过仔细观察了解急诊、门诊、病区的工作特点及护理工作内容；理解医院的任务。

（2）与日常生活相联系、比较，学习并掌握医院物理环境的要求和调控要素和方法。

3. 风险防范

（1）预防医院感染：门诊患者多，病种复杂，人流量大，许多患者有传染性疾病，在接触患者的血液、体液、分泌物、排泄物等时，容易造成感染。所以，门诊护理人员应注意个人防护，如戴口罩、勤洗手，接触患者血液、体液等必须戴手套，当患者传染病情明确后要立即隔离，并采取有效的预防措施。

（2）电器意外伤害事件：医院内有大量的医疗电器，如呼吸机、监护仪、除颤器、电动吸引器等，在进行电击除颤或使用电动吸引器等过程中，由于有漏电、短路等现象，有潜在的触电及电灼伤的可能。所以在使用各种电器时，应严格执行操作规程，注意用电安全，加强对医疗电器的保养和管理。

（贺春蕾）

复习思考题

1. 门、急诊护理工作的内容有哪些？

2. 如果某医院心血管科需要建立一个重症监护病房，运用所学的知识，你觉得对该病房的物理环境应该有哪些要求？

笔记

第三章

患者入院、转运及出院的护理

学习目的

学生通过本章学习，能掌握入院、转运及出院护理的相关知识与技能，将整体护理理念贯穿于整个护理过程中，以满足入院、转运和出院患者的身心需求，帮助患者适应医院环境，建立良好的护患关系，积极配合治疗，从而促进病情好转，逐渐康复。

学习要点

患者入院程序、入院的心理状况及护理、进入病区后的初步护理，患者床单位的准备，分级护理的对象和护理内容，转运患者的工具和方法，出院护理。

案例导入

案例 1

张某，男性，70 岁，退休干部。反复咳嗽、咳痰伴喘息 25 年，3 年前出现逐渐加重的呼吸困难，近日因受凉后咳嗽加重 5 天，门诊拟以 COPD、肺部感染收入病区。入院时查体：T 36.8℃，P 78 次/分，R 18 次/分，BP 135/79mmHg。请问：

病区护士在接到住院处通知后，应该做好哪些准备？

案例 2

李某，女性，28 岁，家庭主妇。怀孕 38 周，因羊水破裂急诊入院，需立即手术。急诊科给予氧气吸入，静脉输液等治疗。入院时体检：T 37.1℃，P 90 次/分，R 22 次/分，BP 127/75mmHg。请问：

1. 应采用什么方式将患者转运至手术室？
2. 转运过程中需注意哪些事项？

患者入院、转运与出院的护理是护理人员日常工作中必不可少的一部分。门诊或急诊患者经医生诊查，确定需住院治疗并办理入院手续后，护理人员应根据入院护理程序，按照整体护理的要求，对患者进行全面的评估，提供个性化的护理，满足患者的身心需求，使其尽快适应医院环境，建立良好的护患关系，积极配合医疗护理工作，从而促进康复。

通过医护人员的治疗和护理，当患者病情好转，可以出院时，护理人员应根据出院程序，协助其办理出院手续，并进行出院指导，从而巩固疗效，促进健康、增强自理能力，提高生活质量，使其尽快地重新适应社会角色。

笔记

第一节　患者入院的护理

入院护理(admission nursing)是指患者因病情需要住院做进一步治疗时,经门诊或急诊科医生签发住院证后,由护理人员为患者提供的一系列护理工作。入院护理的目的:①协助患者了解和熟悉医院环境,使其尽快适应医院生活,缓解焦虑和不安心理。②使患者及家属感到受欢迎和被关心,从而促进建立良好的护患关系。③观察和评估患者的情况,制定个性化护理方案,满足患者合理的身心需求,促进康复。④做好健康教育,满足患者对疾病知识的需求,调动其配合治疗和护理的积极性。

一、入院程序

入院程序是指门诊或急诊患者根据医生签发的住院证,自办理入院手续至进入病区的过程。

(一)办理入院手续

患者经门诊或急诊科医生初步诊查确定需入院治疗时,由医生签发住院证,患者或家属持住院证到住院处办理入院手续。住院处接受患者后,立即通知病区值班护士根据病情做好接纳新患者的准备。对于危重或急需手术的患者,可先收入病房或进行手术,后办理入院手续。

(二)实施卫生处置

护理人员根据患者的病情及身体状况,在住院处设有的卫生处置室对患者进行卫生处置,包括沐浴、更衣、修剪指(趾)甲等。对于急、危、重症患者和即将分娩的患者可酌情免浴;传染病患者或疑似传染病患者,应送隔离室处理;有头虱或体虱者,应先行灭虱,再进行卫生处置;患者换下的衣服或不需要的物品,可交家属带回或暂时存放在住院处,传染病患者的衣物应消毒处理后再存放。

(三)护送患者进入病区

住院处护理人员携门诊病历护送患者入病区。根据患者的病情,选择不同的护送方法,包括步行、轮椅、平车护送等。护送过程要注意安全和保暖,不应停止必要的治疗(如输液、吸氧等)。根据患者的病情,安置合适的卧位。患者送至病区后,应向病区护士就患者的病情、所采取的或需继续实施的治疗及护理措施、卫生状况及物品进行交接。

二、患者入院的心理状况及护理

患者入院后由于社会角色及生活环境的改变,会产生各种心理状态。因此护理人员在与患者接触过程中应科学细致地观察患者,了解并剖析患者的心理反应,通过多种方法满足患者住院期间的心理需要,为患者提供最佳护理。从而促进患者的身心健康和提高护理质量。

(一)焦虑与恐惧

新入院患者最常见的心理状态是焦虑与恐惧,主要是患者对周围环境的陌生感以及缺乏对自己所患疾病的正确认知。因此,护理人员在患者入院时就应帮助其尽快熟悉和适应医院环境。对患者及家属提出的问题,护理人员要审慎且耐心地采用其能够

笔记

接受的方式给予恰如其分的回答，并在检查和护理过程中做好与患者的沟通，指导患者了解有关疾病的健康教育，消除疑虑，增强信心，从而保持良好的心境，达到医、护、患协作的目的。

（二）抑郁

对于各种疾病尤其是重症或者癌症的患者，患者常表现出情绪低落、悲观、绝望，甚至有自杀念头等抑郁心境。因此，护士要密切观察此类患者的情绪变化，用共情的方法安慰和鼓励患者，向患者介绍疗效理想的实例，鼓励其乐观地对待疾病，树立战胜疾病的信心。鼓励患者家属配合，让患者感受到生活的温暖，消除悲观或绝望等不良的抑郁心理。

（三）孤独感

在住院期间，患者由于身处新的环境、活动受限、与家庭分离或隔离，不能常与亲友会面而产生孤独感。所以，在护理工作中，护士应注意观察患者的心理状态，充分理解患者，鼓励探视者多与患者见面及交谈，使患者保持愉快的心情。对于没有探视者的患者，护士要有意识地陪伴患者，让患者感受到对他的关心。此外，还应促进新入院患者与其他患者之间的沟通。帮助患者建立良好的医护关系、护患关系以及患者之间的关系，才能使之更快适应医院环境，减少孤独感。

（四）被动依赖心理

疾病会使患者由健康人角色转变为患者角色，患者进入角色后，大都产生一种被动依赖的心理状态。是因为，人一旦生病，自然而然就会得到家属和周围朋友的关心和照顾。此外，患者通过自我暗示，也变得事事希望他人代劳、言行被动顺从、情感脆弱、对生活缺乏信心等。其所产生的被动依赖心理对疾病的康复是不利的，此时护士可运用“健康自控”学说，充分发挥患者在疾病转归过程中的积极性，从而使之能较好地适应患者角色。

（五）受威胁感

患者住院后会担心病区患者集中、病种繁杂，容易感染其他疾病。面对有这种心理的患者，护理人员应耐心向其解释病室的消毒隔离制度，增加其安全感。在各种治疗和护理过程中，要注意保护患者的隐私，以消除其不必要的顾虑。

此外，有些患者住院后，感到自己不仅不能照顾家庭，反而增加了家庭负担而产生愧疚感；有些患者因疾病、伤残、治疗的副作用等因素的影响，自身形象受到损害而产生自卑感；还有些患者会产生择优心理，希望住院期间能由资历深、水平高、经验丰富的医护人员为自己服务。这些心理状态的存在，要求护理人员不仅要了解患者的生理、病理情况，还应该仔细观察和研究患者的各种心理状况，真正掌握患者的心理反应，有的放矢地采取相应的护理措施，为患者创造有利于治疗和康复的最佳心境。

三、患者入病房后的初步护理

病区值班护士接到住院处通知后，立即根据患者病情需要准备患者床单位。将备用床改为暂空床，备齐患者所需用物。

（一）门诊患者的入院护理

1. 迎接新患者　护士应以热情的态度、亲切的语言将患者引至指定床单位，向患者作自我介绍，说明自己的工作职责。为患者介绍同病室的病友，协助患者休息，减少

笔记

患者的不安情绪，增强患者的安全感和对护士的信任。

2. 通知负责医生诊查患者 必要时，协助医生为患者进行体检、治疗和抢救。

3. 协助患者佩戴腕带标识，进行入院护理评估 评估患者的身心状况，以制定初步的护理计划。测量患者的体温、脉搏、呼吸、血压和体重，必要时测量身高。

4. 通知营养室为患者准备符合其需要的膳食。

5. 填写住院病历和相关护理表格。

(1) 用蓝黑色水笔逐项填写住院病历及各种表格眉栏项目。

(2) 用红色钢笔将患者的入院时间或转入时间纵向填写在当日体温单相应时间的40～42℃横线间。

(3) 记录首次测量的体温、脉搏、呼吸、血压、体重及身高数值。

(4) 填写入院登记本、诊断卡(一览表卡)、床头(尾)卡。

(5) 排列病历顺序：体温单(按时间先后倒排)、医嘱单(按时间先后倒排)、入院记录、病史及体格检查、病程记录、会诊记录、各种检查和检查报告、护理记录单、长期医嘱执行单、住院病历首页、门诊和(或)急诊病历。

6. 介绍与指导 向患者介绍病室及病区环境、床单位及其设备的使用方法及医院规章制度，指导患者常规标本的留取方法、时间及注意事项。

7. 执行入院医嘱及给予紧急护理措施。

(二) 急诊患者的入院护理

急诊患者多由急诊室直接送入病区或由急诊室经手术室手术后转入病区，护士接到住院处通知后，应立即做好以下工作：①通知有关医生做好抢救准备。②备好急救药物和急救设备，如急救车、氧气、吸引器、输液器具等。③安置患者：危重患者应安置在危重病房，并在床单上加铺橡胶单和中单；急诊手术患者需改铺麻醉床，并为患者佩戴好腕带标识。对于老年人、婴幼儿、躁动不安的患者，需安置床档加以保护，防止发生意外。④配合抢救：患者进入病房后，应密切观察其病情变化，积极配合医生进行抢救，并做好护理记录。⑤询问病史：密切观察患者的病情变化，对于不能正确叙述病情和需求的患者(如听力障碍、语言障碍者)、意识不清患者或婴幼儿等，需暂留陪送人员，以便询问病史。

(三) 传染病患者的入院护理

1. 安置患者 将患者安置在隔离病室并按隔离技术要求进行消毒隔离等处理。从接诊、护送、查体、收集资料到治疗和护理等工作中都应严格执行隔离技术，防止交叉感染。

2. 向患者及家属解释隔离的意义，消除其疑虑。

3. 对患者及家属进行有关隔离知识的指导。

四、患者床单位的准备

患者在办理入院手续进入病区之前，护理人员应努力为患者提供一个安全、舒适的住院环境，其中病床单位的准备尤为重要。

(一) 患者床单位及设备

患者床单位(bed unit)是指医疗机构提供给住院患者使用的器具和设备。它是患者在住院期间进行休息、睡眠、饮食、排泄、活动和开展治疗最基本的生活单位，其设施

笔记

及管理应以患者的舒适与安全，以及治疗、护理和康复的需要为前提。

患者床单位的固定设备有：床、床垫、床褥、枕芯、棉胎或毛毯、大单、被套、枕套、橡胶单和中单（需要时）、床旁桌、床旁椅、床上桌，墙上还有照明灯、呼叫装置、供氧和负压吸引管道等设施（图 3-1）。

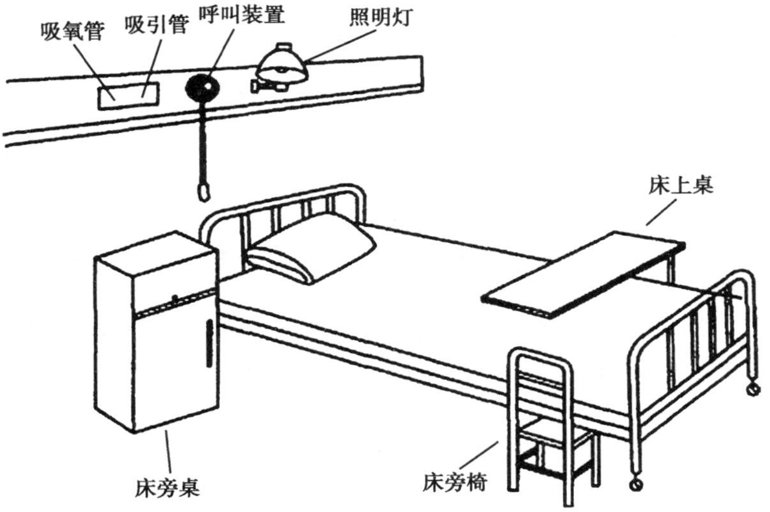

图 3-1　床单位设施

1. 床　床是病室中的主要设备，是患者睡眠和休息的用具。卧床患者的饮食、排泄、活动、娱乐以及医疗护理措施的开展都离不开床，所以病床一定要符合实用、耐用、舒适、安全的原则。病床一般为手摇式不锈钢床（图 3-2），其床头和床尾可抬高，以方便患者更换卧位；床脚下有脚轮，便于移动。还有电动控制的多功能床（图 3-3），可根据患者的需要，自由升降、变换卧位、移动床档等，其控制按钮设在患者可触及范围内，便于患者随时自主调节。床的规格一般是：长 2m、宽 0.9m、高 0.5m。

2. 床垫　长宽与床的规格相同，厚 10cm。垫芯大多选用棕丝、棉花、木棉、马鬃或海绵，包布多选用牢固、耐用的布料制作。由于患者大多数时间卧于床上，所以床垫宜坚硬，以免承受重力后出现局部凹陷。

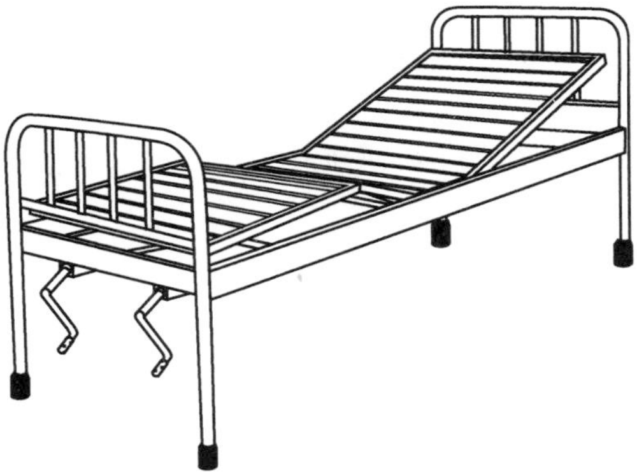

图 3-2　不锈钢床

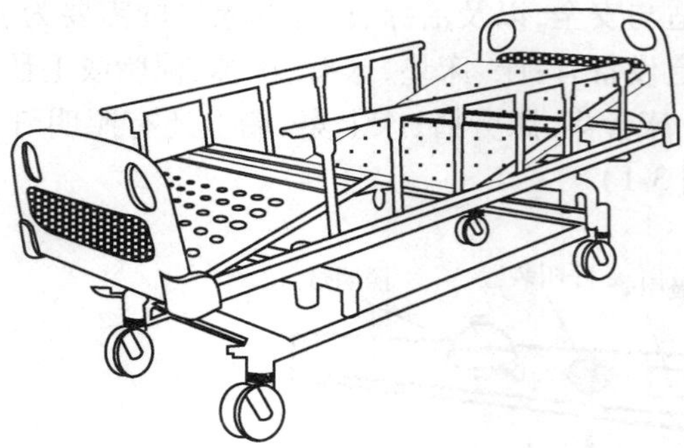

图 3-3 电动控制多功能床

3. 床褥 放于床垫上面，长宽与床垫规格相同，一般选用棉花做褥芯，吸水性强，并可防止床单滑动。

4. 棉胎 长 2.3m，宽 1.6m，多用棉花做胎芯，也可用人造棉或羽绒被。

5. 枕芯 长 0.6m，宽 0.4m，内装木棉、蒲绒、荞麦皮、羽绒或人造棉。

6. 大单 长 2.5m，宽 1.8m，用棉布制作。

7. 被套 长 2.5m，宽 1.7m，用棉布制作，开口在尾端，有系带。

8. 枕套 长 0.65m，宽 0.45m，用棉布制作。

9. 中单 长 1.7m，宽 0.85m，用棉布制作。

10. 橡胶单 长 0.85m，宽 0.65m，两端与棉布缝在一起，棉布长 0.4m。

11. 床旁桌 一般放置在患者床头右侧，用于摆放患者日常用品或护理用具等。

12. 床旁椅 每个床单位至少有一把床旁椅，供患者、探视者或医护人员使用。

13. 床上桌 是可以移动的专用过床小桌，供患者进食、阅读、写字或从事其他活动使用。

知识拓展

病床的种类

伴随科技的发展，病床的种类日益繁多，功能也更加齐全。

按材质分，可分为 ABS（一种合成树脂）病床、全不锈钢病床、半不锈钢病床、全钢制喷塑病床等。

按用途分，可分为医用病床、家用病床。

按功能分，可分为电动病床和手动病床，其中电动病床又可分为五功能电动病床和三功能电动病床等，手动病床又可分为双摇病床、平板病床。

（二）各单的折叠方法

在铺床前将床单、被套等物品按照正确的方法折叠好，不仅方便取用，而且节省时间和体力。具体的折叠方法如下：

1. 大单的折叠 正面朝上，纵向对折 2 次后，边与中线对齐，再横向对折 2 次（图 3-4）。

2. 被套的折叠 反面在内，折叠法同大单。

笔记

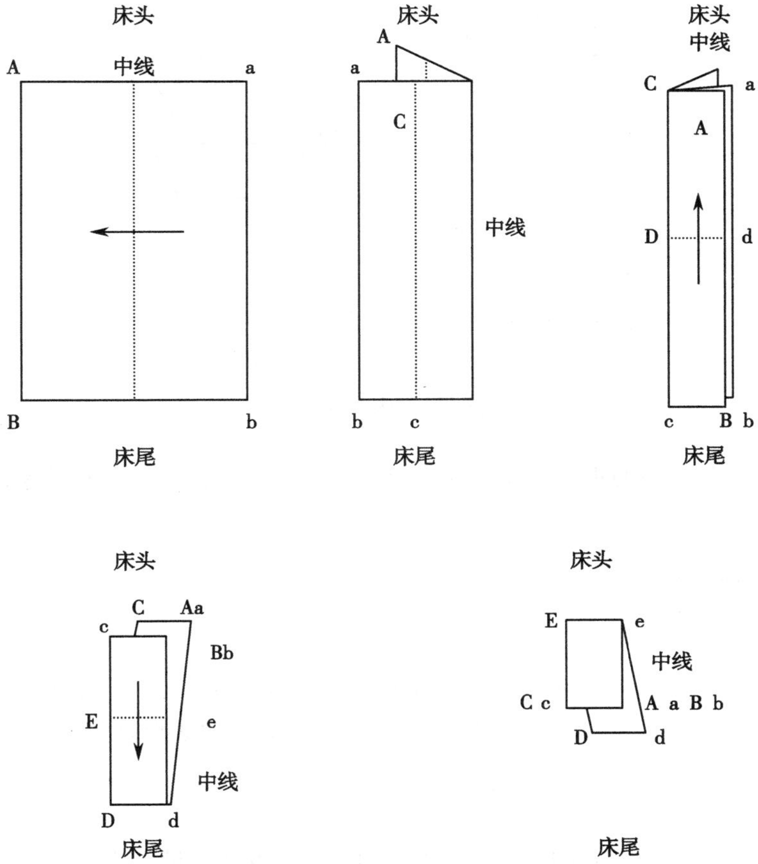

图 3-4　大单折叠法

3. 棉胎的折叠　纵向 3 折，横向“S”形 3 折（图 3-5）。
4. 床褥的折叠　从床头横向“S”形 3 折（图 3-6）。
5. 枕套的折叠　纵向对折，再横折。

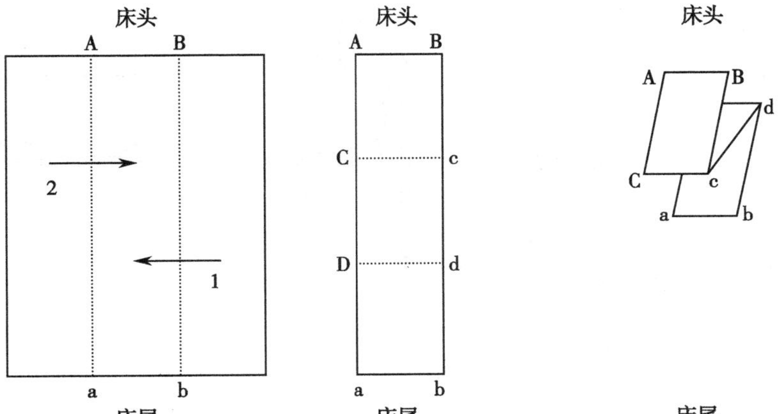

图 3-5　棉胎折叠法

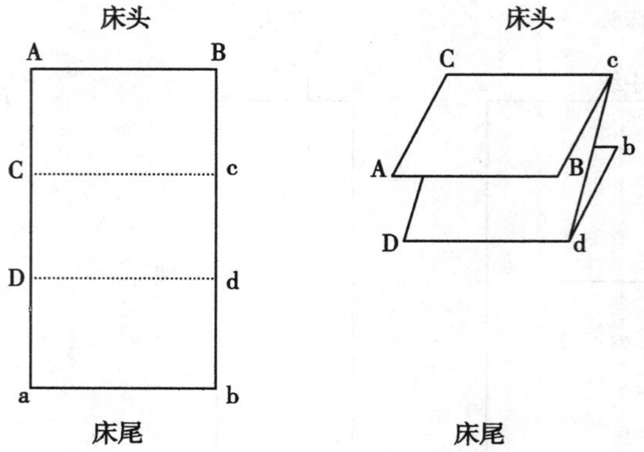

图 3-6 床褥折叠法

6. 橡胶单与中单的折叠 正面在内，纵向对折 2 次后，边与中线对齐，中线在外，再横折 1 次。

知识拓展

床 褥 罩

目前，床褥罩以其操作方便等优势被许多医院选用，从而代替大单。而且随着人们的不断探索，还出现了防水的床褥罩，具有易清洗，同时又可以保护床褥不被患者的排泄物等污染的功能。

（三）铺床法

由于疾病的限制和治疗的需要，患者许多活动只能在床上进行，所以病床的铺法要求实用、舒适、平整、紧扎、安全。同时，护理人员应协助患者定期清理和更换床上用物，保持床单位的整洁、促进患者舒适。常用的铺床法有备用床（closed bed）、暂空床（unoccupied bed）、麻醉床（postoperative bed）以及卧床患者更换床单法（changing an occupied bed）。

备用床（图 3-7）

【目的】

1. 保持病室整洁。

2. 准备接收新患者。

【评估】

1. 病室内患者是否在进行治疗或进餐。

2. 病床及床垫是否完好、安全，床单、被套、枕套是否符合床、棉胎枕芯的尺寸以及季节需求。

3. 床旁设施是否完好。

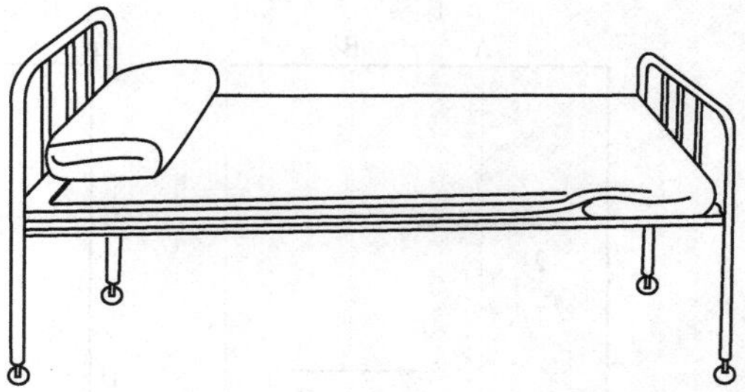

图 3-7 备用床

【计划】

1. 护士准备 衣帽整洁，修剪指甲，洗手，戴口罩。

2. 环境准备 病室内无患者进行治疗或进餐，清洁、通风等。

3. 用物准备　床、床垫、床褥、枕芯、棉胎或毛毯、大单、被套、枕套。

【实施】

步　　骤	要点与注意事项
1. 核对解释	• 向病房其他患者解释并取得其配合
2. 备齐用物　携用物至床旁，清点用物	• 由上而下放置枕芯、枕套、棉胎、被套、大单、床垫
3. 移床旁桌椅　移床旁椅至床尾正中，离床尾 15cm 左右，将铺床用物置于床尾椅子上；移开床旁桌，距床 20cm	• 便于铺床头角，提高工作效率，节省时间
4. 检查床垫　必要时翻转床垫，床垫与床头对齐	• 避免床垫局部因经常受压而凹陷
5. 铺床褥　将床褥铺在床垫上，先展开床头再展床尾，并对齐	• 运用人体力学原理，两脚左右分开，站在床右侧中间，减少走动，节时省力 • 护士双脚前后分开，两腿稍弯曲，保持身体平稳，使用肘部力量
6. 铺大单 (1)将大单放于床褥上，大单的横、纵中线对齐床的横、纵中线，分别向床头、床尾依次展开 (2)将靠近护士一侧的(近侧)大单向近侧下拉散开，将远离护士一侧(对侧)大单向远侧散开 (3)先铺近侧床头大单：一手将床头床垫托起，一手伸过床头中线，将大单折入床垫下，在距床头 30cm 处，向上提起大单边缘使大单头端呈等腰三角形，然后再将两底角分别塞于床垫下(图 3-8) (4)同法铺床尾大单 (5)两手将大单中部下垂边缘拉紧后平塞入床垫下 (6)护士转至床对侧，同法铺好对侧大单	• 铺大单顺序：先床头，后床尾；先近侧，后对侧 • 使大单平整、无皱褶、美观
7. 套被套(图 3-9) (1)将被套横、纵中线对齐床面横、纵中线放于大单上，先向床头侧打开被套，使被套上端距床头 15cm，再向床尾侧打开被套，并拉平	• 被套中线与床中线和大单中线对齐 • 有利于将棉胎放入被套
(2)将被套尾部开口端的上层打开至 1/3 处，再将“S”形折叠的棉胎放入被套尾端的开口处，底边与被套开口边缘对齐	• 棉胎上缘要充实被套两角
(3)拉棉胎上缘至被套内，直至被套封口端中部，先对侧后近侧展开棉胎，对好两上角，平铺于被套内，至床尾拉平盖被，系好盖被尾端开口处系带	• 避免棉胎下滑出被套
(4)盖被上端与床头平齐，两侧边缘向内折和床缘对齐，尾端塞于床垫下或内折与床尾对齐	• 床面整齐、美观
8. 套枕套 (1)将枕套套于枕芯外，并拍松，整理枕头 (2)将枕头横放于床头盖被上，开口端背向门	• 枕芯与枕套角、线吻合，平整，充实
9. 移回床旁桌椅至原处	• 开口背向门，使病室整齐、美观
10. 整理用物	• 保持病室整齐、美观
11. 洗手	

笔记

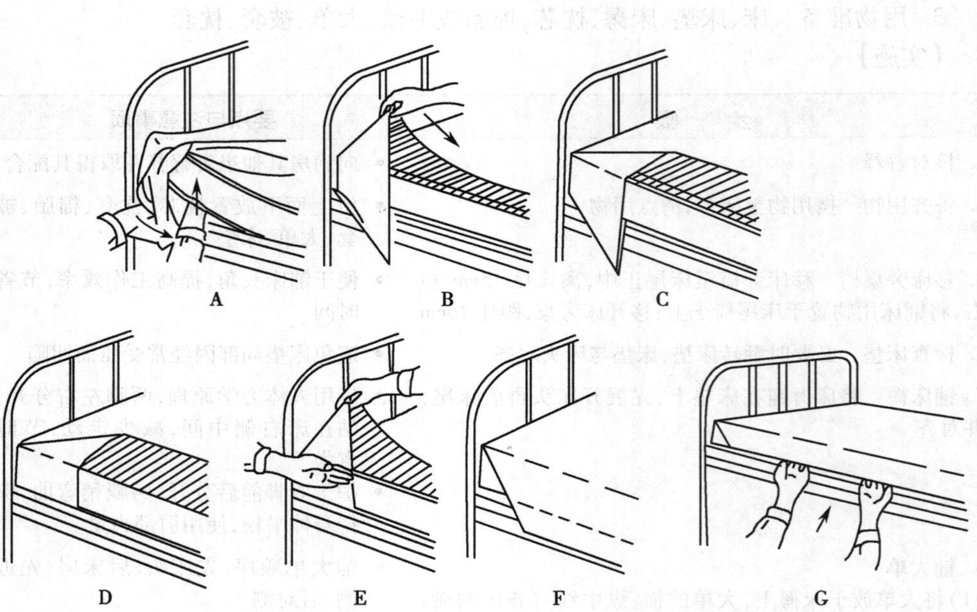

图 3-8　铺床角法

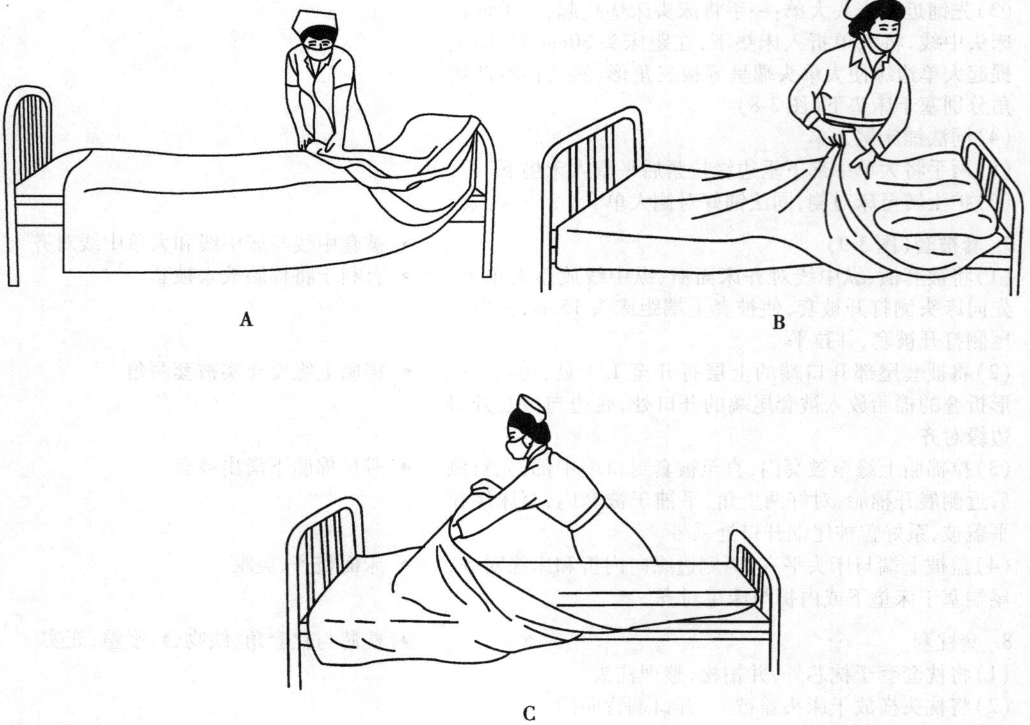

图 3-9　套被套

A. 打开尾部开口端的上层 1/3；B. 放棉胎；C. 拉棉胎

◇ 备用床操作流程：
核对解释→备齐用物→移床旁桌椅→检查床垫→铺床褥→铺大单→套被套→套枕套→移回床旁桌椅→整理用物→洗手

【评价】
1. 病床符合实用、耐用、舒适、安全的原则。
2. 大单中缝对齐，四角平整、紧扎。
3. 被头充实，盖被平整、两边内折对称。
4. 枕头充实平整，开口背向门。
5. 操作中正确使用人体力学原理，操作熟练，省时、省力。
6. 病室及患者单位环境整洁、美观。

暂空床(图3-10)

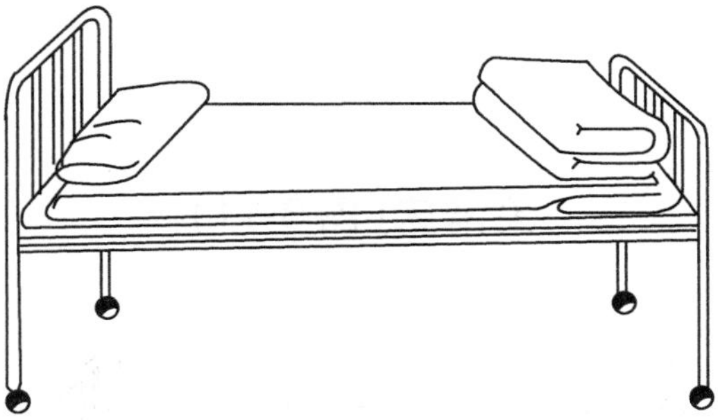

图3-10　暂空床

【目的】
1. 保持病室整洁。
2. 供新入院患者或暂时离床患者使用。

【评估】
1. 新入院患者病情、诊断。
2. 住院患者是否暂时离床活动或外出检查。
3. 评估患者的配合程度。

【计划】
1. 护士准备　衣帽整洁，修剪指甲，洗手，戴口罩。
2. 环境准备　病室内无患者进行治疗或进餐，清洁、通风等。
3. 用物准备　同备用床，必要时备橡胶单、中单(或一次性中单)。

【实施】

步　骤	要点与注意事项
1. 核对解释　核对患者，向患者解释操作的目的、方法及配合注意事项	
2. 铺床　同备用床	

续表

步　骤	要点与注意事项
3. 扇形折盖被　将备用床的盖被上端向内折 1/4,再扇形三折于床尾,并使之平齐	• 方便患者下床活动
4. 套枕套　方法同备用床	
5. 移回床旁桌椅	• 保持病室整洁、美观
6. 整理用物	
7. 洗手	

◇ 暂空床操作流程:

核对解释→移床旁桌椅→检查床垫→铺床褥→铺大单→套被套→扇形折盖被→套枕套→移回床旁桌椅→整理用物→洗手

【评价】

1. 同备用床。
2. 患者上、下床方便。

麻醉床(图 3-11)

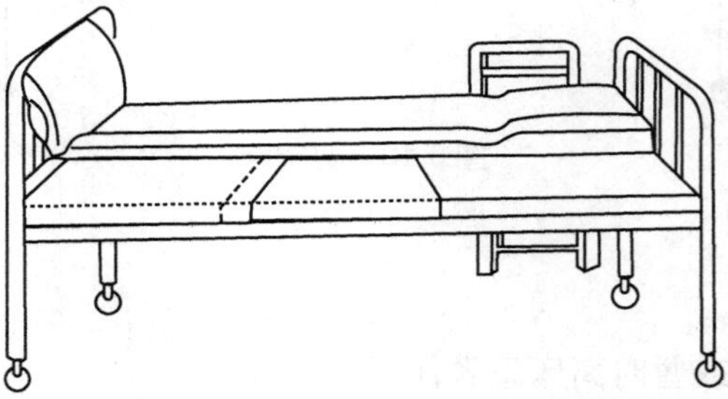

图 3-11　麻醉床

【目的】

1. 便于接受和护理麻醉手术后患者。
2. 使患者安全、舒适,预防并发症。
3. 避免床上用物被污染,便于更换。

【评估】

1. 患者的诊断、病情、手术和麻醉方式、术后需要的抢救或治疗物品等。
2. 呼叫系统、供氧设施、负压吸引管道是否完好通畅。

【计划】

1. 护士准备　衣帽整洁,修剪指甲,洗手,戴口罩。
2. 环境准备　病室内无患者进行治疗或进餐,清洁、通风等。
3. 用物准备

(1) 床上用物:床垫、床褥、枕芯、棉胎或毛毯、大单、被套、枕套、一次性中单。

笔记

（2）麻醉护理盘：①无菌巾内放置：开口器、舌钳、通气导管、牙垫、治疗碗、氧气导管或鼻塞、吸痰管、棉签、压舌板、平镊子、纱布或纸巾。②无菌巾外放置：手电筒、心电监护仪（血压计、听诊器）、治疗巾、弯盘、护理记录单、胶布、笔、输液架等。

【实施】

步　骤	要点与注意事项
1. 核对患者，向患者解释操作的目的、方法及配合注意事项	
2. 铺大单　按备用床方法铺好近侧大单	
3. 铺橡胶单和中单或一次性中单　根据患者的麻醉方式和手术部位铺一次性中单 （1）将橡胶单和中单或一次性中单对好床的中线，铺在床中部，边缘平整地塞于床垫下 （2）齐床头铺另一橡胶单和中单或一次性中单，边缘平整地塞于床垫下 （3）转至对侧用同样方法铺好一次性中单	• 下肢手术铺在床尾；腹部手术铺在床中部，且一次性中单的上缘应距床头 45～50cm • 单子下缘要压在中部的一次性中单之上。非全麻手术者只需在床中部铺一次性中单
4. 铺被套 （1）同备用床方法套好被套 （2）盖被上端与床头平齐，两侧内折与床边缘对齐，被尾内折与床尾平齐 （3）将盖被三折叠于一侧床边，开口向着门	• 盖被三折要上下对齐，外侧齐边缘，开口向门，便于患者术后移至床上
5. 套枕套 （1）同备用床 （2）枕头横立于床头，开口背门	
6. 移床旁桌椅　将桌椅移回床旁桌，床旁椅放在接收患者对侧床尾	
7. 放麻醉护理盘　将麻醉护理盘放置于床旁桌上，其他物品按需放置	
8. 整理用物	• 保持病室整齐、美观
9. 洗手	• 便于将患者移至病床上

◇ 麻醉床操作流程：
核对解释→移床旁桌椅→检查床垫→铺床褥→铺大单→铺一次性中单→套被套→扇形折盖被→套枕套→移回桌椅→放麻醉护理盘→整理用物→洗手

【评价】

1. 同备用床。
2. 中单铺设位置正确。
3. 麻醉护理盘用物齐全、性能良好，处于使用状态。

笔记

卧床患者更换床单法(图 3-12)

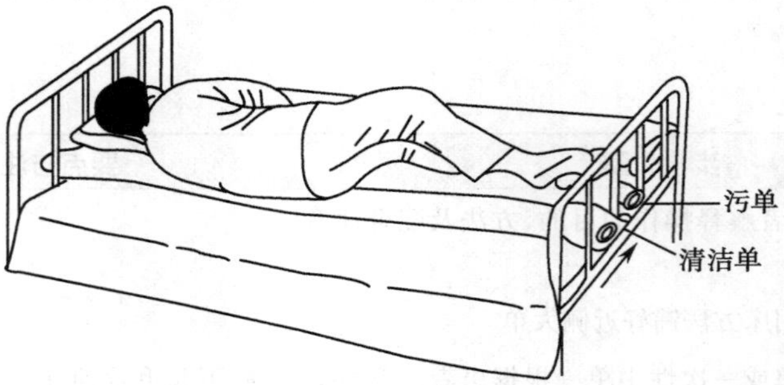

图 3-12 卧床患者更换床单

【目的】

1. 保持患者的清洁,使患者感觉舒适。
2. 预防压疮等并发症的发生。
3. 保持病室整洁、美观。

【评估】

1. 患者病情、皮肤状况、肢体活动情况、自理能力、意识状态及合作程度等。
2. 床单位的清洁程度,以及室内的温度。

【计划】

1. 护士准备　衣帽整洁,修剪指甲,洗手,戴口罩。
2. 环境准备　病室内无患者进行治疗或进餐,按季节调节室内温度,酌情关闭门窗,必要时用屏风或围帘遮挡患者。
3. 用物准备　大单、一次性中单、被套、枕套、床刷及床刷套,需要时备清洁衣裤、便盆、便盆巾。

【实施】

步　骤	要点与注意事项
1. 核对解释　核对患者,并评估病室环境及患者病情,向患者及家属解释操作的目的、方法及配合注意事项。并询问患者是否需要使用便器,需要时协助其床上排便	• 方便操作
2. 放平床头和膝下支架	• 保持管道通畅,防止折叠、脱落等
3. 移床旁桌椅　移开床旁椅,放于床尾处;移开床旁桌,距床约 20cm	• 患者卧位安全,必要时加床档,防止坠床
4. 安置管道　根据患者情况,妥善放置各种引流管及输液管道等	• 盖好盖被,防止受凉
5. 翻身侧卧　松开床尾端盖被,协助患者翻身侧卧,背向护士,枕头移向对侧,注意观察患者受压部分的皮肤有无发红及破损等	• 污染的大单和一次性中单的污染面要向上内卷塞于患者身下

笔记

续表

步　骤	要点与注意事项
6. 卷近侧床单　松开近侧床单，将一次性中单及大单塞于患者身下，扫净床褥	• 清扫原则：从床头到床尾；从床中线到床边缘
7. 铺近侧大单及中单　铺清洁大单，对齐中线，将对侧清洁大单卷至患者身下，近侧按铺床法将床头、床尾、中间展平、拉紧塞于床垫下。铺一次性中单，将对侧半边塞于患者身下，近侧半边拉平后塞于床垫下	• 对侧清洁大单和一次性中单沿清洁面向上内卷塞于患者身下
8. 撤污染床单　协助患者侧卧于铺好的一侧，面向护士。护士转至对侧，将污染的大单及中单放于护理车污衣袋内	• 大单和一次性中单中线要与床中线对齐
9. 铺对侧床单及中单　扫净床上渣屑，依次将大单及一次性中单铺好，并协助患者平卧	• 患者卧位安全，必要时加床档，防止坠床
10. 换被套 (1)松开被套尾端系带，将棉胎在污染套内竖叠三折，按“S”形折叠于尾端 (2)将清洁被套正面向上铺于床上，被套尾端打开1/3 (3)将棉胎套入清洁被套内，展平 (4)撤出污染被套，放于护理车污衣袋内 (5)床尾余下部分塞于床垫下，折成被筒	• 避免棉胎接触患者皮肤
11. 换枕套　取下枕套，置于污衣袋内，套好清洁枕套，将其放于患者对侧头部，一手托住头部，一手将枕头拉至患者头下	• 防止患者受凉
12. 安置患者　协助患者取舒适卧位	• 盖被头端充实且距床头15cm左右
13. 移回床旁桌椅　将床旁桌及床旁椅移回，必要时开窗通风	• 清醒患者可请其配合抓住被角
14. 整理用物	• 保持病室整齐、美观
15. 洗手	• 保持病室空气流通，空气新鲜

◇ 卧床患者更换床单操作流程：

核对解释→移床旁桌椅→翻身侧卧→放置管道→检查皮肤→卷近侧床单→铺近侧大单及中单→撤污床单→铺对侧大单及中单→换被套→换枕套→安置患者→移回床旁桌、椅→整理用物→洗手

五、分级护理

分级护理是指根据患者病情的轻、重、缓、急以及自理能力的评估结果，将护理级别通常分为四个等级，即特级护理、一级护理、二级护理和三级护理。各级护理的适用对象及相应的护理内容见表3-1：

笔记

表 3-1　各级护理级别的适用对象及护理内容

护理级别	适用对象	护理内容
特级护理（special nursing）	具备以下情况之一的患者，可以确定为特级护理： 1. 病情危重，随时可能发生病情变化需要进行抢救的患者； 2. 重症监护患者； 3. 各种复杂或者大手术后的患者； 4. 严重创伤或大面积烧伤的患者； 5. 使用呼吸机辅助呼吸，并需要严密监护病情的患者； 6. 实施连续性肾脏替代治疗（CRRT），并需要严密监护生命体征的患者； 7. 其他有生命危险，需要严密监护生命体征的患者	1. 严密观察患者病情变化，监测生命体征； 2. 根据医嘱，正确实施治疗、给药措施； 3. 根据医嘱，准确测量出入量； 4. 根据患者病情，正确实施基础护理和专科护理，如口腔护理、压疮护理、气道护理及管路护理等，实施安全措施； 5. 保持患者的舒适和功能体位； 6. 实施床旁交接班
一级护理（primary nursing）	具备以下情况之一的患者，可以确定为一级护理： 1. 病情趋向稳定的重症患者； 2. 手术后或者治疗期间需要严格卧床的患者； 3. 生活完全不能自理且病情不稳定的患者； 4. 生活部分自理，病情随时可能发生变化的患者	1. 每小时巡视患者，观察患者病情变化； 2. 根据患者病情，测量生命体征； 3. 根据医嘱，正确实施治疗、给药措施； 4. 根据患者病情，正确实施基础护理和专科护理，如口腔护理、压疮护理、气道护理及管路护理等，实施安全措施； 5. 提供护理相关的健康指导
二级护理（secondary nursing）	具备以下情况之一的患者，可以确定为二级护理： 1. 病情稳定，仍需卧床的患者； 2. 生活部分自理的患者	1. 每 2 小时巡视患者，观察患者病情变化； 2. 根据患者病情，测量生命体征； 3. 根据医嘱，正确实施治疗、给药措施； 4. 根据患者病情，正确实施护理措施和安全措施； 5. 提供护理相关的健康指导
三级护理（tertiary nursing）	具备以下情况之一的患者，可以确定为三级护理： 1. 生活完全自理且病情稳定的患者； 2. 生活完全自理且处于康复期的患者	1. 每 3 小时巡视患者，观察患者病情变化； 2. 根据患者病情，测量生命体征； 3. 根据医嘱，正确实施治疗、给药措施； 4. 提供护理相关的健康指导

为了更直观地了解患者的护理级别，及时观察患者的生命体征和病情变化，在临床护理工作中，常在住院患者一览表的诊断卡以及患者床头（尾）卡上，采用不同颜色的标志来代表患者的护理级别。特级护理和一级护理采用红色标志，二级护理采用黄

笔记

色标志，三级护理采用绿色标志。

知识拓展

分级护理制度

建国初期，国家百废待兴。由于多年战争纷繁，护理工作的状况，除享有盛誉的“协和”和一些设备优良、人才集中、水平较高的医院外，大部分医院护理手段落后，护理程序相对混乱，规范化、制度化、程序化无从谈起。

解放军西北军区第一陆军医院护理部主任张开秀，西北军区后勤部卫生部高级护校校长黎秀芳，均于20世纪40年代毕业于南京国立中央高级护士学校，20世纪50年代又在西北军区从事护理工作。她们共同合作，分析研究，精心探索，于1954年创造性地提出了根据患者病情分轻、重、危“三级护理”的分级护理制度。这即是目前我国医院普遍实行的护理级别分类（特别护理、一级护理、二级护理、三级护理）的初始。这一制度试行后，差错事故明显减少，护理质量得到提高，并有利于人力的合理安排以及工作的有条不紊。

1956年，《护理杂志》（《中华护理杂志》前身）发表了黎秀芳《三级护理》一文，引起了国内护理界的关注，97所医院派人参观学习，“三级护理制度”很快在全国推广。

第二节　患者的转运

对于不能行走或行动不便的患者，护士应根据患者的病情，选用不同的转运工具辅助其入院、出院、检查或治疗等活动。

一、运送工具及方法

运送工具包括：轮椅运送（wheelchair transportation）、平车运送（flatcar transportation）、担架运送（stretcher transportation）等。若进行远距离或者院外转运时，则需要借助于运输工具，如急救车等。在转运患者过程中，护士应能正确运用人体力学的原理，保证患者安全、舒适的同时，能够减轻自身疲劳和损伤，提高工作效率。

（一）轮椅运送法

【目的】

1. 运送能坐起但不能行走的患者进行入院、检查、治疗、出院及室外活动等。
2. 增加其活动范围，促进血液循环和体力恢复。

【评估】

1. 患者体重、病情、病变部位与躯体活动能力等。
2. 患者的心理状态与理解合作程度等。
3. 轮椅各部件的性能是否完好。

【计划】

1. 护士准备　衣帽整洁，修剪指甲，洗手，戴口罩。
2. 环境准备　清洁、宽敞、明亮，地面平坦无障碍物。
3. 用物准备　轮椅、别针，酌情准备毛毯与软枕。
4. 患者准备　了解轮椅运送的目的、方法及注意事项，能积极主动配合。

笔记

【实施】

步　骤	要点与注意事项
1. 核对解释　检查轮椅的性能，将轮椅推至患者床旁，核对患者床号、姓名，并向患者或家属解释操作的目的及方法，以取得配合	• 保证患者安全
2. 放置轮椅　将轮椅背与床尾平齐，面向床头，扳下制动闸将轮椅制动，翻起脚踏板。	• 患者身上有导管时，将各种导管及输液装置安置妥当
3. 铺毛毯　天气寒冷时要备毛毯，将毛毯单层的两边平均地直铺在轮椅上，使毛毯上端能高过患者颈部 15cm 左右	• 缩短距离，便于患者入座
4. 协助患者上轮椅 (1)下床：扶患者坐起，协助其坐于床缘，嘱患者以手掌撑在床面维持坐姿，并协助其穿上衣物及鞋袜。将患者双手分别置于护士左右肩上，护士双手环抱患者腰部，协助其下床 (2)上轮椅：协助患者转身背向轮椅，嘱其用手扶住轮椅外侧把手，坐于轮椅中；翻下脚踏板，将患者脚置于脚踏板上（图 3-13A） (3)裹毛毯：将毛毯上端边缘向外翻折 10cm，围在患者颈部并用别针固定；用毛毯两侧围裹患者双臂并用别针固定，再将毛毯余下部分围裹在患者上身、下肢和双足（图 3-13B） (4)整理床单位，铺暂空床 (5)运送：观察和询问患者，确定无不适后，放松制动闸，推送患者至目的地	• 保证患者安全，舒适。 • 保暖 • 注意询问患者有无头晕或者不适。患者坐起后可休息片刻，以免发生直立性低血压
5. 协助患者下轮椅 (1)下轮椅：将轮椅推至床尾，椅背与床尾平行，将闸制动，翻起脚踏板，解除患者身上毛毯上用的别针，松开毛毯 (2)协助上床：护士站于患者面前，两腿分开屈膝屈髋，两手置于患者腰部，患者双手放于护士肩上。协助其站立，转身坐回床缘，脱去鞋子和外衣 (3)安置患者：协助患者取舒适卧位，盖好盖被，并观察病情	• 虚弱患者由护士环抱患者，协助其坐入椅中 • 保证患者舒适 • 避免患者受凉 • 运送要缓慢、平稳，嘱患者抓紧扶手，保证患者安全
6. 整理用物　将轮椅推至原处，必要时做好记录并签字	• 防止患者摔倒
7. 洗手	• 便于他人取用

◇ 轮椅运送法操作流程：

检查用物→核对解释→放置轮椅→铺毛毯→协助下床→上轮椅→裹毛毯→整理床单位→运送→下轮椅→协助上床→安置患者→整理用物→洗手

笔记

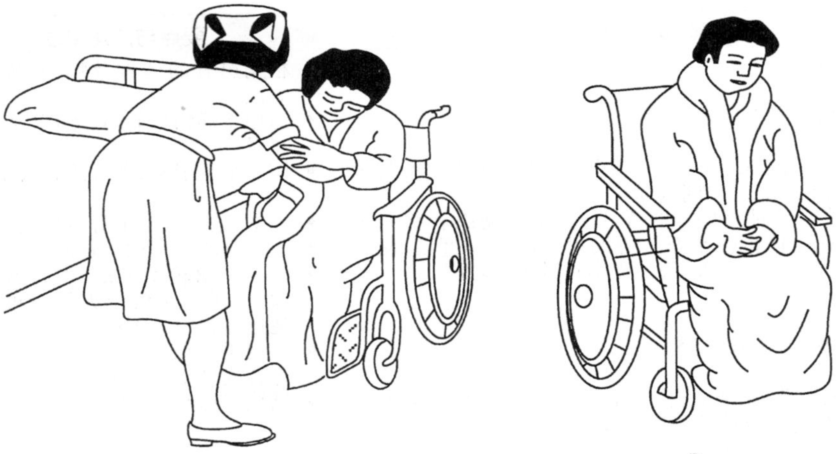

图 3-13　轮椅运送法

A. 协助患者坐进轮椅；B. 为患者包盖保暖

【评价】

1. 搬运安全、顺利，患者无病情变化。

2. 患者无疲劳、不适，能配合护理人员。

3. 护士操作熟练，动作轻、稳、协调。

4. 护患沟通有效，注重人文关怀。

（二）平车运送法

【目的】

运送不能起床的患者入院、出院、检查、治疗、手术或转运等。

【评估】

1. 患者年龄、体重、病情、躯体活动能力、损伤部位及合作程度等。

2. 平车性能状况。

【计划】

1. 护士准备　衣帽整洁，修剪指甲，洗手，戴口罩。

2. 环境准备　环境宽敞，无障碍物，便于运送。

3. 用物准备　平车（车上置被单和橡胶单，包好的垫子和枕头），带套的毛毯或棉被。对于骨折患者，应用木板垫于平车上，并将骨折部位固定稳妥；对于颈椎、腰椎骨折或病情较重者，应备有帆布中单或布中单。

4. 患者准备　了解平车的作用，搬运方法及配合事项。

【实施】

步　骤	要点与注意事项
1. 核对解释　核对患者姓名、床号，向患者或家属说明操作目的、方法和配合事项	
2. 安置管道　安置好患者身上的导管	• 避免导管脱落、受压或液体逆流

续表

步　骤	要点与注意事项
3. 搬运患者	• 根据患者的体重及病情，确定搬运方法
(1)挪动法(图3-14)	• 适用于病情较轻且能在床上配合的患者
1)移开床旁桌、床旁椅，松开盖被，将平车推至床旁与床平行，大轮靠床头，将闸制动	• 防止平车滑动，保证患者安全
2)将毛毯或盖被平铺于平车上，护士协助患者移向床边，护士用身体抵住平车。协助患者向平车挪动，使患者躺卧舒适，盖好盖被，头部露出且卧于大轮端	• 上平车顺序：上半身、臀部、下肢 • 下平车顺序：下肢、臀部、上半身 • 平车小轮转动灵活，大轮转动次数较少，患者头卧于大轮端可减轻在运送过程中的不适
(2)一人搬运法(图3-15)	• 适用于上肢活动自如，体重较轻的患者或者小儿患者
1)移开床旁桌、床旁椅，将平车推至床旁，大轮端靠近床尾，使平车与床成钝角，将闸制动	• 缩短搬运距离，节力
2)松开盖被，协助患者穿好衣服	
3)护士一只手自患者腋下伸到对侧肩部外侧，另一只手伸到患者大腿下。患者双手交叉于护士颈后，护士抱起患者移步转向平车，将患者轻轻放下，使患者舒适地卧于平车中央，盖好盖被(图3-16)	• 护士两脚前后分开站立于床边，屈膝，扩大支撑面，降低重心，便于转身
(3)二人搬运法(图3-17)	• 适用于病情较轻，但自己不能活动而体重又较重者
1)同一人搬运法[1)~2)]	
2)搬运者甲、乙二人同侧站在患者床旁，将患者上肢交叉放于胸前，移患者至床边	• 搬运者甲应保持患者头部处于较高的位置，减轻不适
3)甲一只手伸至患者头、颈、肩部，另一只手伸至腰部；乙一只手伸至患者臀部，另一只手伸至患者膝部下方。二人同时用力抬起，使患者身体稍向护士倾斜，并移步将患者放于平车中央，盖好盖被	• 抬患者后，尽量使患者靠近搬运者身体，达到节力的目的
(4)三人搬运法(图3-18)	• 适用于不能活动，体重超重的患者
1)同一人搬运法[1)~2)]	
2)搬运者甲、乙、丙三人同侧站在患者床旁，将患者上肢交叉放于胸前，移患者至床边	• 搬运者甲应保持患者头部处于较高的位置，减轻不适
3)甲双手托住患者的头、颈、肩及胸部；乙双手托住患者的背、腰、臀部；丙双手托住患者的膝及脚部。三人同时抬起，使患者身体稍向护士倾斜，同时移步将患者放在平车中央，盖好被盖	• 患者尽量靠近搬运者，且三人动作应协调一致，平稳移动，减少意外伤害
(5)四人搬运法(帆布兜法)(图3-19)	• 适用于颈椎、腰椎骨折患者或病情较重的患者
1)同挪动法[1)~2)]	
2)在患者腰、臀下铺帆布兜或中单	• 帆布兜和中单要能承受患者的体重
3)搬运者甲、乙分别站于床头和床尾，分别抬起患者的头、颈肩及双腿；搬运者丙、丁分别站于病床和平车一侧，抓住帆布兜或中单四角，四人同时用力抬起，将患者轻轻地移放于平车中央，盖好盖被	• 四人动作应保持协调一致，平稳移动，减少意外伤害 • 避免患者受凉 • 平车和病床高度相差小于15cm，距离相差小于10cm
(6)“过床器”法(图3-20)	• 便于操作
1)移开床旁桌椅，将平车推至床旁，大轮端靠近床头，将平车调整和病床同一高度，使平车与床平行地紧靠在一起，将闸制动	• 注意保护患者，防止坠床发生 • 如果病床和平车之间有落差、病人肥胖或其他特殊病人，过床时可利用病人身体下方的床单。前面步骤都相同，当放平患者后，两名护理人员抓住床单的四角，病床侧护士向上向前用力，平车侧护士则向平车侧拉移患者，使患者舒适地卧于平车中央，盖好盖被
2)松开盖被，协助患者穿好衣服	
3)病床及平车的一侧各站一人，站在病床侧操作者协助患者向近侧翻身30°左右，平车侧操作者将“过床器”迅速插入患者身体下方1/3或1/4处，然后放平患者	
4)站在病床侧操作者扶住患者的肩部和臀部向上45°左右缓慢用力向内推送患者，平车侧操作者拉住“过床器”的拉带向外拉移患者，使患者移至平车上	
5)协助患者舒适地卧于平车中央，盖好盖被	• 保暖，避免患者受凉
4. 整理床单位，铺暂空床	• 保持病室整齐、美观
5. 运送　松开平车制动闸，护送患者至目的地(图3-21)	
6. 洗手	

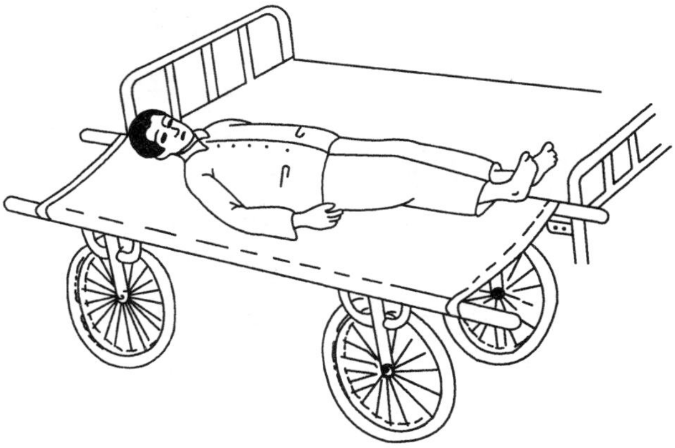

图 3-14　患者仰卧挪动上平车

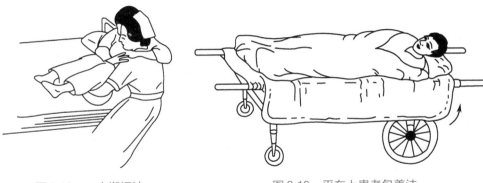

图 3-15　一人搬运法

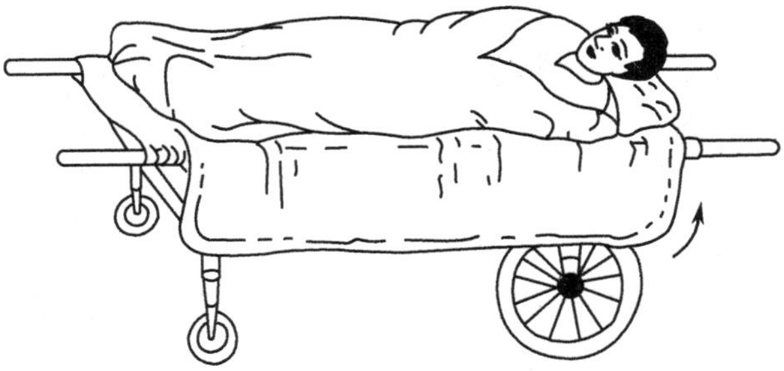

图 3-16　平车上患者包盖法

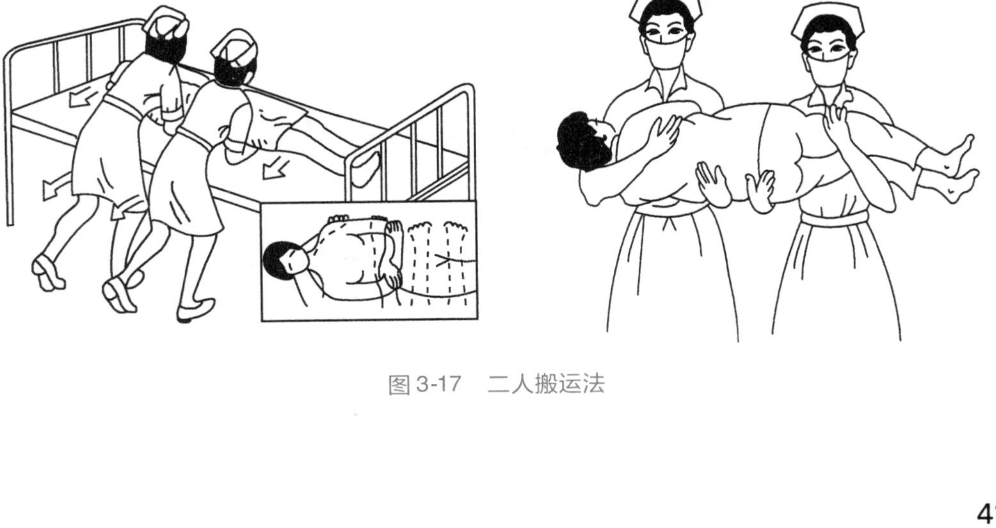

图 3-17　二人搬运法

笔记

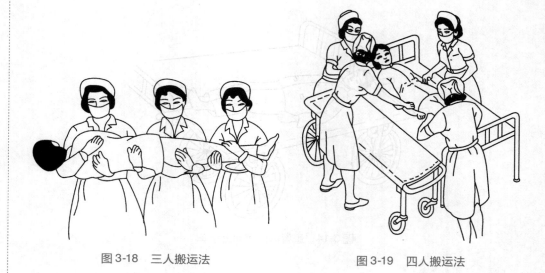

图 3-18　三人搬运法

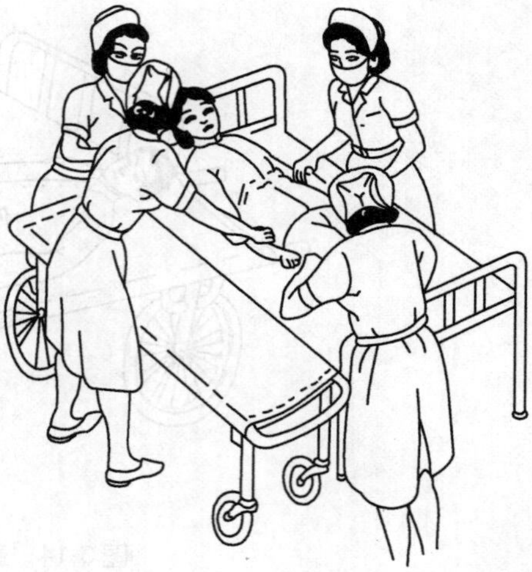

图 3-19　四人搬运法

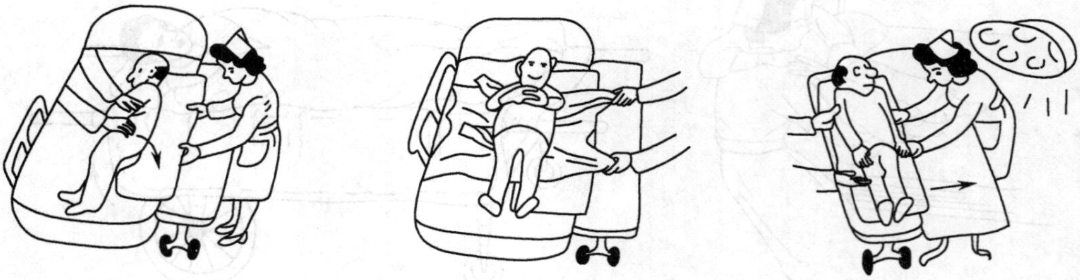

图 3-20　过床器搬运法

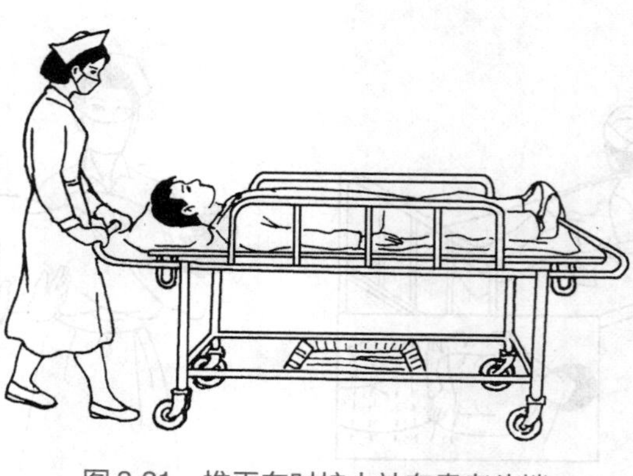

图 3-21　推平车时护士站在患者头端

笔记

【评价】

1. 搬运轻、稳、准确，患者安全、舒适，卧位得当。
2. 搬运过程中患者病情无变化，未造成损伤等并发症。
3. 患者持续性治疗未受到影响。
4. 正确运用人体力学原理。

知识拓展

过　床　器

也叫过床易，是通过器具的滑力作用，实现患者在手术台、平车、病床、CT 台之间换床、移位、护理的最佳工具，能够使患者平稳安全地过床，并减轻其被搬运时的痛苦，且能避免在搬运过程中造成不必要的损伤。在临床护理工作中，发现使用过床器为不能自主翻身的卧床患者翻身，节力又方便。现已广泛应用于许多医院。

二、患者的转运

根据转运范围可将转运患者分为院内转运和院外转运。转运患者的目的是让患者得到更好的救治，包括先进医疗设备的使用、明确疾病诊断和采取进一步治疗等。护理人员应认真评估患者转运的必要性和可行性，制定系统的转运方案，并做好相关的准备，如陪护人员、监护设备、物品、药品等，以缩短转运时间，确保患者舒适、安全，以及确保转运过程顺利。

（一）院内转运

1. 转科患者的转运

（1）由于患者病情需要需转科治疗时，转出科室护理人员应仔细核对患者的信息，做好转科解释工作，由患者或家属在知情同意书上签字认可。

（2）护士要与接收科室做好沟通，提供患者的具体情况，以供转入科室做好充分的迎接准备，如安排病房及相关物品的准备等。

（3）处理转科医嘱，整理病历，并注销转出科室的各种治疗、护理等活动。

（4）根据患者的病情，安排护送人员及转运方式，确保转运过程中患者的安全。

（5）再次检查患者情况，包括患者意识、生命体征、各种导管、输液情况等，填写患者转运交接记录单，在护理记录单上注明转科原因及转往科室。在体温单 40～42℃之间相应的日期和时间栏内，用红钢笔竖写或红印章注明转出时间。

（6）将患者所有的文件资料及物品，如病历、X 线片、药品等与患者一同护送至转入科室。

（7）转出与转入科室的护士要严格进行床头交接班，尤其是患者的病情、治疗、护理要点。药品、输液治疗等由两人进行核对，最终经双方科室护士共同确认无误后，转出科室的护士方可离开。

（8）在患者转出前、后和转运过程中，护士应如实、及时书写护理记录，使护理记录保持连续性。

笔记

2. 外出检查患者的转运

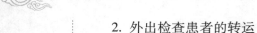

(1) 住院患者在院内做各种检查或治疗时,护理人员应根据患者的病情及活动自理能力,选择合适的护送人员和安全的运送方式。

(2) 对于病情不稳定或重危患者必须由熟悉病情的医生或护士陪送,并根据病情准备相关的急救物品、药品。

(3) 转运患者前与接受部门联系并提供患者的信息,做好检查时间和路程的估计,保证患者到达科室后可直接检查或仅需等待片刻,保证绿色通路畅通。

(4) 患者在接受检查或治疗过程中,护理人员应始终陪伴患者,观察并记录患者的情况,如生命体征等。

(5) 检查或治疗完成后,护送患者回病房,在护理记录单上做好检查记录并签字。

3. 手术患者的转运

(1) 认真核对患者信息,如姓名、性别、年龄、科室、住院号等,根据患者情况选择合适的护送人员和转运方式,不能行走及给予麻醉前用药的手术患者,应选用平车接送,重危患者须有主管医师陪送。

(2) 接送患者时应注意保护患者,防止受伤。对躁动、意识不清的患者,使用平车接送时,应加护栏,必要时加用约束带,护理人员不得离开患者,以防发生坠床摔伤。

(3) 移动患者到手术台或平车时,须锁住刹车或有人抵住车身防止滑动,搬动患者时动作应轻巧稳妥。

(4) 术后,患者须由(主管)麻醉医师及巡回护士护送回病房,并注意保暖及保持各种管道的通畅,发现异常及时处理。

(5) 根据患者病情轻重和手术部位,选择合理的方法,确保患者安全。

1) 骨科手术患者应在医师指导下保持手术肢体功能位。

2) 搬动椎体手术患者时,应保持患者身体呈直线,避免脊柱旋转、扭曲,动作要轻,防止错位。

3) 转运神经外科的患者时要避免震动,以免诱发再出血及脑组织移位,引起脑疝。

4) 术中失血过多者,应采用头低脚高位,防止血压骤降。

5) 伴有左心功能不全的患者,应取半卧位,以减轻胸闷、气短的症状。

6) 术后仍处于麻醉状态无自主呼吸的患者,应将患者的气管插管与口、咽、喉三点保持在一条直线,防止气管插管扭曲、移位或脱落。

(6) 转运途中严密监测患者的生命体征变化,病情危重及大手术的患者要在便携式心电监护仪监测的情况下转运,并备齐急救设备和药品,如简易呼吸囊、氧气枕等。

(7) 回到病房后,巡回护士与病房护士进行床头交班,包括患者的姓名、诊断、手术名称、麻醉方法、术中出入量及特殊情况等,待病房护士监测患者的生命体征并确认无误后,巡回护士方可离开。

(二) 院外转运

1. 转院患者的转运

(1) 个别患者转运

笔记

1）患者因病情等需要转院治疗时，护理人员应仔细核对患者的信息，做好转院解释工作，由患者或家属在知情同意书上签字认可。

2）与接收医院做好沟通，提供患者的具体信息，以供转入医院做好迎接准备，尤其是危重患者，以免延误病情，影响抢救和治疗时机。

3）处理转院医嘱，整理病历，并注销转出科室的各种治疗、护理等活动记录。

4）根据患者的病情及转运距离，选择护送人员及转运方式，确保转运过程中患者的安全。

5）再次检查患者情况，并填写患者转运交接记录单，在护理记录单上注明转院原因及转往医院。在体温单40～42℃之间的相应日期和时间栏内，用红钢笔竖写或红印章注明转院时间。

6）将患者的物品、病历、检查结果等同患者一起护送至转入医院。

7）两院护士进行交接班，重点介绍患者的病情、转运过程中监测和治疗、护理情况。

（2）患者集体转运：由于各种原因，如医疗条件有限、医院集体搬迁等原因，医院决定对患者进行集体转运时，护理人员需按以下程序进行转运：

1）核对患者姓名、床号，并做好解释工作，告知患者或家属转运的原因、目的、时间、转运过程中可能出现的安全隐患，以取得患者及家属的配合。

2）评估患者病情，包括评估患者心理、意识状态以及合作程度等，并依据患者病情严重程度进行分组。

3）联系转入医院，并将需要转入患者的情况进行说明，以便转入医院做好接收患者的各项准备，尤其是危重患者，以免耽误病情。

4）根据转出患者的情况，做好各项转运准备，包括转运陪护人员的配备、转运工具、物品、药品及器械的准备等。

5）检查患者情况，如患者意识、生命体征、各种导管、输液情况等，填写患者转院记录，在护理记录单上注明转院原因及转往医院及科室。

6）按照病情轻、中、重，分批次转运患者。病情较轻且可行走的患者可步行或乘坐公共交通转运；病情中等的患者可乘坐转运车转运；病情较重的患者必须有医护人员的陪同且准备好抢救设备和药品。

7）在转运过程中，要加强患者病情监护，防止在转运途中病情加重或出现各种并发症。

8）患者转运后，两院护理人员应严格进行床头交接，重点交接患者的病情、治疗、护理要点，对于药品、输液治疗等由两人进行核对，最终经双方医院护士共同确认无误后，转出医院的护士方可离开。

2. 医院至家庭的转运　某些患者由于病情或经济等因素，在疾病尚未完全康复之前就要离开医院时，护理人员应协助其转运。

（1）认真核对患者，向患者或家属做好解释工作，并告知其离开医院后有可能出现的一些风险及注意事项等。

（2）患者办理出院手续后，视其病情等选择恰当的转运方式，并联系转运工具。

（3）出院后需进行康复训练或继续治疗和护理的患者，护理人员可与相应的社区护士进行交接，告知患者的治疗情况，后期的护理要点等。

笔记

（4）需要随访或复诊的患者，护理人员应告知其重要性，使患者能积极主动地参与到后期治疗。

（三）重症患者转运的注意事项

1. 转运前准备工作

（1）根据患者情况，综合评估转运风险，并制定出个体化的转运方案。

（2）负责转运人员至少2人（医护人员各1名），且要熟悉患者的病情，具有丰富的临床经验，并经过严格的培训，具备胜任此项工作的能力。

（3）根据病情准备必要的急救设备及药品，以满足转运过程的需求。

1）急救设备：简易呼吸气囊、供氧装置、心电监护仪、负压吸引器、除颤仪、输液泵等。

2）急救药品：肾上腺素、胺碘酮、阿托品、碳酸氢钠等。

3）静脉输入液体和药物。

4）其他药物可根据患者病情备用，如镇痛镇静剂、麻醉剂等。

2. 转运过程中加强病情观察，遵医嘱给予药物，并协助医生进行必需的治疗，尤其是危重患者要注意以下几点：

（1）运输途中要加强生命支持性措施，如输液、吸氧、气管插管、气管切开、吸痰、心肺复苏等措施，注意保持各种治疗、护理措施的连续性。

（2）用先进的监测、治疗手段加强生命维护，随时监测生命体征、意识、出血等情况，保持患者生命体征的相对稳定。

（3）确保仪器使用的有效性，患者一旦发生病情变化，首先应检查患者情况，再检查仪器设备情况，采取必要的措施进行紧急救护，如心电除颤术等。

（4）做好抢救、观察、监护等有关医疗护理文件的记录，并做好患者的交接工作。

知识拓展

其他院外转运的工具

院外转运患者，常用的转运工具包括：担架、救护车、卫生列车、轮船或快艇、飞机转运等。

第三节　患者出院的护理

经过住院期间的治疗与护理后，患者病情好转、稳定、痊愈需出院或需要转院时，或患者因经济等原因不愿继续接受住院治疗而自动离院时，护理人员应协助其办理出院的一系列护理工作，称为出院护理。出院护理的目的有：①对患者进行出院指导，协助其尽快适应原来的工作和生活，遵照医嘱继续按时接受治疗或定期复诊。②指导患者办理出院手续。③清洁、整理床单位。

一、患者出院方式

（一）同意出院

指经过住院部医护人员的治疗和护理后，患者疾病已痊愈或好转，可回家调养或

笔记

经门诊治疗时，由医生通知患者或由患者建议，经过医生同意并开写出院医嘱。

（二）自动出院

指仍需住院治疗的患者，因经济、家庭等因素的影响，由患者或家属向医生提出出院要求且填写“自动出院”字据，再由医生开出“自动出院”医嘱。

（三）转院

指根据患者的病情需转往其他医院继续诊治，由医生告知患者及家属，并开出转院医嘱。

（四）死亡

指因病情或伤情过重经抢救无效而死亡的患者，由医生开出“死亡”医嘱，患者家属办理出院手续。

二、出院护理

自医生根据患者病情开写出院医嘱后，护理人员应做好下列工作：

（一）患者出院前一日护理

1. 通知患者及家属　护理人员根据医生开写的出院医嘱，通知患者及家属出院日期，并协助其做好出院准备。

2. 出院前的心理护理　对于病情无明显好转、转院、自动出院的患者，护理人员应进行有针对性的安慰与鼓励，增进患者康复的信心，以减轻恐惧与焦虑。

3. 进行健康教育　根据患者病情对患者出院后的休息、睡眠、饮食、用药、功能锻炼和定期复查等方面进行健康指导，制订康复计划。必要时可为患者或家属提供疾病相关的书面资料，便于患者或家属掌握有关的护理知识、技能和护理要求。

4. 征求患者意见　征求患者及家属对医院各项工作及管理的意见和建议，以便不断提高医疗、护理工作的质量。

（二）患者出院时护理

护理人员在患者出院当日应完成以下护理工作：

1. 执行出院医嘱

（1）停止一切医嘱，用红笔在各种执行单（服药单、治疗单等）、卡片（饮食卡、护理卡等）及有关表格单上填写“出院”字样，注明日期并签名。

（2）将“患者一览表”上的诊断卡及床头（尾）卡撤除。

（3）填写出院患者登记本。

（4）出院后需继续服药治疗的患者，护士可凭医嘱处方到药房领取药物，标明用法，交于患者或家属妥善保管，并告知用药常识及注意事项。

（5）在体温单 40～42℃之间的相应日期和时间栏内，用红钢笔竖写或红印章注明出院时间。

2. 填写患者出院护理记录（护理评估单），按要求完善并整理病历，并将病历按出院顺序排好，交病案室保存。

3. 协助患者整理用物，归还入院时患者寄存的物品，收回患者在住院期间所借的物品，必要时消毒处理。

4. 患者办完手续离院时，护士可根据病情需选用要用轮椅、平车或步行等方式送患者至病区外或医院门口。必要时协助联系车辆。

笔记

（三）患者出院后的处理

1. 处理床单位。

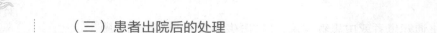

（1）撤去病床上污染的被服，放入污衣袋，送洗衣房处理。根据出院患者疾病种类决定清洗、消毒方法。

（2）床垫、床褥、棉胎放在日光下暴晒6小时以上或用紫外线照射消毒处理后按要求折叠。

（3）用消毒液擦拭床、床旁桌和床旁椅。

（4）非一次性用品需用消毒液浸泡消毒。

（5）打开病室门窗通风。

（6）传染性病床单位及病室，要严格按传染病终末消毒法处理。

2. 准备好备用床，准备迎接新患者。

学习小结

1. 学习内容

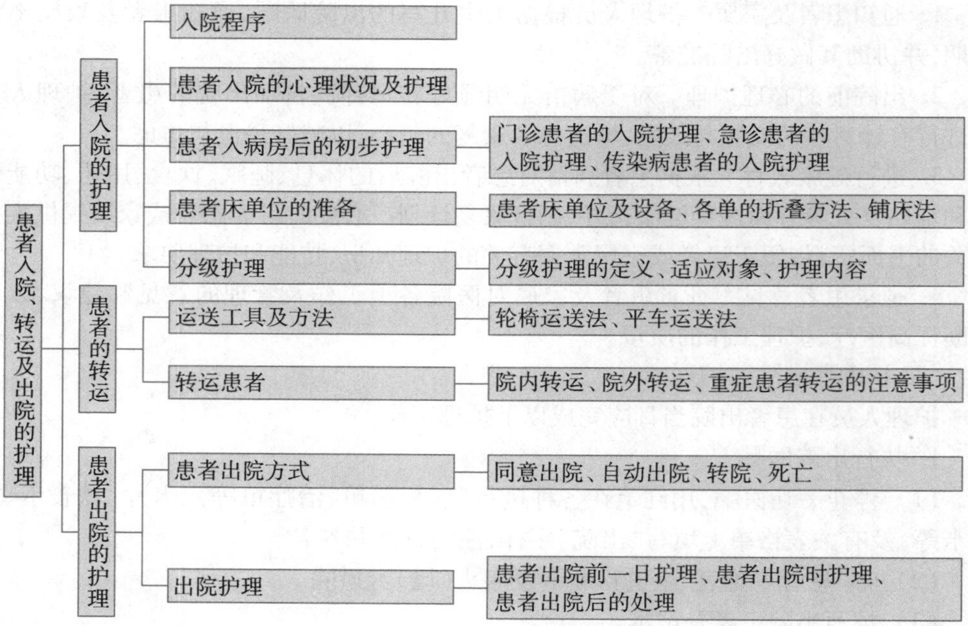

2. 学习方法

（1）通过课前观看床单位的准备、平车运送患者和轮椅运送患者等视频，总结其中的操作技巧并做好笔记。

（2）结合实验课授课，积极提高操作能力，反复强化各项操作，不仅体现患者入院、转运及出院护理中的人文关怀，还要重视人际沟通的能力。

（3）重视课堂学习和互动，结合案例思考问题，把握重、难点。

（4）课后结合知识链接和知识拓展，查阅新进展，拓展知识视野，培养科研思维和评判性思维。

3. 风险防范

预防术后转运过程中的意外伤害！

术后患者转运过程中最常见的意外伤害主要是各种管道的脱落，较大手术后患者往往有较多的管道，患者从手术床转到手术转运车上，或从转运车转到病区床单位时，有可能造成管道脱落意外伤害，如移动患者时不能协调一致，致使引流管牵拉造成脱落，最严重的是胸腔引流管脱落，有时甚至需要重新手术方可解决问题。所以在搬运手术患者之前要做到一查二看三整理四搬运，以防止意外伤害的发生。

（肖洪玲　朱建华）

复习思考题

1. 患者，男性，54 岁，建筑工人。头痛、头晕、失眠 1 个月余，因从建筑工地施工楼跌落地面导致左侧胫骨骨折急诊入院。查体：T 36.4℃，P 92 次/分，R 19 次/分，BP 150/87mmHg，入院后得知患者有高血压家族病史。

（1）护理人员该如何为该患者做好入院护理？

（2）护理人员应采用何种搬运工具？如何将该患者搬运至搬运工具上？运送过程中的注意事项有哪些？

（3）手术后，病房护理人员应为该患者准备何种床单位？

2. 患者，男性，23 岁，因乙型肝炎急性期入院，经过 1 个月的治疗，医生根据其病情开出出院医嘱。

（1）该患者属于何种出院方式？

（2）护理人员应如何做好该患者的出院护理？

笔记

第四章

医院感染预防与控制

学习目的

学生通过本章的学习，能掌握医院感染的相关概念，清洁、消毒、灭菌方法及无菌技术、隔离技术的操作原则和方法等内容，了解有效控制医院感染的重要性，具备有效控制医院感染的相关知识和技术，为进一步学习各种注射法、输液和输血法、导尿术等无菌操作以及临床课程奠定基础。

学习要点

医院感染的相关概念，医院常用的消毒、灭菌方法，无菌操作原则和无菌技术，隔离原则、种类、措施和隔离技术。

案例导入

2009年3月，某县妇幼保健院发生新生儿感染事件，6例重症感染患儿中有5例死亡，其中3例患儿诊断为新生儿败血症，血培养结果均为阴沟肠杆菌阳性。经过调查确定该事件是由于新生儿室管理混乱并存在严重医疗缺陷造成的。引起该事件的主要原因首先是医院管理松懈，将新生儿科的部分病室收治儿童、成人脑瘫康复患者以及让家属留宿，造成人员混杂，空气污染。其次是未设置新生儿专用洗澡、配奶区域；暖箱严重污染，清洁消毒不彻底；新生儿吸氧所用湿化瓶不更换等；最终导致该事件发生，造成不良社会影响。针对该案例，请问：

1. 若从医院感染的环节上分析，你认为是什么原因导致了此次事件的发生？
2. 你认为今后应采取哪些措施预防医院感染的发生？

预防和控制医院感染是世界各国现代医院管理共同面临的一项重要课题。医院感染可导致患者平均住院天数延长，医药费用增加，甚至威胁患者的生命，除了给患者和家庭带来痛苦，还给社会造成严重的经济损失。因此，医院感染的发生率是评价医院管理水平和医护服务质量的一项重要指标。

世界卫生组织（WHO）通过调查提出了有效控制医院感染的关键措施为：清洁、消毒、灭菌、无菌技术、隔离技术、合理使用抗生素和通过监测进行效果评价。以上措施均贯穿于护理活动的全过程，国内外多项调查结果显示，护理人员通过严格执行消毒灭菌原则、无菌操作技术，正确运用隔离技术，以及监督合理使用抗生素等手段，可以使医院感染的发生率降到最低程度。因此，护理人员是预防和控制医院感染的主力

笔记

军，在医院感染管理中占有重要地位。为了确保医院环境安全，维护患者权益以及保护护士自身健康，护理人员必须掌握有效控制医院感染的相关知识和技术，严格执行医院感染管理规范和措施。

第一节 医院感染

一、医院感染的概念

医院人员密集复杂，病原体种类繁多且耐药性强，同时又是易感人群聚集的地方。现代医疗技术的发展，各种侵入性检查和操作增多，抗生素的大量应用及免疫抑制剂的使用，导致细菌变异增多、加快，医院感染问题也日益突出，受到各级卫生行政部门和各医院的高度重视。

医院感染（nosocomial infections），又称医院获得性感染（hospital acquired infection），广义的医院感染是指任何人在医院活动期间获得的感染。一般具有三个特征：第一，感染发生的地点是在医院内，包括在住院期间感染出现症状和在医院内感染出院后才发病，但应排除在医院外已受感染，在住院期间发病；第二，具备医院感染的特征，感染和发病在不同阶段发生，如感染、潜伏期、发病；第三，感染的对象包括一切在医院活动的人群，如住院患者、门诊患者、急诊患者、陪住者、探视者以及医院工作人员等。其中以住院患者和医院工作人员发生医院感染居多，医院工作人员在医院内获得的感染也属于医院感染。狭义的医院感染是指住院患者在医院内获得的感染，包括在住院期间发生的感染和在医院内获得而出院后发生的感染；但不包括入院前已开始或入院时已处于潜伏期的感染。

二、医院感染的形成

医院感染必须具备三个环节：感染源、传播途径、易感宿主。当三者同时存在，并有互相联系的机会时，就会引起医院感染。

（一）感染源

感染源（source of infection）是指病原微生物自然生存、繁殖并排出的宿主（人或动物）或场所，又称为病原微生物贮源。在医院感染中，主要感染源包括：

1. 已感染的患者与病原携带者　所谓感染，是指体内有病原微生物生长、繁殖及发生病变。遭受感染后可表现为两种形式：一是有临床症状的患者，二是无症状的病原携带者。

（1）已感染的患者（the infected client）：是医院感染中最主要的感染源，已感染患者不断排出大量致病力强的病原微生物，这些病原微生物常具有耐药性，而且容易在新的易感宿主体内定植。

（2）病原携带者（carriers）：包括携带病原体的患者、医务人员、探视者、陪护者等，也是医院感染中另一主要的感染源。他们携带的病原微生物不断生长繁殖并排出体外，产生新的感染，而携带者本身却没有自觉症状。因此，往往被忽视，成为隐性传染者，临床意义重大。

2. 动物感染源（source of animals）　各种动物都有可能感染或携带病原微生物而

笔记

成为动物感染源，如老鼠、果子狸、蟑螂、苍蝇、蚊子等，其中鼠类临床意义最大，老鼠不仅数量多，而且是沙门菌的重要宿主，是鼠疫、流行性出血热等传染病的感染源。

3. 环境储源（source of environment）　医院物理环境、医疗设备、手术器械和敷料、血液制品、药物、食品，甚至医疗和生活垃圾等容易受各种病原微生物的污染而成为感染源，引发医院感染。

（二）传播途径

传播途径（modes of transmission）是指病原微生物从感染源传播到新宿主的途径和方式。外源性感染通常有以下几种传播途径：

1. 接触传播（contact transmission）　是医院感染中最常见、最重要的传播方式之一，是指病原微生物通过感染源与易感宿主之间进行直接或间接接触的传播方式。包括直接接触传播和间接接触传播两种方式。

（1）直接接触传播（direct contact transmission）：是指感染源直接将病原微生物传播给易感宿主的方式。如母婴间的疱疹病毒、沙眼衣原体、柯萨奇病毒等感染的传播。

（2）间接接触传播（indirect contact transmission）：是指感染源所排出的具有致病能力的病原微生物通过一定媒介传播给易感宿主的方式。医院最常见的传播媒介是医护人员的手，若医疗或护理活动污染的手未及时清洁或消毒，可将病原微生物传播给另一位易感宿主，引起医院感染。第二是各种医疗设备，如侵入性诊疗器械、病室内公用物品等均可传播各种病原微生物。第三是各种介入性治疗，一般指各种注射、输液、输血、导尿术等，若使用污染器械或输入污染药液、血液，均可导致局部感染或疾病传播。如输入污染的血液和血液制品可导致乙型肝炎或艾滋病的传播等。第四是各种原因导致的医院水源或食物被病原微生物污染，除可导致医院内细菌性食物中毒外，还可导致医院感染的暴发流行，特别是一些条件致病菌，如大肠埃希菌等可在宿主肠道内定植，使感染机会增加。第五是动物或昆虫所携带的病原微生物作为人群间传播的中间宿主。如蚊子传播疟疾、乙型脑炎等。

2. 飞沫传播（droplet transmission）　是指带有病原微生物的飞沫核（>5μm），在空气中短距离（1m 内）移动到易感人群的口、鼻黏膜或眼结膜等导致的传播。如患者打喷嚏、咳嗽、大笑及谈话时可从鼻腔、口腔快速喷出众多大小不一的飞沫，其中携带有各种致病微生物，若被易感宿主吸入，则可导致感染的发生；另外某些诊疗性操作，如吸痰、洗牙等操作，在执行时容易产生许多飞沫，飞沫中含有呼吸道黏膜的分泌物及病原微生物，因液滴较大，有一定的重量，因此在空气中悬浮时间较短，只能传播给周围距离较近的接触者。

3. 空气传播（airborne transmission）　是指带有病原微生物的微粒（≤5μm）通过空气流动导致的疾病传播，一般传播距离较远。如物体表面上的感染性物质干燥后形成的菌尘，通过吸入或菌尘直接降落于伤口，引起局部直接感染；或菌尘降落于室内物体表面，引起间接感染。若从感染源体内排出的飞沫，在降落前，由于表层水分蒸发，形成含有病原体的飞沫核，这些飞沫核能在空气中长时间随气流游动，造成远距离传播。

（三）易感宿主

易感宿主（susceptible host）是指对感染性疾病缺乏免疫力而容易感染的人，若把易感宿主作为一个总体来看，则称为易感人群。医院是易感人群较为集中的地方，容

笔记

易发生感染和导致感染的流行。

一般情况下，病原体侵入到宿主后是否引起感染主要取决于病原体的致病力和宿主的易感性。病原体的致病力取决于其数量和致病菌的种类；而宿主的易感性则取决于宿主的防御能力和病原体的定植部位。当病原体致病力强，同时宿主防御功能低下时，很容易引起感染。临床影响宿主防御能力的主要因素包括：宿主年龄、性别、种族及遗传因素等；以及正常的防御功能、疾病与治疗情况、宿主营养状态、生活型态、心理状态、持续压力等因素。在医院内易感宿主主要为癌症、糖尿病、肾病患者，免疫系统疾病患者，长期大量使用抗生素的患者，接受介入性检查、治疗的患者，休克、昏迷、术后、烧伤患者和新生儿等。

三、医院感染的类型

医院感染的分类一般根据感染发生部位、病原体种类和来源等进行划分。如按病原体的来源可分为内源性感染和外源性感染；按病原微生物的种类可分为细菌感染和病毒感染等。

（一）根据病原体的来源分类

包括内源性感染和外源性感染两大类。

1. 外源性感染（exogenous infections） 又称为交叉感染（cross infections），其病原体来自患者体外，是指患者与患者、患者与医务人员之间的直接感染或通过水、空气、医疗器械等的间接感染，这种感染通过采取消毒、灭菌和隔离等有效措施是可以控制和预防的，因此又称为可预防性感染。

2. 内源性感染（endogenous infections） 又称为自身感染（autogenous infections），是指寄居在患者体内的正常菌群或条件致病菌，在患者机体免疫力低下时引起的感染。病原体来自患者体内或体表的正常菌群或条件致病菌，这些菌群通常情况下是不致病的，但是当个体健康状态不良、免疫功能受损或抵抗力低下时则成为致病菌而引发感染。由于这种感染难以控制和预防，因此又称为难预防性感染。

（二）根据病原体的种类分类

临床最常用的分类方法。可将医院感染分为细菌感染、病毒感染、真菌感染、衣原体感染、支原体感染等，其中细菌感染为临床最常见。另外，每一类感染亦可根据病原体的具体名称进一步分类，如金黄色葡萄球菌感染、柯萨奇病毒感染、铜绿假单胞菌感染等。

（三）根据感染发生部位分类

人体全身各个部位、各个系统均可发生感染，如临床常见咽炎、支气管炎、肺炎、胸膜炎等呼吸系统感染；胃炎、肠炎、肝炎及胆囊炎等消化系统感染；肾炎、输尿管炎、尿道炎等泌尿系统感染；心肌炎、心包炎、心内膜炎、败血症等循环系统感染；盆腔炎、子宫颈炎等生殖系统感染；以及结膜炎、中耳炎、鼻炎、乳腺炎等局部组织的感染等。

四、医院感染的管理

为了保障医疗安全，提高医疗质量，维护患者权益和健康，各医院都应根据 2006 年国家卫生部颁布的《医院感染管理办法》，将医院感染管理作为医院一项重要的管理工作。建立健全医院感染管理组织和制度，不断完善医院感染监控体系，加强医院

笔记

感染教育，提高全员参与意识，认真落实各项医院感染管理措施，有效预防和控制医院感染。

（一）建立健全医院感染管理机构，加强三级监控体系

医院感染管理机构应是一个完整独立的体系，一般设置为三级管理机构，包括：医院感染管理委员会、医院感染管理科及各科室医院感染管理小组。

一级机构是医院感染管理委员会，是医院感染监控系统的领导机构，由医院感染管理部门、医务部门、护理部门、临床科室、消毒供应室、手术室、临床检验部门、药事管理部门、设备管理部门、后勤管理部门及其他有关部门的主要负责人和医院抗感染药物临床应用专家组成，在医院院长或业务副院长的直接领导下开展工作。二级机构是医院感染管理部门（感染管理科），具体负责医院感染预防和控制方面的管理和业务工作。三级机构即各科室的医院感染管理小组，由科室主任、护士长及本科室兼职监控医师、监控护士组成。

（二）建立健全各项规章制度，做到依法管理监督

为了减少医院感染的发生，各医院感染管理委员会应按照国家卫生行政部门的法律、法规建立健全医院感染各项规章制度，严格依照法律、法规做好医院感染日常管理和预防工作。关于医院感染的管理与控制，国家卫生部陆续制定多项法律法规，如《医院感染管理规范》、《消毒技术规范》、《医院消毒卫生标准》、《医疗废物管理条例》以及《突发公共卫生事件应急条例》和《中华人民共和国传染病防治法》等。相关制度如下：

1. 管理制度　建立消毒隔离制度、供应室物品消毒制度和患者入院、住院及出院的随时、终末消毒制度等，做到不断完善和认真落实。

2. 消毒制度　消毒质控标准应符合国家卫生行政部门所规定的“医院消毒卫生标准”，如医护人员手的消毒、空气消毒等均应符合有关标准。

3. 监测制度　包括对灭菌效果、消毒剂使用效果及手术室、换药室、分娩室、注射室、监护室等感染高发科室的监测。

（三）加强医院感染教育，自觉参与感染管理

医院感染教育是指对各级医院工作人员不断地进行有关感染知识的培训，使他们树立并增强医院感染监控管理意识，使他们积极、主动地参与医院感染的控制与管理工作，从而在日常工作的各个环节严格把关，自觉履行医务人员在医院感染管理各种职责。

医院感染教育的内容包括职业道德规范、医院感染管理相关法律、法规、规章制度和标准等；预防和控制医院感染的目的、意义；医院废物管理、锐器伤及其所致血液、体液传播疾病的预防等。

（四）落实医院感染管理措施，有效阻断传播途径

控制医院感染的重要原则是控制感染源、切断传播途径、保护易感人群。要认真落实医院感染管理措施，切实加强对重点部门、重点环节、易感人群及主要部位感染的管理。具体措施有：

1. 建立布局合理、规范合格的传染病病房，严格控制感染源的播散。

2. 加强手术室、重症监护室、产房、消毒供应室、导管室、门急诊等重点部门的消毒管理；切实做好清洁、消毒、灭菌及其效果检测工作；做好洗手技术、无菌技术及隔离

笔记

技术的监督检测工作；加强对各种内镜、牙钻、接触血液及血液制品的医疗器械、医院污水、医疗污物的处理等，以切断传播途径。

3. 合理使用抗生素，加强主要感染部位，如手术切口、气管切开等感染管理；严格执行探视和陪护制度，对易感人群实施保护性隔离，以控制感染的扩大。

第二节　清洁、消毒、灭菌

有效的清洁、消毒、灭菌是预防与控制医院感染的重要措施之一。

一、概念

（一）清洁

清洁(cleaning)是指用清水、清洁剂及机械刷洗等物理方法清除物体表面的有机物、无机物和可见污染物的过程。其目的是去除和减少微生物的数量，但不能杀灭微生物。临床适用于地面、墙壁、家具、医疗护理用品等物体表面和一些物品消毒灭菌前的处理。

（二）消毒

消毒(disinfection)是指用物理、化学或生物的方法清除或杀灭传播媒介上除芽胞以外的所有病原微生物，使其达到无害化的处理。消毒只能将有害微生物的数量减少，而不能完全杀灭病原微生物。即消毒只对细菌的繁殖体有效，而不能杀死细菌的芽胞。能杀灭传播媒介上的微生物并达到消毒要求的制剂被称为消毒剂(disinfectant)。

（三）灭菌

灭菌(sterilization)是指用物理或化学的方法杀灭或消除医疗器械、器具和物品上一切微生物，包括致病微生物、非致病微生物以及细菌芽胞。

二、消毒、灭菌方法

临床常用的消毒、灭菌方法主要包括两大类：物理消毒灭菌法和化学消毒灭菌法。其中物理消毒灭菌法主要采用热力、辐射、电离辐射、微波、机械及低温等离子体等方法；化学消毒灭菌法则使用液体或气体化学消毒剂达到消毒、杀菌的目的。每种方法都有其优点及使用上的局限性，临床应根据待消毒物品种类、数量和所用设备的类型选择合适的消毒方法。

（一）物理消毒灭菌法

1. 热力消毒灭菌法　是应用最早、最广泛的方法。热力消毒灭菌的基本原理是利用热力作用破坏微生物的蛋白质、核酸、细胞壁和细胞膜，从而导致其死亡，常用的方法有干热法和湿热法两种。干热法是通过空气传导热力，导热较慢；而湿热法则是通过水、水蒸气及空气传导热力，导热快，穿透力强；因此干热灭菌所需要的温度比湿热高，灭菌所需要的时间较湿热长。

(1) 干热消毒灭菌法：干热是指相对湿度小于20%的高热，方法包括烧灼、焚烧和干烤。杀菌机制包括：①干热的高温使细菌蛋白质变性、死亡。②微生物受高温氧化作用而损伤。③干热过程使微生物原浆中电解质浓缩而致死。具体方法如下：

笔记

1）燃烧法（burning sterilization）：是指将物品直接在火焰上燃烧消毒的方法。临床主要采用烧灼法和焚烧法。①烧灼法：该法简单、迅速，多用于耐热物品的消毒，一般急需或临时使用某些金属器械或搪瓷类物品。没有条件采用其他消毒方法时，可直接将器械在火焰上烧灼 20 秒，不锈钢和搪瓷类容器可倒入 95% 以上的乙醇少许，慢慢转动容器，使乙醇均匀分布，然后点燃直至熄灭。另外，亦适用于微生物实验室接种环的消毒灭菌。②焚烧法：是一种简单、迅速、彻底的灭菌方法，常用于特殊感染患者污染敷料、病理标本和其他污染物且无保留价值物品的处理，如污染的纸张、动物尸体以及破伤风杆菌感染、铜绿假单胞菌（铜绿假单胞菌）感染、气性坏疽等患者用过的敷料等，可直接点燃或放进焚烧炉内焚烧。

注意事项：①注意安全，远离易燃、易爆物品，如氧气筒、汽油、酒精等。②贵重仪器及锐利的刀、剪，禁用燃烧灭菌，以防变钝，应采用化学消毒剂浸泡消毒。③酒精燃烧过程中未熄灭时，中途不得添加酒精，以免烧伤或发生火灾。

2）干烤法（dry-heat sterilization）：是一种利用烤箱灭菌的方法。其热力传播与穿透主要靠空气对流与介质的传导，灭菌效果可靠。临床多用于耐高温、不耐湿、蒸气或气体不能穿透物品的灭菌，如玻璃、金属等医疗用品和油类、粉剂等制品的灭菌。具体消毒时间、温度应根据待灭菌物品的性质决定，若用于消毒，箱温可控制在 120 ~ 140℃，时间保持 10 ~ 20 分钟。若用于灭菌，灭菌参数一般为：150℃，150 分钟；160℃，120 分钟；170℃，60 分钟；180℃，30 分钟。

注意事项：①器械在干烤前应洗净、晾干。②灭菌时灭菌物品不应与灭菌器内腔底部及四壁接触，灭菌后温度降到 40℃ 以下再开启灭菌器柜门。③灭菌时间应从烤箱内温度达到要求算起。④灭菌中途不宜打开烤箱或添加新的待消毒物品。⑤合成纤维、棉织品、塑料制品、橡胶制品等高温下容易损坏的物品，禁止使用干烤法进行灭菌。⑥灭菌物品包体积不应超过 10cm×10cm×20cm，油剂、粉剂的厚度不应超过 0.6cm，凡士林纱布条厚度不应超过 1.3cm，装载高度不应超过灭菌器内腔高度的 2/3，物品间应留有空隙，以保证灭菌效果。

（2）湿热消毒灭菌法：由于湿热导热快，穿透力强，透入菌体后，使菌体细胞膜膨胀破裂，原浆流出，受热凝固变性，同时，蒸气具有潜能，能迅速提高灭菌物品的温度，加强灭菌效果，所以，湿热比干热的杀菌能力强，所需要的温度低、时间短。

1）煮沸消毒法（boiling disinfection）：是应用最早的消毒方法之一，其操作简单，不需要特殊设备且效果可靠，既经济又方便，是家庭和一些基层社区医疗单位常用的一种消毒方法。主要适用于金属、玻璃制品、餐饮具、织物或其他耐热、耐湿物品的消毒。消毒金属物品时，在水中加入碳酸氢钠，配成 1% ~2% 碳酸氢钠溶液，可将沸点提高到 105℃，既增强杀菌作用，又可达到去污防锈的目的。

注意事项：①消毒前，应将物品刷洗干净。②物品应完全浸没水中，充分打开器械的轴节和容器的盖，大小相同的盆、碗不能重叠，空腔导管要注满水。③物品不宜放置过多，应不超过容器的 3/4，水面至少应高于物品 2 ~3cm。④玻璃类物品应用纱布包好，在冷水或温水时放入，消毒时间 10 ~15 分钟。橡胶类物品亦用纱布包好，在水沸后放入，消毒时间 5 ~10 分钟，消毒后及时取出，以防老化。⑤水沸后开始计时，中途添加物品后应重新计时。⑥高山地区气压低，沸点也低，需要延长消毒时间，一般海拔每增高 300m，应延长消毒时间 2 分钟。⑦消毒后的物品要及时用无菌持物钳取出，并

笔记

置于无菌容器内,如被污染,应重新消毒。

2）压力蒸气灭菌法（autoclave sterilization）：利用饱和蒸气的湿热和一定的压力杀灭一切细菌繁殖体、芽胞和病毒。是效果最可靠、临床最常用、医院首选的一种灭菌方法。其使用范围广泛,可用于各类器械、敷料、搪瓷、橡胶、耐高温玻璃制品及溶液等的灭菌。具有快速杀灭微生物、整个灭菌循环过程短且容易控制和监测、不破坏环境、无毒性残留物、无毒副作用等优点。根据排放冷空气的方式和程度不同,压力蒸气灭菌可分为两种类型：下排气式压力蒸气灭菌器和预排气压力蒸气灭菌器。根据灭菌时间的长短,压力蒸气灭菌程序包括常规压力蒸气灭菌程序和快速压力蒸气灭菌程序。

下排气式压力蒸气灭菌器：下排气式压力蒸气灭菌器结构简单、造价低、适用范围广,其消毒原理是通过向灭菌器内送蒸气,逐渐将冷空气自上而下挤压至下层排气口排出。但这种方式排气不彻底,会残留少量冷空气而影响灭菌效果。常用的下排气式压力蒸气灭菌器包括手提式压力蒸气灭菌器和卧式压力蒸气灭菌器等,灭菌程序一般包括前排气、灭菌、后排气和干燥等过程。灭菌器的灭菌参数一般为温度121℃,压力102.9kPa,器械灭菌时间20分钟,敷料灭菌时间30分钟。下排气压力蒸气灭菌还适用于液体的灭菌。

预真空压力蒸气灭菌器：设有特制的真空泵（抽气装置）,在灭菌前先将灭菌器柜室内部抽成真空,使其形成2.0～2.7kPa的负压,再输入热蒸气,蒸气即可迅速穿透至物品深处,而且不易引起物品氧化损害。此种灭菌方法灭菌周期短,工作效率高；冷空气排除彻底,灭菌效果可靠；节约能源,减轻劳动强度；受物品包装、摆放因素影响小,故现临床多采用该法。灭菌器的灭菌参数一般为温度132℃～134℃,压力205.8kPa,灭菌时间4分钟（表4-1）。

表4-1　常规压力蒸气灭菌法工作指数

类型	温度（℃）	压力（kPa）	时间（min）
下排气式	121	102.9	20～30
预真空式	132～134	205.8	5～10

快速压力蒸气灭菌：快速灭菌程序不应作为物品的常规灭菌程序,应急情况下使用时,只适用于灭菌裸露物品,使用卡式盒或专用灭菌容器盛放。灭菌后的物品应尽快使用,不应储存,无有效期。其灭菌参数如时间和温度由灭菌器性质、灭菌物品材料性质（带孔和不带孔）、是否裸露而定（表4-2）。

表4-2　快速压力蒸气灭菌（132℃～134℃）所需最短时间

物品种类	下排气		正压排气		预排气	
	温度（℃）	时间（min）	温度（℃）	时间（min）	温度（℃）	时间（min）
不带孔物品	132	3	134	3.5	132	3
带孔物品	132	10	134	3.5	132	3
不带孔+带孔物品	132	10	134	3.5	132	3

笔记

注意事项：①灭菌物品要清洁、干燥。包裹大小合适，不宜过大过紧，使用下排气式灭菌器时，包裹不宜大于30cm×30cm×25cm；使用预真空压力蒸气灭菌器时，包裹不宜大于30cm×30cm×50cm；器械包裹重量<7kg，敷料包裹重量<5kg，以保证灭菌效果。②灭菌物品要放置合理，排列不宜过紧，物品之间要留有间隙，柜内四周也要留有间隙，以利于蒸气流通。布类物品在上，金属、搪瓷类物品在下，以免蒸气遇冷变成冷凝水滴，致使包裹潮湿，影响灭菌效果。有孔的容器灭菌前应将孔打开，以利于蒸气进入，灭菌完毕，迅速将孔关闭。③随时观察灭菌器压力和温度情况，严格遵守操作规程。④被灭菌物品待干燥后取出。定期监测灭菌效果。

灭菌效果监测：监测方法包括物理监测法、化学监测法和生物监测法。目前临床常用化学监测法和生物监测法两种，其中化学监测法更方便，生物监测法则更为可靠。①物理监测法（physical monitoring）：借助测量范围在50～200℃的留点温度计进行监测，将留点温度计的水银柱甩至50℃以下，放入需灭菌物品的包内或灭菌器内的中心位置，待灭菌后检查读数是否达到灭菌所要求的温度。②化学监测法（chemical monitoring）：通过化学指示剂的化学反应，灭菌后呈现的颜色变化来辨别是否达到灭菌要求。主要利用化学指示卡或化学指示胶带颜色的改变来进行，是目前临床广泛使用的常规监测手段。一般在121℃、20分钟或130℃、4分钟后，色块变至标准色（图4-1）。使用时将化学指示胶带粘贴在需要灭菌物品的包装外面，或将化学指示卡（管）置于待灭菌包裹的中心位置，按照灭菌器工作指数严格操作，灭菌后比对标准色，色块颜色达到黑色或灰黑色，即表示达到灭菌效果。③生物监测法（microorganism monitoring）：是最可靠的监测方法，利用对热耐受较强的非致病性嗜热脂肪杆菌芽胞作为指示剂，并将其制成菌纸片。使用时将菌纸片分别放于灭菌器的四角及中心，待灭菌完毕，用无菌镊子将其取出并放入溴甲酚紫葡萄糖蛋白胨水培养基内，在56℃温箱中培养48小时至一周，若全部菌片均无细菌生长则表示灭菌合格。

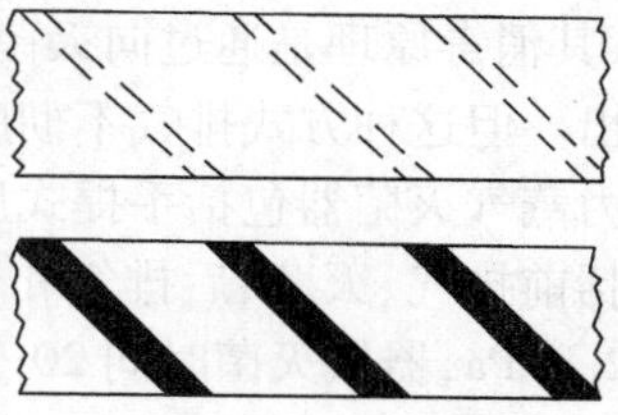

图4-1 化学指示胶带消毒前、后

3）低温蒸气消毒法（low temperature steam disinfection）：将蒸气输入预先抽空的压力蒸气灭菌锅内，使温度控制在73～80℃范围内，时间持续10～15分钟，即可杀灭大多数致病微生物，达到消毒目的。临床主要用于不耐高热物品的消毒，如内镜、麻醉用具、塑料及橡胶制品等。

4）流通蒸气消毒法：即在常压（101.325kPa）下用100℃的水蒸气消毒，优点同煮沸消毒法，适用于医疗器械、器具和物品手工清洗后的初步消毒，餐饮具和部分卫生用品等耐热、耐湿物品的消毒。消毒时间应从水沸后产生水蒸气开始计时，一般持续15～30分钟，可达到消毒目的。

2. 辐射消毒法 主要利用紫外线的杀菌作用，使细菌菌体蛋白质发生光解、变性，最终导致细菌死亡，达到消毒目的。

（1）日光暴晒消毒法（sunshine disinfection）：利用日光紫外线、干燥和热力作用，起到消毒目的。主要用于床垫、被褥、毛毯、衣服和书籍等物品的消毒。通常将物品放在阳光直射的位置，暴晒6小时，并定时翻动，使物品的各面都能受到日光直射。

笔记

（2）紫外线灯消毒法（ultraviolet light radiation）：紫外线是一种低能量的电磁辐射，根据波长可分为A波、B波、C波和真空紫外线，消毒使用的紫外线是C波紫外线，其波长范围是200～275nm，而杀菌作用最强的波段是250～270nm。其消毒作用机理为：①破坏菌体蛋白质中环状芳香族氨基酸和连接氨基酸的肽链，使细菌菌体蛋白发生光解变性，导致死亡。②主要作用于微生物的DNA，促使DNA链上的相邻胸腺嘧啶结合成二聚体，使微生物的DNA失去转化能力而死亡。③降低菌体内氧化酶的活性，使细菌丧失氧化能力。④使空气中的氧电离产生具有极强杀菌作用的臭氧。

1）杀菌效力：可杀灭多种微生物，包括分枝杆菌、病毒、真菌、细菌繁殖体、芽胞等。由于各种微生物对紫外线的抵抗力不同，所以，杀菌效果也不尽相同，可相差100～200倍。杀菌效果由强到弱依次为细菌繁殖体、病毒、抗酸杆菌、细胞芽胞、真菌孢子，其中革兰阴性菌最为敏感，革兰阳性菌次之。

2）适用范围：由于紫外线穿透能力弱，且受尘埃颗粒和湿度的影响，不能穿透固体、玻璃、纸张。所以只适用于室内空气和物体表面的消毒。

3）使用方法：临床主要使用紫外线灯管消毒法。紫外线灯的光源装置主要是人工制造的低压汞石英灯管，通电后，汞气化放射出波长为253.7nm的紫外线光波，5～7分钟后，使氧气电离产生臭氧。常用的紫外线灯管有15W、20W、30W和40W四种功率。常采用固定式（悬吊式）照射法、移动式照射法和紫外线消毒柜等方法。①空气消毒：多用于治疗室、换药室、注射室（门、急诊）等室内空气消毒。安装紫外线灯的数量为平均≥1.5W/m^3，固定吊装在天花板上，距离地面不超过1.8～2.2m，消毒时间为30～60分钟。②物品消毒：可选用30W的紫外线灯管一支，紫外线照射强度>70μW/cm^2，有效距离为25～60cm，物体每一面照射时间为20～30分钟。因为紫外线的穿透能力差，所以在照射物体表面时，应将物品摊开或挂起，以扩大照射面，保证消毒效果。见表4-3。

表4-3　紫外线灯管消毒效力

类别	灯管大小	有效距离	照射时间
空气消毒	≥1.5W/m^3	1.8～2.2m	30～60分钟
物体表面	30W一支	25～60cm	20～30分钟

4）注意事项：①环境要清洁干燥无尘，室内适宜温度在20～40℃；适宜湿度为40%～60%。②应保持紫外线灯表面清洁，每周用酒精布巾擦拭一次，发现灯管表面有灰尘、油污等时，应随时擦拭。③消毒时间须从灯亮5～7分钟后开始计时，照射后病室应及时通风换气。关灯后须间隔3～4分钟再开，以免影响紫外线灯管的杀菌效果。④使用紫外线消毒时，人员应离开房间，若患者不能离开病房，要注意保护眼睛、皮肤，一般肢体用被单遮盖，眼睛戴墨镜或用纱布覆盖，嘱咐患者不要直视光源，以防发生角膜炎及皮肤红斑。⑤准确记录消毒时间，一般一支紫外线灯管的使用寿命是1000小时，超过此时限应及时更换。⑥定期检测灯管的照射强度，以保证紫外线灯管的消毒效果。

紫外线灯管发出的蓝光并不代表紫外线的强度，一般监测紫外线灯管的紫外线强度有两种方法：一是建立使用记录卡，超过1000小时，应及时更换灯管。另一种方法是使用紫外线强度测定仪，将仪器置于灯管正中垂直1m处，开灯照射5分钟，仪表就指出该点所受紫外线照射的强度，若<70μW/cm^2，则应更换灯管。一般3～6个月测定一次，并定期进行空气培养，以检查灭菌效果。

笔记

（3）臭氧灭菌灯消毒法：臭氧灭菌灯内装有臭氧发生管，通电后能将空气中的氧气转换成高纯臭氧；臭氧在常温下为强氧化气体，稳定性极差，容易爆炸，主要依靠其强大的氧化作用广谱杀菌，可杀灭细菌繁殖体、真菌、病毒、芽胞，并能破坏肉毒杆菌毒素；适用于无人状态下病房、口腔科等场所的空气消毒和物体表面的消毒。

1）使用方法：①空气消毒：在封闭空间内、无人状态下，采用 $20mg/m^3$ 浓度的臭氧，作用30分钟，对自然菌的杀灭率达到90%以上。消毒后应开窗通风≥30分钟，人员方可进入室内。②物体表面消毒：在密闭空间内，相对湿度≥70%，采用 $60mg/m^3$ 浓度的臭氧，作用60～120分钟。

2）注意事项：①有人情况下室内空气中允许臭氧浓度为 $0.16mg/m^3$。②臭氧为强氧化剂，使用时对多种物品有损坏，包括使铜片出现绿色锈斑，橡胶老化、变色、弹性降低，织物漂白褪色等。③臭氧的杀菌作用受多种因素包括温度、相对湿度和有机物等的影响。

3. 电离辐射灭菌法（ionizing radiation）　又称冷消毒、冷灭菌，是利用放射性核素 ^{60}Co 发射高能 γ 射线或电子加速器产生的高能电子束进行辐射灭菌，能穿透物品，杀死一切微生物的灭菌方法。其优点是：①穿透力强，消毒均匀彻底，效果可靠，不受包装形式限制。②不使物品升温，适用于不耐热物品的灭菌。③节省能源，价格便宜。具有广谱灭菌作用。主要应用于精密医疗器械、一次性医疗用品（注射器、输液器、输血器、聚乙烯心瓣膜等）、药物、食品、工业产品、生物医学制品以及节育用品等。但初期一次性投资大，还需配备经过特殊训练的专门技术人员进行管理。

4. 微波消毒灭菌法（microwave disinfection and sterilization）　微波是一种频率高、波长短、穿透性强的电磁波，一般使用的频率为2450MHz，可杀灭包括芽胞在内的所有微生物。微波可用于医疗机构低度危险性物品和中度危险性物品的消毒如餐饮具的消毒。可穿透布、纸、玻璃、塑料等物，杀灭各种微生物，包括细菌繁殖体、病毒、真菌以及细菌芽胞。多用于食物和餐具的消毒、医疗药品及非金属材料器械的消毒灭菌等。其优点是：①对物体热损坏较轻。②工作环境占地面积小，周围不形成高温区。③灭菌物品可包装后进行灭菌处理。微波消毒的物品应浸入水中或用湿布包裹。

微波消毒灭菌法使用过程中应注意：①微波对人体有一定的伤害，应尽量避免大剂量照射或小剂量长期接触。②微波无法穿透金属面，因此不能用金属容器盛放消毒物品。③待消毒物品应为小件或较薄。④水是微波消毒介质，用湿布包裹物品或在炉内放一杯水可提高消毒效果。

5. 机械除菌法　利用机械阻留、静电吸引的原理，除去空气、物体表面、医疗用品上污染的微生物。机械除菌虽不能杀灭病原微生物，但可以大量减少污染微生物的数量和感染机会，常用的方法有冲洗、刷洗、擦拭、通风和过滤等。如医院内常使用的空气净化法（空气层流法）、过滤除菌法等均属于机械除菌法。空气净化法采用生物洁净技术，使空气通过孔隙 $<0.2\mu m$ 的高效过滤器，采用合理的气流方法，把微生物隔离在外，使空气净化，经过高度净化的空气形成一股细薄的气流，以均匀的速度向同一方向输送，均匀地分布在室内，不产生涡流，不聚集尘埃，通过回风口把空气带出房间，空气持续向外流通，使室内始终维持 $1\sim2cmH_2O$ 的正压，可防止相邻房间的细菌侵入。此法多用于手术室、产房、婴儿室、保护性隔离室以及制剂室等。过滤除菌是将待消毒的介质，通过规定孔径的过滤材料，以物理阻留等原理，去除气体或液体中的微生物，但不能将微生物杀灭。可用于医疗机构低度危险性物品和中度危险性物品的消毒，主

笔记

要用于空气净化，以及不适用于压力蒸气灭菌的液体过滤除菌。

6. 低温等离子体灭菌法　该法是一种新型物理灭菌方法，等离子体是低密度的电离子气体云，气体云含有的自由基、单态氧、紫外线都具有很强的杀菌作用，是一种安全、简便、低温、快速且无残留毒性的灭菌方法。其采用过氧化氢为灭菌介质，气态分子在真空条件下被特定电磁波激发形成低温等离子体，其中众多带电粒子具有较高的热动能，可以瞬间快速击穿、蚀刻、氧化器械表面附着的微生物中蛋白质和核酸物质，使其灭活而达到对物体灭菌的目的。其特点是：①低温：灭菌温度约为35～45℃，对器械和物品无损害，可相对延长贵重医疗器械的使用寿命。②省时：灭菌周期短，可在23分钟内完成简单器械的灭菌，35～43分钟内完成复杂器械的灭菌。灭菌完成后物品可直接使用，无需自然降温和通风。另外，灭菌完成后，过氧化氢等离子体最终合成少量的水蒸气和氧气，无有害物质残留，对环境无污染，对人员无伤害。是一种操作简便、效果可靠、监测方便、经济安全、实用性强的新型灭菌方法。

临床上95%的医疗器械可用低温等离子体灭菌，包括内镜设备、电源设备、电子仪器、光学纤维及起搏器导线、内置或外置除颤器、激光机头、立体定位设备、其他金属器械等。目前，等离子灭菌主要用于怕热医疗器材的消毒灭菌。

注意事项：①待灭菌物品必须清洁干燥。②对于长度 > 40mm、内径<1mm的管状器械消毒效果不够理想。③某些能吸收水分的材料，如纱布、棉织物、木质器械等不能采用低温等离子体灭菌法进行灭菌。

（二）化学消毒灭菌法

使用化学药物杀灭微生物的方法，称为化学消毒灭菌法。其作用机理是利用液体或气体的化学药物，采用涂、擦、拭、浸泡或熏蒸等方法，使药物渗透到细菌体内，导致菌体蛋白质凝固变性；或干扰细菌酶的活性，抑制细菌代谢、生长和繁殖；或损害细胞膜的结构，改变其通透性，破坏其生理功能等，从而达到消毒灭菌的目的。临床多用于耐湿不耐高温物品的消毒。如地面、家具、空气、周围环境；光学仪器，金属锐器；患者皮肤、黏膜、排泄物及某些塑料制品等。

1. 理想化学消毒剂应具备的条件

（1）杀菌谱广，对所有病原微生物都具有杀灭效力。

（2）性质稳定，不易挥发，使用时间持久。

（3）有效浓度低，作用速度快，易溶于水。

（4）毒性低，无刺激性，无腐蚀性或不引起过敏反应。

（5）无色、无味、无臭，用后易于除去残留药物。

（6）不易受酸、碱及其他物理、化学因素影响；与血液、排泄物等有机物接触不降低或失去作用。

（7）用法简便，价格低廉，可以大量供应。

2. 化学消毒剂的使用原则

（1）根据物品性能及不同微生物的特性，选择合适的消毒剂。

（2）消毒液应现用现配；严格掌握所用消毒剂的有效浓度、消毒时间及使用方法。

（3）待消毒物品必须先洗净擦干，去除油脂及血、脓等有机物。浸泡时物品的轴节要打开，管腔内要充满药液，物品应完全浸没在消毒液内，充分与药液接触。

（4）消毒液应定期更换，易挥发的应加盖保存，并定期监测，保持有效浓度。

笔记

（5）消毒液中不能放置纱布、棉花等物，以防其降低消毒效力。

（6）浸泡消毒后的物品，使用前须用无菌生理盐水或蒸馏水充分冲洗，以免药液刺激人体组织。

（7）熟悉常用消毒剂的毒副作用，做好防护。

（8）合理使用化学消毒剂，能不用时则不用。

3. 化学消毒剂的分类　化学消毒剂的种类较多，且各具特性，临床使用时应根据消毒物品、要达到的消毒水平以及可能影响消毒效果的因素，选择最有效、最合适的消毒剂。按照各种消毒剂消毒效力水平分为四类。

（1）灭菌剂（sterilant）：可杀灭一切微生物，包括细菌繁殖体、芽胞和真菌孢子，使消毒物品达到灭菌要求的制剂。如甲醛、戊二醛、过氧乙酸、环氧乙烷等。

（2）高效消毒剂（high-efficiency disinfectant）：可杀灭一切细菌的繁殖体（包括分枝杆菌）、病毒、真菌及其孢子，并对细菌芽胞有一定杀灭作用的消毒制剂。如过氧化氢、部分含氯消毒剂等。

（3）中效消毒剂（moderate-efficiency disinfectant）：可杀灭分枝杆菌、真菌、病毒及细菌繁殖体等除细菌芽胞以外的其他微生物的消毒制剂。如乙醇、碘伏、部分含氯消毒剂。

（4）低效消毒剂（low-efficiency disinfectant）：只能杀灭细菌繁殖体和亲脂病毒的消毒制剂。如苯扎溴铵、氯己定等。

4. 化学消毒剂的使用方法

（1）浸泡法（immersion）：将待消毒物品洗净擦干，完全浸没于消毒液中，使其在标准浓度和有效时间内达到消毒灭菌效果的方法。常用于耐湿、不耐高温物品的消毒与灭菌。如刀、剪、缝合针等锐利器械及某些塑料制品等。

（2）擦拭法（rubbing）：用标准浓度的消毒剂擦拭物品表面或局部皮肤、黏膜，使其在有效时间内达到消毒目的的方法。常用于墙壁、家具及皮肤等表面的消毒。如用含氯的消毒剂擦拭地面、床及床旁桌等；用 0.05% ~0.1% 碘伏消毒皮肤等。是目前临床最常用的方法。

（3）喷雾法（nebulization）：是指借助喷雾器将标准浓度的消毒液均匀地进行喷洒，使其在有效时间内达到消毒目的的方法。常用于室内空气、墙壁、地面等的消毒。

（4）熏蒸法（fumigation）：将一定量的消毒液加热或加入氧化剂，使其产生气体，在有效时间内达到消毒目的的方法。常用于换药室、手术室及病室空气的消毒；亦用于血压计、听诊器等不耐湿、热的诊疗器械、器具和物品的灭菌。

1）空气消毒：将消毒液加热或加入氧化剂进行熏蒸，在规定时间内关闭门窗，消毒完毕，开窗通风。常用的消毒剂有 15% 过氧乙酸、纯乳酸和食醋。使用方法见表 4-4。

表 4-4　空气熏蒸消毒法

消毒剂种类	消毒液量	使用方法	时间
15% 过氧乙酸	7ml/m^3	关闭门窗，加热	120 分钟
纯乳酸	0.12ml/m^3，加等量水	关闭门窗，加热	30 ~ 120 分钟
食醋	5 ~ 10ml/m^3，加热水 1 ~ 2 倍	关闭门窗，加热	30 ~ 120 分钟

笔记

2）物品消毒：常用甲醛消毒柜进行熏蒸消毒。

5. 临床常用的化学消毒剂（表 4-5）

表 4-5　临床常用化学消毒剂

消毒剂名称	消毒水平	作用原理	使用范围	注意事项
戊二醛	灭菌剂	与菌体蛋白质反应，使之灭活；能杀灭细菌、真菌、病毒和芽胞	①适用于不耐热诊疗器械、器具与物品的浸泡消毒与灭菌 ②常用浓度为 2% ③常用浸泡法，消毒时间 20～45 分钟，灭菌时间 10 小时	①对手术刀片等碳钢制品有腐蚀性，浸泡金属器械及内镜时应加入 0.5% 亚硝酸钠防锈 ②容易氧化分解，宜现配现用 ③定期测定浓度，加入活化剂的戊二醛有效期为 2 周 ④消毒后的物品使用前用无菌蒸馏水冲洗 ⑤有一定刺激性，配制时应加强防护
环氧乙烷	灭菌剂	与菌体蛋白结合，使酶代谢受阻而导致死亡；能杀灭细菌、真菌、病毒、立克次体和芽胞	①适用于不耐热、不耐湿的诊疗器械、器具和物品的灭菌，如电子仪器、光学仪器、纸质制品、化纤制品、塑料制品、陶瓷及金属制品等诊疗用品 ②不损害物品且穿透力很强，是目前最主要的低温灭菌方法之一 ③灭菌时间一般为 6 小时	①低温下为无色液体，沸点为 10.8℃，常温下为气体 ②易燃易爆，且对人体有毒，必须在密闭的环境下使用，少量物品可用丁基橡胶袋，大量物品需在专用的环氧乙烷灭菌器中进行灭菌 ③一般要求灭菌条件为室温 55～60℃，相对湿度 60%～80% ④不适用于食品、液体、油脂类、粉剂类等灭菌 ⑤灭菌后的物品，应彻底消除残留环氧乙烷后方可使用
过氧乙酸	灭菌剂	强氧化剂，遇有机物能产生新生态氧，使菌体蛋白氧化、死亡；能杀灭细菌、真菌、病毒、芽胞	①适用于耐腐蚀物品、环境、室内空气等的消毒。 ②常用方法有浸泡、擦拭、喷洒、熏蒸 ③对一般物体表面，用 0.1%～0.2% 溶液浸泡 30 分钟，对耐腐蚀医疗器械的高水平消毒，采用 0.5% 溶液冲洗 10 分钟 ④大件物品或其他不能用浸泡法消毒的物品用 0.1%～0.2% 溶液擦拭法消毒 ⑤用于环境消毒时，用 0.2%～0.4% 溶液喷洒，作用 30～60 分钟 ⑥采用电动超低容量喷雾器，使用 0.5% 溶液，按照 20～30ml/m^3 的用量进行喷雾消毒，作用 60 分钟 ⑦使用 15% 过氧乙酸（7ml/m^3）加热蒸发，相对湿度 60%～80%，室温熏蒸 2 小时	①过氧乙酸不稳定，应贮存于通风阴凉处，用前应测定有效含量，原液浓度<12% 时不应使用 ②对多种金属和织物有很强的腐蚀和漂白作用 ③易氧化分解而降低杀菌力，应现用现配，使用时限≥24 小时 ④有一定刺激性，配制时应加强防护 ⑤空气熏蒸消毒时，室内不应有人

笔记

续表

消毒剂名称	消毒水平	作用原理	使用范围	注意事项
福尔马林(37% ~ 40%甲醛)	灭菌剂	使菌体蛋白变性,酶失去活性,能杀灭细菌、真菌、芽胞和病毒	①适用于不耐湿、不耐热,易腐蚀的医疗器械或物品的消毒灭菌 ②多使用甲醛气体熏蒸消毒灭菌法,必须在专用的甲醛消毒灭菌箱内进行密闭熏蒸	①是一种有强烈刺激性气味的无色液体 ②穿透力弱,熏蒸衣物时要挂起 ③对人有一定的毒性和刺激性,使用时要注意防护 ④温、湿度对消毒效果有明显影响,要求环境温度在18℃以上,最好50 ~ 60℃,相对湿度以80% ~ 90%为佳 ⑤有致癌作用,不宜用于室内空气消毒
含氯消毒剂(漂白粉、漂白粉精、次氯酸钠、氯化磷酸三钠、二氧化氯等)	高、中效	在水溶液中可释放出有效氯,破坏细菌酶的活性而致死亡;能杀灭各种致病菌、病毒及芽胞	①适用于物品、物体表面、分泌物、排泄物等的消毒 ②对细菌繁殖体污染物品的消毒,用含有效氯0.05%的消毒液浸泡>10分钟,对经血传播病原体、分枝杆菌、细菌芽胞污染物品的消毒,用含有效氯0.2% ~ 0.5%消毒液,浸泡>30分钟 ③大件物品或其他不能用浸泡消毒的物品用含有效氯0.05%的消毒液擦拭消毒 ④对一般污染的物品表面,用含有效氯0.04% ~ 0.07%的消毒液均匀喷洒,作用10 ~ 30分钟;对经血传播病原体、结核杆菌等污染表面的消毒,用含有效氯0.2%的消毒液均匀喷洒,作用>60分钟 ⑤对分泌物、排泄物的消毒,用含氯消毒剂干粉加入分泌物、排泄物中,使有效氯含量达到1%,搅拌后作用>2小时;对医院污水的消毒,用干粉按有效氯0.005%用量加入污水中,并搅拌均匀,作用2小时后排放	①粉剂应于阴凉处避光、防潮、密封保存;水剂应于阴凉处避光、密闭保存。使用液应现配现用,使用时限≤24小时 ②未加防锈剂的含氯消毒剂对金属有腐蚀性,不应用于金属器械的消毒;加防锈剂的含氯消毒剂对金属器械消毒后,应用无菌蒸馏水冲洗干净,干燥后使用 ③对织物有腐蚀和漂白作用,不应用于有色织物的消毒 ④配制漂白粉等粉剂溶液时,应戴口罩、手套
过氧化氢	高效	遇有机物迅速分解,释放出新生氧,具有杀菌、防腐、清洁等作用	①适用于外科伤口、皮肤黏膜冲洗消毒,室内空气的消毒 ②伤口、皮肤黏膜消毒,采用3%溶液冲洗、擦拭,作用3 ~ 5分钟 ③室内空气消毒,使用气溶胶喷雾器,采用3%溶液按照20ml/m^3 ~ 30ml/m^3的用量喷雾消毒,作用60分钟	①应避光、避热,室温下储存 ②对金属有腐蚀性,对织物有漂白作用 ③喷雾时应采取防护措施
碘酊	中效	使细菌蛋白氧化变性,能杀灭大部分细菌、真菌、芽胞	①适用于注射及手术部位皮肤的消毒 ②2%碘酊溶液涂擦后,待稍干后再用70% ~ 80%(体积比)乙醇脱碘	①刺激性较强,不应用于破损皮肤、眼及口腔黏膜的消毒 ②碘酊过敏者禁用,过敏体质者慎用 ③应置于阴凉处避光、防潮、密封保存

笔记

续表

消毒剂名称	消毒水平	作用原理	使用范围	注意事项
碘伏	中效	破坏细菌胞膜的通透性屏障，使菌体蛋白漏出失活 能杀灭细菌、病毒	①适用于手、皮肤、黏膜及伤口的消毒 ②1%碘伏溶液用于外科手术及注射部位皮肤消毒，擦拭两遍 ③口腔黏膜及创面消毒，用含有效碘0.1%～0.2%的碘伏擦拭 ④对阴道黏膜及创面的消毒，用含有效碘0.05%的碘伏冲洗	①碘伏应置于阴凉处避光、防潮、密封保存 ②消毒后不用乙醇脱碘 ③碘伏对二价金属制品有腐蚀性，不应做相应金属制品的消毒 ④碘过敏者慎用
乙醇	中效	使菌体蛋白凝固变性，干扰细菌的代谢而致其死亡。但乙醇对肝炎病毒及芽胞无效	①适用于皮肤、物体表面及诊疗器具的消毒 ②皮肤及物体表面消毒使用70%～80%（体积比）溶液擦拭2遍 ③诊疗器具消毒使用70%～80%（体积比）溶液加盖浸泡30分钟；或进行表面擦拭消毒	①易挥发需加盖保存，保持浓度≥70% ②不应用于被血、脓、粪便等有机物严重污染表面的消毒 ③有刺激性，不宜用于黏膜与创面的消毒 ④易燃，禁明火 ⑤醇类过敏者慎用
季铵盐类 新洁尔灭 新洁灵	低效	是阳离子表面活性剂，能吸附带阴电的细菌，破坏其细胞膜，导致菌体自溶死亡；使菌体蛋白变性、沉淀死亡。可杀灭细菌繁殖体，但对结核杆菌、芽胞和亲水性病毒无效	①适用于环境、物体表面、皮肤与黏膜的消毒 ②环境、物体表面消毒一般用0.1%～0.2%消毒液浸泡或擦拭消毒，作用时间15～30分钟 ③0.1%～0.2%新洁尔灭溶液用于皮肤、黏膜消毒，作用时间3～5分钟	①不宜与阴离子表面活性剂如肥皂、洗衣粉等合用 ②对阴离子有吸附作用，会降低药效，故容器底部不能垫纱布、棉花等 ③对铝制品有破坏作用，禁用铝制品盛装
胍类消毒剂氯已定	低效	破坏菌体细胞膜的酶活性，使胞浆膜破裂死亡。能杀死细菌繁殖体，但对芽胞、分歧杆菌和病毒无效	①适用于手、皮肤、黏膜的消毒 ②手术部位及注射部位皮肤和伤口创面消毒，可用0.2%氯已定乙醇（70%，体积比）溶液局部擦拭2～3遍，作用时间2～3分钟 ③口腔、阴道或伤口创面可用0.2%氯已定水溶液冲洗消毒	①阴离子表面活性剂，如肥皂、洗衣粉等可降低其消毒效果 ②待消毒物品应洗净，有污垢的物品不宜使用此法消毒

三、医院清洁、消毒、灭菌工作

医院的清洁、消毒、灭菌工作是一项重要而持久的工程，是指根据一定的原则、规范对医院环境、各类用品、医疗垃圾、患者分泌物及排泄物等进行消毒处理的过程，目的是最大限度地减少医院感染的发生。

（一）使用后医疗用品危险程度分类

医疗用品在使用过程中会造成不同程度的污染，同时携带有各种病原微生物，这些污染物品具有危险性，如果处理不当会给人体造成一定的危害，根据其危害程度以及与人体接触部位的不同分为三类。

1. 高度危险性物品（critical items）　是指穿过皮肤、黏膜进入无菌组织、器官、脉

笔记

管系统的器械，或有无菌体液从中流过的物品或与破损组织、皮肤黏膜密切接触的物品。临床上此类物品主要包括：手术器械和用品、穿刺针、输液和输血器材、心导管和导尿管、脏器移植物、透析器、各种硬式内镜（如腹腔镜、膀胱镜、胸腔镜和关节镜等）以及活体组织钳等。此类物品一旦被微生物污染，具有极高感染风险，因此必须经过灭菌方法进行处理，最终达到灭菌效果。

2. 中度危险性物品（semi-critical items）　是指仅与完整皮肤、黏膜相接触，不进入无菌组织、器官和血流内的物品。如体温计、压舌板、呼吸机管道、胃镜、肠镜、气管镜、喉镜、麻醉设备、阴道镜、避孕环及治疗碗、盆等。此类物品至少需要高水平消毒，在选用化学消毒剂时必须考虑其与物品的匹配性，力求达到最佳消毒效果。

3. 低度危险性物品（non-critical items）　是指仅直接或间接地与完整皮肤相接触，不接触黏膜，不进入人体组织的物品。如听诊器、血压计袖带；毛巾、衣被、便盆、拐杖、床档及床旁桌；墙面、地面；痰盂（杯）和便器等。一般情况下，此类物品如果没有足够数量的病原微生物污染，不会引起患者感染，对使用过的物品就地进行清洁和消毒即可，不必送至中心供应室集中消毒。但此类物品所携带的病原微生物可以通过医务人员的手进行传播，引起病室患者间的交叉感染，所以医务人员应按照规定和正确的方法进行洗手和手的消毒，以减少医院感染的发生。

（二）医院消毒、灭菌方法的分类

医院消毒灭菌方法众多，根据其对微生物的杀灭能力、消毒液的浓度、强度和作用时间等，将医院消毒灭菌方法分为四个作用水平：

1. 灭菌法　是指可以杀灭一切微生物包括细菌芽胞，达到绝对无菌状态的方法。包括热力灭菌、辐射灭菌等物理灭菌方法；以及使用环氧乙烷、戊二醛、过氧乙酸、甲醛等高效化学灭菌剂在规定条件下，以合适的浓度和有效的作用时间进行灭菌的方法。

2. 高水平消毒法　是指能杀灭一切细菌繁殖体包括分枝杆菌、病毒、真菌及其孢子和绝大多数细菌芽胞的消毒方法。包括热力、微波、臭氧和紫外线等物理消毒方法；以及采用含氯制剂、二氧化氯、邻苯二甲醛、过氧乙酸、过氧化氢、臭氧、碘酊等以及能达到灭菌效果的化学消毒剂在规定的条件下，以合适的浓度和有效的作用时间进行消毒的方法。

3. 中水平消毒法　是指可以杀灭除细菌芽胞以外的各种病原微生物包括分枝杆菌的消毒方法。包括超声波、碘类、醇类、复方氯己定和复方季铵盐类等消毒剂，在规定条件下，以合适的浓度和有效的作用时间进行消毒的方法。

4. 低水平消毒法　是指只能杀灭细菌繁殖体（分枝杆菌除外）和亲脂病毒的消毒方法。包括刷洗、通风换气等机械除菌法；以及胍类（如氯己定）和汞、银、铜等金属离子消毒剂等在规定的条件下，以合适的浓度和有效的作用时间进行消毒的方法。

（三）医院消毒、灭菌方法选择的原则

为了保证医院感染控制工作的有序进行，应严抓医院清洁、消毒和灭菌工作，必须严格遵守消毒程序，凡是接触过患者的器械和物品均应采取先预消毒、再清洗、再按照以下方法选择合理的消毒灭菌方法。

1. 根据消毒物品性质选择消毒灭菌的方法　原则是既要保护消毒物品，又要充分发挥消毒方法的作用。

（1）耐湿、耐高温物品和器材：应首选压力蒸气灭菌法，耐高温的玻璃制品、干粉

笔记

类和油剂类可选用干热灭菌法。

（2）不耐湿、不耐高温物品和贵重仪器：可采用低温灭菌方法如环氧乙烷灭菌、过氧化氢低温等离子体灭菌或低温甲醛蒸气灭菌等。

（3）手术刀片、剪、缝合针等金属器械：此类金属器械因进入人体组织，必须达到绝对无菌状态，但又要保持其锋利，所以需要采取化学消毒液进行浸泡消毒，可选择腐蚀性小的灭菌剂。

（4）物体表面：临床在进行物体表面消毒时，要考虑到物体表面情况。如物体表面光滑的可以选择化学消毒剂擦拭或紫外线近距离照射消毒，如果表面粗糙或多孔隙的材料应选择喷雾消毒法。

2. 根据污染微生物的种类、数量选择消毒灭菌的方法　微生物的种类、数量和污染程度决定着消毒的效果，临床应采取针对性的消毒灭菌方法。

（1）对受到致病菌芽胞、真菌孢子、分枝杆菌和和经血传播病原体（乙型肝炎病毒、丙型肝炎病毒、艾滋病病毒等）污染的物品，选用灭菌法或高水平消毒法。

（2）对受到致病性细菌、真菌、亲水病毒、螺旋体、支原体或衣原体污染的物品，选用中水平以上的消毒法。

（3）对受到一般细菌和亲脂病毒污染的物品，可选用中水平或低水平消毒法。

（4）对受到微生物污染严重或携带有较多有机物的物品，应加大消毒剂的剂量并相对延长消毒时间。

3. 根据物品污染后的危险程度选择消毒灭菌的方法　医院每天都有大量的医疗用品在使用过程中被污染，这些被污染的物品将对人体造成一定程度的危害，因此应针对其危害性程度采取有效的措施。

（1）高度危险性物品：原则上必须选用灭菌法，严格按照消毒灭菌程序进行，以保证杀灭一切微生物。如耐湿、耐高温的物品应首选高压蒸气灭菌法，不耐热的物品可采用环氧乙烷等熏蒸法灭菌，一般不宜使用化学消毒剂浸泡灭菌，除非没有其他方法可以选择。

（2）中度危险性物品：可选择高水平消毒法或中水平消毒法，一般情况达到消毒即可。

（3）低度危险性物品：可选用低水平消毒法或只做一般的清洁处理即可；若存在病原微生物污染时，应针对污染微生物的种类和程度选择有效的消毒方法。

（四）医院日常清洁、消毒、灭菌工作

医院是各类患者聚集的地方，是各种病原微生物孳生的地方，也是具有各种传播途径的地方，所以医院日常清洁、消毒、灭菌工作至关重要，主要包括以下几个方面的监管和实施。

1. 医院环境消毒　医院是患者集中和活动的主要场所，其环境常被患者、隐性感染者或带菌者排出的病原微生物所污染，并成为感染传播的媒介。因此，医院环境的清洁与消毒是控制医院感染的基本任务，保持医院环境清洁，及时清除医疗和生活垃圾，做到无灰尘、无蚊蝇、无异味、无卫生死角，环境和物品表面消毒监测符合规范要求。

（1）环境空气消毒：用物理、化学以及生物方法，使室内空气的含菌量尽量减少到无尘、无菌状态，临床常采用湿式清扫、定时通风换气和紫外线空气消毒等措施。若

笔记

遇传染或严重感染性疾病患者出院，应采用过氧乙酸喷雾或熏蒸等方法进行消毒。但不同科室、不同功能单位对空气质量要求不同，从医院空气消毒的角度可将医院环境分为四类：①Ⅰ类环境，空气质量要求达到无菌状态，包括层流洁净手术室、层流洁净病房以及无菌药物制剂室等，均采用层流通气法使室内空气净化。②Ⅱ类环境包括普通手术室、产房、婴儿室、早产儿室、烧伤病房、保护性隔离室、供应室无菌区以及重症监护病房等，采用低臭氧紫外线灯制备的空气消毒器或静电吸附式空气消毒器等进行空气消毒。③Ⅲ类环境包括注射室、换药室、妇产科检查室、儿科病房、急诊室、化验室、各类普通病房、诊室和供应室清洁区等，除采用臭氧、紫外线灯、化学消毒剂熏蒸或喷洒等方法，还可采用Ⅱ类环境中空气消毒的方法进行消毒。④Ⅳ类环境包括传染病病房，可采用Ⅱ类和Ⅲ类环境中的空气消毒方法进行消毒。

（2）环境表面消毒：①地面：临床多采用消毒液湿拖和擦洗。②墙面：一般不需常规消毒，如遭病原微生物污染，应及时用消毒液擦洗或喷洒。③各类物品表面：如病床、床旁桌、床旁椅、病历夹、门及门把手等，一般采用蘸有消毒液的湿抹布进行擦拭。

2. 被服类的消毒　患者住院期间统一穿医院发放的病号服，使用医院的床单和被罩等。各科患者使用过的被服集中送到被服室，经环氧乙烷灭菌后，再送洗衣房清洗备用。如医院没有环氧乙烷灭菌间，应根据物品种类采用不同的消毒方法。①棉织品：如患者使用后的床单、被罩、枕套、病号服等洗涤后再高温消毒。②棉被、棉褥、毛毯及枕芯可采用日光暴晒或紫外线灯照射消毒。③感染患者使用后的被服应与普通患者使用后的被服分开洗涤和消毒。④工作人员的工作服和值班室的被服应与患者被服分开洗涤和消毒。另外，日常工作中应加强对被服室、洗衣房、洗衣机、被服收集袋和被服接送车的消毒和管理，并注意加强对相关工作人员的防护和教育。

3. 皮肤和黏膜的消毒　皮肤和黏膜是人体天然的防御屏障，正常情况下其表面存在有一定数量的微生物，包括致病性微生物或条件致病菌，一般情况下定期的清洁即可祛除大量微生物。但若执行某些医疗活动时，则需要对局部皮肤和黏膜进行消毒处理。消毒时应注意：①执行操作前，医务人员应加强自身手的清洁和消毒，以减少交叉感染。如接触过被致病菌污染的人或物后，不但要用肥皂和流水冲洗，还要用碘伏或其他灭菌液浸泡消毒。②患者皮肤、黏膜的消毒应根据消毒部位、目的和病原微生物污染程度选择合适的消毒剂。一般皮肤消毒可选用1%碘伏、2%碘酊及75%乙醇溶液涂擦。

4. 器械类物品的消毒　医疗器械及其他医疗用品是造成医院感染的主要途径之一，务必根据医院不同种类危险性用品的消毒、灭菌原则和方法进行处理，有效地切断医院感染的传播途径。

5. 医院污水、污物的处理　医院每天排放各种污物，医院污物主要包括生活垃圾（置于黑色垃圾袋）、医疗垃圾（置于黄色垃圾袋）和放射性垃圾（置于红色垃圾袋）。医疗垃圾又可被分为感染性废物、病理性废物、损伤性废物、药物性废物、化学性废物等五类。这些废弃物携带有大量的病原微生物，是重要的感染源，为了防止医院感染的发生，医院感染管理委员会应严格管理各类废弃物的处理，根据废弃物种类实施不同的收集处理方法。分类收集，禁混、禁漏、禁污，如损伤性废物应置

笔记

于专用黄色锐器盒；废物盛放不能过满，大于3/4时就应封口；收集后应及时转运，进行集中处置并进行详细记录，资料保存3年。另外，医院污水包括生活污水、医疗污水和地面雨水等，含有各种病原微生物和有害物质，应建立集中污水处理系统，并遵守相关规定按污水种类进行预处理和消毒，分开排放，否则会造成环境污染和社会危害。

（五）医院清洁、消毒、灭菌效果监测

消毒灭菌效果的监测是衡量一个医院控制院内感染的重要指标，是评价医院消毒设备是否正常运转、所使用的消毒药剂是否有效、消毒方法是否得当、消毒效果是否达标的唯一手段。医院感染管理委员会应选派责任心强的人员负责医院消毒效果监测的工作，选派人员需经过专业培训，在执行监测过程中能够选择合适的采样时间，严格遵守操作规程，真正做到监测监管。

1. 凡灭菌后的物品、器械不能检出任何微生物。

2. 各类环境空气、物品表面、医务人员手的消毒卫生标准（表4-6）　要求Ⅰ类、Ⅱ类环境中不得检出金黄色葡萄球菌、大肠埃希菌和铜绿假单胞菌；Ⅲ类、Ⅳ类环境中不得检出金黄色葡萄球菌和大肠埃希菌。早产儿室、婴儿室、新生儿室、母婴同室病房及儿科病房的物品表面和医务人员的手上，不得检出沙门菌、溶血性链球菌、金黄色葡萄球菌和大肠埃希菌。

表4-6　各类环境空气、物品表面、医务人员手细菌菌落总数卫生标准

环境类别	范围	标准		
		空气 cfu/m^3	物体表面 cfu/cm^2	医护人员手 cfu/cm^2
Ⅰ类	层流洁净手术室、层流洁净病房	≤10	≤5	≤5
Ⅱ类	普通病房、产房、婴儿室、早产儿室、普通保护性隔离室、供应室无菌室、烧伤病房、重症监护病房	≤200	≤5	≤5
Ⅲ类	儿科病房、妇产科检查室、注射室、换药室、治疗室、供应室清洁室、急诊室、化验室、各类普通病房和诊室	≤500	≤10	≤10
Ⅳ类	传染病科及病房	—	≤15	≤15

3. 器械类物品消毒效果监测　标准规定：高度危险性医疗物品必须无菌，不得检出任何微生物；中度危险性医疗物品细菌菌落总数应≤20cfu/g或$20cfu/100cm^2$，不得检出致病性微生物；低度危险性医疗用品细菌菌落总数≤200cfu/g或$20cfu/100cm^2$，不得检出致病性微生物。

4. 压力蒸气灭菌效果监测和紫外线消毒效果监测见前面相关内容。

5. 消毒液的监测　标准规定：使用中的消毒剂细菌菌落总数≤100cfu/ml，不得检出致病性微生物；无菌器械保存液必须无菌，须定期测定消毒液中有效成分，以保证消毒效果。

6. 饮用水消毒效果监测　细菌菌落总数＜100cfu/ml，大肠埃希菌数＜3个/1000ml。

笔记

7. 餐具消毒效果监测　细菌菌落总数≤5cfu/cm^2，不得检出大肠埃希菌和其他致病菌，HBsAg为阴性。

8. 卫生洁具消毒效果监测　不得检出致病菌，HBsAg为阴性。

9. 洗衣房衣物、医用污物消毒效果监测　不得检出致病菌。

10. 医院污物、污水处理效果监测　污染物品无论是回收再使用的物品，或是废弃的物品，都必须进行无害化处理，不得检出致病性微生物。若在可疑污染的情况下，应进行相应指标的监测。医院污水排放标准按GBJ48（试行）执行。

第三节　无菌技术

无菌技术是预防医院感染一项重要的基础操作技术，作为医护人员必须具有严格的无菌观念，正确熟练地操作无菌技术，以确保患者的安全，防止医源性感染。

一、无菌技术基本概念

1. 无菌技术（aseptic technique）　指在医疗、护理操作过程中，防止一切微生物侵入人体和防止无菌物品、无菌区域被污染的技术。

2. 无菌物品（aseptic supplies）　指经过物理或化学方法灭菌处理后仍保持无菌状态的物品。

3. 无菌区（aseptic area）　指经过灭菌处理后未被污染的区域。

4. 非无菌区（non-aseptic area）　指未经过灭菌处理，或虽经过灭菌处理但又被污染的区域。

二、无菌技术操作原则

1. 对操作者的要求　操作者必须衣帽整洁，戴好口罩、帽子，剪短指甲、洗刷手；不可面对无菌区谈笑、咳嗽、打喷嚏；操作要在视线以内，身体与无菌区域保持一定的距离，手臂须保持在肩以下、腰部或治疗台面以上；不可跨越无菌区，手不可接触无菌物品。

2. 对环境的要求　操作环境应清洁、宽敞；操作台清洁、干燥、物品摆放合理；操作前30分钟停止清扫工作，并减少人员流动，以防止尘埃飞扬污染无菌物品；治疗室应每日用紫外线照射一次，每次1小时。

3. 无菌物品的存放　无菌物品与非无菌物品应分开放置，且有明显的标志；无菌物品应存放于清洁干燥、固定的无菌容器或无菌包内，不可过久地暴露在空气中；无菌容器或包上应注明名称、消毒日期，并按失效日期先后顺序放置。无菌包的有效期一般为7~14天，过期或包布受潮应重新灭菌。无纺布的无菌包有效期为6个月，一次性无菌包的有效期按厂家包装标注的时间。

4. 无菌物品的使用　取用无菌物品必须使用无菌持物钳；一份无菌物品只供一人一次使用，以防止交叉感染；无菌包一经打开不能视为绝对无菌，应尽早使用，有效期为24小时；已取出的物品虽未使用，亦不可再放回；已被污染或怀疑有污染应立即更换并重新灭菌；未经灭菌的物品不可触及无菌区域。

笔记

三、无菌技术基本操作方法

（一）无菌持物钳（镊）的使用方法

【目的】

用于传递和取放无菌物品。

【计划】

1. 护士准备　着装整洁，剪短指甲，洗手、戴口罩等。

2. 用物准备

（1）临床常用的无菌持物器械有三叉钳、卵圆钳和镊子三种。①三叉钳：用于夹取治疗碗、盆、罐、骨科器械等较重的无菌物品（图 4-2）。②卵圆钳：用于夹取止血钳、镊子、刀、剪、弯盘及治疗碗等无菌物品，由于两环平行紧贴，不能持重，因此不能夹取较大的无菌物品（图 4-3）。③镊子：用于夹取棉球、棉签、缝合针、针头、纱布等较小的无菌物品（图 4-4）。

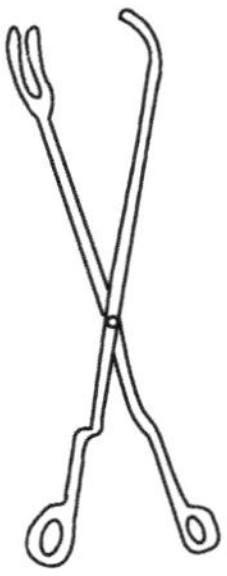

图 4-2　三叉钳

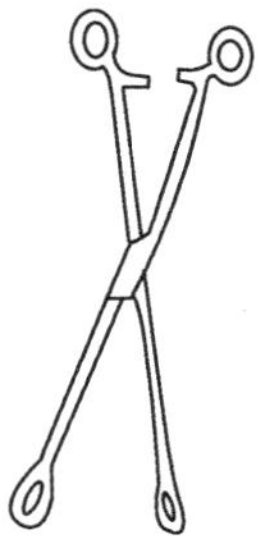

图 4-3　卵圆钳

（2）无菌持物钳（镊）的存放方法有两种：湿式保存法和干燥保存法。①湿式保存法：将经过压力蒸气灭菌后的持物钳（镊）浸泡在盛有消毒液的罐内保存。罐有玻璃、搪瓷、不锈钢之分，且为广口有盖；浸泡时消毒液应没过无菌持物钳轴节上 2～3cm 或持物镊的 1/2 处（图 4-5）。②干燥保存法：将无菌持物钳（镊）放置于无菌广口有盖的容器内，目前临床主要使用此法，4 小时更换一次。一个容器只能放置一把无菌持物钳或镊，以免在取用过程中相互碰撞造成污染。

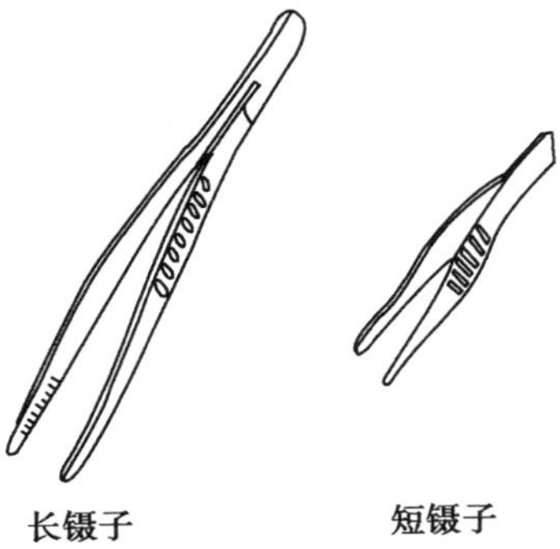

图 4-4　镊子

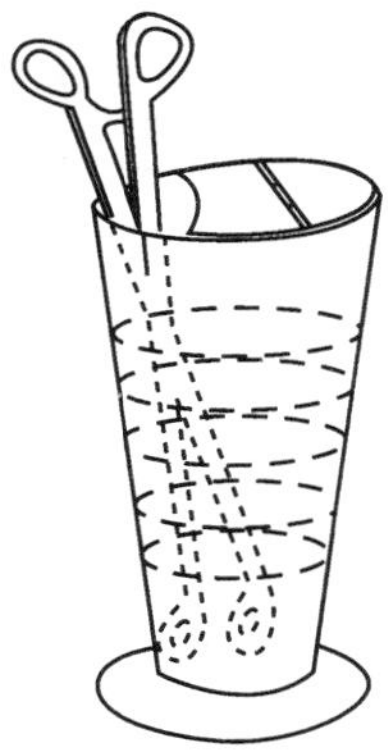

图 4-5　无菌持物钳浸泡法

3. 环境准备　清洁、宽敞。

【实施】

步　　骤	要点与注意事项
1. 检查　检查名称、灭菌日期、化学指示胶带颜色等	
2. 开盖　一手充分打开盛放无菌持物钳容器的盖子	• 以免取放无菌持物钳时触碰容器的边缘
3. 取钳　另一手手心向下持持物钳的两个圆环或持物镊的上 1/3 处，将其移至容器中央，垂直取出（图 4-6）	• 需闭合钳端 • 保持无菌持物钳的无菌状态
4. 取物　夹取物品时应始终保持钳端向下，不可倒转向上（图 4-7）	• 只能用于夹取无菌物品 • 换药时，不可用持物镊直接夹取油纱条或换药、消毒皮肤，以防油粘于钳端，影响消毒效果或被污染 • 远处使用要连同容器一同搬移，不可只拿无菌持物钳（镊）
5. 放钳　用后闭合钳端，将钳快速垂直放回容器内，盖好容器盖	• 湿式保存法需打开轴节。

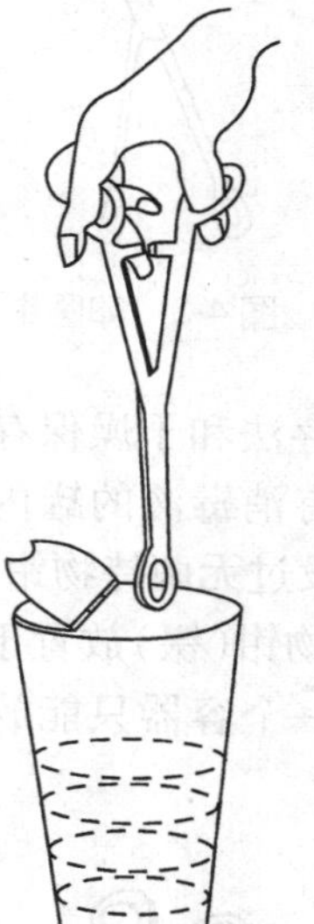

图 4-6　取放无菌持物钳

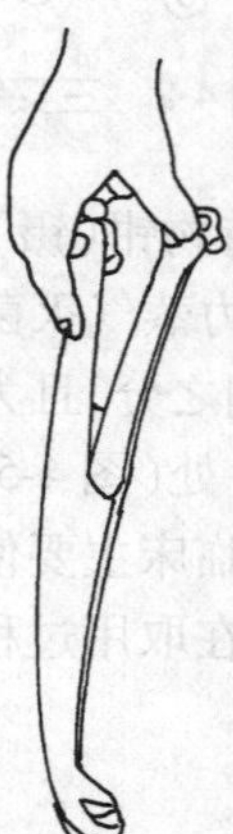

图 4-7　无菌持物钳的使用

◇ 无菌持物钳（镊）使用操作流程：

检查→开盖→取钳→取物→放钳

（二）无菌容器的使用方法

为了保持灭菌后的物品处于无菌状态，且方便随时取用，常用无菌容器盛放无菌物品。

【目的】

用于盛放无菌物品并保持其无菌状态。

【计划】

1. 护士准备　着装整洁，剪短指甲，洗手、戴口罩等。
2. 用物准备　常用的无菌容器有无菌罐、盘及贮槽等。
3. 环境准备　清洁、宽敞。

【实施】

步　骤	要点与注意事项
1. 检查　检查无菌容器名称、灭菌日期、化学指示胶带颜色、密封度等	• 以确保处于无菌状态
2. 开盖　打开容器盖，平移离开容器上方，将盖的内面向上置于稳妥处或拿在手里（图 4-8）	• 手指不可污染无菌容器的内面及边缘
3. 取物　用无菌持物钳从无菌容器内垂直夹取无菌物品	• 无菌持物钳及物品不可触碰容器边缘 • 取出的无菌物品，虽未使用，亦不可再放回无菌容器内
4. 关盖　取出物品后，立即将容器盖翻转，使内面向下，由近向远或由一侧向另一侧盖严	• 避免容器内的无菌物品在空气中暴露过久
5. 手持容器　手持无菌容器（如治疗碗）时，应托住容器底部（图 4-9）	• 无菌容器应定期消毒灭菌；一经打开，使用时间不超过 24 小时

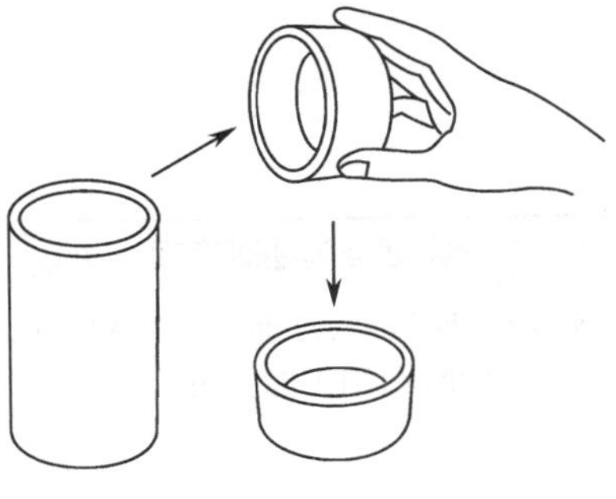

图 4-8　打开无菌容器盖

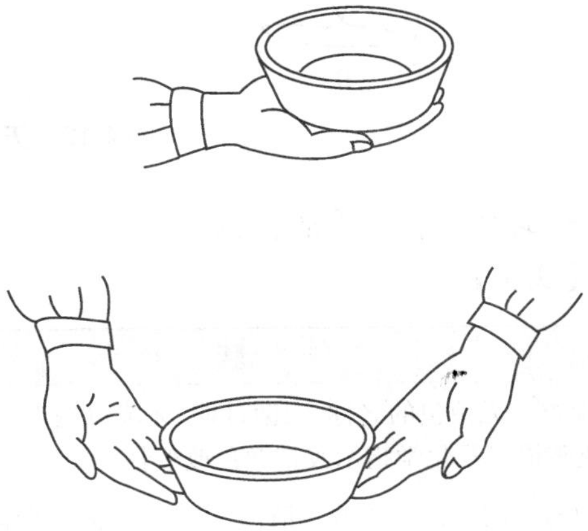

图 4-9　手持无菌容器

◇ 无菌容器使用操作流程：
检查→开盖→取物→关盖

（三）无菌包的使用方法

无菌包布多用质厚、致密、未脱脂的双层纯棉布制成。目前临床亦使用一次性无纺布作为无菌包布。包布内面为无菌面，外面为污染面。

【目的】

使无菌包内的无菌物品在规定时间内保持无菌状态。

【计划】

1. 护士准备　着装整洁，剪短指甲，洗手、戴口罩等。

2. 用物准备　无菌包。

无菌包的准备：无菌包内放无菌治疗巾、敷料或器械等。无菌包灭菌前应按要求妥善包扎。即将待灭菌的物品放于包布中央，用包布一角盖住物品，再将左右两角分别折盖同时将两角角尖向外翻折，盖上最后一角，用系带“十字形”扎紧或用化学指示胶带粘牢（图4-10）。在包外注明物品名称、灭菌日期、粘贴化学指示胶带。经过灭菌处理后即成为无菌包。

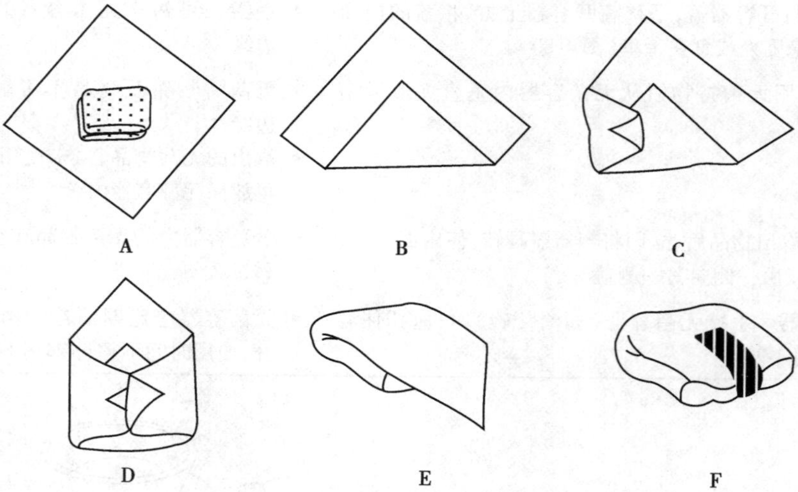

图4-10　无菌包包扎法

3. 环境准备　清洁、宽敞。

【实施】

步　骤	要点与注意事项
1. 检查　无菌包的名称、灭菌日期、无菌包是否松散、潮湿或破损以及化学指示胶带颜色改变情况	• 若出现污染、过期、松散、潮湿或破损等情况，则不能使用
2. 放置　将无菌包平放于清洁、干燥、宽敞的操作台上	
3. 打开包布　揭开化学指示胶带或解开系带，打开包布外角，再打开左右两角，最后打开内角；若为双层包裹的无菌包，则内层包布需用无菌持物钳打开	• 手不可触及包布内面

笔记

续表

步　骤	要点与注意事项
4. 取出物品　用无菌持钳取出所需物品，放于事先准备好的无菌区内。若包内物品需一次全部取出，可将包托在一手上，将系带卷放妥当夹于指缝间，另一手将包布四角依次解开抓住，使包布无菌面朝外，稳妥地将包内物品全部投入到无菌区域内（图4-11）	• 操作过程中手不可跨越无菌区
5. 包好包布　如包内物品未一次用完，需按原折痕折叠	
6. 记录时间　注明开包日期及时间	• 包内物品有效期为24小时

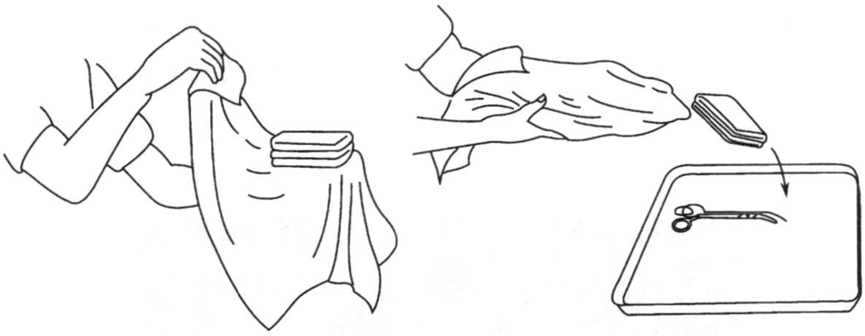

图4-11　一次性取出无菌包内物品

> ◇ 无菌包使用操作流程：
> 检查→放置→打开包布→取出物品→包好包布→记录时间

（四）取用无菌溶液法

临床常用的无菌溶液多为密封瓶包装。

【目的】

倒取无菌溶液，供治疗和护理操作使用。

【计划】

1. 护士准备　着装整洁，剪短指甲，洗手、戴口罩等。
2. 用物准备　液体瓶、启瓶器、消毒液、棉签、持物镊、弯盘。
3. 环境准备　清洁、宽敞。

【实施】

步　骤	要点与注意事项
1. 擦瓶身　取盛有无菌溶液的密封瓶，用小毛巾擦净瓶外灰尘	
2. 查瓶签　认真核对瓶签上的药名、浓度、剂量、有效期、使用方法，并确认瓶体无裂缝、瓶盖无松动，药液无沉淀、浑浊、变质等	• 确认液体处于无菌无污染状态

笔记

续表

步　骤	要点与注意事项
3. 开瓶塞　用启瓶器启开铝盖，先从瓶口与瓶塞连接处向上螺旋式消毒瓶口及瓶塞，更换消毒棉签后再从瓶口与瓶塞连接处向下消毒至瓶颈；可用无菌持物钳夹住瓶塞打开或用无菌纱布包住瓶塞打开（图 4-12）	• 手不可触及瓶口及瓶塞内面，防止其被污染 • 使用后的无菌持物钳和纱布集中进行灭菌处理
4. 冲瓶口　一手用无菌纱布包裹瓶塞，另一手拿液体瓶，标签朝向掌心，瓶口距离污物盘 10cm 左右，倒出少量溶液于污物盘内，以冲洗瓶口（图 4-13A）	• 标签不可浸湿
5. 倒溶液　由刚冲洗后的瓶口处倒出所需溶液量至无菌容器中，瓶口离无菌容器的高度要合适（图 4-13B）	• 确保液体从已冲洗处倒出 • 不可使水珠回溅
6. 盖瓶塞　立即将瓶塞塞回瓶中	• 有效期为 24 小时
7. 记时间　如瓶内溶液未用完，需在瓶签上按要求注明开瓶日期及时间	• 剩余液体仅供清洁用。

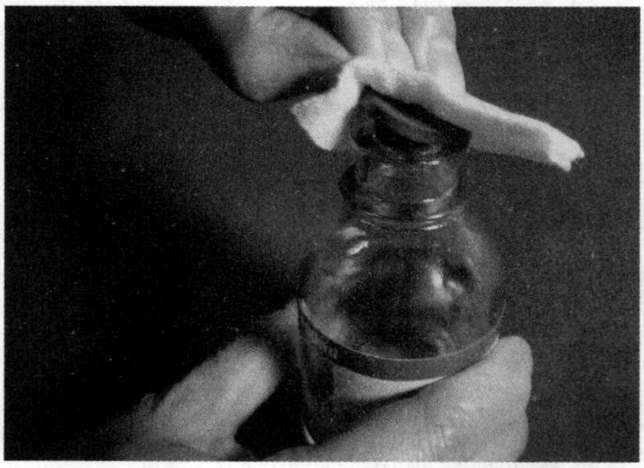

图 4-12　打开按压式瓶塞方法

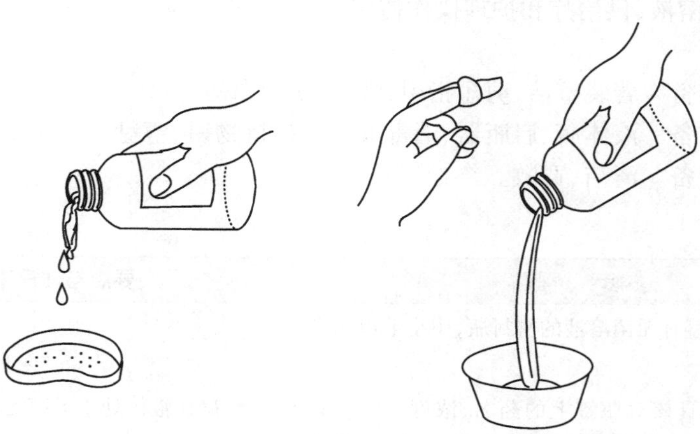

图 4-13　取用无菌溶液法

◇ 取用无菌溶液操作流程：
擦瓶身 →查瓶签→开瓶塞→冲瓶口→倒溶液→盖瓶塞→记时间

（五）无菌盘的准备方法

无菌盘是将无菌治疗巾铺在清洁、干燥的治疗盘内，使之形成一个无菌区，放置无菌物品，以备治疗、护理之用。如换药盘、注射盘、气管切开护理盘等。

【目的】

在治疗盘内形成无菌区域，内放无菌物品，供治疗和护理使用。

【计划】

1. 护士准备　着装整洁，剪短指甲，洗手、戴口罩等。

2. 用物准备　无菌包（内装治疗巾）、无菌盘。

无菌治疗巾的准备：供应室将治疗巾折叠好后装入无菌包内，灭菌后供临床科室使用。治疗巾的折叠方法一般有两种：①纵折法：将治疗巾纵折两次，再横折两次，开口边向外（图4-14）；②横折法：将治疗巾横折后纵折，再重复一遍（图4-15）。

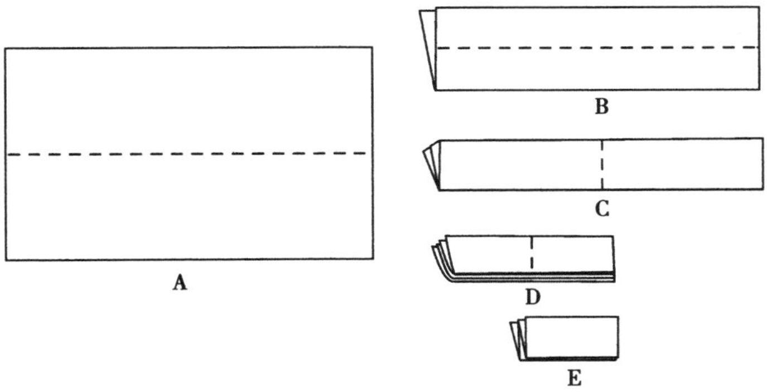

图4-14　治疗巾纵折法

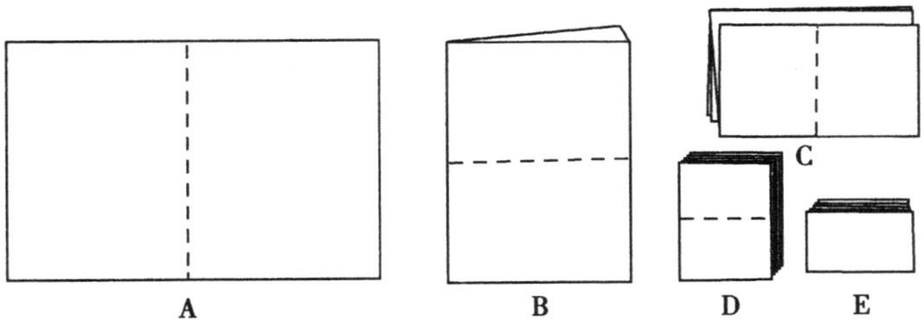

图4-15　治疗巾横折法

3. 环境准备　清洁、宽敞。

【实施】

步　　骤	要点与注意事项
1. 查盘　查看治疗盘是否清洁，如有灰尘可用清洁小毛巾擦净治疗盘备用	• 治疗盘必须清洁干燥，且避免无菌巾潮湿

续表

步 骤	要点与注意事项
2. 检查 无菌包的名称、灭菌日期、包装是否完好无损，化学指示胶带颜色是否为标准色	• 以确保处于无菌可用状态
3. 开包 按要求打开无菌包，用无菌持物镊取出一块治疗巾，放于干净的治疗盘内。如包内治疗巾未用完，应按要求包好治疗巾，注明开包时间	
4. 铺巾 方法有三种 (1) 单层底铺盘法(图 4-16)：双手捏住无菌治疗巾一边外面的两角，轻轻抖开，双折铺于治疗盘上，将上层向远端呈扇形四折于一侧，开口边向外；放入所需无菌物品，两手捏住扇形折叠层两角的外面将其拉平，盖于物品上，并与下层治疗巾边缘对齐，将开口处向上翻折两次，两侧边缘向下翻折一次，备用 (2) 双层底铺盘法(图 4-17)：双手捏住无菌治疗巾一边外面的两角，轻轻抖开，自远至近三折铺成双层底，将上层向远端呈扇形折叠，开口边向外；放入所需无菌物品，拉平扇形折叠层，盖于物品上，边缘对齐，折好，备用 (3) 双巾铺盘法：双手捏住无菌治疗巾一边外面的两角，轻轻抖开，从对侧向近侧平铺于治疗盘上，放入所需物品，再取另一块无菌巾，无菌面向下，自近侧向对侧盖于物品上，使上下两层对齐，四周超出治疗盘部分向上翻折一次，备用	• 包内剩余治疗巾需在 24 小时内使用 • 手、衣物等非无菌物品不可触及无菌巾的内面，避免污染
5. 记录 准备好的无菌盘若不能立即使用，应注明铺盘时间、内容物及铺盘者的姓名	• 有效期为 4 小时

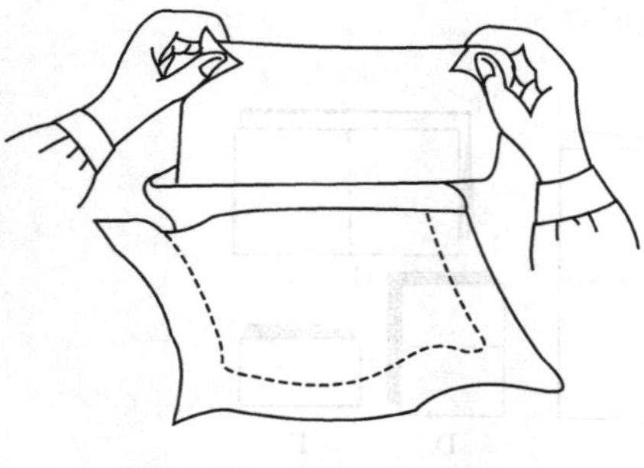

图 4-16 单层底铺盘法

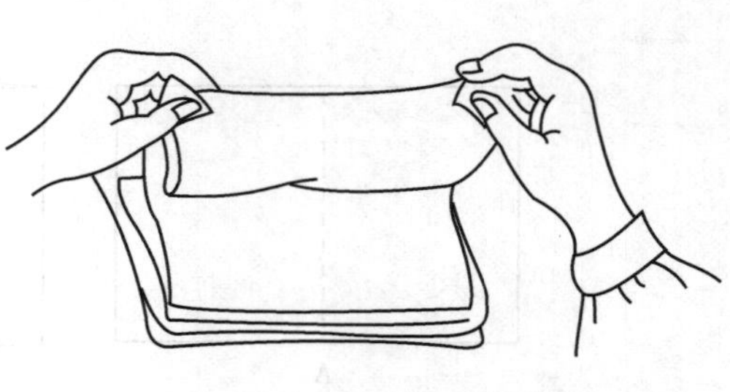

图 4-17 双层底铺盘法

◇ 准备无菌盘操作流程：

擦盘→检查→开包→铺巾→记录

（六）戴、脱无菌手套法

在进行手术或某些无菌操作时，应始终保持医护人员手的无菌，因此，正确戴无菌手套至关重要。目前，临床使用的无菌手套有两种类型：①天然橡胶、乳胶手套；②人工合成的非乳胶产品，如乙烯、聚乙烯手套。

【目的】

在执行严格的医疗护理操作时，确保无菌物品和无菌区域不被污染，保护患者和医护人员免受感染。

【计划】

1. 护士准备　着装整洁，剪短指甲，洗手、戴口罩等。
2. 用物准备　无菌手套。
3. 环境准备　清洁、宽敞。

【实施】

步　骤	要点与注意事项
1. 核对检查　核对无菌手套包上的型号、灭菌日期及化学指示胶带是否符合要求，并检查外包装袋或包布是否松散、潮湿等	• 确保处于无菌状态
2. 打开包布　打开无菌手套包，在操作台上将手套袋摊开（图 4-18）	
3. 取戴手套　有两种方法 （1）分次取戴法：①一手捏起一侧手套袋开口处外层，露出手套，另一手捏住该手套翻折部分（手套内面）将手套取出，对准五指戴上（图 4-19A）。②用未戴手套的手捏起另一侧手套袋开口处外层，充分暴露出手套，再用已戴好手套的手指（四指并拢，拇指在外）插入另一只手套的翻折部分内面（手套外面），取出手套，同法戴上（图 4-19B ~ D） （2）一次取戴法：①两手同时捏起所对应一侧手套袋开口处外层，露出手套，一手拇指、示指张开分别按住手套袋边缘翻起处外面，一手捏住手套的翻折部位，取出手套。②将两手套五指相对，一手捏住一只手套和另一只手套的翻折部分，另一只手对准五指插入，戴上手套的手拇指外翻，其余四指并拢，插入另一只手套的翻折部分内，将另一只手套戴上（图 4-20）	• 已戴手套的手不可触及未戴手套的手及另一只手套的内面（非无菌面）；未戴手套的手不可触及手套的外面（无菌面）
4. 调整手套　双手调整手套位置，将手套的翻边套在工作服衣袖的外面	• 在调整手套时不要触碰衣物并检查有无破损等
5. 护理操作　按医嘱进行护理操作	• 操作过程中手应始终保持在肩以下、腰部以上，并在视线范围内，以避免污染。发现手套被污染或破损，应及时更换
6. 脱下手套　用戴手套的手捏住另一只手套腕部的外面翻转脱下，再用已脱下手套手的拇指插入另一手套内面，将其翻转脱下	• 脱下手套的手勿触及手套的外面（污染面） • 不可用力强拉手套边缘和手指部位，以免损坏
7. 整理洗手　整理用物，将用物直接放入医用垃圾袋内按医疗废物处理。清洁双手	• 将手套弃置于黄色医疗垃圾袋内

笔记

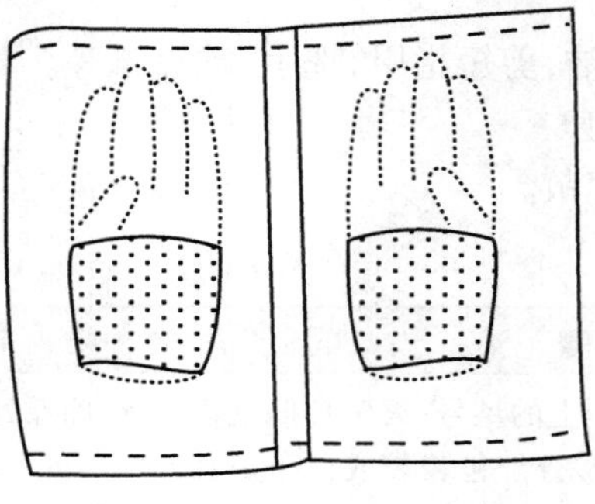

图 4-18　无菌手套的放置

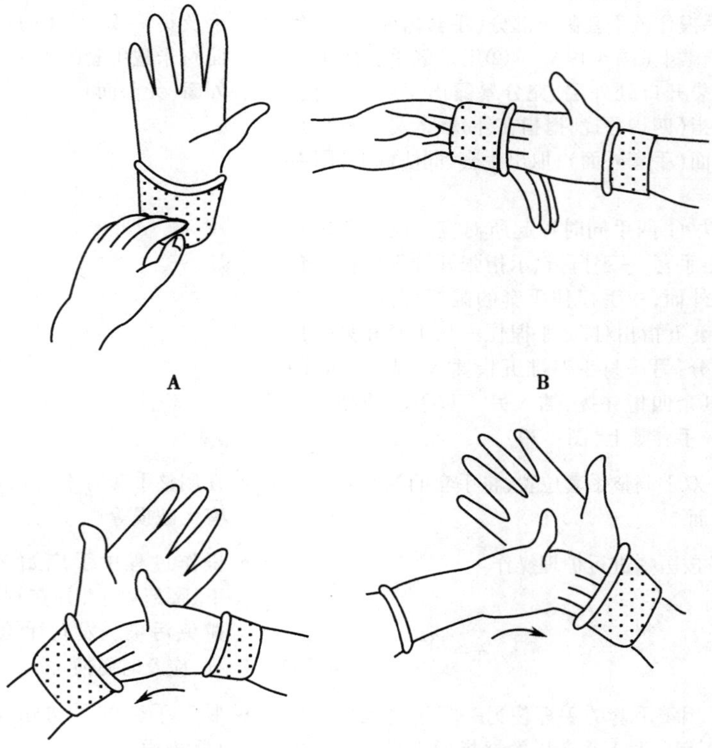

图 4-19　分次取戴手套法

笔记

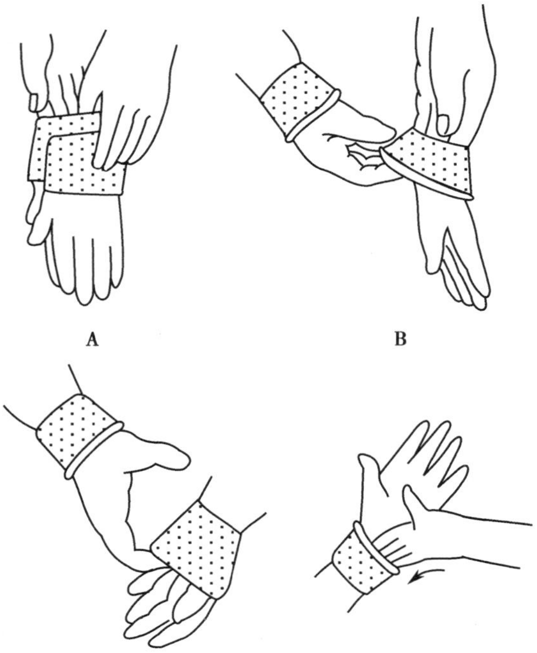

图 4-20　一次取戴手套法

◇ 戴、脱无菌手套法操作流程：
核对检查→打开包布→取戴手套→调整手套→护理操作→脱下手套→整理洗手

（七）无菌技术基本操作综合练习（铺换药盘法）

【目的】

1. 准备无菌换药盘，为患者换药。

2. 掌握无菌技术基本操作方法。

【评估】

操作环境整洁、宽敞；操作者着装符合规范；无菌物品存放符合要求。

【计划】

1. 护士准备　衣帽整洁、剪短指甲、洗手、戴口罩。

2. 用物准备　治疗盘、无菌持物钳和镊、无菌包（内有两块治疗巾）、贮槽（内盛治疗碗、弯盘、镊子）、无菌罐（内盛纱布、棉球）、无菌溶液、无菌手套、无菌棉签、消毒液、启瓶器、清洁小毛巾、记录纸、笔等。

3. 环境准备　清洁、宽敞，30 分钟前停止一切清扫工作。操作台清洁、干燥、平整，用物放置合理。

【实施】

步 骤	要点与注意事项
1. 检查 检查治疗盘及操作台,必要时用清洁小毛巾擦拭,操作者洗手并擦干	• 严格执行查对制度和无菌操作
2. 查无菌包 检查无菌包的名称、灭菌日期、有无潮湿、松散以及化学指示胶带变色情况等	• 物品应准备齐全,在有效期内使用
3. 打开无菌包 揭开化学指示胶带或解开系带,将无菌包平放于操作台上,卷好系带放于包布下,用手指捏住包布外角揭开,再揭左右两角,最后揭开内角	• 手不可触及包布内面
4. 夹取治疗巾 用无菌持物镊夹取一块治疗巾,稳妥地放于治疗盘内	• 操作过程中手不可跨越无菌区
5. 包扎无菌包 将包布按原折痕折叠,系带以“一”字形包扎,注明开包日期和时间	• 包内物品有效期为 24 小时
6. 铺治疗巾 双手捏住治疗巾一边外面两角,轻轻抖开,双折铺于治疗盘上。将上层折成扇形,内面向上,开口边缘向外	• 手、衣物等非无菌物品不可触及无菌巾的内面,避免污染
7. 夹取无菌物品 打开贮槽盖子,用持物钳夹取无菌治疗碗、弯盘放于无菌盘内;用持物镊夹取棉球放于治疗碗内、纱布和镊子放于弯盘内	• 无菌持物钳及物品不可触碰容器边缘
8. 倒无菌溶液 核对溶液名称,检查药液质量,用启瓶器打开瓶塞,消毒瓶口待干,取一块无菌纱布覆盖于瓶塞上,将其轻轻打开。瓶签向掌心握住瓶子,冲洗瓶口后将无菌溶液倒于治疗碗内。塞回瓶塞,注明开瓶时间	• 手不可触及瓶口及瓶塞内面,防止其被污染 • 标签不可浸湿 • 确保从已冲洗处倒出 • 剩余液体有效期为 24 小时,仅供清洁用
9. 铺好无菌盘 两手分别捏住上层治疗巾两角的外面,拉平扇形折叠层,覆盖于无菌物品上,使上下层边缘对齐,将开口处向上翻折两次,两侧边缘向下翻折一次	
10. 准备换药 将准备好的治疗盘和无菌手套携至患者床旁。暴露伤口,展开治疗巾翻折部分,双手捏住上层治疗巾两角的外面,扇形折叠,内面向上打开无菌盘	• 上下层边缘对齐,外观平整 • 无菌治疗巾内物品未被污染
11. 戴无菌手套 按要求戴无菌手套	• 手套未污染
12. 伤口处理 按常规进行伤口处理	• 操作中注意与患者沟通,注重人文关怀
13. 脱手套 脱下手套,按常规处理	

◇无菌技术基本操作流程:

清洁→检查无菌包→打开无菌包→夹取治疗巾→包扎无菌包→铺治疗巾→夹取无菌物品→倒无菌溶液→铺好无菌盘→准备换药→戴无菌手套→伤口处理→脱手套

笔记

【评价】

1. 使用无菌容器方法正确，无污染。
2. 取用无菌溶液方法正确，液体量倒取适度，治疗巾无潮湿。
3. 无菌治疗巾内面未被污染，位置放置合适，上下层边缘对齐，外观平整。
4. 无菌治疗巾内物品放置合理，取用方便。手臂未跨越无菌区域。
5. 戴、脱无菌手套方法正确，手套无破损。

第四节　隔 离 技 术

隔离（isolation）是将传染源和高度易感人群安置在指定的地方或特殊的环境中，暂时避免与周围人群接触。对前者采取传染源隔离，以防止传染病病原体向外传播；对后者则采取保护性隔离，即保护高度易感人群免受感染。

一、隔离病区的概述

隔离是预防医院感染的重要措施之一，隔离的目的就是切断感染链中感染源、传播途径和易感人群之间的联系，防止病原微生物在患者、医务人员及其他媒介中扩散。因此，隔离病区的护理人员应自觉遵守隔离制度，正确熟练执行隔离技术，加强日常工作中消毒隔离措施和传染病防控知识的健康教育，促进患者尽快康复。

（一）隔离区域的划分

1. 清洁区（cleaning area）　指不易受到患者血液、体液和病原微生物等物质污染及传染病患者不应进入的区域。包括医务人员的值班室、卫生间、男女更衣室、浴室以及储物间、配餐间等。一切污染物品不得进入清洁区。

2. 潜在污染区（potentially-contaminated area）　又称半污染区，指位于清洁区与污染区之间、有可能被患者血液、体液和病原微生物等物质污染的区域。包括医务人员的办公室、治疗室、护士站、患者用后的物品、医疗器械等的处理室、内走廊等。

3. 污染区（contaminated area）　指传染病患者和疑似传染病患者接受诊疗的区域，包括被其血液、体液、分泌物、排泄物污染的物品暂存和处理的场所。包括病室、处置室、污物间，以及患者入院、出院处理室等。

4. 两通道（two passages）　指进行传染病诊治的病区中的医务人员通道和患者通道。医务人员通道、出入口设在清洁区一端，患者通道、出入口设在污染区一端。

5. 缓冲间（buffer room）　指进行传染病诊治的病区中清洁区与潜在污染区之间、潜在污染区与污染区之间设立的两侧均有门的小室，为医务人员的准备间。

（二）隔离单位的设置及隔离要求

1. 隔离单位设置　隔离区域应与普通病区分开设置，远离食堂、水源和其他公共场所。专门的传染病医院要远离市区，各级综合性医院要设置隔离门诊、发热门诊及隔离留观室；指定收治传染性非典型肺炎（SARS）、甲型 H_1N_1 流感患者的医疗机构要设立相对独立的专门病区或病房。相邻病区的楼房之间要相隔约 30m，侧面防护距离约 10m，以防止空气对流传播。传染病区还应设有多个出入口，以方便工作人员与患

笔记

者分道进出，并配置必要的卫生、消毒设备。一个传染病区应由隔离室和其他辅助房间组成，一般按以下方式设置：

（1）以患者为单位：即单人隔离，每位患者有单独的生活环境和用具，亦与其他患者隔离。

（2）以病种为单位：同病种的患者可以住在同一间病室，但与其他病种的传染病患者相隔离。

凡未确诊、发生混合感染或有强烈传染性者及危重患者，应采取单间隔离。

2. 隔离要求

（1）病室内应有良好的、区域化的通风设施，防止区域间空气交叉感染。

（2）应按照《医务人员手卫生规范（WS/T313-2009）》的要求配备手卫生设施。

（3）严格按照隔离制度管理。各区之间界限清楚，标志明显；不同病种患者应分室安置，相同病种患者可安置一室，但每间病室应不超过4人，床与床之间的距离在1.1m以上。

（4）建立预检分诊制度。发现或疑似传染病患者，应到专用隔离诊室或感染病科门诊诊治，可能污染的区域及时消毒。

二、隔离的原则

1. 隔离标志明确，卫生设备齐全　根据隔离种类，病室门口和病床应悬挂明显的隔离标志。隔离区的入口处或病房门口应备有足够的隔离衣、口罩、帽子、手套、鞋等必需物品，门口放置浸有消毒液的脚垫（供出入时消毒鞋底）、消毒手用的容器和消毒液及洗手设备、门外设立隔离衣悬挂架及隔离衣、手刷、毛巾及避污纸、污物桶、污物袋等。

2. 进出隔离区域，行为符合规范　工作人员进出隔离室应按以下规定执行：

（1）凡进入隔离单位必须戴口罩、帽子、穿隔离衣，只能在规定的范围内活动。

（2）穿隔离衣前，应备齐用物，周密计划，集中操作和护理，以免影响患者休息和减少穿脱隔离衣、洗刷手的次数。

（3）一切操作须严格遵守隔离规程。

（4）接触患者或污染物品后、离开隔离室前必须消毒双手，污染的手禁止接触非污染物品及自己的面部。

3. 隔离室内物品，分类严密处理　患者使用后的物品，应按以下方法处理：

（1）患者接触过或掉落在地上的物品应视为污染物，经过消毒灭菌后，方可给他人使用。不宜消毒的物品，如手表等可用纸或塑料袋保护，以免被污染。

（2）患者的衣物、书籍、证件、贵重物品等需经熏蒸消毒后方可交与家人带回。

（3）患者的排泄物、分泌物等须经消毒处理后再排放。

（4）需送出处理的物品应置于污物袋内，污物袋外应有明显的标志。

（5）任何污染物品均应遵循先消毒，后清洁，再消毒的原则，以防病原体散播。

4. 定期消毒病室，严格探视制度　病室内空气每天消毒一次，可用紫外线照射消毒或用消毒液喷雾消毒；病床和床旁桌椅每天用消毒液擦拭。严格执行探视和陪伴制度，探视人员进出隔离区域应根据隔离种类采取隔离措施，接触患者或污染物品后必须消毒双手。向家属宣传、解释遵守隔离要求和制度的重要性。

笔记

5. 加强心理护理　注意了解患者的心理状况，治疗护理过程中多关心患者，及时告知其治疗进展情况，并给予鼓励，对严禁探视的患者要及时传递家属的信息，以减轻对疾病的恐惧和孤独自卑心理，增强战胜疾病的信心，使其尽快康复。

6. 解除隔离的标准，实施终末消毒处理　严格掌握解除隔离的标准，传染性分泌物经过培养，结果连续三次均为阴性，经医生开具医嘱后，即可解除隔离。

终末消毒处理是指对转科、出院或死亡的患者及其所住的病室、用物、医疗器械等进行的消毒处理。

（1）患者的终末处理（terminal disinfection of the client）：患者转科或出院前应沐浴、更衣，个人用物需经消毒后带出。若患者死亡，尸体须用消毒液擦拭，并用消毒液浸湿的棉球填塞口、鼻、耳、肛门或瘘管等孔窍，伤口更换敷料，最后用一次性尸单包裹尸体，送指定的太平间。

（2）患者单位的终末处理（terminal disinfection of the wards）：封闭病室门窗，打开床头桌、摊开被褥、竖起床垫，用消毒液熏蒸消毒；消毒后打开门窗，用消毒液擦洗家具；被服类消毒后再清洗；具体方法见表4-7。

表4-7　传染病患者污染物品消毒法

类别	物品	消毒方法
病室	房间空间	2%过氧乙酸溶液熏蒸
	地面、墙壁、家具	0.2%～0.5%过氧乙酸溶液，1%～3%漂白粉澄清液喷洒或擦拭
医疗用品	玻璃类、搪瓷类、橡胶类	0.5%过氧乙酸溶液浸泡，高压蒸气灭菌或煮沸消毒
	金属类	环氧乙烷熏蒸，0.2%戊二醛溶液浸泡
	体温计	1%过氧乙酸溶液浸泡，乙醇浸泡
	血压计、听诊器、手电筒	环氧乙烷或甲醛熏蒸，0.2%～0.5%过氧乙酸溶液擦拭
日常用品	食具、茶杯、药杯	煮沸或微波消毒，环氧乙烷熏蒸，0.5%过氧乙酸溶液浸泡
	信件、书报、票证	环氧乙烷熏蒸
被服类	布类、衣物	环氧乙烷熏蒸，高压蒸气灭菌，煮沸消毒法
	枕芯、被褥、毛织品	暴晒6小时，紫外线灯照射1小时，环氧乙烷或戊二醛熏蒸
其他	排泄物、分泌物	漂白粉或生石灰消毒，痰盛于蜡纸盒内焚烧
	便器、痰杯等	3%漂白粉澄清液或0.5%过氧乙酸溶液浸泡
	剩余食物	煮沸消毒30分钟后倾倒
	垃圾	焚烧

三、隔离种类及措施

隔离预防主要是在标准预防的基础上，实施两大类隔离：一是基于切断传播途径的隔离，二是基于保护易感人群的隔离。

（一）基于切断传播途径的隔离

1. 接触传播的隔离 接触经接触传播疾病如肠道感染、多重耐药菌感染、皮肤感染的患者，在标准预防的基础上，还应采取接触传播的隔离与预防措施。

隔离措施：

（1）隔离室使用蓝色隔离标志。

（2）限制患者的活动范围，根据感染性疾病类型，确定单人单室隔离或同种病种感染者同室隔离。

（3）减少患者的转运，如需要转运时，应采取有效措施，减少对其他患者、医务人员和环境表面的污染。

（4）医务人员接触隔离患者的血液、体液、分泌物、排泄物等物质时，应戴手套；离开隔离病室前，接触污染物品后应摘除手套，洗手或手消毒，手上有伤口时应戴双层手套。

（5）医务人员进入隔离病室，从事可能污染工作服的操作时，应穿隔离衣；离开病室前，脱下隔离衣，按要求悬挂，每天更换清洗与消毒；或使用一次性隔离衣，用后按医疗废物管理要求进行处置。接触甲类传染病应按要求穿脱防护服，离开病室前，脱去防护服，防护服按医疗废物管理要求进行处置。

2. 空气传播的隔离 接触经空气传播的疾病如肺结核、水痘等，在标准预防的基础上，还应采取空气传播的隔离与预防措施。

隔离措施：

（1）隔离室使用黄色隔离标志。

（2）同病种患者可同住一室，关闭通向走廊的门窗。无条件收治时，应尽快转送至有条件收治呼吸道传染病的医疗机构进行收治，并注意做好转运过程中医务人员的防护工作。

（3）当患者病情容许时，应戴外科口罩，定期更换，并限制其活动范围。

（4）对环境应进行严格空气消毒。

（5）医务人员应严格按照区域流程，在不同的区域，穿戴不同的防护用品，离开时按要求摘脱，并正确处理使用后物品。

（6）进入确诊或可疑传染病患者房间时，应戴帽子、医用防护口罩；进行可能产生喷溅的诊疗操作时，应戴防护目镜或防护面罩，穿防护服，当接触患者及其血液、体液、分泌物、排泄物等物质时应戴手套。

3. 飞沫传播的隔离 接触经飞沫传播的疾病，如百日咳、白喉、流行性感冒、病毒性腮腺炎、流行性脑脊髓膜炎等，在标准预防的基础上，还应采取飞沫传播的隔离与预防措施。

隔离措施：

（1）隔离室使用粉色隔离标志。

（2）同病种患者可同住一室，关闭通向走廊的门窗。无条件收治时，应尽快转送至有条件收治呼吸道传染病的医疗机构进行收治，并注意做好转运过程中医务人员的防护工作。

（3）患者病情容许时，应戴外科口罩，并定期更换，并限制患者的活动范围。

（4）患者之间或患者与探视者之间相隔距离在1m以上，探视者应戴外科口罩。

笔记

（5）加强通风和空气的消毒。

（6）医务人员严格按照区域流程，在不同的区域，穿戴不同的防护用品，离开时按要求摘脱，并正确处理使用后物品。

（7）医务人员与患者近距离（1m 以内）接触，应戴帽子、医用防护口罩；进行可能产生喷溅的诊疗操作时，应戴护目镜或防护面罩，穿防护服；当接触患者及其血液、体液、分泌物、排泄物等物质时应戴手套。

其他传播途径的隔离与预防，应根据疾病的特性采取相应的隔离与防护措施。

（二）基于保护易感人群的隔离

保护性隔离（protection isolation）又称"反向隔离"，适用于抵抗力低下或极易感染的患者。如早产儿、严重烧伤、白血病、器官移植及免疫缺陷患者等。

隔离措施：

（1）患者住单间病室或隔离单元内。

（2）为了保护患者，治疗和护理时，应洗手、戴口罩、帽子，穿隔离衣等。隔离衣的外面为清洁面，内面为污染面。

（3）室内空气、地面、家具均应严格消毒。

（4）患呼吸道疾病或咽部带菌者，避免接触患者。探视者亦应采取相应措施。

（5）原则上禁止探视。若必须探视应做好隔离工作。

知识拓展

负压病区

经空气传播疾病患者有条件可安置在负压病区，负压病区是指在特殊的装置之下，病区内的气压低于病区外的气压，只能外面的新鲜空气流进病区，而病区内被患者污染过的空气通过专门的通道处理后排放。病室的气压宜为-30Pa，病室外缓冲间的气压宜为-15Pa。

四、隔离技术基本操作方法

（一）帽子、口罩的使用法（usage of cap and mask）

【目的】

1. 戴帽子可防止工作人员的头发散落、头屑飘落或被污染物污染。

2. 戴口罩可保护患者和工作人员，避免互相传染；防止飞沫污染无菌物品、伤口或清洁食物等。

【评估】

帽子大小、口罩种类、有效期，患者病情、目前采取的隔离种类。

【计划】

1. 护士准备　着装整洁，剪短指甲、洗手并擦干。

2. 用物准备　备好清洁干燥纱布口罩（由 6～8 层纱布制成，6 层纱布口罩阻菌效果可达 90% 以上，而 8 层纱布口罩阻菌效果几乎可达 100%）、外科口罩或一次性口罩（宽 14cm，长 16～18cm，带长 30cm，用过氯乙烯纤维滤纸制成）、帽子或一次性帽子、污物袋。

笔记

3. 环境准备 整洁、宽敞。

【实施】 以外科口罩为例。

步 骤	要点与注意事项
1. 戴帽子 戴帽子时应将头发全部遮住，前帽沿齐眉，后帽沿齐枕，两侧帽沿在耳上；并保持清洁	• 帽子大小合适，能遮护全部头发
2. 戴口罩 将口罩罩住口、鼻及下巴，口罩下方系带系于颈后，上方系带系于头顶中部（图 4-21）	• 口罩应完全罩住口鼻，不可用污染的手接触口罩
3. 调整 将双手指尖放于鼻尖上，从中间位置开始，用手指向内按压，并逐步向两侧移动，根据鼻梁形状塑造鼻夹。并调节系带的松紧度，检查密合性（方法：将双手完全盖住防护口罩，快速呼气）	• 不应一只手按压鼻夹 • 每次佩戴医用防护口罩进入工作区域之前，应进行密合性检查。若鼻夹附近有漏气应调整鼻夹，若漏气位于四周，应调整到不漏气为止
4. 摘口罩 操作完毕，洗净双手，先解开下面的系带，再解开上面的系带，用手指捏住口罩的带子，丢进医疗垃圾袋内	• 口罩用后，立即取下，不可挂在胸前，取下时不可接触污染面。口罩潮湿后，或受到患者血液、体液污染后，应及时更换
5. 摘帽子 洗手后取下帽子	• 一次性帽子脱下后放入污物袋，如是布制帽子，每日更换，清洗消毒

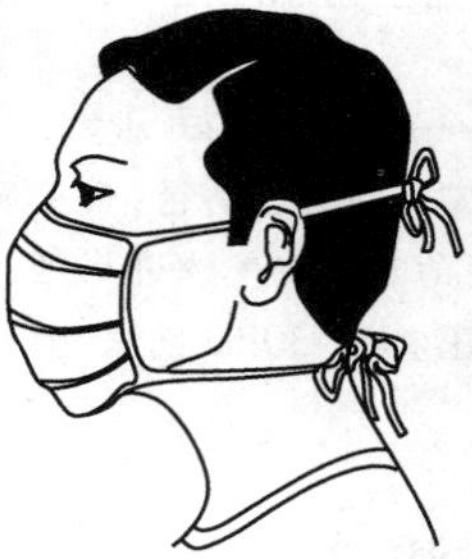

图 4-21 外科口罩佩戴方法

> ◇ 戴帽子口罩操作流程：
> 戴帽子→戴口罩→调整→摘口罩、帽子

【评价】

1. 帽子、口罩保持清洁干燥。
2. 摘下口罩方法正确，处理得当。

（二）洗手与手的消毒

手卫生（hand hygiene）为医务人员洗手、卫生手消毒和外科手消毒的总称。

▲洗手（hand washing） 指医务人员用肥皂（皂液）和流动水洗手，去除手部皮肤污垢、碎屑和部分致病菌的过程。

【使用范围】

1. 直接接触每个患者前后，从同一患者身体的污染部位移动到清洁部位时。

笔记

2. 接触患者黏膜、破损皮肤或伤口前后，接触患者的血液、体液、分泌物、排泄物、伤口敷料等之后。

3. 穿脱隔离衣前后，摘手套后。

4. 进行无菌操作，接触清洁、无菌用品之前。

5. 接触患者周围环境及物品后。

6. 处理药物或配餐前。

【目的】

1. 清除手上污垢和大部分暂住菌。

2. 避免污染无菌物品和清洁物品。

3. 保护患者和医护人员。

4. 切断通过手传播感染的途径。

【评估】

手污染的程度；患者病情；目前执行操作的种类和要求。

【计划】

1. 护士准备　衣帽整洁，剪短指甲，取下手表及手上的饰物，卷袖过肘。

2. 环境准备　清洁、宽敞、干燥、安全。

3. 用物准备　洗手池设备、清洁剂（肥皂或洗手液）、毛巾或干手器或纸巾等。

【实施】

步　骤	要点与注意事项
1. 调节水流　打开感应式或脚踏式水龙头，调节适宜的水温和水流	• 水龙头最好是感应式或用肘、脚踏、膝控制的开关 • 水流不可过大以防溅湿工作服
2. 湿润双手　湿润双手，关闭水龙头	
3. 接取皂液　取适量洁净肥皂或皂液或洗手液涂抹双手	
4. 揉搓双手　均匀涂抹手掌、手指、手背和指缝，按顺序揉搓双手至少揉搓 15 秒，共 3 分钟。一般按“六步洗手法”顺序揉搓双手（图 4-22）：①掌心对掌心，两手并拢相互揉搓；②手心对手背，手指交错相互揉搓（两手交换）；③掌心相对，手指交叉沿指缝相互揉搓；④用一只手握另一手拇指旋转揉搓（两手交换）；⑤弯曲一手手指各关节，在另一手掌心旋转揉搓（两手交换）⑥指尖在掌心转动揉搓（两手交换）	• 洗手时要反复揉搓使泡沫丰富。注意指尖、指缝、拇指、指关节及皮肤皱褶等处的揉搓 • 身体应与洗手池保持一定距离，以免溅湿工作服 • 有的医院亦使用“七步洗手法”，在“六步洗手法”的基础上加洗手腕部，要求握住手腕回旋揉搓手腕部及腕上 10cm，交换进行
5. 冲洗双手　打开水龙头，在流动水下彻底冲净双手	• 冲洗双手时注意指尖向下
6. 擦干双手　用纸巾包住水龙头关闭或用肘、脚关闭水龙头，用毛巾或纸巾擦干或用干手器烘干双手	• 毛巾必须保持清洁干燥，一用一消毒

◇ 洗手操作流程：

调节水流→湿润双手→接取皂液→揉搓双手→冲洗双手→擦干双手

笔记

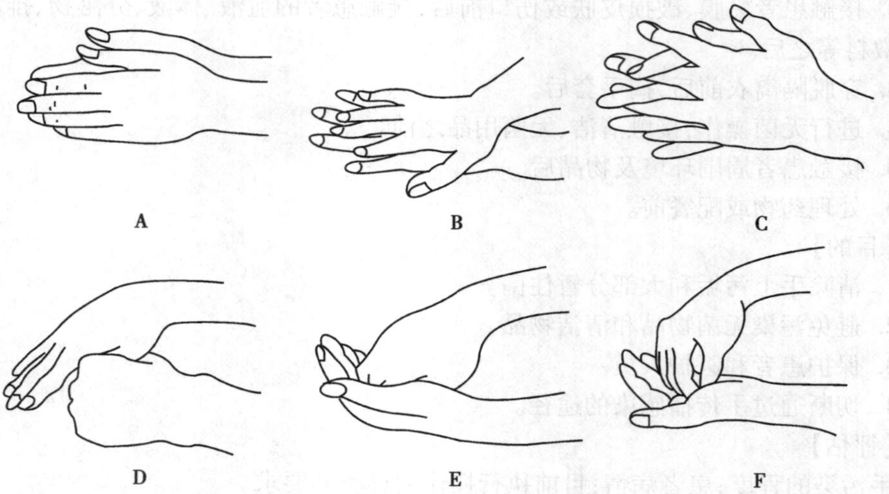

图 4-22　揉搓双手

【评价】

1. 洗手方法正确，冲洗干净。

2. 洗手时水未溅出洗手池，未污染周边环境。

3. 工作服未触碰池边及沾湿。

4. 洗手后未检出致病微生物。符合《医务人员手卫生规范（WS/T313-2009）》要求

▲卫生手消毒（antiseptic handrubbing）　指医务人员用速干手消毒剂揉搓双手，以减少手部暂居菌的过程。医务人员接触感染患者或污染物品后，手被大量细菌污染，一般洗手不能达到预防交叉感染的目的，须在洗手后再进行卫生手消毒。

【使用范围】

1. 实施侵入性医疗护理操作前。

2. 护理免疫力低下患者或新生儿前。

3. 接触黏膜、血液、体液和分泌物后。

4. 接触被致病微生物污染的物品后。

5. 护理传染性患者后或护理可能携带传染性病原微生物的患者后。

【目的】

1. 清除致病性微生物，预防感染与交叉感染。

2. 避免污染无菌物品和清洁物品。

【评估】

手污染的程度；患者病情；目前采取的操作种类和要求。

【计划】

1. 护士准备　衣帽整洁，剪短指甲，取下手表及手上的饰物，卷袖过肘，洗手。

2. 环境准备　清洁、宽敞、干燥、安全。物品放置合理，以取用方便。

3. 用物准备

笔记

（1）洗手池设备：多用感应式开关或用肘、膝、脚踏控制的开关。

（2）治疗盘：内盛消毒液及容器，消毒小毛巾或纱布，清洁干燥小毛巾或避污纸及相应容器或干手机。

（3）消毒剂的选择：原则是选择作用速度快、不损伤皮肤、不引起过敏反应、杀菌效果好的消毒液；可选择75%乙醇、0.5%碘伏、含氯消毒剂或过氧乙酸等。

【实施】

步　骤	要点与注意事项
1. 洗手　按洗手步骤洗手并保持手的干燥	• 符合洗手的要求，消毒前手必须干燥状态，以保证消毒效果
2. 涂消毒剂　取速干手消毒剂于掌心，均匀涂擦双手，方法为：手掌对手掌、手掌对手背、指尖对手掌、两手指缝相对互擦	• 保证消毒剂完全覆盖手部皮肤，特别注意指尖、手指、指蹼及指缝等部位的涂擦 • 必要时增加手腕上10cm
3. 揉搓待干　按照揉搓洗手的步骤揉搓双手，直至手部干燥	• 揉搓时间至少15秒 • 自然干燥

◇ 卫生手消毒操作流程：
洗手→取消毒液→涂擦双手→干手

【评价】

1. 消毒手的方法正确，按操作规程进行操作。
2. 消毒后，卫生学检测达标。

▲外科手消毒（surgical hand antisepsis）　指外科手术前医务人员用肥皂（皂液）和流动水洗手，再用手消毒剂清除或杀灭手部暂居菌和减少常居菌的过程。为减少医院感染，医务人员在外科手术之前必须在洗手后再进行外科手消毒。

【使用范围】

1. 进行外科手术。
2. 执行其他操作前需按外科手术洗手要求者。

【目的】

1. 清除指甲、手部、前臂的污物和暂居菌。
2. 最低程度地减少常居菌。
3. 抑制微生物快速生长。

【评估】

患者病情；目前采取的操作种类和要求。

【计划】

1. 护士准备　衣帽整洁，操作前剪短指甲，取下手表及手上的饰物，卷袖过肘。
2. 环境准备　清洁、宽敞、干燥、安全。物品放置合理，以取用方便。
3. 用物准备

笔记

（1）洗手池设备：多用感应式开关或用肘、膝、脚踏控制开关的洗手池等。

（2）治疗盘内盛：手消毒剂、皂液（或洗手液）及容器，干手物品。

（3）无菌缸内备：已消毒的手刷、无菌巾。

【实施】

步　骤	要点与注意事项
1. 洗手　按洗手池设备情况正确打开水龙头，调节水流，湿润双手，取适量洗手液揉搓并刷洗双手、前臂和上臂下1/3	• 洗手前摘除手部饰物，指甲长度应不超过指尖
2. 冲洗　流动水冲净双手、前臂和上臂下1/3	• 水流不可过大以防溅湿工作服
3. 干手　使用干手物品擦干双手、前臂和上臂下1/3	• 始终保持双手位于胸前并高于肘部
4. 消毒 (1)冲洗手消毒法 1)涂擦消毒剂：取适量的消毒剂涂抹至双手的每个部位、前臂和上臂下1/3	• 每个部位均需涂擦到消毒剂
2)揉搓：双手2～6分钟	• 手消毒剂的取液量、揉搓时间及使用方法应遵循产品使用说明
3)流水冲净：流水认真揉搓，冲净双手、前臂和上臂下1/3	• 水由手部流向肘部
4)擦干双手：用无菌巾按顺序彻底擦干双手、前臂和上臂下1/3	• 手刷、无菌擦手巾等每日清洁与消毒
(2)免洗手消毒法 1)涂擦消毒剂：取适量的消毒剂涂抹至双手的每个部位、前臂和上臂下1/3	• 每个部位均需涂擦到消毒剂
2)揉搓待干：认真揉搓直至消毒剂干燥	• 手消毒剂的取液量、揉搓时间及使用方法应遵循产品使用说明

◇ 外科手消毒操作流程：

洗手→冲洗→干手→手消毒（冲洗手消毒或免洗手消毒）

【评价】

1. 刷洗过程中，水未溅出池外，工作服未触碰池边。

2. 手消毒后，卫生学检测达标。

（三）穿、脱隔离衣（don and remove isolation gown）

【目的】

保护患者和工作人员免受病原体侵袭；防止病原体传播，防止交叉感染。

【评估】

患者病情，治疗和护理，目前采取的隔离种类，穿隔离衣的环境。

【计划】

1. 护士准备　穿好工作服，洗手，戴隔离帽和口罩，取下手表，卷袖过肘。

2. 环境准备　清洁宽敞，干燥安全，用物摆放合理。

3. 用物准备　隔离衣、挂衣架、刷手和洗手设备、污物袋等。

【实施】

笔记

步　骤	要点与注意事项
穿隔离衣法 1. 取隔离衣　检查隔离衣，手持衣领取下隔离衣（图 4-23），清洁面朝向自己，将衣领两端向外折齐，露出肩袖内口（图 4-24）	• 隔离衣的长度需全部遮盖工作服，如有破损则不可使用 • 衣领及隔离衣内面为清洁面
2. 穿衣袖　右手持衣领，左手伸入袖内，右手将衣领向上拉，露出左手（图 4-25）。换左手持衣领，右手伸入袖内，左手将衣领向上拉，露出右手（图 4-26），举双手将袖抖下，露出手腕	• 衣袖勿触及面部、衣领
3. 扣领扣　两手持衣领，由领子前部中央沿领边向后将领扣扣好或系好领带（图 4-27）	• 系领口时注意污染的袖口不可触及衣领、帽子、面部和颈部
4. 系袖口　放下手臂使衣袖落下，扣好袖口或系上袖带（图 4-28）	• 此时手已被污染
5. 系腰带　自一侧衣缝顺带下约 5cm 处将隔离衣后身向前拉，见到衣边则捏住（图 4-29）；依上法捏住另一边（图 4-30）。两手在背后将隔离衣的后开口对齐（图 4-31），一齐向一边折叠（图 4-32），一手按住折叠处，另一手松开腰带并将其拉至背后，压住折叠处，将腰带在背后交叉，回到前面打一活结（图 4-33）。即可进行护理操作	• 手不可触及隔离衣内面 • 后侧边缘需对齐，折叠不能松散 • 穿好隔离衣后，双臂保持在腰部以上，视线范围内；不得进入清洁区，避免接触清洁物品
脱隔离衣法 1. 松腰带　护理操作结束，解开腰带，在前面打一活结（图 4-34）	
2. 解袖扣　解开袖带或扣子，将衣袖向上拉（图 4-35），在肘部将部分衣袖塞入袖内，露出双手	• 不可将衣袖外侧塞入工作服内
3. 消毒手　用刷手法消毒双手并擦干	• 浸泡消毒双手 5 分钟 • 刷洗每个手臂 30 秒，各两遍，共 2 分钟
4. 解领扣　解开领扣或领带	• 保持衣领清洁
5. 脱衣袖　右手伸入左手腕部衣袖内（图 4-36），拉下衣袖过手，以保护袖内的手，用遮盖着的左手握住右手隔离衣袖的外面（污染面）（图 4-37），将右侧袖子拉下	• 衣袖不可污染手及手臂 • 清洁的手不可触及隔离衣外面
6. 挂衣钩　双手轮换拉下袖子，渐从袖管中退出（图 4-38），以右手撑起衣肩，使衣领直立（图 4-39），再用退出的左手提起衣领，双手持领，将隔离衣折好，对齐衣边，使袖笼呈马蹄形，挂在衣钩上（图 4-40）	• 隔离衣挂在潜在污染区，清洁面向外；挂在污染区，则清洁面向内 • 隔离衣每天更换，如有潮湿或污染应立即更换 • 隔离衣如需更换或不再使用，双手持领带将隔离衣从胸前向下拉，将隔离衣污染面向里，衣领及衣边卷至中央，放入指定污衣袋内按规定清洗消毒后备用
7. 再次洗手	

◇ 穿脱隔离衣操作流程：

取隔离衣→穿衣袖→扣领扣→系袖带→系腰带→松腰带→解袖扣→消毒手→解领扣→脱衣袖→挂衣钩→再次洗手

笔记

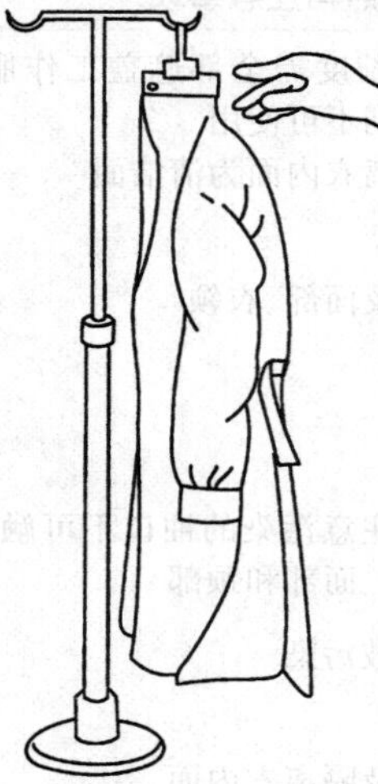

图 4-23　取隔离衣

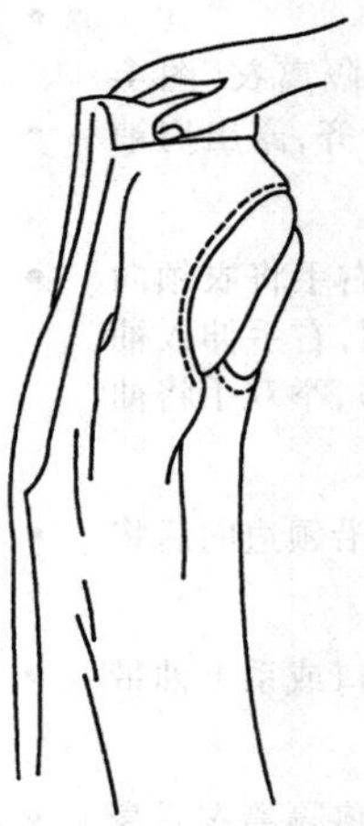

图 4-24　手持衣领，清洁面向外

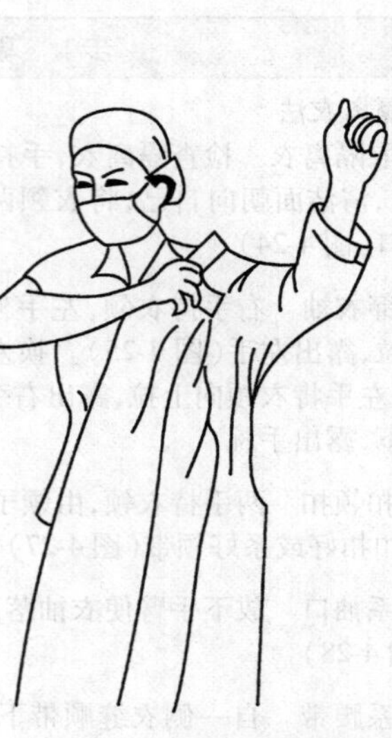

图 4-25　穿一只袖露出肩袖内口

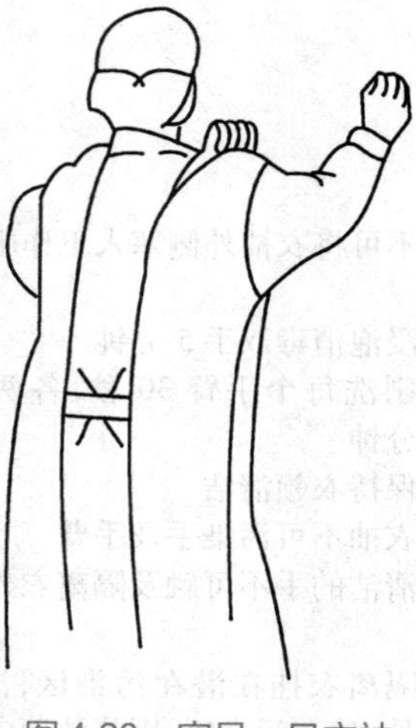

图 4-26　穿另一只衣袖

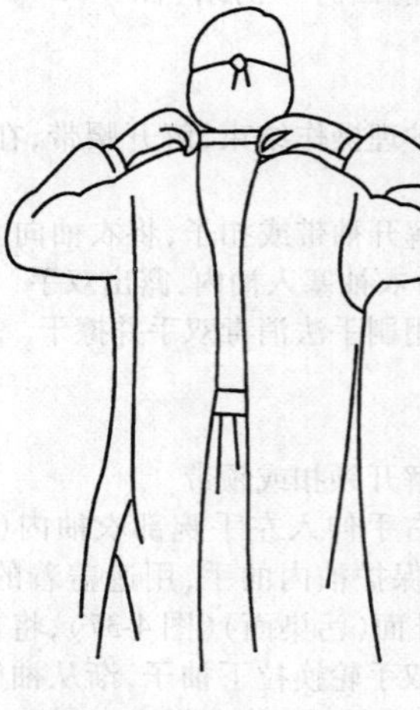

图 4-27　系领口

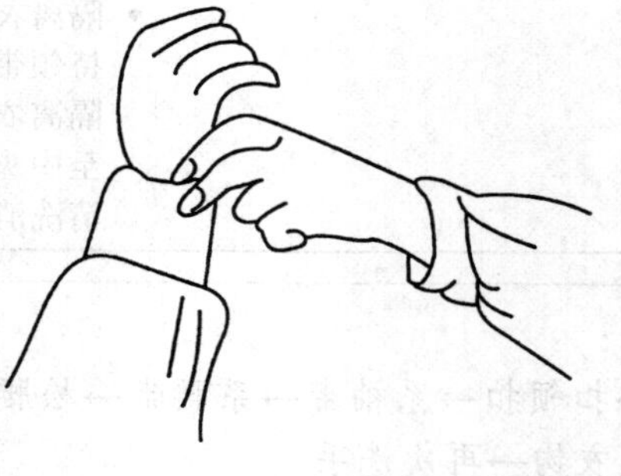

图 4-28　系袖口

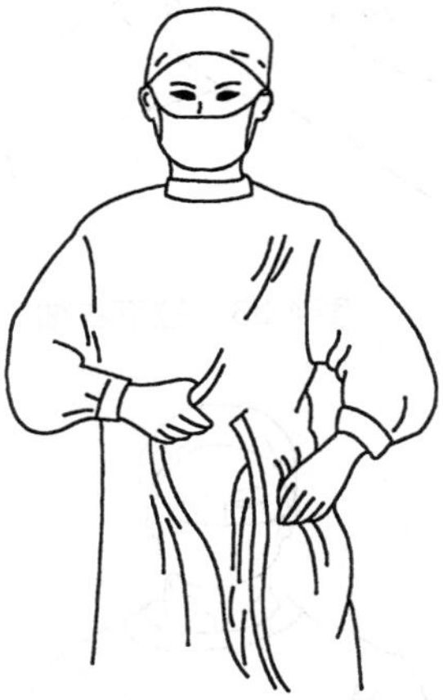

图 4-29　将一侧衣边拉至前面

图 4-30　将另一侧衣边拉至前面

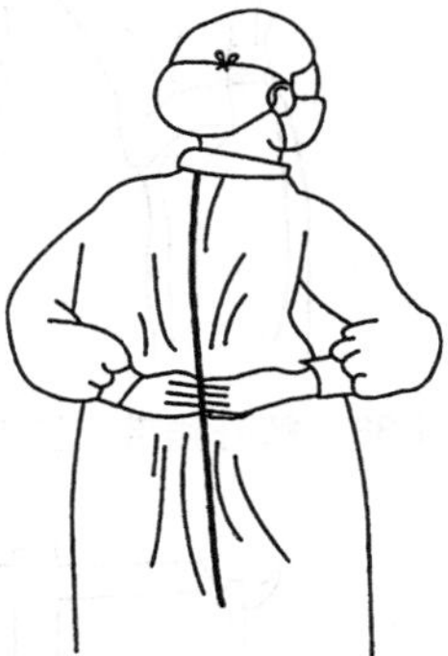

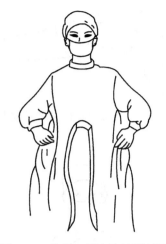

图 4-31　将两侧衣边在背后对齐

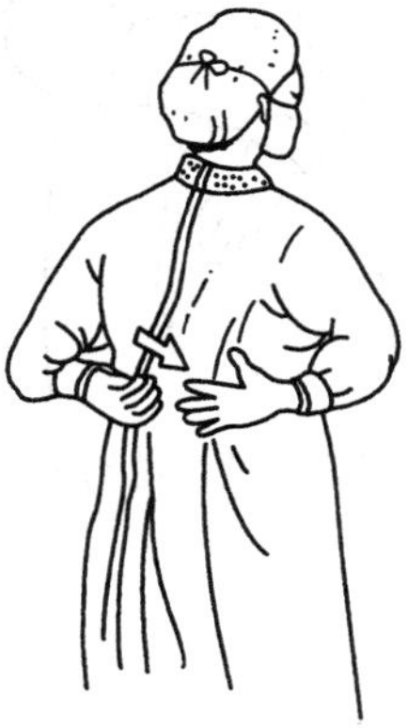

图 4-32　将对齐的衣边向一边折叠

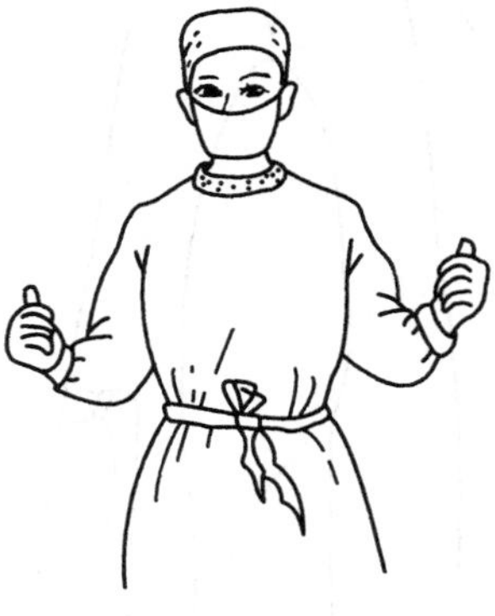

图 4-33　系腰带

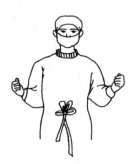

图 4-34　解开腰带在前面打一活结

笔记

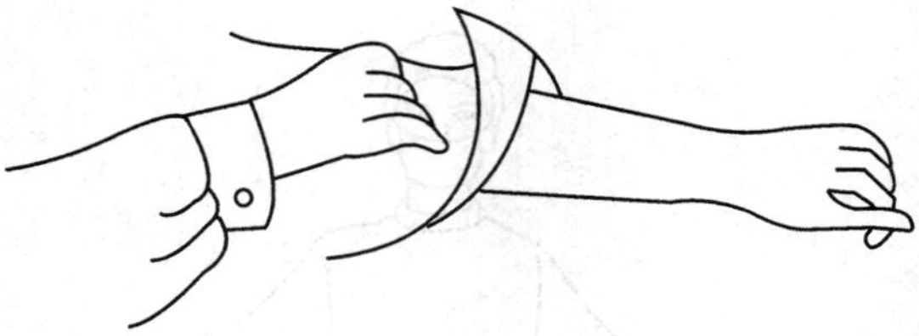

图 4-35 翻起袖口，将衣袖向上拉

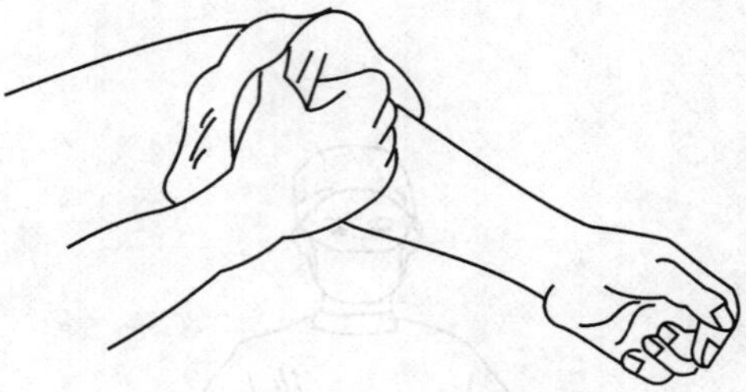

图 4-36 拉下衣袖

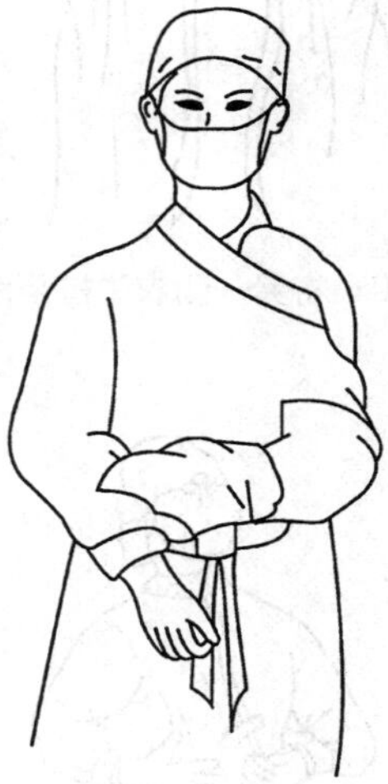

图 4-37 用遮盖着的手拉另一衣袖的外面

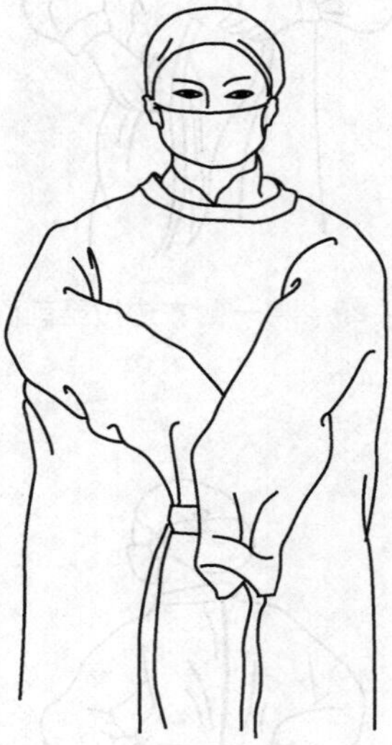

图 4-38 解开腰带，脱衣

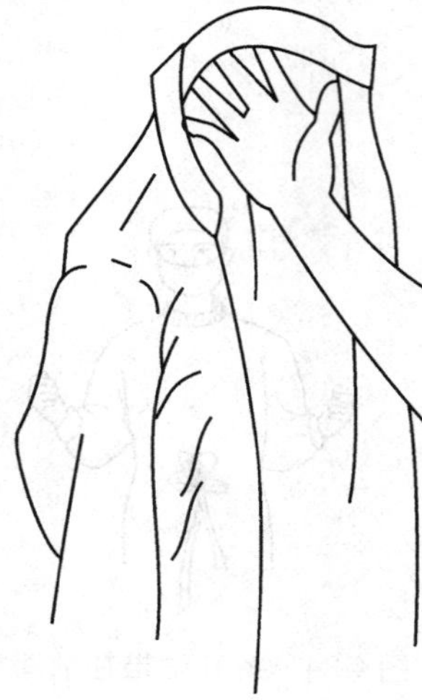

图 4-39 一手撑衣领内面，使其直立

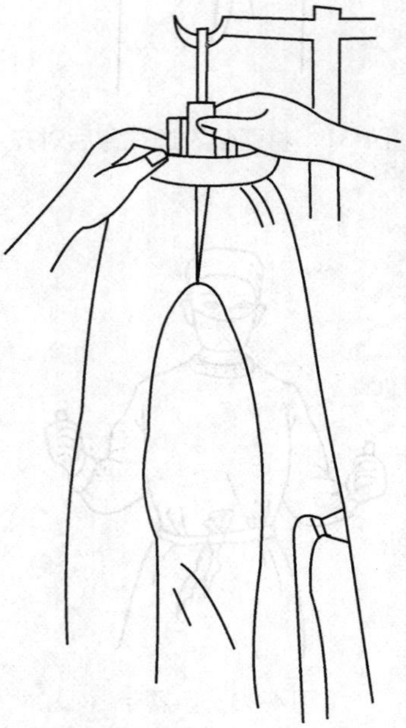

图 4-40 提起衣领，挂衣钩

笔记

【评价】

1. 隔离观念强，操作者、环境、物品均无污染。

2. 消毒手方法正确，隔离衣未被溅湿。

3. 穿脱过程中，始终注意保持衣领不被污染。

（四）避污纸的使用

避污纸是用废弃的清洁纸片制成的，常用绳串起挂在门口墙上供使用的纸巾。

【目的】

1. 手干净时，可用避污纸垫着拿取或暂时接触污染物品，保持工作人员手的清洁，以减少消毒手的次数。如回收药杯、开门等。

2. 手污染时，可用避污纸垫于已污染的手上接触清洁物品，如开关水龙头、电灯开关等。

【评估】

患者病情，目前采取的种类。

【计划】

1. 护士准备　着装整洁，剪短指甲，洗手、戴口罩等。

2. 环境准备　清洁、宽敞。

3. 用物准备　避污纸（用清洁纸片制成或纸巾）。

【实施】

步　骤	要点与注意事项
1. 使用时　取避污纸应从上面抓取，不可掀页撕取和接触下面的纸片（图 4-41）	• 使用前应保持避污纸清洁
2. 使用后　将使用后的避污纸丢进污物桶，集中焚烧处理	• 避污纸放入医用污物袋内，不可随意丢弃

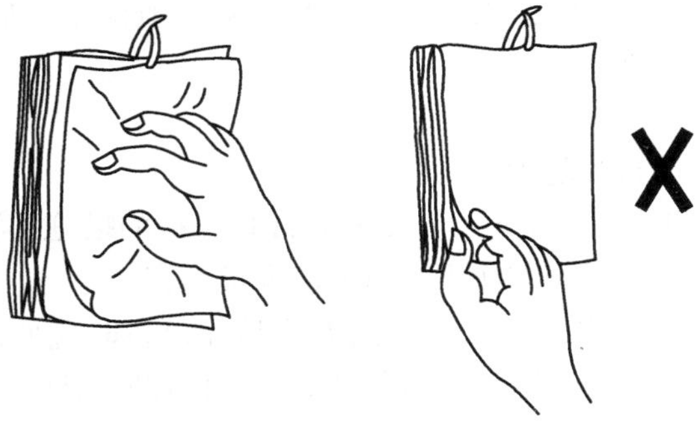

图 4-41　取避污纸法

【评价】

1. 避污纸使用前未被污染。

2. 取避污纸方法正确。

3. 避污纸用后处理正确。

笔记

学习小结

1. 学习内容

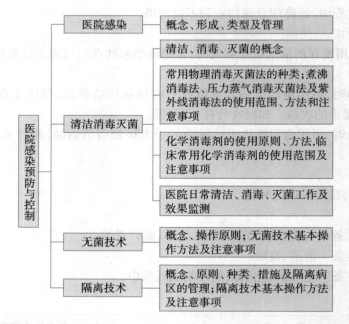

- 医院感染预防与控制
  - 医院感染
    - 概念、形成、类型及管理
  - 清洁消毒灭菌
    - 清洁、消毒、灭菌的概念
    - 常用物理消毒灭菌法的种类;煮沸消毒法、压力蒸气消毒灭菌法及紫外线消毒法的使用范围、方法和注意事项
    - 化学消毒剂的使用原则、方法,临床常用化学消毒剂的使用范围及注意事项
    - 医院日常清洁、消毒、灭菌工作及效果监测
  - 无菌技术
    - 概念、操作原则;无菌技术基本操作方法及注意事项
  - 隔离技术
    - 概念、原则、种类、措施及隔离病区的管理;隔离技术基本操作方法及注意事项

2. 学习方法

(1) 课前通过网上查阅图片或参观医院手术室、ICU、传染病房,了解隔离病区的设置,为本节知识的学习奠定基础。

(2) 重视课堂学习和互动,结合案例思考问题,把握重、难点。

(3) 结合实训课和见习课,熟练掌握各项无菌技术基本操作方法、手的卫生消毒法和穿脱隔离衣法,在操作中重视环境的评估以及隔离观念。

(4) 课后结合兴趣和知识链接、知识拓展等内容,查阅新进展,拓展知识视野,培养科研思维和评判性思维。

3. 风险防范

消毒灭菌工作中的自我防护!

在进行消毒灭菌工作时,医务人员要采取自我保护的措施,防止在消毒灭菌过程中发生消毒事故及因消毒操作方法不当造成的人员伤害。

(1) 热力消毒、灭菌:操作人员接触高温物品和设备时应使用防烫的棉手套、着长袖工装;排除压力蒸气灭菌器蒸气泄露故障时应进行防护,防止皮肤的灼伤。

(2) 紫外线消毒:应避免对人体的直接照射,必要时戴防护镜和穿防护服进行保护。

(3) 气体化学消毒、灭菌:应预防有毒有害消毒气体对人体的危害,使用环境应通风良好。对环氧乙烷灭菌应严防发生燃烧和爆炸。环氧乙烷、甲醛气体灭菌和臭氧消毒的工作场所,应定期检测空气中的浓度,并达到国家规定的要求。

(4) 液体化学消毒、灭菌:应防止过敏及对皮肤、黏膜的损伤。

(杨翔宇 吴小婉)

笔记

复习思考题

1. 患者，男性，35岁，因足底外伤，继而发热、惊厥、牙关紧闭呈苦笑面容入院，诊断为破伤风。该患者换药后伤口敷料应如何处理？

2. 患者，男性，50岁，不慎被烧伤，Ⅲ度烧伤面积达45%，入院后应采取何种隔离？具体措施有哪些？

3. 患者，男性，38岁，因发热、右上腹痛、巩膜黄染、食欲减退伴恶心呕吐2天来就诊，初步诊断为病毒性肝炎，收入传染病区。

（1）作为护士你将为其采取何种隔离？具体隔离措施有哪些？

（2）对其使用过的体温计、血压计、听诊器、书籍、餐具、衣物以及剩余食物，你将如何进行处理？

第五章

护理职业防护

学习目的

学生通过本章的学习，能掌握职业暴露、职业损伤、职业防护、护理职业防护、标准预防的概念，常见护理职业损伤的防护措施；熟悉护理职业损伤的危害因素；了解护理职业防护的管理，为日后正确地进行临床护理工作，有效预防护理职业伤害打好基础。

学习要点

职业损伤、职业暴露、职业防护、护理职业防护、标准预防等概念；护理职业损伤的危害因素；护理职业防护的管理；常见护理职业损伤发生的原因和防护措施。

案例导入

护士李某，女性，39岁，从事神经外科重症监护工作15年，体检发现腰椎间盘突出，近日由于护理任务繁重加之疏忽大意，在拔除输液头皮针时刺伤自己。请问：

1. 护士李某发生腰椎间盘突出与职业有何关系？
2. 护士李某针刺伤后应如何处理？
3. 发生针刺伤后潜在的危害有哪些？

护理工作环境是治疗与护理患者的场所，其病原微生物相对集中，存在着职业风险。自1981年，Mclormick等学者首次报道了医务人员因职业原因感染人类免疫缺陷病毒(HIV)以来，医务人员的职业暴露及防护开始受到关注。2003年，严重急性呼吸系统综合征(severe acute respiratory syndrome，SARS)暴发，一线医护人员感染率高达20%以上，这一数字警示我们：医护人员的职业防护不容忽视。近年突发的传染病，如埃博拉出血热(Ebola hemorrhagic fever，EBHF)、中东呼吸综合征(Middle East respiratory syndrome，MERS)、寨卡病毒(Zika)感染等，严重威胁医护人员的生命安全。因此，学习护理职业防护知识，对护理人员规避职业风险，降低职业损伤发生率，具有重要的意义。

第一节　职业防护概述

一、职业防护的相关概念及意义

随着医学科学的发展和各种新诊疗技术的推广，尤其是近几年新的化疗药物和高新技术在临床的应用，增加了护理人员暴露于多种职业性危害因素中的危险，易造成护理职业性损伤，严重危害护理工作人员的身心健康。政府和医疗卫生机构要进一步加强对职业防护的重视，采取强有力的措施，保障护理职业的安全；护理人员要提高护理职业防护意识，切实做好自我防护工作。

（一）职业防护的相关概念

1. 职业损伤（occupational injury）　是指由于职业有害因素引起的各种损伤，轻则影响健康，重则可以造成严重损害，甚至导致严重的伤残或死亡。

2. 职业暴露（occupational exposure）　是指由于职业关系而暴露在危险因素中，从而具有被感染可能性的情况。

3. 护理职业暴露（nursing occupational exposure）　是指护理人员在从事诊疗、护理活动过程中接触有毒、有害物质或传染病病原体，从而损害健康或危及生命的一类职业暴露。

4. 职业防护（occupational protection）　是指针对职业损伤因素可能对机体造成的各种伤害，采取多种适宜的措施避免其发生，或将损伤程度降到最低。

5. 护理职业防护（occupational protection of ursing）　是指在护理工作中采取多种有效措施，保护护理人员免受职业损伤因素的侵袭，或将其所受伤害降到最低程度。

（二）护理职业防护的意义

1. 科学规避护理职业风险，营造和谐的工作氛围　通过护理职业防护知识的学习以及护理职业防护技能的规范化培训，提高护理人员对职业损伤的警觉性和自我防控能力，自觉履行护理职业规范要求，减少护理差错、事故的发生，增加工作安全感和职业成就感，提高工作效率，营造和谐的工作氛围。

2. 提高护士职业生命质量，保证护士健康和安全　护理职业防护的有效实施不仅可以减轻职业危险因素对护理人员造成的损害，还可以控制由环境和行为不当引发的不安全因素，最大限度地维护护理人员的健康和安全，提高护士职业生命质量。

3. 提供患者优质服务，促进社会和谐发展　有效的护理职业防护可以解除护理人员的后顾之忧，为患者提供高效、优质的护理服务。同时，护理人员的自我防护也是对患者的保护，促进医患关系的发展，促进社会和谐发展。

二、护理职业防护的进展

（一）国外护理职业防护

国外发达国家非常重视护理职业安全，通过设立专门管理机构，加强法律法规建设，不断改进护理职业防护的方法和用具等来保障护理工作人员的安全。早在20世纪80年代美国政府设有专门的职业防护管理机构，如美国职业安全卫生管理局（Occupational Safety and Health Administration，OSHA），致力于护理人员职业健康与安全。

笔记

1982年,加拿大建立了职业健康护士合作委员会(Canadian Council for Occupational Health Nurses Incorporated,COHN Inc),开发和管理职业健康护理认证教育。现今,加拿大、美国、新西兰以及欧洲等多个国家均有专职职业防护护士并建立系统的资格认证体系。2001年美国国会通过针刺安全及防护法法案,将医护人员职业安全纳入法律保护范畴。研究表明,导致感染的主要职业因素是防护意识不强,20世纪80年代以来,美国职业安全管理局先后制定了普及性防护、集中配置及监控手段和抗肿瘤药物使用的法规等,90年代初日本、英国、加拿大、西班牙等国继美国之后建立了血液暴露防治通报网络系统(Exposure to Prevent Blood Communications Network System,EPB-NET),对血液性职业暴露、职业安全进行了控制与管理。目前很多国家都有关于护士职业防护的规定,以美国为例,关于护士职业防护就有3项规定:①美国疾病控制与预防中心(Centers for Disease Control and Prevention,CDC)的标准预防原则:护理人员应把所有患者的血液、体液都视为有传染性的,在可能暴露于这些物质时,必须采取个人防护措施,并严格遵守针刺预防原则;②美国职业安全管理局(Occupational Safety and Health Administration,OSHA)的执行标准预防管理规定:要求医院必须提供足够的手套、隔离衣、面罩、眼罩等个人保护性设备,配有专门的医院感染控制人员,提供标准预防知识的培训并进行效果评价,制定暴露后管理计划等;③使用安全性产品的相关法律:法律规定医务人员有权要求使用安全性能好的产品,标志着从强调以行为防护到强调以器械防护的防护理念的转变。国外发达国家已广泛使用垂直层流生物安全柜配制化疗药物,美国为接触化疗药物的医务人员提供特制防护手套。新加坡等发达国家对针头、锐器损伤有严格的上报制度。

(二)我国护理职业防护

我国的职业防护起步较晚,经过不断的努力,已取得可喜的进步和成绩。但与欧美等发达国家相比,还存在一定差距。

1. 职业暴露的关注 我国在SARS发生后医务人员职业防护更加受到关注。在2004年卫生部发布了《血源性病原体职业接触防护导则》,2009年开始正式实施,但导则只是规范性标准,而非强制性要求。近年来,医疗卫生职业防护工作的相关法规、文件逐渐出台,有效推进了护理职业防护工作的发展。护理人员应自觉提高职业防护意识,强化职业防护行为,促进护理职业防护的进一步发展。

2. 职业防护教育 近年来,各级医学院校对护理职业防护教育进行了有益的探索,但是总体来说我国的护理职业防护教育仍然十分薄弱,多数学校在《护理学基础》理论和实训课中涉及相关知识,或者在实习护生的岗前培训中提到职业防护。传授的防护知识相对零碎、不全面,没有涵盖全部职业危害因素,只讲授了常用的职业防护知识,难以形成系统的知识体系。护士正式上岗前相关的医院感染、职业防护、安全工作技术和方法的专门教育培训也相对匮乏。由于职业防护教育的不到位,造成护理人员职业防护意识薄弱、防护能力较低。因此,加强对护理人员的教育培训是有效减少职业性损伤的有效措施之一。

3. 护理职业防护研究 SARS发生以后,有关部门高度重视医护职业损伤问题,护理科研工作者也针对护理职业防护进行了深入研究,短短的十几年已取得一定的进步。但由于起步晚,科研能力、财力投入等因素在一定程度上造成研究的局限性。期望在政府的支持下,以科学的高度,在护理职业防护的管理、教育、风险因素、职业损伤

笔记

原因及防护、风险评估等方面的研究取得纵深突破。对推进护理职业防护的立法进程，建立护理职业防护长效机制，具有重要意义。

4. 护士职业防护意识　根据《医务人员职业防护制度》，在医疗机构中从事诊疗活动的所有医、药、护、技人员，均应严格遵守职业防护制度。尽管各级医院重视开展关于医务人员防护的宣传、教育和培训工作，但还有护士在执行时仍然抱着侥幸心理，忽视自身防护。究其原因有三：①护理人员自身觉得应用防护用具不方便操作，影响工作效率，标准预防依从性低；②中国护理界长期以来强调不怕脏、不怕累的敬业精神的影响；③职业防护知识缺乏，护士没有进行系统的防护知识教育，医院和社会对防护知识的宣传和重视力度不够。

5. 职业防护管理意识　管理人员防护意识还需加强。护理人员的职业防护是一个系统工程，从职业教育到管理均应给予足够的关注。但是，一些医院往往只注重患者的安全而忽略了护理人员自身安全；一些医院则管理制度不健全，未实行职业暴露和职业感染报告制度；有些医院目前还未能提供足够的防护用具。一定程度增加了护理人员的暴露风险。

6. 职业暴露处理　护理职业暴露处理不到位，主要体现在两个方面，一方面由于管理者的不重视，一些医院没有设立职业暴露防护组织，一旦发生职业暴露后，缺乏相关的应急预案，暴露的护理人员得不到风险评估和指导处理，得不到必要的疫苗防治等处理。另一方面，护理人员自身由于防护知识和防护意识的缺乏，导致职业暴露后处理措施不当，上报率低。

知识拓展

普遍性预防

普遍性预防(universal precaution, UP)是指假定所有人的血液都具有潜在的传染性，在处理血液、体液时要采取防护措施。世界卫生组织推荐的普遍性防护原则认为，在为患者提供诊疗服务时，不论是患者还是医护人员的血液和深层体液，也不论其是阳性还是阴性，都具有潜在的传染性，因而需采取防护措施。

三、护士职业损伤的危险因素

职业危害因素是指工作场所中存在的各种有害的物理、化学、生物等环境因素及在作业过程中产生的其他职业有害因素。护士的职业危害因素根据马来西亚 Tan 的职业危害分类法分为四类：物理、化学、生物和心理-社会性危害。

（一）物理性因素

在护理工作中，易发生职业损伤的常见物理因素有锐器伤、负重伤、放射性损伤、温度性损伤、噪声损伤以及工作环境中不安全因素损伤等。

1. 锐器伤　锐器伤是护理人员最常见的职业损伤因素之一。护理工作需要进行注射、抽血、输液、输血等大量的操作，在配药过程中经常要掰断安瓿，手术配合要接触手术器械、缝针、刀剪等锐器，在进行这些操作中都存在被刺伤或割伤的风险。锐器伤是导致医务人员血源传播疾病的主要因素，其中最常见、危害性最大的是乙型肝炎、丙

笔记

型肝炎和艾滋病。锐器伤不仅危害护理人员身体健康，而且损害护理人员心理健康，引起焦虑、恐慌的不良情绪，严重者影响护理从业生涯。

2. 负重伤 护理人员体力劳动较多，且劳动强度较大，特别是在急诊、ICU、骨科、脑外科、神经内科等科室，常常需要搬动患者，定时给患者翻身，如果操作体位或搬运患者用力不当或弯腰姿势不正确，容易发生急性腰部扭伤，引发腰椎间盘突出。另外，长时间的负重和弯腰易造成腰肌劳损，长时间站立和在病房频繁走动容易造成下肢静脉曲张。

3. 放射性损伤 随着医学影像学、核医学的发展，放射性检查和治疗、激光治疗广泛应用于临床。护理人员在这样的环境中工作可引发放射性皮炎、皮肤溃疡坏死、皮肤癌等危害，如果护理人员自我防护不当，可导致青光眼、白内障、畸胎或死亡、机体免疫系统损害、造血系统功能障碍等；另外，紫外线照射是医院常用的一种消毒灭菌方法，过量接触紫外线会引起光化学反应，可引发皮肤红斑、紫外线性眼炎等疾病。

4. 温度性损伤 高温和低温均可造成身体损伤。在日常护理工作中，给患者提供冷热疗法时易造成冻伤或烫伤，如冰敷、热水袋热敷、中药热熨疗法等；各种仪器使用，如烤灯、高频电刀所致的灼伤；医院易燃易爆品，如乙醇、氧气所致的烧伤。

5. 噪声损伤 医院中的噪声主要来源于各种机器如监护仪、呼吸机的机械声、报警声、电话铃声、患者的呻吟声以及物品和仪器的移动等。护理人员长期处于高分贝的工作环境中，可产生苦恼、烦躁不安等心理反应，严重者可导致听觉系统、神经系统等损伤。

6. 工作环境中不安全因素 如地面湿滑滑倒、跌倒；因狂躁妄动患者或医疗纠纷造成的暴力伤害；坠物砸伤等。

（二）化学性因素

化学性因素是指医务人员在从事规范的诊断、治疗、护理及检验等工作过程中，通过多种途径接触到的化学物质。在日常工作中，护士长期接触多种消毒剂、抗肿瘤化疗药物、麻醉废气及水银等，可造成身体不同程度的损伤。

1. 细胞毒性药物 吸入或者直接接触细胞毒性药物粉尘或雾滴，均会造成身体的危害。长期低剂量接触化疗药物可引起皮炎、头痛、头晕、恶心、呕吐、器官或染色体损伤及生殖发育毒性等损伤，有致癌、致畸、致突变的危险。细胞毒性药物在体内还有蓄积作用，会产生远期危害。

2. 消毒灭菌剂 甲醛、戊二醛、环氧乙烷、过氧乙酸、过氧化氢、含氯消毒剂、高锰酸钾等消毒灭菌剂对眼睛、皮肤和黏膜有强烈的刺激作用，在发挥它们作用的同时，也给护理人员带来了潜在的毒副作用。长期接触可损害呼吸系统和中枢神经系统，临床表现为气促、鼻炎、哮喘、头痛、记忆障碍以及注意力不集中等。

3. 医用麻醉废气 麻醉废气具有器官毒性、致癌作用。短期吸入麻醉废气可出现头痛、注意力不集中、应变能力差及烦躁等症状；长期吸入麻醉废气在体内积蓄后，可产生氟化物中毒、遗传性影响（致畸、致突变）及对生育功能的影响。

4. 其他 部分医疗用品如水银体温计、水银血压计、水温计等是常用的护理操作用品，一旦被打碎，漏出的汞如处理不当可对人体产生神经毒性和肾毒性作用。

（三）生物性因素

护理工作环境中存在的对护理人员健康有害的病毒、细菌、真菌、支原体、衣原体、

笔记

寄生虫等，以及其产生的生物活性物质，统称为生物性有害因素。其中护理环境中主要的生物性有害因素是细菌和病毒。

1. 细菌　细菌是原核型单细胞微生物，在适宜条件下结构和形态较稳定。在护理环境中常见的致病菌有葡萄球菌、链球菌、肺炎球菌以及大肠埃希菌等，广泛存在于患者的排泄物、分泌物以及患者用过的器具和衣物中。护理人员主要是通过呼吸道、血液、皮肤等途径被感染。

2. 病毒　病毒是一种体积小、结构简单的微生物，必须寄生在活细胞内，并依赖宿主细胞进行复制。在护理工作环境中，常见的有肝炎病毒、艾滋病毒和冠状病毒等，传播途径主要是呼吸道和血液。乙型肝炎、丙型肝炎和艾滋病均由病毒引起，是护理人员因职业损伤而感染的疾病中最常见、最危险的疾病。

（四）心理-社会性因素

中国的护理人员大部分是女性，女性的生理、心理和社会特征，如经期、妊娠期、哺乳期以及承担家庭生活重担等都是护理人员职业危险因素中的社会心理因素。护理工作中存在诸多的负性因素，如工作繁重而琐碎导致工作负荷重，倒班制致生活无规律，长期处于患者病情危重、意外伤害以及死亡等负性事件的包围中，易产生焦虑、烦躁、头痛、失眠、抑郁以及神经衰弱等。患者和家属的不理解甚者是谩骂，公共突发事件以及医疗纠纷等社会问题更会增加护理人员工作的心理压力，出现心理问题。护理人员长时期处于应激状态以及超负荷工作，容易导致心理和生理疲劳。

四、护理职业防护管理

为维护护士的职业安全，稳定护理团队，应依据国家有关法律法规，切实做好护理职业防护管理工作。

（一）完善组织管理

职业安全组织管理分为三级，即医院职业安全管理委员会、职业安全管理办公室、科室职业安全管理小组，分别承担相应的职业安全管理工作，以维护医务工作人员的职业安全和身心健康。

（二）建立健全相关规章制度，提高职业防护能力

1. 建立健全制度　保障护士职业安全的基本措施是制订和完善各项规章制度，并认真遵守执行。各医疗机构应依据国家颁布的职业防护相关的法律、法规、文件，制定各项规章制度，如职业防护管理制度、职业暴露上报制度、风险评估标准、消毒隔离制度、转诊制度、各种有害因素监测制度以及医疗废弃物处理制度。

2. 制定规范的操作规程　制定各种预防职业损伤的工作指南，制定并完善各项操作规程，使各项护理操作有章可循、减少差错事故和各种职业暴露的发生。如预防锐器伤操作规程、化疗药物配制规程、有创性护理操作规范化流程及方法等。

（三）加强职业安全培训，提高职业防护意识

实施职业安全教育和规范化培训是减少护士职业暴露的主要措施。定期进行培训和考核，以增强护士自我防护意识。

1. 培训与考核职业安全知识　卫生行政部门要提高警觉性，充分认识护理职业损伤的危险性和严重性，提供一定的人力、物力以及技术支持，对各级护理人员做好岗前培训和护理职业安全知识培训与考核。

笔记

2. 增强护士职业防范意识　护理人员首先要从思想上重视职业防护，充分认识职业损伤的严重性和职业防护的重要性。加强学习，严格执行规范化操作，提高自己的职业防护意识。

（四）改进护理防护设备，增强职业防护水平

改进和完善各科室的防护设备，如感应式洗手设施、生物安全柜、层流手术室等；配备足够的防护用品，如符合国际标准的一次性锐器回收盒、手套、面罩、护目镜、防护罩及脚套等；设立化疗药物配制室或建立符合国际标准的静脉药物配制中心等。有效增强职业防护水平，减少护理人员的职业损伤。

（五）强化和推进标准预防

1991 年美国疾病控制与预防中心提出标准预防，1999 年引入我国，并于 2000 年编入卫生部颁布的《医院感染管理规范（试行）》中。实施标准预防，坚持对患者及医务人员共同负责原则，强调双向防护，防止疾病双向传播，既保护医务人员，也保护患者。根据标准预防的内容和措施，接触患者血液、体液、分泌物、排泄物时，需要使用手套、口罩、护目镜、隔离衣等个人防护用品。

（六）重视护士的身心健康管理

建立护理人员健康档案，定期进行健康体检及免疫接种。建立职业损伤后登记上报制度，动态监控受伤护理人员的健康状况；创造条件减轻护理人员心理压力，积极做好心理疏导。

第二节　护理职业损伤的防护措施

一、标准预防

标准预防（standard precaution）指认定患者的血液、体液、分泌物、排泄物均具有传染性，须进行隔离，不论是否有明显的血迹污染或是否接触非完整的皮肤与黏膜，接触上述物质者，必须采取防护措施。

（一）标准预防的基本内容

1. 既要防止血源性疾病的传播，也要防止非血源性疾病的传播。

2. 强调双向防护，既防止疾病从患者传至医务人员，又防止疾病从医务人员传至患者，因此，既保护了医务人员，又保护了患者。

3. 根据各种疾病的主要传播途径，采取相应的隔离措施，包括接触隔离、空气隔离和微粒隔离（飞沫隔离）。

（二）医护人员的防护要求

1. 基本要求

防护对象：在医疗机构中从事诊疗活动的所有医护人员。

着装要求：工作服、工作帽、医用口罩、工作鞋。

2. 加强防护

防护对象：进行体液或可疑污染物操作的医护人员；传染病流行期间发热门诊的工作人员；转运疑似或临床诊断为传染病的医务人员和司机。

着装要求：在基本防护的基础上，可按危险程度使用以下防护用品：

隔离衣:进入传染病区时。

防护镜:有体液或其他污染物喷溅的操作时。

外科口罩:进入传染病区时。

手套:操作人员皮肤破损或接触体液或破损皮肤黏膜的操作时。

面罩:有可能被患者的体液喷溅时。

鞋套:进入传染病区时。

3. 严密防护

防护对象:进行有创操作,如给呼吸道传染患者进行气管插管、切开吸痰等操作或做传染病尸解的医务人员。

着装要求:在加强防护的基础上,使用面罩。

二、个人防护

医护人员必须重视个人防护,通过科学使用防护用品达到防止发生职业损害的目的。防护用品主要由帽子、口罩、隔离衣、防护服、防护眼镜和鞋套等装备构成。

(一)个人防护用品及应用

1. 帽子、口罩、眼罩或护目镜、隔离衣、防护服、手套的使用范围请参照本教材第四章内容。

2. 医用防护口罩　又称呼吸防护器(respirator)。N95 口罩适用于接触空气隔离,以及病原体传播途径不明的感染者的隔离,或进行引发气溶胶操作时。美国《国家职业安全与卫生研究所》对医用防护口罩的阻隔性能要求:①过滤效率:95 型不小于 95%,即氧化钠气溶胶的过滤效率最少要达到 95%,9 型不小于 99%,10 型不少于 99.97%;②与面部密合度:口罩与佩戴者面部应密切配合,泄漏率不超过 10%;③口罩佩戴应适合不同医务人员的面部特征;④一个一次性口罩使用时间不超过 4 小时,当口罩潮湿或被污染时应及时更换。

3. 防护服　应符合 SARS 期间我国紧急发布 GB19082-2003《医用一次性防护服技术要求》,应穿脱方便,结合部位严密,过滤效率、防水性能、表面抗湿性及血液阻隔性能都符合国家标准要求。

4. 防护面屏　可替代眼罩或护目镜。防护眼罩和面罩使用弹性佩戴法,保证视野宽阔,透亮度好,有较好的防溅性能和封闭性能,污染时及时更换。

5. 防水围裙　当隔离衣或防护服不防水时,则应在外面加套一件防水围裙。

6. 防水鞋套　适用于从潜在污染区进入污染区时和从缓冲间进入负压病室时。鞋套应具有防水性和耐磨性,如有破损和潮湿应及时更换。

(二)个人防护用品穿戴流程

1. 穿戴有普通隔离衣的个人防护用品的顺序　①手卫生;②戴一次性外科口罩;③戴帽子;④穿隔离衣;⑤穿鞋套;⑥戴护目镜或防护面罩;⑦戴手套。

2. 穿戴有防护服的个人防护装备的顺序　①手卫生;②戴医用防护口罩;③戴帽子;④穿长筒胶靴;⑤穿好防护服裤子,防护服裤腿覆盖胶靴;⑥穿着连体防护服袖子,戴上连体防护服帽子,拉上拉链;⑦戴护目镜或防护面罩;⑧戴手套。

(三)个人防护用品脱卸流程

1. 脱卸有普通隔离衣的个人防护装备的顺序　①摘护目镜或防护面屏;②摘手

笔记

套；③解开隔离衣腰带，在前面打一活结；④手卫生；⑤脱隔离衣，污染面向内，卷成包裹状，丢至医疗废物容器内；⑥摘帽子；⑦脱鞋套；手卫生；⑧摘口罩；手卫生。

2. 脱卸有防护服的个人防护装备的顺序 ①脱一次性防水鞋套；②摘护目镜或防护面屏；③解开拉链；④摘手套；⑤手卫生；⑥脱连体防护服；⑦脱长筒胶靴，穿上自己的鞋；手卫生；⑧摘帽子；⑨摘口罩；手卫生。

知识拓展

2014 年美国 CDC 职业防护建议

在 2014 年 8 月美国 CDC 医疗机构将何时应使用何种个人防护装备 PPE 来避免暴露于传染性疾病的建议。并从安全和健康控制的等级开始阐述这些建议：

1. 培训和行政控制。
2. 工程控制。
3. 工作场所控制。
4. 个人防护用品。

工作场所内防止医务人员暴露于传染性疾病，须采取综合控制措施，其中之一便是使用个人防护用品。有一点很重要，即：认识到作为医护工作者的防护措施，还需要其他预防策略。医护工作者安全项目有四个主要组成部分：第一是培训，就如你们今天接受的培训，隔离政策和程序等行政控制，以及在医护工作者暴露于传染性疾病患者之前识别患者的程序；第二是工程控制措施，如：为空气传染病（如结核病）患者设立负压病房；第三是工作实践控制措施，如：不重复使用针头；第四是个人防护用品，尽管个人防护用品在预防等级中排在后面，但它对预防医护工作者感染疾病非常重要。

三、常见护理职业损伤的防护措施

（一）锐器伤

锐器伤是指一种由医疗锐器如注射器针头、缝针、各种穿刺针、手术刀、剪刀、碎玻璃、安瓿等造成的意外伤害，造成皮肤受损或出血的皮肤损伤。锐器损伤是导致护理人员发生血源性传播疾病最主要的职业性因素。

1. 原因

（1）防护观念：护理人员自我防护意识淡薄，缺乏对职业防护知识的系统认识；在接触医疗锐器时，对锐器伤造成的危害认识不足，操作过程粗心、存有侥幸心理，致使锐器伤发生频繁；职业暴露后未能及时上报等。

（2）防护行为：护理人员操作技术不熟练，操作不规范，如错误的拔针方法、徒手掰安瓿、回套护针帽、手术中传递器械方法不正规、锐器处理不当等均可造成锐器伤，进而引发感染。

（3）患者因素：在护理一些特殊的患者如酒醉患者、精神障碍患者等时，由于患者丧失正常的理智，会出现动手打人、骂人等情况，容易造成护理人员紧张、害怕、导致操作失误而刺伤自己。另外，患者在治疗的过程中突然反抗也可导致针头、刀片误伤护理人员。

（4）心理因素：由于护理工作的特殊性，每天精神高度紧张，加上人力配备不足，

笔记

工作任务繁重，容易造成身心疲惫，导致精力不集中或忙乱中发生锐器伤。

（5）管理因素：医院防护管理不到位，如没有完善的防护管理制度；防护设备不足；没有引进具有安全防护功能的医疗用具，如自毁形注射器、负压标准采血试管、型号各异的利器盒等；未能开展安全防护教育与培训等均是护理人员发生锐器伤的因素。

2. 防护措施

（1）建立防护制度：制订锐器操作规程、废弃医疗锐器处理制度、侵入性诊疗和护理操作的防护制度等。

（2）规范操作：严格执行护理操作常规，规范各项锐器操作，如掰安瓿应垫以纱块，抽吸药液后立即用单手套回针帽，进行侵入性操作时光线要充足，传递器械方法要娴熟规范，使用后的锐器应直接放入锐器盒等。锐器不得与其他医疗废物混放。

（3）个人防护：①在从事医疗锐器操作时如注射、输液、采血等时要戴手套，接触被污染的器械时应戴防护手套；②如操作过程中发生锐器伤应严格按照规范流程处理伤口，以免感染；③如皮肤有损伤，尽量不从事与患者血液、体液等相关的有创操作。

（4）使用具有安全装置、安全性能好的护理防护用品：如使用完全自动回缩针头毁形的安全注射器、带保护性针头护套的注射器、安全型静脉留置针等。

（5）纠正危险行为：①禁止用手弄弯或弄直针头；②禁止双手回套护针帽；③禁止徒手携带裸针头等锐器物；④禁止直接传递针头、手术刀、剪等锐器，应用容器盛放后传递；⑤禁止消毒浸泡针头，使用后的锐器直接放入耐刺、防渗漏的锐器盒内；⑥禁止双手分离污染的针头和注射器；⑦盛装锐器的锐器盒不能过满，不应超过盒子体积的2/3；⑧禁止直接接触医疗垃圾，处理使用过的锐器时，应戴防护手套。

（6）与患者沟通配合：在护理工作中遇到不合作的患者，应有技巧地与患者及其家属沟通，取得他们的信任，保证护理诊疗工作的顺利进行。如遇到精神障碍患者或躁动患者，可请有经验医护人员协助，以免发生锐器伤。

（7）注意劳逸结合，提高机体抵抗力：管理者应科学安排护理轮班，尽量减少护士心理压力。工作之余培养良好的个人爱好，保持精神健康，提高自身对紧张情绪的承受力和忍耐力，并能在短时间内化解压力。保证充足睡眠，注意饮食营养，提高机体抵抗力。

3. 锐器伤后的处理流程

（1）伤口的处理：①立即从伤口的近心端向远心端挤出伤口血液，尽可能挤出损伤处的血液，禁止按压伤口，以免将污染血液虹吸入血管，增加感染的几率；②用肥皂液和流动的清水反复冲洗污染的创面和暴露的黏膜；③伤口冲洗后，用消毒液，如75%乙醇或0.5%碘伏进行局部消毒；④包扎伤口，伤口较深者，必要时请外科医生处理。

（2）报告制度：受伤者要立即向上级报告，填写锐器损伤登记表及职业暴露相关表格。

（3）评估锐器伤，并做进一步处理：根据患者传染病检测结果以及护理人员锐器伤后的血清学检测结果评估锐器伤，并做相应的处理与治疗。相应的治疗应该在受伤

笔记

1～2 小时内开始，不要超过 24 小时，如超过 24 小时也应采取补救措施。

知识拓展

锐器伤后的血清学检测结果与处理原则

锐器伤进行伤口处理后，根据血清学检测结果对暴露者进行相应处理：

1. 患者 HBsAg 阳性，受伤护士 HBsAg 阳性或抗-HBs 阳性或抗-HBc 阳性者，暴露者不需注射疫苗或免疫球蛋白。

2. 受伤护士 HBsAg 阴性或抗-HBs 阴性且未注射疫苗者，暴露者需 24 小时内注射免疫球蛋白并注射疫苗，于受伤当天、第 3 个月、6 个月、12 个月随访和检测。

3. 患者抗-HCV 阳性，受伤护士抗-HCV 阴性者，暴露者于受伤当天、第 3 周、3 个月、6 个月随访和检测。

4. 患者 HIV 阳性，受伤护士 HIV 抗体阴性，则处理如下：①立即预防性用药，并进行医学观察 1 年；②于受伤当天、4 周、8 周、12 周、6 个月时检查 HIV 抗体。

（二）经血液、体液传播疾病

生物性损伤中，护理人员因接触感染患者血液、体液而导致的感染性损伤在临床护理中最为常见。目前已知通过血液、体液传播的病原体有乙型肝炎病毒（HBV）、丙型肝炎病毒（HCV）、人类免疫缺陷病毒（HIV）、埃博拉出血热病毒、疟原虫等 20 多种，其中危害最大的是乙型肝炎病毒（HBV）、丙型肝炎病毒（HCV）、人类免疫缺陷病毒（HIV）。充分了解血液、体液传播疾病发生的原因以及防护措施，可以降低职业损伤发生率。

1. 原因　护士经血液、体液感染损伤主要见于执行与针刺伤有关的护理操作和接触含病原体的血液与体液的操作时。被污染的锐器刺伤、破损的皮肤或黏膜接触了带有病原体的血液、体液均可以引起疾病传播，其中被污染的锐器刺伤是医务人员血液、体液感染损伤最常见的原因。2003 年，美国疾病控制与预防中心监测报道：每年至少发生 100 万次意外针刺伤，引起 20 多种血源性疾病的传播。

2. 防护措施

（1）遵循标准预防原则：无论是在综合性医院还是在传染病专科医院、在病房还是在门、急诊，认定所有患者的血液、体液及被血液、体液污染的物品均具有传染性，医务人员必须采取防护措施。

（2）严格洗手：护理患者前后，特别是接触患者血液、体液、分泌物、排泄物及污染物，无论是否戴手套，都要按要求洗手。

（3）个人防护：①戴手套：进行接触患者血液或体液操作、侵入性护理操作、处理患者血液或体液污染的物品、处理锐器等都必须戴手套；②戴口罩或护目镜：进行患者血液或体液有可能溅出的操作时，如气管内插管、内镜检查等，应戴口罩和护目镜；③穿隔离衣：进行身体有可能被患者血液、体液、分泌物、排泄物污染的操作时，应穿隔离衣。

被血液或体液污染的手套、隔离衣必须立即更换。护理人员手上有伤口时，尽量避免接触血液或体液的操作，如工作需要，必须戴手套并用器械操作。

（4）避免锐器伤：使用注射器时，要保证针头安装牢固；采血、注射后不回套护针

笔记

帽，最好使用一次性真空采血管，以减少医务人员与血液的接触；使用过的锐器投入锐器盒内，锐器盒的处理要严格按《医疗废物管理条例》中的规定，存放在指定的地点，做好危险物标识，严密封口，由专人运送到指定地点进行集中焚烧处理；操作后整理用物时，宜小心谨慎，必要时使用镊子夹取物品。

(5) 医疗废物及排泄物的处理：对使用过的一次性医疗用品、固体废弃物等，应放在双层防水污物袋内，密封并贴上特殊标志，送指定地点，由专人焚烧处理。排泄物和分泌物倒入专用密封容器内，消毒后按规定排放。

(6) 预防性用药：目前接种乙型肝炎疫苗是预防乙型肝炎病毒(HBV)感染的最有效措施。

(三) 经呼吸道传播疾病

呼吸道传染病是指病原体从呼吸道侵入、传播而引起感染的疾病，大多数通过空气、飞沫经呼吸道和近距离接触传播，由于呼吸道传播疾病有较强的传染性，收治类似病人时，应予以高度重视。通过采取有效隔离措施如戴口罩和定期对病区进行空气消毒，可有效控制护患之间的交叉感染，避免医护人员的身体损害。

1. 原因 护理呼吸道传染病患者时防护不当；接触不明原因的发热、肺炎患者时疏忽防护等。

2. 防护措施

(1) 保持室内空气流通，定期进行空气消毒：因患者打喷嚏或咳嗽及呼吸所排出的病原体可以在空气中悬浮或在无生命物体上生存一定时间，经常开窗通风和空气消毒，可以有效减少和消除致病微生物。

(2) 戴口罩：口罩是针对空气、飞沫传播的最主要措施。护理一般呼吸道传染病患者时戴12层以上的棉纱口罩或外科口罩，护理经空气传播的或烈性传染病患者时需戴医用防护口罩，必要时戴防护面具。

(3) 勤洗手：在工作中护理人员不经意用手接触到被病原体污染的物体后若未及时消毒处理而可能被感染。戴口罩、勤洗手是防范呼吸道传染病的根本方法。

(4) 多喝水：特别在冬春季节，气候干燥，空气中尘埃含量高，人体鼻黏膜容易受损，多喝水使鼻黏膜保持湿润，能有效抵御病毒的入侵，还有利于体内毒素排泄，净化体内环境。

(5) 分级防护：我国在SARS流行期间将烈性呼吸道传染病的防护分为一、二、三级。①一级防护：适用于呼吸道传染病高发季节的普通门诊和发热门诊的医务人员。严格遵守标准预防的原则，遵守消毒隔离的各项规章制度。工作时应穿工作服、隔离衣、戴工作帽和防护口罩，必要时戴乳胶手套。严格执行洗手和手消毒制度。下班时进行个人卫生处置，并注意呼吸道与黏膜的防护。②二级防护：适用于呼吸道传染病的留观人员，隔离病区的医务人员，在一级预防的基础上戴医用外科防护口罩，加戴乳胶手套和鞋套。③三级防护：适用于为呼吸道传染患者吸痰、气管插管和气管切开的医护人员，除二级防护外，还应戴面罩或全面型呼吸防护器。

(6) 烈性呼吸道传染病一线护理人员的防护：①选调身体素质和心理素质好、业务能力较强的护理人员到一线工作；②合理安排工作时间，避免劳累过度，加强营养配餐，合理休息和生活；③关心一线护理人员的心理状态，必要时进行心理疏导；④严格监测体温，每日2次，出现发热状态，必须立即进行诊治排查；⑤适当预防用药或接种

笔记

有关疫苗,做好呼吸道传染病的健康教育。

(四)负重伤

负重伤是指护士由于职业关系经常搬动重物,当身体负重过大或用力不合理时,所导致的肌肉、骨骼或关节的损伤。护理工作常见的负重伤有腰肌劳损、腰椎间盘突出、下肢静脉曲张等。

1. 原因

(1) 腰肌劳损:以腰部隐痛反复发作、劳累后加重、休息后缓解等为主要表现的疾病。是一种常见的腰部疾病,既是多种疾病的一个症状,又可作为独立的疾病。常见的原因有:①工作姿势不良,腰部长期处于被牵拉状态;②工作强度大、节奏快,腰部肌肉负重过度;③腰部急性损伤治疗不当或反复损伤。以上因素使腰部肌肉得不到有效休息,日积月累可导致腰肌劳损。

(2) 腰椎间盘突出:是因椎间盘变形、纤维环破裂、髓核突出刺激或压迫神经根、马尾神经所表现的一种综合征,腰腿痛是腰椎间盘突出最常见的症状。最主要的原因是腰部负重损伤,如搬运患者、搬运物品及各种频繁弯腰操作等,使护理人员经常处于非自然体位,在弯腰、扭转、负重的过程中造成对腰部的损伤,长期的损伤积累可以引发腰椎间盘突出。

(3) 下肢静脉曲张:是指下肢浅表静脉发生扩张、延长、弯曲成团状,晚期可并发慢性溃疡的病变。通常发生在大隐静脉或小隐静脉及其分支,是临床护理工作者常见的职业病之一。护理工作长久站立可导致下肢静脉血液回流受阻,静脉持久扩张,静脉壁压力持续增加,使静脉壁和静脉瓣遭受不同程度的损害,长时间的损害引发静脉瓣关闭不全和静脉壁膨出,导致下肢静脉曲张。

2. 防护措施

(1) 加强锻炼:加强腰腿部肌肉锻炼,提高肌肉柔韧性,增加骨关节活动度。

(2) 节力原则:移动物品时,在保证安全前提下,能拉则不推,能推则不提;搬运重物或患者时,应量力而行,用力要均匀合理,避免用躯干局部转动,尽量使用最大肌群和最大数量肌群。

(3) 保持正确的工作姿势:站立或坐位时,保持腰椎伸直,使脊柱支撑力增大,避免过度屈曲引起腰椎损伤;半弯腰或弯腰时,使身体尽量保持较大支撑面,使身体挺直在支撑面上(两足分开使重力落在髋关节和两足处),降低腰部负荷;弯腰搬重物时,应先伸直腰部、再屈髋下蹲,后髋及膝关节用力,随后挺腰将重物搬起。

(4) 经常变换工作姿势:在工作中避免同一种姿势过久,站立工作时应尽量减少长时间伸腰或弯腰动作,以减轻其被牵拉的程度。护士应避免剧烈运动,以防腰部肌肉拉伤。

(5) 使用防护用品:在工作或活动时佩戴护腰设备,以加强腰部的稳定性,预防腰部损伤。但不宜长时间佩戴护腰设备不宜长时间佩戴,以免造成腰肌萎缩,产生腰背痛等。

(6) 促进下肢血液循环,预防下肢静脉曲张:①避免长时间保持同一姿势,需经常变换体位。站立时,双腿轮换休息,可适当做踮脚动作,减少血液静脉积聚。②工作间歇尽量抬高双腿,配合按摩,或做下肢操,以促进下肢血液回流。③避免下肢外伤,减少静脉曲张发生的危险。④寒冷季节注意下肢保暖,避免冷水刺激。⑤可穿弹力袜

笔记

套预防静脉曲张。不宜穿紧身裤、过紧的袜子、狭小的鞋和高跟鞋。

（7）养成良好的生活起居习惯：提倡睡硬板床，枕头不宜过高；晨起前略微活动腰部，防止迅速坐起引起腰部损伤。多吃富含钙、铁、锌和蛋白质的食物。

（五）化疗药物损伤

化疗药物属于细胞毒类药物，能够对癌细胞进行抑制和杀死，但是同样也会对人体组织造成一定程度的影响。因此，必需加强对护士在执行化疗药物治疗过程中的职业防护，降低化疗药物对护理人员的职业危害。

1. 原因　化疗药物职业损伤主要发生在化疗药物准备、配制、给药等操作过程，经由呼吸道吸入、消化道摄入或与皮肤直接接触吸收而对操作人员具有潜在的职业危害。

2. 防护措施　化疗药物防护应遵循两个原则：一是减少化疗药物对环境的污染，二是减少护理人员与化疗药物的直接接触。

（1）重视环境建设：医院应建立集中式管理模式，制定明确的化疗药物使用配制操作流程。提供化疗药物专门的配制室、标准垂直层流生物安全柜（可以防止含有药物微粒的气溶胶或气雾对操作者的危害），设立静脉用药调配中心，配备足够的个人防护用品等。

（2）加强培训，增强防护意识：加强化疗药物防护知识教育，包括药物学基础、操作规程、废弃物处理等知识教育，提高护理人员对化疗药物危险的认识，增强防护意识。

（3）配制化疗药物的防护

1）准备时防护：①环境：使用专用的配药室和特制的无菌配药柜（生物安全柜），由专人配药。在窗口前方有吸引装置，形成无形的屏障。操作台覆以一次性防护垫，减少药液污染。一旦污染或操作完毕，应及时更换。②护士：洗手、穿长袖低渗透防护衣，佩戴一次性口罩及帽子、双层手套（内层为聚氯乙烯手套起防护作用，外层为乳胶手套便于操作），戴防护眼镜或眼罩，以减少呼吸道吸入及皮肤接触。

2）配制时防护：①开瓶：先轻弹瓶颈部使附着的药粉降至瓶底；掰开安瓿时应垫无菌纱布以免药液、药粉外溢、玻璃碎片飞溅，或划破手套。②稀释和抽吸：将溶媒沿安瓿壁缓缓注入瓶底，待粉末浸透后再晃动。瓶装药物稀释及抽取时应插入双针头以排除瓶内压力，防止针栓脱出造成污染。抽取药液后，瓶内进行排气和排液后再拔针，不可使药液排于空气中。③应使用一次性注射器和较粗针头抽吸药液，药液不应超过注射器容积的 3/4，以免药液外溢。④抽吸后药液放在垫有聚氯乙烯薄膜的无菌盘内。

3）配制后防护：①在一个药剂配制完成之后的半个小时内不得打开安全柜。药物配制结束，需用 75% 乙醇擦拭操作台表面；②脱去手套后用肥皂水及流动水彻底洗手并淋浴，以减轻药物毒副作用。

（4）给药操作时的防护：①静脉给药时应戴手套；②确保注射器及输液管接头处连接紧密，以防药液外溢；③从茂菲氏滴管加入药液时，先用无菌棉球围在滴管开口处再加药，加药速度不宜过快，以防药液从管口溢出。

（5）集中处理化疗污染物以及废弃物：所有污物（包括配制化疗药物后脱下的一次性防护服、口罩、帽子等），必须放在黄色垃圾袋，并标注为感染性医疗垃圾，最后焚

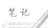

笔记

烧处理;接触过化疗药物的医疗用品,如一次性注射器、输液器、针头等应放置在防刺破的专用容器中处理。另外,处理化疗患者的分泌物、呕吐物、排泄物、血液等必须穿戴防护用品;患者使用过物品如被褥、洗手池、马桶等均须彻底消毒或清洗;污水应先去除毒性处理后才能排放。

(6) 化疗药物泄露后的处理流程:操作者皮肤黏膜或衣服不慎接触化疗药物时,应立即脱去手套或隔离衣,用肥皂水或清水冲洗,如溅入眼内,应用清水或生理盐水反复冲洗5分钟,必要时就医治疗。如果安全柜台发生了泄露,先用纱布进行吸附,随后使用肥皂水进行清洗。在对泄露物进行清洗处理时,往往是从边缘位置出发逐步向中心移动。

(7) 建立化疗药物配制人员健康档案:建立和完善化疗药物配制人员健康档案记录制度,定期检查配制人员肝肾、血常规、白细胞计数、血小板情况、转氨酶特性等,以更好评估化疗人员健康状况,为制定相关保护制度提供依据。

(六)放射性损伤

1. 原因 目前临床上广泛应用于肿瘤诊断和治疗的放射疗法产生的辐射,可对长期工作于此环境中的护士造成身体伤害。

(1) 电磁辐射损害:是指医疗器械(CT、MR、X射线机、直线加速器、微波治疗仪、床边X线摄片机)和各种电子生活用品(计算机、电视机、微波炉)在正常工作时产生的电磁波污染或电磁辐射对人体所产生的危害。

(2) 核医学的伤害:PET-CT/ECT用于临床多种疾病的发现诊断及疗效评估。尤其对多种肿瘤的前期诊断、肿瘤的分期、分型,患者的病情、疗效评估,以及对肿瘤转移灶的全身监测等方面起到重要的作用,适用范围非常广泛。核医学护士在进行核素的开瓶、稀释、分装、标记、淋洗、注射和服药治疗中,都会接触到剂量不等的核素,这些属于开放性操作,可对护士造成伤害。PET-CT所用的放射性药物放射线能量较高,显像的放射性核素^{18}F、^{13}N、^{11}C等半衰期分别为:109.70分钟、9.96分钟、20.40分钟。因此医护人员应适当进行防护以防辐射损伤。

(3) 放射性粒子植入治疗的伤害:放射性粒子植入治疗是一种近距离放疗内照射治疗技术。^{125}I放射性粒子是一种低能量核素,发射γ射线,半衰期为59.4天,其射线辐射对机体可产生电离作用,导致机体损伤,特别是对于人体性腺、骨髓、甲状腺的影响最大,可能导致血细胞数减少、染色体畸变、生殖细胞凋亡等症状。

2. 防护措施

(1) 强化管理:医院管理部门要高度重视辐射危害,依据国家有关职业防护的法律和法规,制定安全管理措施,并确保防护措施的落实。建立专科层级人员准入机制,专科人员考核合格方可上岗。建立专科人员长效培训机制,加强对相关人员辐射防护知识的教育与培训,提高护士对辐射的认知度和防护行为。

(2) 遵循放射辐射防护三原则:护士工作时应自觉遵循时间防护、距离防护、屏蔽防护的放射辐射防护三原则。充分利用时间、距离和屏蔽等各种措施防护,尽量减少与患者的接触时间和尽可能拉开距离。医护人员需要接触受检患者时,应正确穿戴防护服,如:铅衣、铅围脖、铅手套,正确使用铅板、铅屏风等。配餐、清洁人员6小时内尽量不接触PET-CT/ECT受检者。以达到防护与安全的最优化。

(3) 管理患者:注射放射性药物的受检患者是一个活动的放射源,对周围人群造

笔记

成潜在的辐射危险，应将患者置于单独的病房，以对讲机通话，在不影响治疗的情况下，医护人员及其他人员尽量减少与患者接触的次数，待其辐射剂量下降到一定程度再接触。

（4）正确处理污染物：受检患者的分泌物，如痰液、鼻涕应按放射性污物收集、标识、处理。

（5）提高护士体质：鼓励护士加强体育锻炼，加强营养的摄入，多进食有辅助抗辐射作用的食物以提高机体抗辐射能力。

（6）重视自我监测防护，定期进行健康检查：长期在肿瘤科、放疗科放射科工作的护士，应提高自身防护的重视度，如放疗科后装治疗室的护士工作期间佩戴个人计量仪，定期检查血常规，如若出现白细胞降低等，应调离该工作岗位，注意休息，增加营养，待白细胞恢复正常后才可回原岗位工作。

（七）噪声损伤

1. 原因　见于工作环境中各种医疗器械的碰撞、摩擦、转动、仪器的报警声，以及医务人员和患者、家属的说话声、患者呻吟声等。

2. 防护措施

（1）按要求执行各种噪声标准和管理规定，如护理人员操作时要做到“四轻”，医院安装隔音帐篷，向家属和患者宣教等，把噪声控制在一定的强度内。

（2）个人防护：接触噪声的护理人员可用防声棉、耳罩等进行保护。

（八）行为及语言伤害

是指护理人员在执业过程中遭受直接的或威胁性的语言攻击和行为伤害。

1. 原因

（1）患者及其家属方面：①对就医条件、服务或产生的费用不满意，容易出现不满情绪，护理人员是其首先接触的对象，因此，易导致行为及语言伤害的发生；②缺乏医疗卫生常识，对疾病的诊疗、护理等方面不能很好地配合，易产生矛盾；③患者入院后，对自己的权利和义务认识不清或不能完全遵守，一味地关注权利，而忽略义务，当护理人员督促患者遵守义务时，如缴费、禁止不适当的探视等时，很容易产生冲突；④患者角色使心理发生变化，安全、尊重的需要增强，易发生对护理人员的不信任甚至敌意；⑤由于疾病使患者心理及情绪反常，护理人员在与患者频繁的接触中易成为不良情绪的发泄对象。

（2）护理人员方面：护理人员对行为及语言伤害防护意识差，法律知识淡薄，遇到伤害后运用法律知识维护合法权益的能力差。

（3）社会及卫生体制方面：社会对护理工作重视程度不够高，患者及其家属不尊重护理人员的现象较为普遍。另外，一些医院护理人员编制紧缺，导致护士超负荷工作，身心疲惫，影响了工作情绪，引起患者及其家属对护士的不满，也是行为及语言伤害的原因之一。

2. 防护措施

（1）护理人员：①提高自身素质，加强心理知识学习，在实践中注意掌握患者的心理变化规律，理解患者及其家属的心理，提高沟通能力，加强护理专业技能，为患者提供高质量服务；②学习相关法律知识，增强自我防护意识和能力。

笔记

（2）医院及卫生行政管理部门：正确认识护理工作的价值，转变观念，提高护理人员的待遇，尊重护理人员，为其创造良好的工作环境。

（3）社会及媒体：媒体应加大对护理工作的正面宣传，让社会充分认识护理工作，增进对护理人员的理解和信任，创造一个尊重护理人员的社会环境。

（4）行为及语言伤害后的处理：医院及卫生行政管理部门应认真对待护理人员遭遇的伤害事件，及时、公正地处理。护理人员应勇敢地面对各种行为及语言伤害，运用法律及新闻舆论的帮助来维护自己的权利。对故意伤害的行为，应追究法律责任。

（九）工作疲溃感

是指由于持续的工作压力引起个体的"严重紧张"效应，从而出现的一组症候群，其主要表现为：缺乏工作动机、回避与他人的交流、对事物多持否定态度、情感冷漠等。

1. 原因

（1）护理人员本身：①生理因素：护理人员多数都是女性，来自于家庭和工作的双重压力使护理人员心理容易发生变化；②个性特征：个性特征包括兴趣、气质、性格、智力等方面，它们对心理的影响是多方面的，尤其是性格，性格不同在处理问题或困难时方式不同，对待心理冲突的反应也有所区别，这与人的心理健康密切相关；③对工作的态度和认识：21 世纪对护理无论从知识还是服务质量方面的要求都很高，很多护理人员感觉竞争激烈、学习压力巨大，导致心理压力增加；④心理知识缺乏：护理人员在面对压力时，缺乏必要的心理知识，不能充分运用各种防卫机制来保护自己。

（2）职业本身：①角色特征：护理工作重复性强，内容单一，容易出现倦怠感状况。另外，不同学历层次的护士的护理工作区分不明显，造成高等护理人员很难实现个人价值，工作成就感低，易出现工作疲溃感。②职业特点：护理工作劳动强度大、风险高、24 小时轮班等，都会对其心理产生很大的压力。

2. 防护措施

（1）管理者更新管理观念：当护士发生职业心态偏差，与患者产生矛盾冲突时，管理者应讲究工作技巧，有针对性地进行处理，设身处地地体谅护士，化解矛盾。

（2）提高护士的心理素质和抗压能力：加强护士心理素质的培养和抗压能力的训练，如接受社会心理干预技能培训，指导其进行放松训练，定期对护士进行人际关系、社会技能、自信训练、时间管理等培训，以提高护理人员主动干预压力、寻找适合自己减压方法的能力。

（3）关爱护士，减轻护士工作压力：护理管理者应进行人员优化组合，科学合理分工，增加护士编制，适当增加护士待遇，努力多创造晋升和深造的机会。还应减少护士非护理性工作，避免因工作量过大导致工作疲溃感的产生。

（4）提高社会关注度，增强家庭支持：加大对护理工作的正面宣传力度，积极提升护士的社会地位。另外，护理管理者应制定家庭支持政策，增强护士的家庭支持，如灵活的工作时间、护士援助和辅导计划，当护士因家庭的原因需要请假时护理管理者要表示理解和关心。

学习小结

1. 学习内容

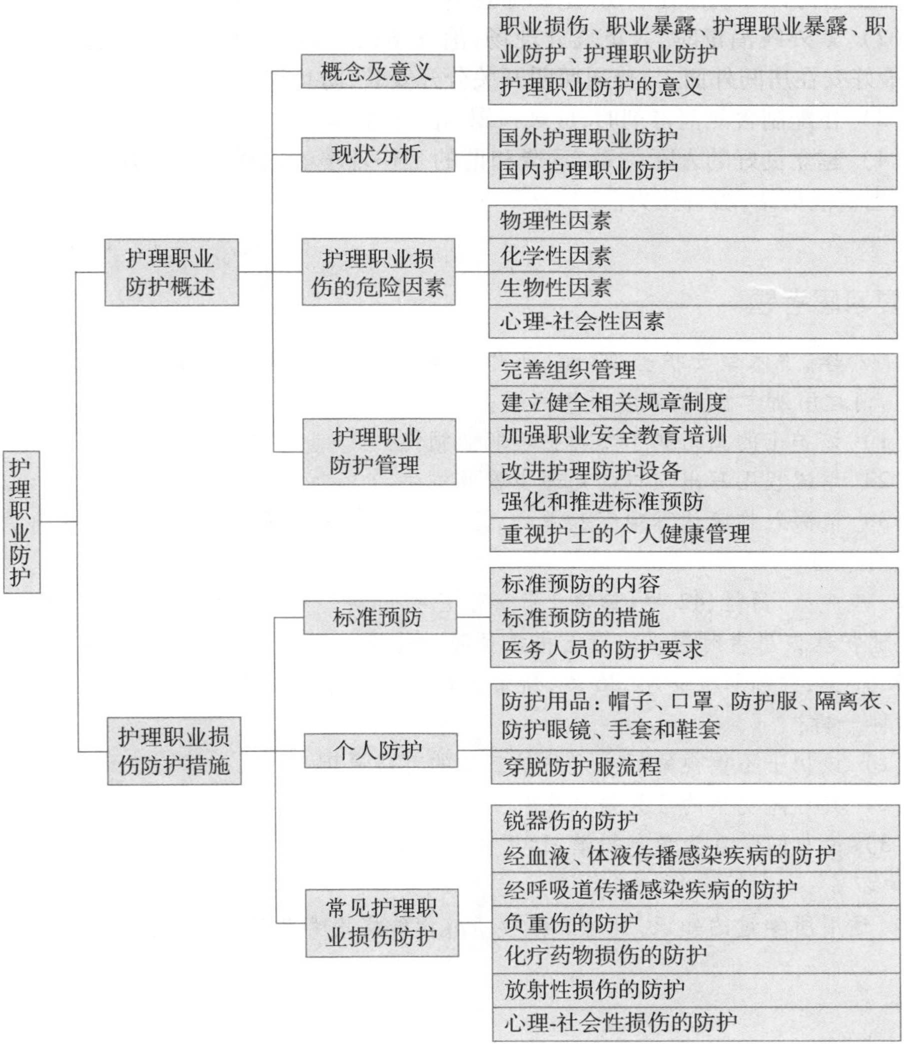

2. 学习方法

（1）课前查阅资料、文献，了解护理职业防护的现状及职业损伤的防护措施，为课堂上学习奠定基础。

（2）重视课堂学习和互动，结合案例思考问题，把握重、难点。

（3）认真学习护理职业防护的各项操作技能。充分利用开放实验室时间练习操作；采用团队合作方式，利用多媒体技术，学生拍摄职业防护操作视频，并认真观看，及时纠正错误操作点。做到操作规范、熟练。

（4）结合兴趣和知识链接、知识拓展等内容，查阅新进展，拓展知识视野，培养科研思维和评判性思维。

3. 风险防范

护士的职业暴露越加受到医学界的关注，加强职业防护培训，提高自我防护意识是减少职业性损伤的有效措施之一。

（1）静脉穿刺尽量使用安全性针具，拔针环节备小型锐器盒，以减针刺伤的机会。禁止手持针等锐器在病房、走廊随意走动；禁止回套针帽。

（2）紫外线消毒时，人员离开现场，消毒结束后20～30分钟方可进入。紫外线开关最好安在房间外面，与普通照明开关分开安装，防止误开。

（3）在配制含氯消毒剂时，应戴口罩、帽子、手套。

（4）建立良好的人际关系，营造和谐的工作环境。面对压力选择积极的方式应对，适当宣泄情绪，缓解压力。

（吴小婉）

复习思考题

1. 小李，手术室女护士，22岁，工作1年。今天上午配合手术时不慎被皮肤缝针刺伤。请运用所学知识，回答下列问题：

（1）该护士的损伤属于哪类护理职业损伤？

（2）用流程图写出伤口的处理步骤及方法。

（3）请深入临床认真观察和总结，写出5个易发生同类职业损伤的基础护理操作，说明原因。

2. 李先生，男性，42岁，诊断"病毒性乙型肝炎"入院。请你结合已学的相关知识，试述护理该患者时应采取什么措施预防被传染。

3. 小王，肿瘤科女护士，26岁，新婚。在配制化疗药物时，不重视做好个人防护工作，请你分析：

（1）该护士不重视做好个人防护工作的可能原因。

（2）其可能发生的后果是什么？

（3）请与同学互为角色扮演，运用护理沟通技巧做思想工作，使该护士能自觉修正行为。

4. 运用所学过的知识，针对工作疲溃感你能提出哪几种应对方式？

第六章

生命体征的评估与护理

学习目的

学生通过本章的学习，能掌握生命体征即体温、脉搏、呼吸、血压的正常值、测量方法及注意事项，熟悉生命体征的异常变化及护理措施，了解生命体征的生理变化，为进一步学习临床课程打下坚实的基础。

学习要点

生命体征的正常值、生理变化、异常变化及其护理措施、生命体征的评估及测量方法等。

案例导入

郭某，女性，75岁。因喘憋，意识模糊半月余，同时伴有咳嗽、咳痰症状，于急诊入院。查体：体温39.5℃，心率120次/分，脉搏100次/分，呼吸24次/分，血压180/100mmHg，患者近1个月来喘憋，尿少，双下肢水肿等。既往有陈旧下壁、前壁心肌梗死病史，患有10余年慢性支气管炎合并阻塞性肺气肿病史。请问：

1. 如何为该患者测量体温、脉搏、呼吸及血压？测量过程中需要注意哪些问题？
2. 结合病例，如何观察病情变化？
3. 对患者存在的健康问题应采取哪些护理措施？

体温、脉搏、呼吸与血压是机体内在活动的客观反映，是衡量机体状况的重要指标，合称为生命体征(vital signs)。在正常状态下，生命体征维持在一定的范围内且相互之间有一定的关系和影响。生命体征能够反映病情的变化，通过观察生命体征可以了解疾病的发生、发展、转归与危险征象，为预防、诊断、治疗与护理提供依据。因此，掌握生命体征的测量和观察是护理工作中重要的内容之一。

第一节 体温的评估与护理

人体的温度即体温(temperature)，可分为体核温度和体壳温度。体核温度(core temperature)是指身体内部(胸腔、腹腔和中枢神经)的温度，其较皮肤温度高且相对稳定；体壳温度(shell temperature)是指身体表层的温度，各部位体壳温度相差显著且低于体核温度。

笔记

一、正常体温及其生理变化

（一）体温的产生及调节

1. 体温的产生　机体的热量来自体内所进行的生物化学反应，产热的主要器官为内脏、肌肉。体温是由三大营养物质包括糖、脂肪、蛋白质氧化分解而产生。三大营养物质在体内氧化时所释放的能量，其总能量的50%左右迅速转化为热能以维持体温，并不断地以热能的形式散发于体外，其余的能量转移到三磷酸腺苷（ATP）的高能磷酸键中，供给机体利用，最终也变成热能散发于体外。

影响产热的主要因素有：食物氧化及基础代谢、骨骼肌运动、交感神经兴奋、甲状腺素分泌增多、体温升高等。使产热增加的活动有：进食、寒战、强烈的情绪反应、交感神经兴奋、甲状腺素分泌增加、环境温度升高；相反，会使产热减少。

2. 体温的散失　人体以物理方式散热，散热的途径有皮肤、呼吸和排泄。皮肤是最主要的散热器官，占总散热量的70%；呼吸散热占29%；排泄散热占1%。人体的散热方式主要包括辐射、传导、对流、蒸发四种。

（1）辐射（radiation）：指热由一个物体表面通过电磁波传到另一个与它不接触的物体表面的散热方式。在低温环境中，辐射是主要的散热方式。人在安静的状态下，大约有60%的热能通过辐射散热。影响辐射散热的因素包括：环境的温度、有效的辐射面积、皮肤的颜色以及衣着的情况等。

（2）传导（conduction）：是机体的热量直接传给同它接触的温度较低的物体的一种散热方式。传导散热量与物体接触面积、温差大小及导热性有关。

（3）对流（convection）：是指通过气体或液体的流动来交换热量的散热方式，是传导的特殊形式。对流散热受气体或液体流动速度、温度大小的影响，它们之间呈正比关系。

（4）蒸发（vaporization）：指从液体转变为气体的同时带走大量热能的一种散热方式。人体的呼吸道、口腔黏膜及皮肤随时都在进行蒸发散热。当环境温度等于或高于人体皮肤温度时，蒸发是主要的散热方式。临床上对高热患者采用乙醇擦浴方法，通过乙醇的蒸发，起到降温的作用。

3. 体温的调节　正常情况下，通过体温调节，使人体的产热与散热的速度保持一致，所以人体的体温能维持恒定。人体体温调节主要是通过生理性（自主性）体温调节（autonomic thermoregulation）和行为性体温调节（behavioral thermoregulation）两种方式。生理性体温调节指通过下丘脑体温调节中枢，控制产热与散热效应器的活动，通过增加血流量、寒战、出汗等反应，使体温维持在一个相对的水平。机体的温度感受器感受体温的高低并发出反馈信息到下丘脑的体温调节中枢，调整产热与散热活动，如血管的舒缩、骨骼肌及汗腺的活动，使体温保持相对恒定。行为性体温调节是根据环境温度与个人对冷热的感觉来进行调节，主要通过调整身体姿势和行为来达到调节体温的目的。通常意义上的体温调节是指生理性体温调节。

（二）正常体温及其生理变化

1. 正常体温　计量温度有两种标准：摄氏温度（℃）和华氏温度（℉），两者的换算公式为：

笔记

$℃ = (℉ - 32) \times 5/9$　　　　$℉ = ℃ \times 9/5 + 32$

临床上测量体温常以腋下温度、口腔温度、直肠温度为标准（表6-1）。其中直肠温度最接近人体的深部温度，而日常工作中测量口温、腋温较为方便、常用。

表6-1　成人正常体温范围及平均值

部位	正常范围	平均温度
口腔	36.3～37.2℃（97.3～99.0℉）	37.0℃（98.6℉）
直肠	36.5～37.7℃（97.7～99.9℉）	37.5℃（99.5℉）
腋窝	36.0～37.0℃（96.8～98.6℉）	36.5℃（97.7℉）

2. 体温的生理变化　体温受诸多生理因素影响，在一定范围内波动，波动幅度一般不超过0.5～1℃。主要影响因素有：

（1）年龄：新生儿及婴儿由于体温调节功能尚未发育完善，体温易受环境温度的影响而改变，所以对新生儿或早产儿应加强防寒保暖护理。儿童由于新陈代谢旺盛，体温略高于成人，随年龄增长其体温逐渐接近成人。老年人由于基础代谢率低，产热少，体温偏低。

（2）昼夜：正常人的体温在24小时内呈周期性波动，波动范围不超过1℃。一般清晨2～6时体温最低，下午2～8时体温最高，这种昼夜的节律性波动与机体活动的生物节律有关。

（3）性别：一般女性皮下脂肪比男性厚，所以女性体温较男性稍高。成年女性的基础体温可随月经周期而出现周期性改变，这与孕激素周期性分泌有关，即排卵后由于孕激素水平升高，体温也随之升高0.2～0.3℃。

（4）环境：在任何寒冷或炎热的环境中，机体的散热会受到明显的抑制或加强，体温可出现暂时性的降低或升高。其次，气流、个体暴露的范围大小也可影响个体的温度。

（5）运动：人体活动时体温升高，与肌肉活动时代谢增强、产热增加有关。

（6）其他：日常生活中沐浴、进食、情绪波动、精神紧张等因素均可出现体温一时性增高；安静、睡眠、饥饿、服用镇静剂后可使体温下降。

二、异常体温的评估与护理

（一）体温过高

1. 定义　体温过高（hyperthermia）又称发热（fever），指各种原因引起下丘脑体温调节中枢调定点上移，产热增加和（或）散热减少，导致体温升高超过正常范围。体温过高一般指腋下温度超过37℃或口腔温度超过37.5℃，昼夜体温波动在1℃以上称为体温过高。

发热是临床上常见的症状，原因大致可分两类：①感染性发热：由各种病原体引起的急性或慢性、局部或全身性感染引起的发热；②非感染性发热：非病原体物质引起的发热，包括无菌坏死物质的吸收热、变态反应性发热、体温调节中枢功能障碍引起的中枢性发热、皮肤散热障碍等。

2. 发热程度　以口腔温度为例，按发热高低可划分为：

笔记

低热:37.3～38.0℃,如活动性肺结核、风湿病等。

中等热:38.1～39.0℃,如一般感染性疾病。

高热:39.1～41.0℃,如急性感染等。

超高热:41℃以上,如中暑等。

3. 发热过程及症状

(1) 体温上升期:其特点为产热大于散热。患者表现为畏寒、皮肤苍白、无汗、疲乏不适,有些患者可出现寒战。体温上升的方式有骤升和渐升两种。如体温在数小时内升至高峰,称为骤升,常见于败血症、肺炎球菌性肺炎;如体温在数小时内逐渐上升,数天内达高峰称为渐升,见于伤寒等。此期由于患者畏寒甚至寒战,故要注意保暖。

(2) 高热持续期:其特点为产热和散热在较高水平上趋于平衡,体温维持在较高状态。患者主要表现为颜面潮红、皮肤灼热、口唇干燥、呼吸和脉搏加快、尿量减少、头痛、头晕、食欲减退、全身无力。因病情及治疗差异,此期持续数小时、数天甚至数周。持续高热可引起大脑受损,尤其是小儿,因此要及时采取降温措施。

(3) 体温下降期:其特点为散热大于产热,体温调节水平恢复正常。患者表现为大量出汗、皮肤温度降低,偶有虚脱现象(血压下降、脉搏细速、四肢厥冷)。退热的方式有骤降和渐降两种。骤降表现为体温在数小时内降至正常,多伴有大汗淋漓,如大叶性肺炎、疟疾;渐降表现为体温在数天内降至正常,如伤寒、风湿热。在体温下降期,由于末梢血管扩张和大量出汗,血压可轻度下降。年老体弱者或原有心血管疾病者,可因大量出汗和饮水不足而发生虚脱和休克,故应严密观察并配合医生给予及时处理。

4. 热型 体温曲线的形状称为热型(fever type)。某些发热性疾病有特殊的热型,加强观察有助于对疾病的诊断。但须注意,由于目前抗生素的广泛使用(包括滥用)或由于应用(包括不适当使用)解热药、肾上腺皮质激素等,使热型变为不典型。常见的热型包括(图6-1)。

(1) 稽留热(continuous fever):体温升高达39～40℃以上,持续数天或数周,日差不超过1℃。常见于肺炎球菌性肺炎、伤寒等。

(2) 弛张热(remittent fever):体温高低不一,波动幅度大,日差大于1℃,但最低体温仍高于正常水平。常见于败血症、化脓性疾病等。

(3) 间歇热(intermittent fever):体温骤然升高至39℃以上,持续数小时或更长时间,然后很快下降至正常或正常以下,再经一段间歇时间后,又再次升高,如此反复发作,发热期与正常或正常以下体温交替出现。常见于疟疾等。

(4) 不规则热(irregular fever):发热无一定规律,且持续时间不定。见于流行性感冒、结核病、支气管肺炎、癌性发热等。

5. 护理措施

(1) 降低体温:可根据病情采用物理降温或药物降温法。物理降温法有局部和全身冷疗两种,如体温超过39℃,可用冰袋、冷毛巾或化学制冷袋置于头部进行局部冷疗;如体温超过39.5℃,可用温水或乙醇擦拭全身,以达到降温目的(详见第十一章“冷热疗法的护理”)。根据医嘱给予药物降温时应注意药物剂量,尤其对于年老体弱及心血管疾病患者,应防止退热时大量出汗引起虚脱现象。采取降温措施30分钟后

笔记

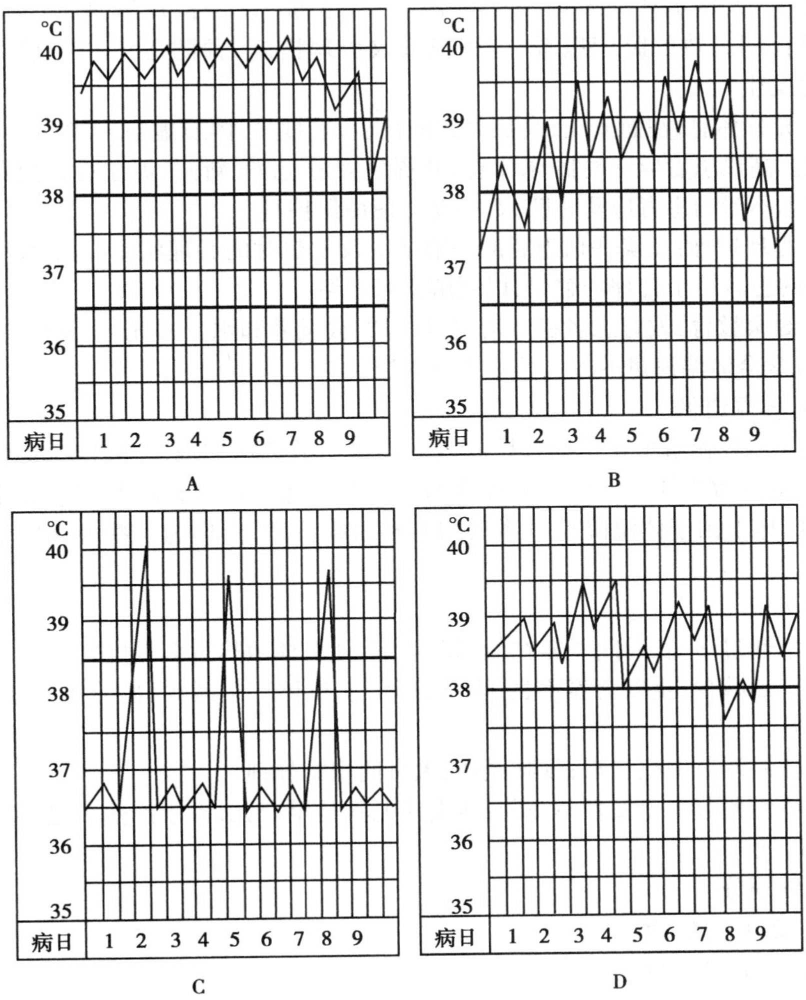

图 6-1　常见热型

A. 稽留热；B. 弛张热；C. 间歇热；D. 不规则热

测量体温，并做好记录和交班。

（2）密切观察病情：高热患者应每 4 小时测量体温一次并记录，待体温恢复正常 3 天后，改为每天一次，同时密切观察患者的面色、脉搏、呼吸、血压、发热热型、发热程度及出汗情况。另外还应注意观察是否有淋巴结肿大、出血、肝脾肿大、结膜充血、关节肿痛等伴随症状。如有异常应及时与医生联系。

（3）合理补充营养和水分：高热患者消化吸收功能降低，而机体分解代谢增强，消耗量大，应及时给予低脂肪、高蛋白、高热量、高维生素、易消化的流质或半流质饮食，少量多餐。高热患者因呼吸加快，皮肤蒸发水分及出汗，体液大量丧失。应鼓励患者多饮水，必要时帮助喂水，每日饮水量应在 3000ml 以上，对不能进食或进食少者可按医嘱给予静脉输液或鼻饲，以补充水分、电解质及营养物质。

（4）保持清洁和促进舒适，预防并发症：高热患者口腔自洁能力下降，应在清晨、餐后及睡前漱口或进行口腔护理，口唇干裂者涂油保护，以防止口腔感染。在

笔记

退热过程中，大量出汗应及时擦干汗液、更换衣被，以保持皮肤清洁、干燥，防止着凉。对长期高热的卧床患者，应积极采取护理措施，预防压疮和坠积性肺炎等并发症的发生。

（5）充分休息，注意安全：高热患者消耗多，进食少，体质虚弱，可酌情减少活动，适当休息。高热患者应绝对卧床休息，并提供安静、空气新鲜、温湿度适宜的休息环境。对神志不清的患者应防止坠床，必要时使用保护具。

（6）心理护理：正确评估患者的一般情况及发热时的心理状态，对有体温变化及伴随症状的患者给予合理的解释，以缓解紧张情绪。

（7）健康教育：教育患者稳定情绪，加强饮食调养和水分补充，注意休息，保持全身清洁，并学会体温测量的方法及物理降温法。

（二）体温过低

1. 定义　体温过低是指因各种原因引起机体散热增加或产热减少，或体温调节中枢受损，而导致机体体温低于正常范围称体温过低。若体温低于35℃以下称为体温不升。临床上由于体温降低可降低细胞和组织代谢，常作为某些疾病的治疗手段之一。

2. 原因

（1）散热过多：长时间暴露在低温环境下，使机体散热过多、过快。

（2）产热减少：重度营养不良，极度衰竭，使机体产热减少；内分泌疾病，如甲状腺功能低下。

（3）体温调节中枢受损：颅脑损伤、大量使用镇静剂。

（4）体温调节中枢发育不完善：新生儿尤其是早产儿，由于产热不足，散热多，易出现体温过低。

3. 程度划分

轻度：32.1～35.0℃。

中度：30.0～32.0℃。

重度：<30.0℃，瞳孔散大，对光反射消失。

致死温度：23.0～25.0℃。

4. 症状　体温不升，寒战、皮肤苍白、四肢冰冷、口唇及耳垂呈紫色、呼吸减慢、脉搏细弱、血压下降、尿量减少，感觉和反应迟钝、嗜睡甚至昏迷等，严重者心跳停止。

5. 护理措施

（1）保暖措施：采取适当的保暖措施。首先应提高室温在22～24℃，其次可采取局部保暖措施，如给患者加盖衣被、使用电热毯、给予热饮料、足部放置热水袋等方法，新生儿可置于温箱中，以提高机体温度。

（2）密切观察病情：认真监测患者生命体征变化，每小时测体温一次，直至体温恢复正常并保持稳定，同时注意观察呼吸、脉搏、血压的变化。如有异常及时与医生联系。

（3）去除病因：采取治疗措施，去除引起体温过低的原因，使体温逐渐恢复至正常。

（4）补充营养，增加能量：如病情允许，可给予热饮料，必要时静脉输入营养物质

笔记

及电解质，注意液体加温到37℃，以减少体温下降幅度。

（5）心理护理：一般体温过低患者反应迟缓，不愿说话，应与患者多接触，及时了解其情绪变化，给予适当的心理护理，同时应进行饮食调养、保温措施等方面的健康指导。

（6）随时做好抢救工作的准备。

三、体温的测量

（一）体温计的种类与构造

1. 玻璃汞柱式体温计　又叫水银体温计，是最普通、临床最常用的一种体温计。它由一根外标刻度的真空毛细玻璃管组成，玻璃管一端为贮汞槽，当汞槽受热后，汞膨胀沿毛细管上升，其上升高度与受热程度成正比，体温计毛细管下端和汞槽之间有一凹陷处，使汞遇冷不致下降，以便检视温度。

根据体温计的刻度不同可分为摄氏体温计和华氏体温计。摄氏体温计的温度范围为35～42℃，每小格0.1℃；华氏体温计的温度范围为94～108℉，每小格0.2℉（图6-2）。

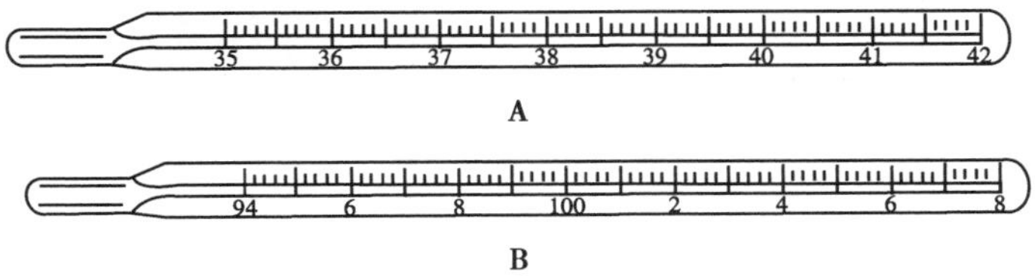

图6-2　摄氏和华氏体温计

A. 摄氏体温计；B. 华氏体温计

根据测量部位不同，可分口表、肛表和腋表。三种体温计形状亦略有不同，口表的贮汞槽呈圆柱形，较细长；肛表的贮汞槽呈圆球形，较粗短；腋表的贮汞槽呈扁平形（图6-3）。临床上口表可替代腋表使用。

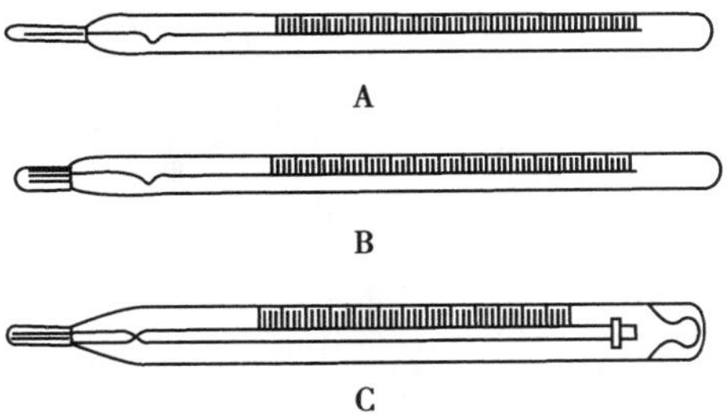

图6-3　水银体温计的种类

A. 口表；B. 肛表；C. 腋表

2. 电子体温计　是机体感应器和微电路结合应用，采用电子感温探头来测量体温，温度值有数字器显示，使用方便，适合家庭或个人卫生保健备用。临床上有集体和个人用电子体温计两种（图6-4）。测量时，开启电源键，体温计自动校准，显示屏上出现“L℃”符号，然后将探头插入一次性塑胶护套中置于所测部位，当电子蜂鸣器发出蜂鸣音后，再持续3秒即可读取温度值。

3. 可弃式体温计　可弃式体温计为一次性使用体温计，用后弃去。体温计内有若干化学单位，其构造为一含有对热敏感的化学指示点薄片，此薄片颜色在45秒内可随体热改变，当颜色点从白色变成墨绿色或蓝色时，即为所测的体温（图6-5）。

4. 小儿专用体温计（感温胶片）　感温胶片是对温度敏感的胶片，快速简便，只需贴在前额或腹部，室温下15秒后胶片颜色改变显示体温变化，但不能显示具体温度数值，可用来了解温度是否正常，用后放入保护盒内，可使用上千次，适用于新生儿和婴

笔记

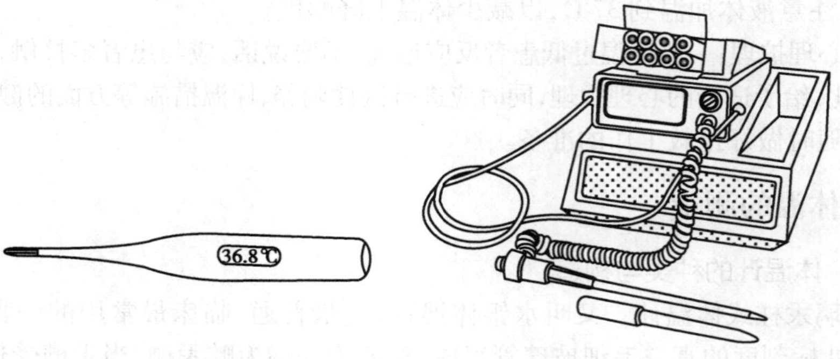

A　　　　B

图6-4　电子体温计的种类

A. 个人用电子体温计；B. 医院用电子体温计

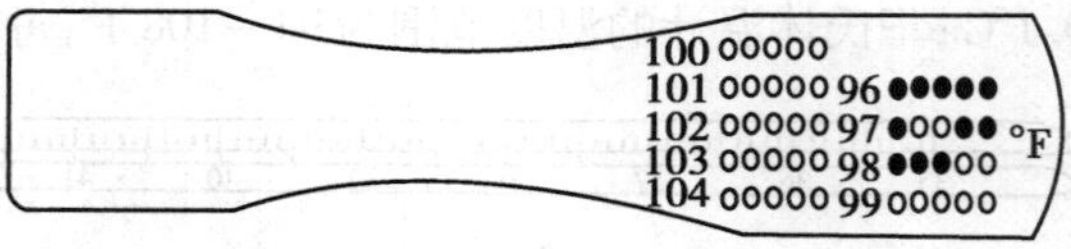

图6-5　可弃式化学体温计

幼儿。

知识拓展

红外线测温仪

1. 额温仪(枪)　额温仪的光化学元件将发射的、反射的以及透过的能量汇聚到探测器上。它的电子元件将此信息转换成温度读数显示。测量温度时，将测温仪对准物体并扣动扳机，注意考虑测量距离与测量点的比例和现场。

2. 红外线耳式体温计　红外线耳式体温计可测量耳温(图6-6)，该体温计将红外线感应到的耳膜温度在1秒内经微电脑的精密调校后显示出来。测出的耳温是比较准确的体温。使用前须先套上干净的膜套于耳镜上，将耳朵向后轻拉，轻轻将耳镜插入耳道，轻按按钮，1秒即能测出正确的体温。优点是可连续测量，没有使用次数的限制。适用于年老体弱、长期卧床的患者，哭闹或睡眠的婴幼儿。

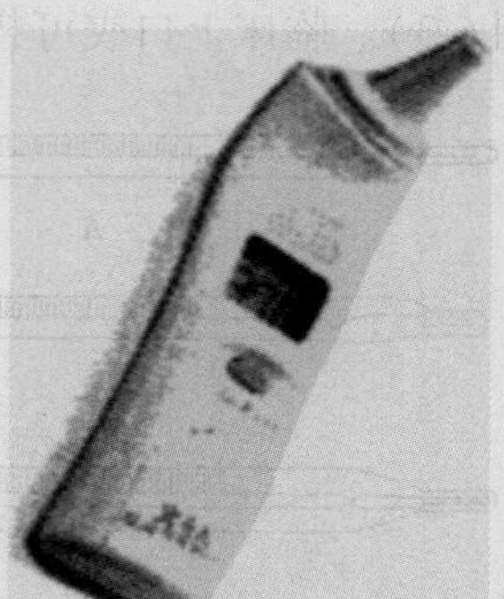

图6-6　红外线耳式体温计

3. 报警体温计　是一种能够连续监测患者体温的器械，体温计的探头与报警器相连，当患者的体温超过一定的限度时，它就会自动报警。一般用于危重患者。

(二) 体温计的消毒与检查

1. 体温计消毒法　为了防止交叉感染，用过的体温计应进行消毒处理。常用的消毒液有0.1%过氧乙酸、75%乙醇、含氯消毒剂等。采用有盖容器盛装消毒液浸泡体温计。消毒液每天更换一次，容器、离心机等每周消毒一次。

（1）口表、腋表消毒法：使用后立即浸泡于消毒液中，5 分钟后取出用清水冲净，擦干后用手或离心机将汞柱甩至 35℃以下，放于另一消毒容器中浸泡，30 分钟后取出用冷开水冲洗干净，擦干后存放于清洁盒内备用。

（2）肛表消毒法：先用消毒纱布擦拭，再按上述方法单独进行消毒。

2. 体温计的检查法　使用中的体温计应定期进行准确性检查，以确保测温准确。其做法是先将所有体温计的汞柱甩至 35℃以下，再于同一时间放入已测好的 40℃温水中，3 分钟后取出检视，若读数相差 0.2℃以上、汞柱自动下降、玻璃管有裂缝则不能使用，检查合格后的温度计用纱布擦干，放入清洁盒中备用。

（三）测量体温的方法

【目的】

1. 观察体温有无异常。

2. 监测体温变化，判断发热程度，分析热型，观察伴随症状。

3. 为疾病的诊断、治疗、护理和预防提供依据。

【评估】

1. 患者一般情况　如年龄、性别、文化程度、意识、疾病类型、抗生素的使用，心理状态、合作程度等。

2. 影响体温测量准确性的因素　30 分钟内患者有无进食、活动、坐浴、冷热敷、情绪波动等。

【计划】

1. 护士准备　衣帽整齐、清洁，洗手，戴口罩。

2. 用物准备

（1）治疗盘内备已消毒的体温计、消毒纱布、弯盘（内垫纱布）、有秒针的表，笔、记录本。

（2）若测肛温，另备润滑油、棉签、卫生纸。

3. 环境准备　环境整洁、安静，光线充足，室温适宜。

4. 患者准备

（1）了解测量体温目的及配合方法，体位舒适，情绪稳定。

（2）测温前若有运动、进食冷热饮、冷热敷、洗澡、坐浴、灌肠等活动应休息 30 分钟后再测量。

（3）体位舒适，情绪稳定。

【实施】

步　骤	要点与注意事项
1. 备物核对　携用物至患者床旁，核对患者床号、姓名	• 备齐用物，清点体温计，无破损，水银柱在 35℃以下
2. 解释取位　向患者及家属解释测量体温的目的、方法和配合要点。协助患者取适宜体位	• 取得患者配合。根据患者病情和测量体温的方法给予患者舒适体位
3. 测量体温　根据患者病情选择不同测量体温方法	

续表

步　骤	要点与注意事项
(1)口温:将口表水银槽一端斜放在患者舌下热窝(heat pocket)(图6-7),嘱患者紧闭口唇,用鼻呼吸,测量3分钟	• 舌下热窝是口腔温度最高的部位,在舌系带两侧,左右各一,由舌动脉供血 • 勿用牙咬体温计,必要时用手托住体温计,防止体温计滑落或咬断 • 婴幼儿、昏迷、精神异常、口腔疾病、口鼻手术或呼吸困难者,不宜测口腔温 • 刚进食或面颊部热敷后,应间隔30分钟方可测量 • 如患者不慎咬破体温计,首先应清除玻璃碎屑,以免损伤唇、舌、口腔、食管、胃肠道黏膜;再口服蛋清或牛奶,以保护消化道黏膜并延缓汞的吸收。病情允许者,可服用膳食纤维丰富的食物促进汞的排泄
(2)腋温:将体温计水银端放于患者腋窝正中,紧贴皮肤,屈臂过胸,夹紧体温计(图6-8),测量10分钟	• 以清洁纱布擦干汗液,以免汗液增加散热,影响所测体温值的准确性 • 不能自理者,协助患者取舒适体位并露出腋下,并协助完成测量
(3)肛温:协助患者取适宜体位,暴露臀部,用棉签蘸取润滑油润滑肛表水银端,分开臀部,将肛表旋转缓慢插入肛门3～4cm并固定。婴幼儿可取仰卧位,操作者一手握住患儿双踝,提起双腿;另一手将已润滑的肛表插入肛门(婴儿1.25cm,幼儿2.5cm)固定,并用手掌根部和手指将双臀轻轻捏拢(图6-9)。测量3分钟	• 根据患者病情采取适宜的体位,如侧卧、俯卧、屈膝仰卧位 • 测肛温适用于婴儿、幼儿、昏迷者 • 润滑肛表水银端便于插入,避免擦伤或损伤肛门及直肠黏膜 • 腹泻、直肠或肛门手术、心肌梗死患者不宜采用直肠测温法。坐浴或灌肠者须待30分钟后才可测直肠温度 • 用卫生纸擦拭患者肛门
4. 取出体温计　取出体温计,用纱布擦拭体温计,放于盛有消毒剂的容器内	
5. 读数　检视读数后做好记录,将体温计汞柱甩至35℃以下	• 评估体温是否正常,若与病情不符应重新测量
6. 协助卧位　协助患者穿好衣裤、取舒适体位,整理床单位	• 促进患者舒适,保持病室整洁
7. 记录	• 将体温值记录在体温单上
8. 消毒体温计	• 以防交叉感染,备用
9. 绘制体温单　洗手后绘制体温单	• 体温曲线绘制见第十九章

◇ 体温测量操作流程:

备物核对→解释取位→测量体温(口温、腋温、肛温)→取体温计→读数→协助卧位→整理用物→消毒体温计→操作后洗手→记录数值→绘制体温单

笔记

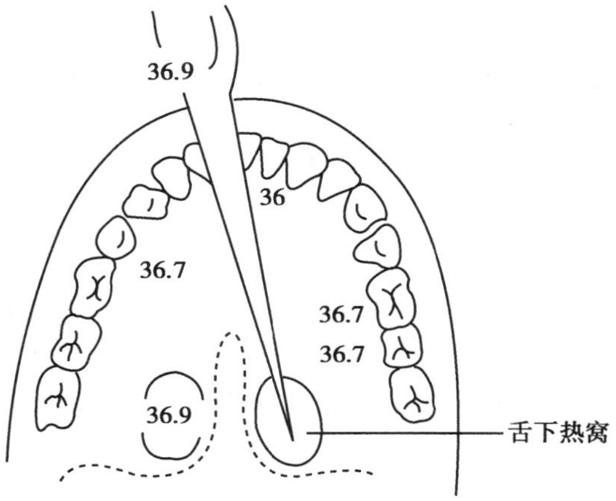

图 6-7　舌下热窝

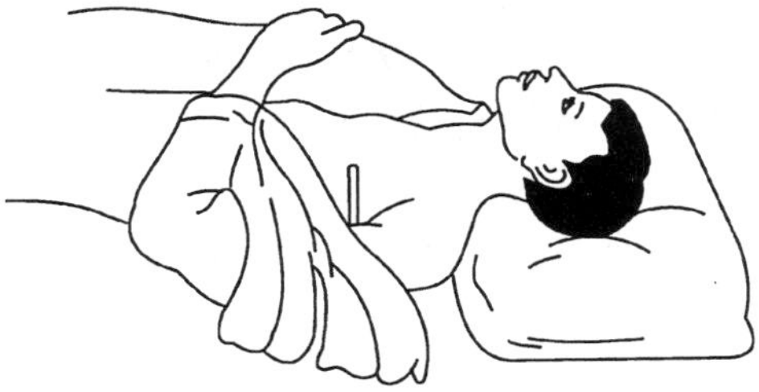

图 6-8　腋温测量法

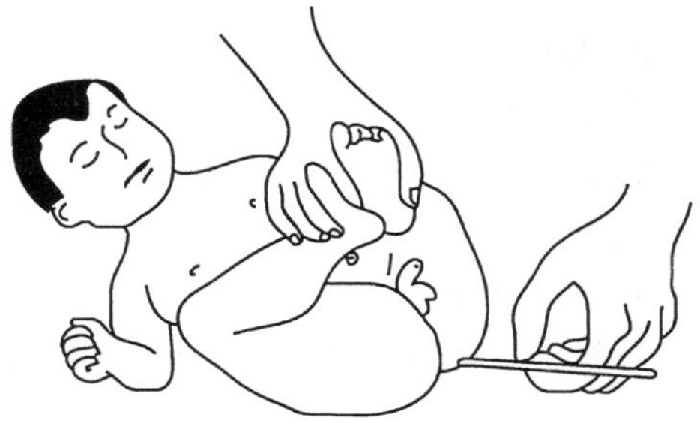

图 6-9　肛温测温法

【评价】

1. 患者理解测量体温的目的，积极配合。
2. 测量结果准确。
3. 患者知晓体温正常值及测量过程中的注意事项。
4. 测量过程中无意外发生，患者有安全感。

第二节　脉搏的评估与护理

在每个心动周期中，随着心脏节律性的收缩和舒张，动脉内的压力发生周期性变化，导致动脉管壁产生节律性搏动，这种搏动可沿着管壁传播，在表浅动脉上可触及，称为动脉脉搏(arterial pulse)，简称脉搏(pulse)。在正常情况下，脉率与心率是一致的，当脉搏异常不易测定时，应测心率。

一、正常脉搏及其生理变化

(一) 正常脉搏

1. 脉率(pulse rate)　即每分钟动脉搏动的次数，正常成人在安静状态下，脉率为 60～100 次/分。脉率可随着生理性因素的变化而发生一定范围的波动。

2. 脉律(pulse rhythm) 即脉搏的节律性。正常脉搏搏动均匀规则,间隔时间相等。

3. 脉搏的强弱 脉搏的强弱取决于动脉充盈程度和动脉管壁的弹性。正常情况下每搏强弱相同。

4. 动脉壁状况 正常动脉管壁柔软、光滑,富有弹性。

(二) 脉搏的生理变化

1. 脉率

(1) 年龄:出生至一个月儿童脉搏在 70~170 次/分。脉率随着年龄的增长而逐渐减低,到老年时轻度增加。

(2) 性别:女性比男性稍快,每分钟相差 5 次。

(3) 运动:运动时脉率增快,休息时脉率减慢。

(4) 情绪:兴奋、激动、恐惧、发怒时可使脉率增快,因交感神经兴奋所致。

(5) 饮食:进食时脉率增快,饮浓茶可使脉率增快,禁食时脉率减慢。

(6) 药物:服用兴奋剂可使脉率增快;服用镇静剂、洋地黄类药物时脉率减慢。

2. 脉律 在正常情况下,小儿、青少年或自主神经功能紊乱者会发生与呼吸周期有关的窦性心律不齐,表现为吸气时脉率加快,呼气时减慢,一般无临床意义。

3. 脉搏的强弱 不同年龄脉搏强弱不同,取决于动脉充盈度和周围血管的阻力,也与动脉壁弹性有关。

4. 动脉壁状况 正常动脉管壁光滑、柔软、富有弹性。老年人动脉硬化时,管壁失去弹性变硬,触诊如按琴弦,有条索感。

二、异常脉搏的评估与护理

(一) 异常脉搏评估

1. 脉率异常

(1) 心动过速(tachycardia):指在安静状态下,成人脉率超过 100 次/分,称为心动过速(速脉)。常见于发热、大出血、甲状腺功能亢进、疼痛等患者。

(2) 心动过缓(bradycardia):指在安静状态下,成人脉率低于 60 次/分,称为心动过缓(缓脉)。常见于房室传导阻滞、甲状腺功能减退、颅内压增高或服用某些药物,如地高辛等。

2. 节律异常 指脉搏的搏动不规则,间隔时间不等。

(1) 间歇脉(intermittent pulse):在一系列正常均匀的脉搏中,出现一次提前而较弱的脉搏,其后有一较正常时间延长的间歇(即代偿性间歇),亦称过早搏动或期前收缩。如每隔一个或两个正常搏动后出现一次过早搏动,前者称为二联律,后者称为三联律。常见于各种器质性心脏病或洋地黄中毒等患者。正常人在过度疲劳、精神兴奋时偶尔出现。

(2) 脉搏短绌(pulse deficit):又称绌脉,即在同一单位时间内脉率少于心率。听诊时,心率快慢不一、心律完全不规则、心音强弱不等。常见于心房纤维颤动的患者。

3. 强弱异常

(1) 洪脉(bounding pulse):当心肌收缩力增强,心输出量增加,血管充盈度和脉压较大时,脉搏搏动强大有力称洪脉。常见于甲状腺功能亢进、高热、主动脉关闭不全

笔记

等患者。情绪激动及运动后也可触及到洪脉。

（2） 细脉（small pulse）：当心脏收缩力弱，心输出量少，血管充盈度和脉压较小时，脉搏搏动细弱无力，扪之如细丝，称丝脉。常见于心功能不全、大出血、休克、主动脉瓣膜狭窄等患者。

（3） 水冲脉（water hammer pulse）：因脉压增大，出现脉搏骤起骤落、急促有力，如潮水涨落样，称为水冲脉。触诊时感到有力的冲击。常见于主动脉瓣膜关闭不全、甲状腺功能亢进、严重贫血、先天性动脉导管未闭等患者。

（4） 交替脉（alternating pulses）：由心室收缩强弱交替所致，出现强弱交替的脉搏称为交替脉，是心肌损害的重要体征。常见于急性心肌梗死、高血压性心脏病、冠心病、主动脉瓣关闭不全等患者。

（5） 奇脉（paradoxical pulse）：当平静吸气时，脉搏明显减弱或消失称为奇脉。由于左心室排血量减少所致。常见于缩窄性心包炎、心包积液的患者，是心脏压塞的重要体征之一。

（6） 脉搏消失：常见于严重休克和多发性大动脉炎，前者血压测不到，脉搏随之消失，后者因动脉闭塞，相应部位脉搏消失。

4\. 动脉壁异常　随着年龄的增长，动脉管壁弹性减弱变硬呈迂曲状，触诊时有紧张条索感，如按琴弦。多见于动脉硬化的患者。

（二）异常脉搏的护理

1\. 休息与活动　根据病情指导患者适量活动，必要时增加卧床休息时间，以减少心肌耗氧量。

2\. 密切观察病情　观察脉搏有无频率、节律和强弱的异常；观察药物疗效及不良反应。

3\. 根据病情需要及时给予吸氧。

4\. 备齐急救物品　保证急救物品齐全及各种仪器完好无损，以备急用。

5\. 心理护理　消除紧张恐惧心理，稳定患者情绪。

6\. 健康指导　指导患者及家属合理饮食，给予低盐、高纤维素易消化饮食；防止便秘；戒烟限酒；认识脉搏监测的重要性；掌握正确监测方法；学会自我护理。

三、脉搏的测量

【目的】

1\. 判断脉搏有无异常。

2\. 监测脉搏变化，了解心脏及其他疾病的状况。

3\. 为疾病诊断、治疗、护理和预防提供依据。

【评估】

1\. 患者的一般情况　如年龄、性别、文化程度、意识、疾病类型、治疗、用药、心理状态、合作程度等。

2\. 测量部位　浅表、靠近骨骼的大动脉均可作为测量脉搏的部位。常用诊脉部位（图 6-10）。临床上最常选择的诊脉部位是桡动脉。

3\. 影响脉搏测量准确性的因素　30 分钟内患者有无进食、剧烈运动、情绪激动、用药等。

笔记

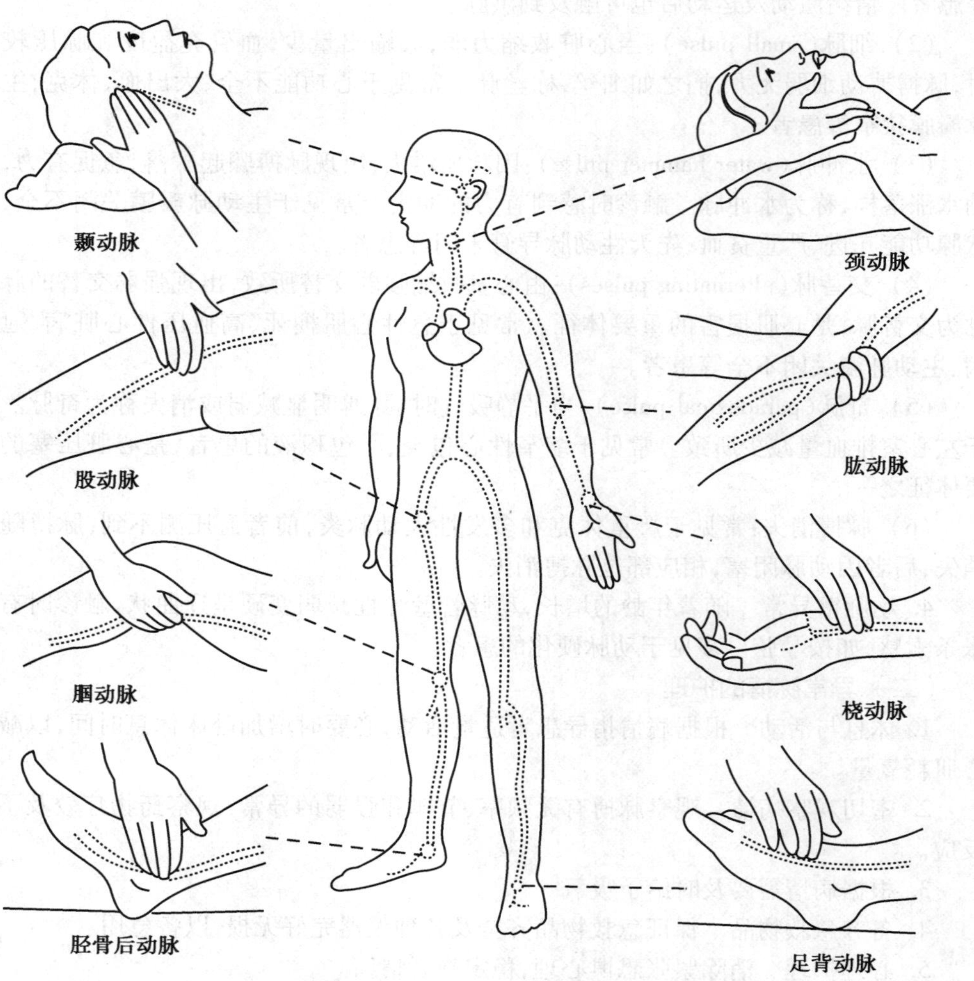

图 6-10　常见诊脉部位

【计划】

1. 护士准备　衣帽整洁，修剪指甲，洗手，戴口罩。

2. 用物准备　治疗盘内置有秒针的表、笔、记录本，必要时备听诊器。环境准备。

3. 环境准备　环境整洁、安静，光线充足，室温适宜。

4. 患者准备

（1）了解测量目的及配合方法，体位舒适，情绪稳定。

（2）测量脉搏前若有运动、进食、情绪激动等，应休息 30 分钟后再测量。

【实施】

步　　骤	要点与注意事项
1. 核对解释　备齐用物携至床边，核对患者床号、姓名。并解释操作目的	• 确定患者。取得患者合作 • 询问近 30 分钟内有无影响心率的因素，如剧烈活动、用药等

笔记

续表

步　骤	要点与注意事项
2. 取体位　卧位或坐位	• 患者体位舒适
3. 选择部位　根据患者病情选择合适的测量部位。以测桡动脉为例，腕部伸展，手臂放舒适位置	• 压力要适中，压力太大阻断脉搏波动，压力太小感觉不到脉搏搏动
4. 测量脉搏　护士以示指、中指、无名指的指端放在桡动脉搏动处（图 6-11），压力大小以能清楚触及脉搏搏动为宜，测量 30 秒，将所测得数值乘 2，即为脉率 如绌脉：应由两名护士同时测量，一人听心率，另一人测脉率，由听心率者发出“开始”与“停止”的口令，计数 1 分钟（图 6-12）	• 不能用拇指诊脉，因拇指小动脉搏动较强，易与患者的脉搏相混淆 • 为偏瘫或肢体有损伤的患者测脉率，应选择健侧肢体，以免患侧肢体血液循环不良影响测量结果的准确性 • 异常脉搏、危重患者应测 1 分钟，如触摸不清可用听诊器测心率 1 分钟。心脏听诊部位可选择左锁骨中线内侧第 5 肋间处 • 测量时需注意脉律、脉搏强弱等情况
5. 整理　为患者整理衣被，取舒适体位；清理用物，归还原处	• 促进患者舒适，保持病室整洁
6. 记录　洗手，记录测量值：次/分；绌脉记录方式：心率/脉率	• 将脉率数值记录在记录本上
7. 绘制体温单　脉搏数值绘制在体温单上	• 体温曲线绘制见第十九章

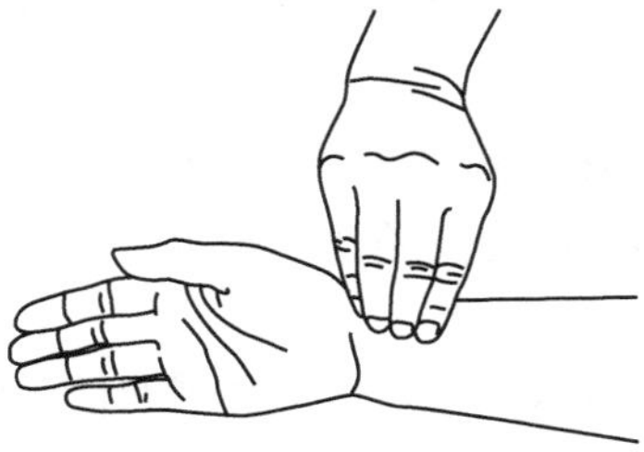

图 6-11　桡动脉测量法

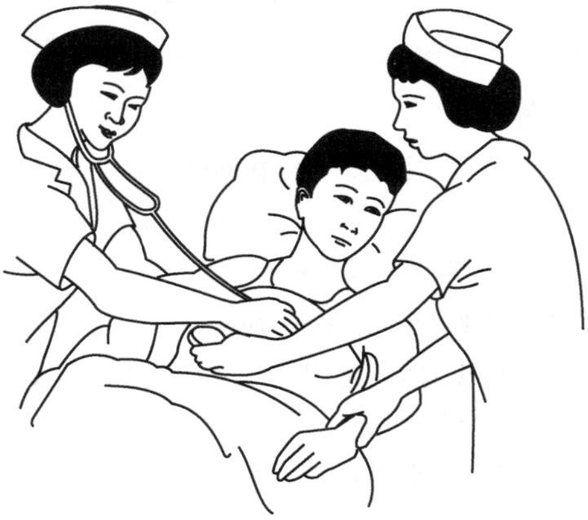

图 6-12　绌脉测量法

◇ 脉搏测量操作流程：

核对解释→取体位→选择部位→测量脉搏（绌脉测量）→整理→记录数值→绘制体温单

笔记

第三节 呼吸的评估与护理

机体在新陈代谢过程中，不断地从外界环境中摄取氧气，并将自身产生的二氧化碳排出体外，这种机体与外环境之间进行气体交换的过程，称为呼吸。护士通过准确测量呼吸可以了解患者呼吸功能状况，以满足患者的生理需要。

一、正常呼吸及其生理变化

（一）正常呼吸

正常成人在安静状态下，呼吸频率为16～20次/分，节律规则，呼吸运动均匀平稳，自然、无声且不费力。呼吸与脉搏的比例为1∶4。一般情况下，女性以胸式呼吸为主，男性及儿童以腹式呼吸为主。

（二）生理变化

1. 年龄　年龄越小，呼吸频率越快，如新生儿呼吸约44次/分。

2. 性别　女性较同龄男性呼吸稍快。

3. 情绪　强烈的情绪变化，如愤怒、恐惧、害怕、悲伤或兴奋等可引起呼吸加快。

4. 运动　剧烈的运动可引起呼吸加快，而休息、睡眠时呼吸则减慢。

5. 其他　环境温度升高可使呼吸加深加快；气压的变化也会影响呼吸。如在高山或飞机上的高空低氧环境下，呼吸出现代偿性加深加快。

二、异常呼吸的评估与护理

（一）异常呼吸的评估

1. 频率异常

（1）呼吸过速（tachypnea）：成人在安静状态下，呼吸频率大于24次/分，称为呼吸过速。常见于发热、甲状腺功能亢进、缺氧、疼痛、贫血等患者。一般体温每升高1℃，呼吸频率增加3～4次/分。

（2）呼吸过缓（bradypnea）：成人在安静状态下，呼吸频率小于12次/分，称为呼吸过缓。常见于呼吸中枢受损的患者。如颅内压增高、巴比妥类药物中毒等。

2. 节律异常

（1）潮式呼吸：又称陈-施呼吸（Cheyne-Stokes respiration）。是一种周期性呼吸异常。呼吸的特点是由浅慢逐渐变为深快，再由深快转为浅慢，经过一段时间的呼吸暂停（约5～20秒）后，又开始重复上述呼吸状态。由于呼吸的状态周而复始出现，似潮水涨落，故称潮式呼吸。潮式呼吸是呼吸中枢兴奋性减弱或高度缺氧的表现。发生机制是由于呼吸中枢的兴奋性降低或严重缺氧，血液正常浓度的二氧化碳不能通过化学感受器引起呼吸中枢兴奋，使呼吸逐渐减弱以至暂停。当呼吸暂停时，血液中的二氧化碳积聚，增高到一定程度后，通过颈动脉体和主动脉体的化学感受器反射性地刺激呼吸中枢，再次引起呼吸。随着呼吸的进行，二氧化碳的排出，呼吸中枢失去有效的兴奋，呼吸又再次变慢以至暂停，从而形成周期性呼吸异常。常见于中枢神经系统疾病，如脑膜炎、脑炎、巴比妥药物中毒、尿毒症、颅内压增高等患者。

（2）间断呼吸：又称毕奥式呼吸（Biot's respiration）。表现为呼吸和呼吸暂停现

笔记

象交替出现。其特点是有规律地呼吸几次后，突然停止，间隔一段时间后又开始呼吸，如此反复交替进行。产生机制同潮式呼吸，是呼吸中枢兴奋性显著降低的现象，多在呼吸停止前出现。常见于颅内病变或呼吸中枢衰竭的患者。

3. 深浅度异常

（1）深度呼吸：又称库斯莫呼吸（Kussmaul's respiration），是一种规则深而大的呼吸。多见于尿毒症、糖尿病引起的代谢性酸中毒患者。

（2）浅快呼吸：是一种浅表而不规则的呼吸，有时呈叹息样。常见于呼吸肌麻痹、肺与胸膜疾病、肋骨骨折、严重腹胀、腹水和濒死的患者。

4. 声音异常

（1）蝉鸣样呼吸（strident）：表现为吸气时产生一种极高的似蝉鸣样音响。产生机制是由于声带附近阻塞，使空气吸入困难。常见于喉头水肿、喉头痉挛、喉头异物等患者。

（2）鼾声呼吸（stertorous）：表现为呼吸时发出一种粗大鼾声。由于气管或支气管内有分泌物积聚，使空气进出时发生困难，气体通过狭窄的管道而发出似熟睡中打鼾的声音。常见于昏迷或神经系统疾病患者。

5. 呼吸困难（dyspnea）　是指呼吸频率、节律和深浅度的异常。主要是由于气体交换不足，机体缺氧所致。患者主观感觉空气不足、呼吸费力、胸闷，客观上表现为烦躁、张口耸肩，鼻翼扇动、末梢发绀等。根据临床表现可分为：

（1）吸气性呼吸困难：当上呼吸道部分梗阻时，气体进入肺组织不畅，呼吸肌收缩，肺内负压增加所致。表现为吸气时间明显延长，吸气显著困难，严重者吸气时胸骨上窝、锁骨上窝和肋间隙明显凹陷，称“三凹征”。主要由于呼吸极度用力，呼吸肌收缩增强，辅助呼吸肌参与所致。常见于喉头水肿或气管、喉头异物等患者。

（2）呼气性呼吸困难：当下呼吸道部分梗阻时，气体呼出不畅，患者表现为呼气时间缓慢或延长，呼气费力。常见于支气管哮喘、阻塞性肺气肿的患者。

（3）混合性呼吸困难：吸气和呼气均感费力，呼吸频率快而表浅。由于广泛性肺部病变使呼吸面积减少，影响肺换气功能所致。常见于重症肺炎、大面积肺不张、广泛性肺纤维化、大量胸腔积液等患者（表6-2）。

表6-2　正常和异常呼吸

呼吸名称	呼吸形态	特点
正常呼吸	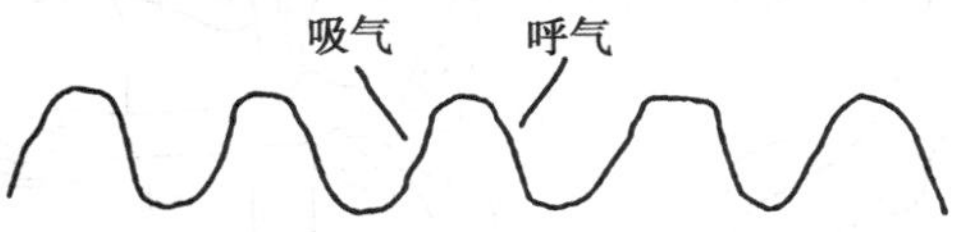	规则、平稳
呼吸增加	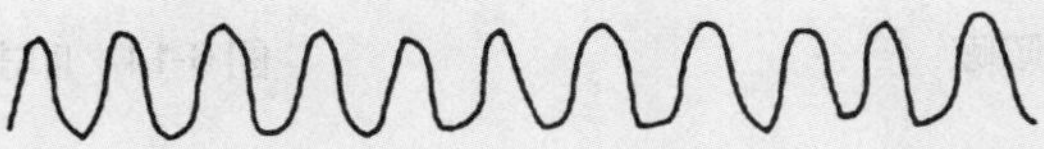	规则、快速
呼吸减慢	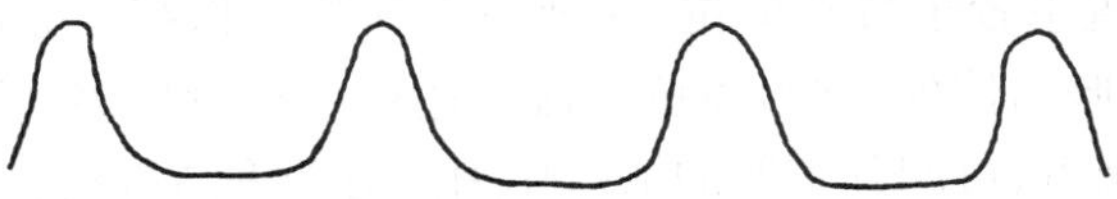	规则、缓慢

续表

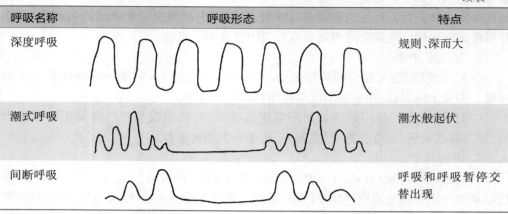

呼吸名称	呼吸形态	特点
深度呼吸	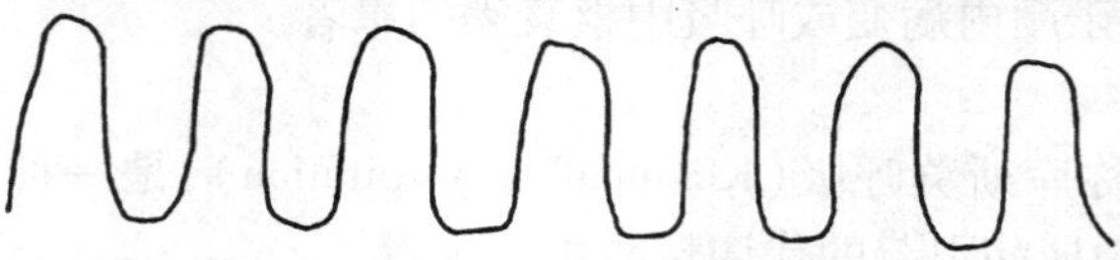	规则、深而大
潮式呼吸		潮水般起伏
间断呼吸	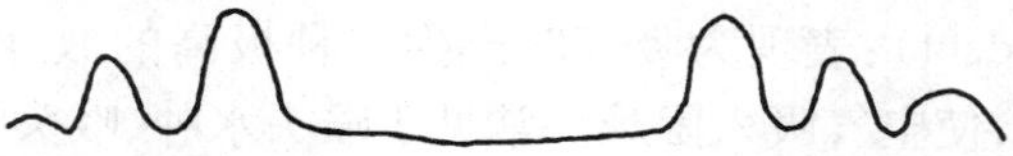	呼吸和呼吸暂停交替出现

（二）异常呼吸的护理

1. 保持呼吸道通畅　保持呼吸道通畅是改善呼吸功能的先决条件。清除呼吸道分泌物的方法包括：

（1）促进咳嗽：①改变患者姿势，使分泌物流入大气道内便于咳出。②在病情许可的情况下，增加患者活动量，有利于痰液的松动。③指导有效咳嗽：患者取坐位或半卧位，屈膝，上身前倾，双手抱膝或在胸部和膝盖上置一枕头并用两臂夹紧，深吸气后屏气 3 秒（如有伤口者，护士应将双手按压在切口的两侧），腹肌用力及两手抓紧支持物（脚或枕），用力做爆破性咳嗽，将痰咳出（图 6-13）。

（2）叩击：操作者手呈半空心拳状，有节奏地自下而上、由外向内轻轻叩击胸背部（图 6-14），借助振动，使分泌物松脱而排出体外。同时，边叩击边鼓励患者咳嗽。注意不可在暴露的皮肤、肋骨、乳房等部位叩击。

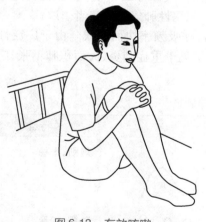

图 6-13　有效咳嗽

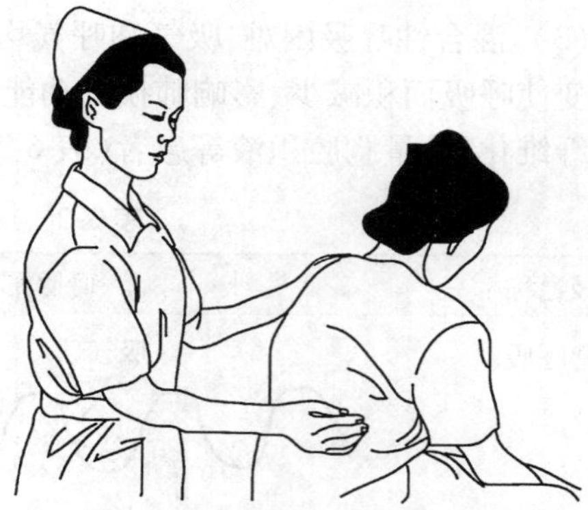

图 6-14　叩击

（3）体位引流：安置患者于特殊体位，使肺与支气管内积存的分泌物，借助重力作用使其流入大气管并咳出体外，称为体位引流。适用于痰量较多、呼吸功能尚好的支气管扩张、肺脓肿等患者，可起到重要的治疗作用。对严重高血压、心力衰竭、高龄、极度衰竭、意识不清等患者应禁用。实施要点为：①采取体位的原则：患肺处于高位，其引流的支气管开口向下。②嘱患者间歇深呼吸并尽力咳痰，护士轻叩相应部位，提高引流效果。③实施时间和次数为每日 2～4 次，每次 15～30 分钟。宜选择空腹时进行。④监测：观察病情变化，如患者出现头晕、面色苍白、出冷汗、血压下降等，应停止引流；观察引流液的色、质、量，并记录。如引流液大量涌出，应注意防止窒息。如引流液每日小于 30ml，可停止引流。

（4）痰液黏稠不易引流时，可给予雾化吸入及祛痰药物，有利排出痰液。

（5）必要时机械吸痰，以清除呼吸道分泌物（详见第十六章）。

2. 改善呼吸环境　调节室内温度和湿度，使空气清新、湿润，以减轻呼吸道不适感。

3. 休息与活动　根据病情需要安置体位，以减轻呼吸困难程度。卧床休息以降低耗氧量；若病情好转可允许患者适当活动，但不宜疲劳。

4. 协助治疗　①根据医嘱给药；②给予氧气吸入或使用呼吸机，提高动脉血氧含量。

5. 监测呼吸　观察呼吸频率、节律及深浅度的变化，有无呼吸困难及其他伴随症状。

6. 心理护理　紧张、恐惧的情绪可加重缺氧，所以应做好患者的心理护理，保持患者稳定的情绪，避免加重缺氧。

7. 健康指导　指导患者及家属认识监测呼吸的重要性，戒烟限酒，学会正确测量呼吸及自我护理。

三、呼吸的测量

【目的】

1. 判断呼吸有无异常。

2. 动态监测呼吸变化，了解呼吸系统功能状态。

3. 协助诊断，为预防、治疗、护理提供依据。

【评估】

1. 患者整体情况　如病情、治疗、意识等。

2. 影响测量呼吸因素　了解患者测量前 30 分钟有无剧烈运动、情绪激动等影响呼吸的因素。

【计划】

1. 护士准备　衣帽整洁，修剪指甲，洗手，戴口罩。

2. 用物准备　治疗盘内置有秒针的表、笔、记录本，必要时备棉签。

3. 环境准备　环境整洁、安静，光线充足，室温适宜。

4. 患者准备

（1）了解操作目的及配合方法，体位舒适，情绪稳定。

（2）测呼吸前若有运动、情绪激动等活动应休息 30 分钟后再测量。

笔记

【实施】

步　骤	要点与注意事项
1. 备物核对　备齐用物携至床旁，核对患者床号、姓名	• 确认患者
2. 取体位　卧位或坐位，舒适体位	• 患者精神放松
3. 测量方法　护士将手放在患者的诊脉部位似诊脉状，眼睛观察患者胸部或腹部的起伏（图 6-15）	• 测量呼吸时应转移患者的注意力，使患者处于自然呼吸状态，以保证测量结果的准确性
4. 观察呼吸　患者胸部或腹部一起一伏为一次呼吸。同时观察呼吸的深度、节律、音响、形态及有无呼吸困难	• 女性以胸式呼吸为主；男性和儿童以腹式呼吸为主
5. 计数　正常呼吸测 30 秒，乘以 2，即为呼吸的频率	• 危重患者或婴儿呼吸应测 1 分钟；如患者呼吸微弱不易观察时，可用少许棉絮置于患者鼻孔前，观察棉絮纤维被吹动的次数，计数 1 分钟（图 6-16）
6. 整理　为患者整理衣被，取舒适体位，清理用物，归还原处	• 促进患者舒适，保持病室整洁
7. 记录数值　洗手后记录呼吸数值，次/分	• 将脉率数值记录在记录本上
8. 绘制体温单　将呼吸数值绘制在体温单上	• 体温曲线绘制见第十九章

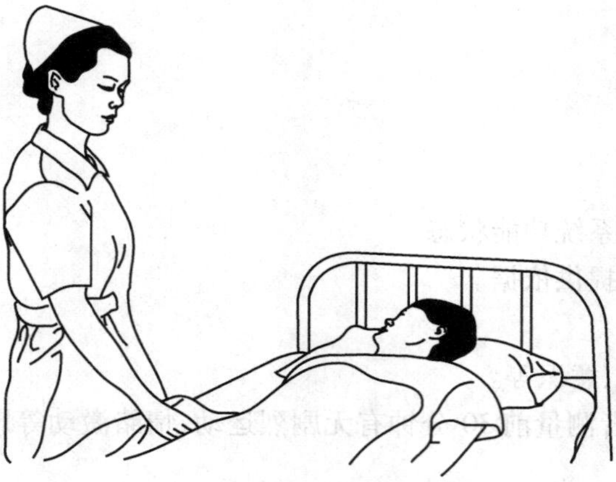

图 6-15　测量呼吸

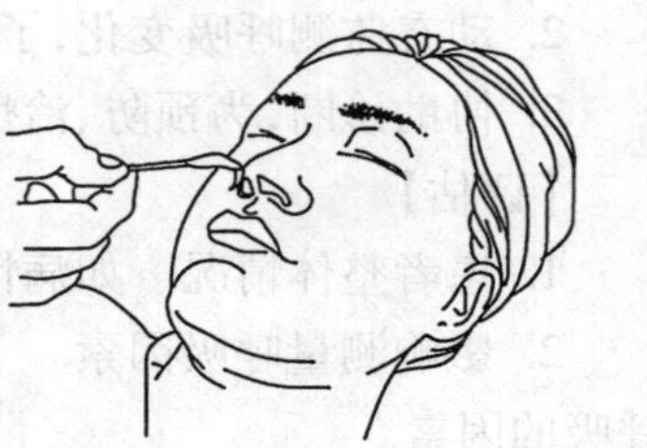

图 6-16　危重患者呼吸测量

◇ 呼吸测量操作流程：

备物核对→取体位→测量方法→观察呼吸→计数→整理用物→记录数值→绘制体温单

第四节　血压的评估与护理

血压（blood pressure，BP）是指血管内流动的血液对血管壁产生的侧压力。一般

笔记

指动脉血压。当左心室收缩时，流经主动脉的血液对管壁产生的最大压力，称之为收缩压（systolic pressure）。当心室舒张时，血液对血管壁产生的最低压力称之为舒张压（diastolic pressure）。收缩压与舒张压之差为脉压（pulse pressure）。

血压的计量单位以 mmHg 或 kPa 表示，mmHg 和 kPa 之间的换算关系为：1kPa = 7.5mmHg，1mmHg = 0.133kPa。

一、正常血压及其生理变化

（一）正常血压

临床常以测量肱动脉的血压为标准。正常成人在安静状态下血压的范围为：收缩压为 90 ~ 139mmHg（12 ~ 18.1kPa），舒张压为 60 ~ 89mmHg（8 ~ 11.6kPa），脉压为 30 ~ 40mmHg（4 ~ 5.3kPa）。

（二）生理变化

1. 年龄与性别　随着年龄增长，血压值愈高，以收缩压增高显著，主要是因动脉管壁弹性降低，血液黏稠度增高所致。在青春期前男女血压值差别较小，更年期以前女性血压略低于男性，更年期后男女血压无明显差异。

2. 昼夜与睡眠　通常血压在清晨最低，然后逐渐升高，至午后或傍晚血压最高，夜间睡眠时降低。睡眠不佳时，血压可略有增高。

3. 环境　在寒冷环境中由于末梢血管收缩，血压可略有增高；在高温环境下，由于皮肤血管扩张，血压则略有下降。

4. 体型和体位　肥胖者血压偏高；卧位时的血压低于坐位或立位（与重力代偿机制有关），但有些人变化不大。若由平卧位突然变为站立姿势时，易出现直立性低血压，伴有头晕、眼前发黑、心慌、甚至晕厥等现象。

5. 测量部位　一般右上肢血压约高于左上肢 10 ~ 20mmHg，主要由于右侧肱动脉来自主动脉弓的第一分支无名动脉，做功少，耗能少之故。下肢血压一般比上肢高 20 ~ 40mmHg，主要与股动脉管径粗、血流量大有关。

6. 其他　情绪激动、紧张、恐惧、兴奋、劳累、剧烈运动、疼痛等均可导致收缩压升高，舒张压一般无变化。吸烟、饮酒和摄盐过多对血压也有影响。

二、异常血压的评估与护理

（一）异常血压的评估

1. 高血压（hypertension）　在正常状态、未使用抗高血压药物的情况下，成人收缩压≥140mmHg 和（或）舒张压≥90mmHg，称为高血压。常见于心血管系统、肾、内分泌系统等疾病。

关于高血压的诊断标准，目前采用中国高血压分类标准（2010 版），见表 6-3。

2. 低血压　当血压低于 90/60mmHg（12/8kPa），称为低血压。常见于休克、心力衰竭、大出血等患者。

3. 脉压异常

（1）脉压增大：脉压大于 40mmHg 称脉压增大。见于主动脉瓣关闭不全、动脉硬化、甲状腺功能亢进等患者。

（2）脉压减小：脉压小于 30mmHg 称脉压减小。常见于主动脉瓣狭窄、心包积

笔记

液、缩窄性心包炎、心力衰竭等患者。

表 6-3 中国高血压分类标准（2010 版）

分级	收缩压（mmHg）		舒张压（mmHg）
正常血压	<120	和	<80
正常高值	120～139	和(或)	80～89
高血压:	≥140	和(或)	≥90
1 级高血压(轻度)	140～159	和(或)	90～99
2 级高血压(中度)	160～179	和(或)	100～109
3 级高血压(重度)	≥180	和(或)	≥110
单纯收缩期高血压	≥140	和	<90

注:若收缩压、舒张压分属不同等级,则以较高的分级为准

（二）异常血压的护理

1. 监测血压　及时了解血压变化,同时观察其伴随症状。对需要密切观察血压的患者,应做到“四定”,即定时间、定体位、定部位、定血压计,以保证血压测量的准确性。

2. 休息与活动　根据病情指导患者适当活动并保证有充足的睡眠,如发现血压过高、过低时,应嘱咐患者卧床休息,同时按医嘱给予相应处理。

3. 合理饮食　根据病情给予低盐、低脂肪、低胆固醇、高维生素、富含纤维素多的饮食,控制烟、酒、浓茶、咖啡、辛辣食物的摄入。如肥胖者,应控制体重。

4. 用药护理　遵医嘱用药,勿随意改变药物或增减药量;按时服药;不能凭感觉或症状吃药;不能在临睡前服降压药,一般在睡前 2 小时服用降压药;定期随访。

5. 控制情绪　长期抑郁或情绪激动、急剧而强烈的精神创伤可使交感神经兴奋性增强,肾上腺素活性物质增多,使血压升高,因此保持患者良好的心理状态非常重要。患者应加强自我修养,避免精神紧张、情绪激动、烦躁、焦虑、忧愁等不良情绪,保持心情舒畅。

6. 健康指导　教会患者及家属测量和判断异常血压的方法;了解养成健康生活方式的重要性,如生活有度、按时作息、顺应四时、合理饮食、戒烟限酒、修身养性等。

三、血压的测量

（一）血压计的种类和构造

常用的血压计主要包括:汞柱式血压计(台式和立式)(图 6-17)、无液血压计(图 6-18)和电子血压计(图 6-19)三种。

1. 汞柱式血压计　又称水银血压计。分台式和立式两种,立式血压计可调节高低。由加压气球和调节空气压力的阀门、袖带及水银测压计组成。袖带为长方形扁平橡胶袋,其长度和宽度应符合标准:长度应能包绕整个肢体,宽度要比被测肢体直径宽 20%,大约宽 12cm,长 24cm。袖带外层为布套,橡胶袋上有两根橡胶管,一根连加压气球,另一根与测压计相接。测压计有一个能充水银的玻璃管固定在盒盖内壁上,上面标有刻度:一侧为 0～300mmHg,每小格为 2mmHg,另一侧为是 0～40kPa,每小格为

笔记

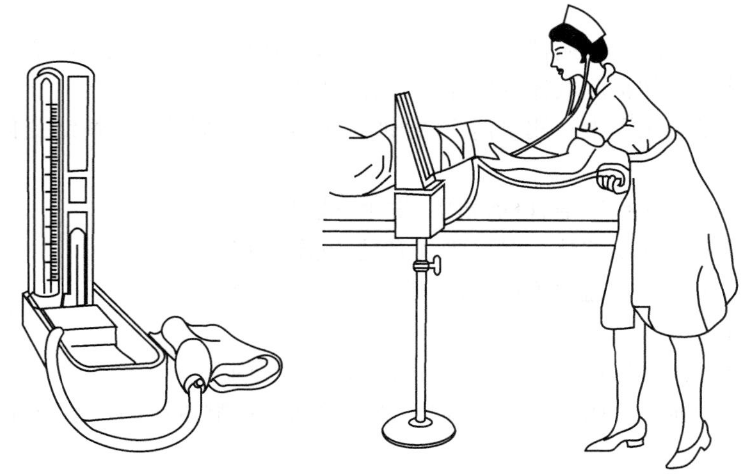

A　　　　　　　　　　B

图 6-17　水银血压计

A. 台式水银血压计；B. 立式水银血压计

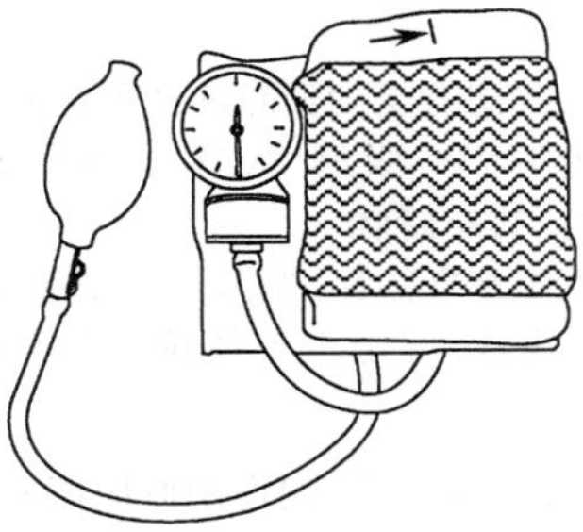

图 6-18　无液血压计

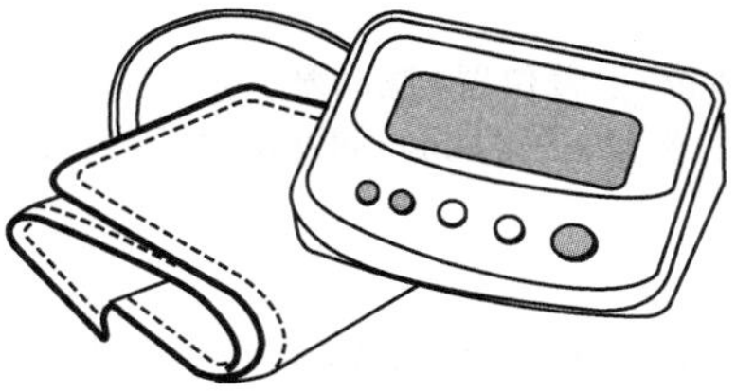

图 6-19　电子血压计

0.5kPa。玻璃管上端和大气相通，下端和水银槽相连，水银槽内装水银约 60g。当加压气球注入空气后，水银由玻璃管底部上升，水银顶端的中央凸起即是压力的刻度。

2. 无液血压计　又称弹簧表式血压计。由加压气球和调节空气压力的阀门、袖带、压力计组成。压力计外观似表，呈圆盘状，正面盘上标有刻度及读数，盘中央有一指针，指示血压数值，袖带与压力计相连。

3. 电子血压计　袖带内有一换能器，具有自动采样、微电脑控制数字运算、自动放气程序等，测量后可直接在显示屏上显示收缩压、舒张压以及脉搏的数值。

4. 自动血压计监测器　采用震动法原理，由微电脑控制，自动测量收缩压、舒张压、平均动脉压和心率。测量平均动脉血压范围为 30～230mmHg。测量结果数字由四组三位高亮度数码管显示，并在下次测量结果显示之前一直保留。此法适用于各种场合的血压测量，尤其适合于手术、危重患者血压的监测。

（二）测量血压的方法

【目的】

1. 判断血压有无异常。
2. 动态监测血压变化，了解循环系统功能，为诊断、预防、治疗、护理提供依据。

【评估】

1. 患者整体情况　如病情、年龄、治疗、意识、心理状态及基础血压值等。

2. 局部情况　如被测肢体皮肤完整性、活动度等。

3. 影响测量血压因素　测量前30分钟有无运动、吸烟、饮酒、情绪变化等。

【计划】

1. 护士准备　衣帽整洁,修剪指甲,洗手,戴口罩。

2. 环境准备　环境整洁、安静,光线充足,室温适宜。

3. 用物准备　治疗盘内置血压计、听诊器、笔、记录本。

4. 患者准备

(1) 了解操作目的及配合方法,体位舒适,情绪稳定。

(2) 测血压前若有运动、吸烟、饮酒、情绪激动等影响血压的因素应休息30分钟后再测量。

【实施】

步　骤	要点与注意事项
1. 核对解释　备齐用物携至床旁,核对患者床号、姓名。并解释操作目的	• 确定患者。取得患者合作
2. 测量血压 肱动脉 (1)取体位:手臂位置(肱动脉)与心脏呈同一水平。坐位:平第四肋;仰卧位:平腋中线	• 测血压前,告知患者至少安静休息5分钟,30分钟内禁止剧烈活动、吸烟、饮酒、饮咖啡等影响血压的因素。排空膀胱 • 需密切观察血压的患者,为保证测量血压值的准确性和可比性,应定患者体位、部位和测量时间
(2)摆放手臂:卷袖,露上臂,手掌向上,肘部伸直	• 若肱动脉高于心脏水平,测得的血压值偏低;肱动脉低于心脏水平,测得的血压值偏高 • 对偏瘫、肢体外伤或手术的患者,应选择健侧肢体
(3)打开血压计:垂直放妥,开启水银槽开关	
(4)缠袖带:驱尽袖带内空气,平整置于上臂中部,下缘距肘窝2~3cm,松紧以能插入一指为宜	• 必要时脱袖,以免衣袖过紧影响血流,影响血压测量值的准确性 • 需密切观察血压的患者,为保证测量血压值的准确性和可比性,应定血压计 • 袖带缠得过松,充气过度呈气球状,有效面积变窄,使血压测量值偏高;袖带缠得过紧,未注气已受压,使血压测量值偏低 • 避免听诊器胸件塞在袖带下,以免局部受压较大和听诊器出现干扰声 • 肱动脉搏动消失表示袖带内压力小于心脏收缩压,血流被阻断
(5)充气:触摸肱动脉搏动,将听诊器胸件置肱动脉搏动最明显处(图6-20),一手固定,一手捏加压气球,关气门,充气至肱动脉搏动消失再升高20~30mmHg	• 充气不可过猛过快,以免水银溢出或患者不适 • 充气过度或充气不足都会影响测量结果

笔记

续表

步　　骤	要点与注意事项
(6)放气:缓慢放气,速度以水银柱下降4mmHg/秒为宜,注意水银柱刻度和肱动脉声音的变化	• 放气太慢使静脉充血,舒张压值偏高;放气太快,使水银柱下降过快,听诊器听到的声音和水银柱所致刻度不符,血压值偏低 • 眼睛视线保持与水银柱弯月面同一水平。视线低于水银柱弯月面读数偏高,反之,读数偏低
(7)判断:听诊器出现的第一声波动音,此时水银柱所指的刻度,即为收缩压;当搏动音突然变弱或消失,水银柱所指的刻度即为舒张压	• 第一声搏动音出现表示袖带内压力降至与心脏收缩压相等,血流能通过受阻的肱动脉 • WHO 规定成人应以动脉搏动音的消失作为判断舒张压的标准 • 如发现血压听不清或异常时,应复测。方法是先将袖带内气体驱尽,使汞柱降至"0"点,稍待片刻再进行第二次测量,一般连续测 2~3 次,取其最低值。一般不采取屈膝仰卧位
腘动脉 (1)取体位:仰卧、俯卧、侧位 (2)卷裤腿:卧位舒适 (3)缠袖带:袖带缠于大腿下部,其下缘距腘窝 3~5cm,听诊器置腘动脉搏动最明显处 (4)其他操作同肱动脉测量方法	• 必要时脱一侧裤腿,暴露大腿,以免过紧影响血流,影响血压测量的准确性 • 袖带松紧适宜
3. 整理血压计　排尽袖带内空气,拧紧压力活门,整理后放于盒内;血压计盒盖右倾斜45°,使水银全部留回槽内,关闭水银槽开关,盖上盒盖,平稳放置	• 避免玻璃管破裂,水银溢出
4. 恢复体位	• 必要时协助穿衣、穿裤
5. 记录　将所测血压值按收缩压/舒张压 mmHg 记录在记录本上。如:120/80mmHg	• 当变音与消失音之间有差异时,两读数都应记录,方式是收缩压/变音/消失音 mmHg,如:120/80~60mmHg
6. 转记　转记血压数值到体温单上	• 洗手后将血压值转记至体温单上

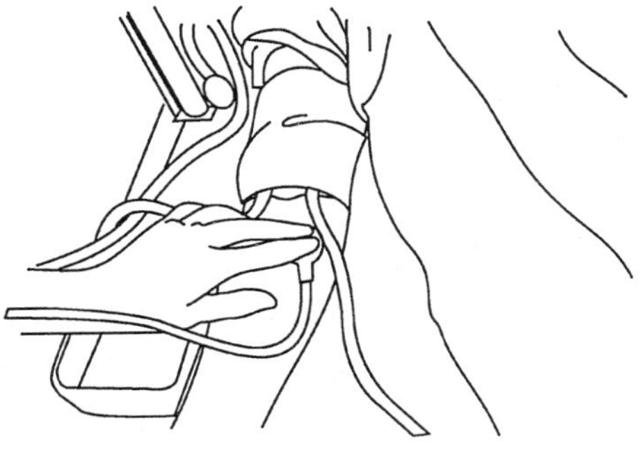

图 6-20　听诊器胸件放置部位
(肱动脉搏动最明显处)

笔记

◇ 血压测量操作流程(以肱动脉为例):

核对解释→取体位→手臂摆放→打开血压计→缠袖带→充气→放气→判断血压值→整理血压计→恢复体位→记录血压数值→转记→绘制体温单

学习小结

1. 学习内容

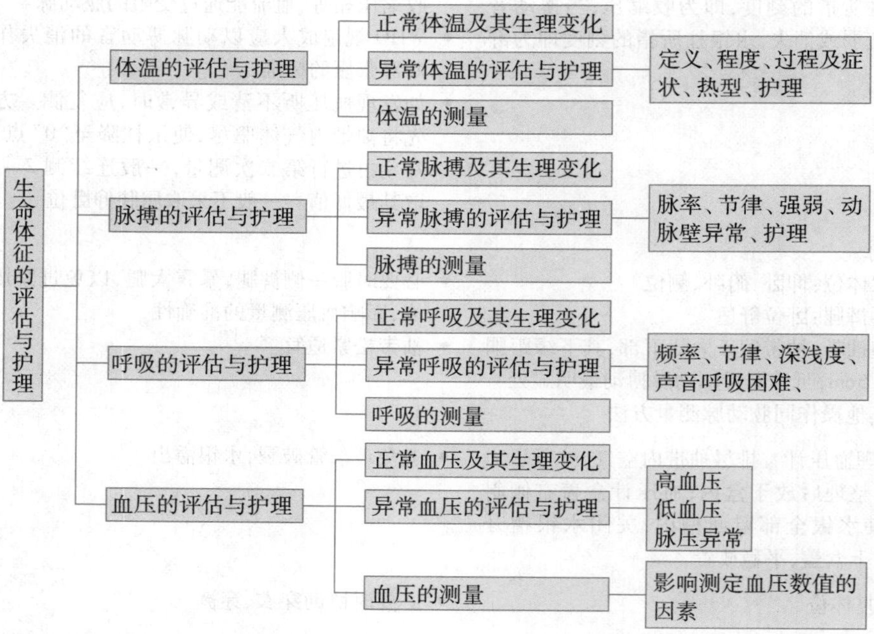

2. 学习方法

(1) 课前通过复习生理学、解剖学等课程的相关知识,掌握体温、脉搏、呼吸、血压的调节和生理变化等前期知识体系,为本章的学习奠定基础。

(2) 重视课堂学习和互动,结合案例思考问题,把握重、难点。

(3) 结合实训课和见习课,熟练掌握体温、脉搏、呼吸、血压的测量,在操作中重视护理评估,体现以患者为中心。

(4) 课后结合兴趣和知识链接、知识拓展等内容,查阅新进展,拓展知识视野,培养科研思维和评判性思维。

3. 风险防范

预防口腔测量体温汞中毒的发生!

用口表测量口腔温度,如患者不慎咬破体温计,如处理不当容易引起汞中毒。因此,医护人员在测量口温时,事先与患者说明口温测量的方法及注意事项,患者如不慎咬破体温计,应采取有效的措施及时处理(具体方法见体温测量的注意事项),预防汞中毒的发生。

(刘静茹 冯志仙)

笔记

复习思考题

1. 叙述发热过程不同阶段的临床表现及护理要点。

2. 在测量血压时，哪些因素会引起误差？应如何预防？

3. 张某，男性，50 岁。发热 3 天，体温持续在 39.3～40.2℃，以“发热待查”于上午 10 时入院。查体：体温 40.1℃，脉搏 100 次/分，心率 120 次/分，呼吸 28 次/分，血压 120/80mmHg，神志清楚，面色潮红，口唇干裂，食欲下降。

请问：

（1）该患者发热程度如何？为何种热型？

（2）该患者出现了何种脉搏？应如何测量？

（3）根据该患者病情，护士应采取哪些护理措施？

笔记

第七章

患者的清洁护理

学习目的

学生通过本章的学习，能掌握患者清洁卫生状况的评估方法、压疮的预防和护理措施，具备给患者特殊口腔护理、床上洗头、床上擦浴等操作的能力，熟悉会阴部护理、晨晚间护理的方法及内容，了解手足护理的方法。

学习要点

口腔护理、头发护理、皮肤护理、手足护理、会阴部护理及晨晚间护理。学会口腔、头发、皮肤状况的评估，压疮的评估、预防及护理，特殊口腔护理、床上洗头、床上擦浴等操作技术。

案例导入

李某，女性，56岁。因突发口角歪斜、言语不清，走路不稳突然倒地就诊，入院时经CT检查示颅内出血，收住入院一周。护士晨间护理时，发现患者神志浅昏迷，右侧肢体偏瘫，大小便失禁，出汗多，头发和床单潮湿，口腔有异味，室内空气污浊。请问：

1. 护士为该患者晨间护理的内容包括哪些？
2. 该患者是压疮的高危人群吗？应采取哪些措施预防其压疮的发生？

保持身体清洁卫生是每个人的基本需要。当机体患病时，由于疾病的原因，患者的自我照护能力下降，往往无法满足自身清洁的需要，出现机体卫生状况不洁；另外，因患者抵抗力低，容易发生感染等并发症，对患者生理和心理方面都会产生影响。因此，护理人员应及时评估患者的清洁状况和自我护理的能力，了解患者的一些卫生习惯，根据患者的情况给予卫生指导或协助护理，使患者达到良好的卫生状况，促进患者舒适，减少压疮等并发症的发生。同时护理人员在护理过程中应保护患者的隐私，尊重患者，与患者建立良好的护患关系。患者的清洁卫生护理内容包括口腔护理、皮肤护理、头发护理、手足护理和会阴部护理。

第一节 口腔护理

口腔是病原体侵入人体的途径之一。口腔的温度、湿度和食物残渣非常适宜微生

笔记

物的生长，因此正常人的口腔中存在大量的病菌。正常人每天通过饮水、进食、刷牙、漱口等活动，可以减少和清除部分致病菌，唾液中的溶菌酶也有杀菌作用，因此一般不会引起疾病。但患病时机体抵抗力下降，唾液分泌减少，某些患者存在进食及饮水障碍，口腔内细菌大量繁殖，口腔卫生不良则导致口腔疾病，出现食欲减退、局部疼痛甚至全身性疾病。

由此可见，及时有效的口腔护理非常重要，护理人员必须认真地评估和判断患者的口腔卫生状况，给予必要的口腔卫生指导，协助患者做好口腔护理，并为无法自行完成口腔清洁的患者进行特殊口腔护理。

一、口腔卫生的评估

正常人的口唇红润光泽，口腔黏膜湿润完整，无龋齿，牙龈无出血、疼痛，舌苔薄白，口腔无异味。

（一）口腔状况评估

护士一手拿压舌板，一手持手电筒，置光源于适当位置，请患者将头稍微向后仰、张嘴，检查上腭部情况；嘱咐患者舌尖向上抵住上腭，以便检查口腔底部的情况。检查时护士应注意观察以下内容：

1. 口唇的颜色、湿润度，有无裂纹、出血及疱疹等。
2. 口腔黏膜的颜色及完整性，是否有溃疡、出血、脓液渗出及赘生物等。
3. 牙齿的数量是否齐全，有无脱落、义齿、龋齿、牙结石、牙垢等。
4. 牙龈的颜色，有无出血、溃疡、肿胀等。
5. 舌的颜色、湿润度，有无溃疡、出血等，舌苔的颜色、苔质是否厚腻等。
6. 腭部、悬雍垂、扁桃体的颜色，有无肿胀及不正常的分泌物等。
7. 口腔有无难闻的气味，如有无氨臭、烂苹果等异常气味。

（二）自理能力的评估

1. 评估患者每天清洁口腔的情况，如刷牙、漱口或清洁义齿等。
2. 评估患者是否能自行完成口腔清洁，对能自理的患者鼓励其自我照顾，无法自理者护理人员应协助其完成。

（三）口腔卫生保健知识了解程度的评估

1. 评估患者对保持口腔卫生重要性认识的程度，对口腔卫生与口腔疾病、全身性疾病相关性知识的了解程度。
2. 评估患者对保持口腔清洁正确方法的掌握，如对经常使用的牙膏、牙刷及其他口腔清洁用品应如何选择，如何正确刷牙等。
3. 评估患者对口腔卫生保健知识的了解程度。

二、口腔卫生的护理措施

（一）口腔卫生指导

向患者解释口腔卫生的重要性，介绍口腔护理的有关知识，如清洁用具的使用、刷牙方法、如何使用牙线及义齿的清洁与护理，使患者能够做到有效的清洁口腔，保持口腔卫生，预防口臭、口腔感染等各种口腔并发症的发生。

1. 养成良好的口腔卫生习惯　教导患者为减少龋齿的发生，每天在晨起、晚上临

笔记

睡前养成刷牙习惯，餐后应漱口。睡前不应食入对牙齿有刺激性或腐蚀性的食物，减少食用蔗糖及碳水化合物的摄入量。当口腔出现过度干燥时，鼓励患者多饮水。

2. 指导正确的刷牙

(1) 刷牙时间：刷牙(brushing)一般在早晨起床后或晚上临睡前进行，进食后也应刷牙。

(2) 刷牙用具的选择：选用外形较小、表面平滑的尼龙毛刷，柔软的牙刷可刺激牙龈，不会损伤牙龈，而硬毛的牙刷易导致牙齿的磨损及牙龈的损伤。牙刷应每隔三个月更换一次。牙膏应不具有腐蚀性，以防损伤牙齿。可规律地使用含氟牙膏刷牙，根据需要选择使用药物牙膏。

(3) 刷牙方法：正确的方法是上下颤动刷牙，将牙刷的尖端轻轻放于牙齿及牙龈沟上，牙刷的毛面与牙齿呈45°角，快速环形来回刷动，每次只刷2~3颗牙齿，刷完一个部位再刷相邻部位(图7-1)。可用牙刷毛面的顶端以环形方式刷洗牙齿的内面，刷洗牙齿的咬合面时刷毛与牙齿平行来回刷洗。刷完牙齿后，再轻刷舌面，以减少微生物的数量并清除食物残屑。

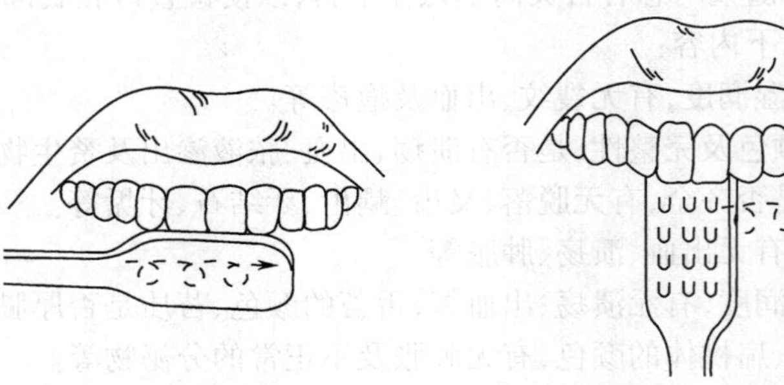

图7-1 正确刷牙方法

A. 牙齿外表面的刷牙方法；B. 牙齿内表面的刷牙方法

3. 牙线剔牙法 牙线(dental floss)可将牙缝等部位的牙菌斑和食物残渣清除。尼龙线、丝线、涤纶线均可用作牙线材料，取牙线40cm，两端分别绕于两手中指，指间留14~17cm牙线，再用两手拇指、示指配合拉住牙线的两端使其呈“C”形，将牙线嵌入两牙齿间，再用力弹出，每个牙缝反复数次。每日剔牙两次，最好餐后立即进行。

(二) 义齿的护理

1. 义齿的佩戴 了解义齿(denture)配戴是否合适，有无连接过紧或过松。使用者白天应配戴义齿，以增进咀嚼功能，同时也能保持良好的口腔外观。

2. 义齿的清洁 义齿也会积聚一些食物残渣、碎屑及牙石等，因此需要做清洁护理，餐后应取下义齿认真冲洗。义齿取下后，检查义齿的内套有无结石、牙斑、食物残渣等，并检查义齿的表面有无破损、碎裂。刷牙方法与真牙的刷法相同，用挤了牙膏的小软毛刷轻轻刷洗各个面，用冷水冲洗干净。

3. 义齿的保存 义齿晚上不戴时或暂时不用的义齿可浸泡于冷开水中，每日换水一次。不可存放在热水或乙醇内，以免义齿变色、变形或老化。

笔记

（三）特殊口腔护理

特殊口腔护理（special oral care）：适用于高热、昏迷、危重、禁食、鼻饲、气管切开或气管插管、口腔术后及生活不能自理患者。护士应根据病情给予特殊口腔护理，一般每日 2～3 次。可根据病情酌情增加次数。

【目的】

1. 保持口腔清洁，避免因微生物繁殖引起口腔感染等并发症。

2. 防止口臭，去除牙垢，促进食欲，增加患者舒适感和自信心。

3. 观察口腔黏膜、舌苔等变化及特殊的口腔气味，提供病情变化的动态信息。

【评估】

1. 评估患者的病情、意识状态、自理能力、心理反应、合作程度及用药情况（如抗生素、激素等）。

2. 评估患者的口腔状况，如口腔 pH 值、有无异常气味、溃疡、出血及特殊病菌感染等。

【计划】

1. 护士准备　衣帽整洁、剪短指甲、洗手、戴口罩。

2. 环境准备　环境整洁、安静、宽敞、光线充足。

3. 用物准备

（1）治疗盘内备：治疗碗（内装无菌棉球数个）、弯血管钳、镊子、压舌板、吸水管、弯盘、治疗巾、棉签、石蜡油、手电筒等。必要时如昏迷患者需备开口器。

（2）常用漱口溶液（表 7-1）。

表 7-1　常用漱口溶液及作用

溶液名称	作　用
生理盐水	清洁口腔，预防感染
1%～3%过氧化氢溶液	防腐、防臭，适用于口腔有溃烂、坏死组织者
1%～4%碳酸氢钠溶液	属碱性溶液，抑制真菌生长
0.02%洗必泰溶液	清洁口腔，广谱抗菌
0.02%呋喃西林溶液	清洁口腔，广谱抗菌
复方硼酸溶液（朵贝尔溶液）	酸性防腐溶液，有抑制细菌作用
0.1%醋酸溶液	抑制铜绿假单胞菌生长
0.08%甲硝唑溶液	抑制厌氧菌生长
口泰溶液	广谱抗菌
银花甘草漱口液	清热解毒、除臭
辛夷花漱口液	广谱抗菌

（3）外用药：按需准备，常用的有口腔溃疡膏、西瓜霜、锡类散等。

4. 患者准备　了解口腔护理的目的、方法和注意事项，能配合操作，并取舒适的体位。

笔记

【实施】

步　　骤	要点与注意事项
1. 核对解释　备齐用物携至患者床旁，核对并解释口腔护理的目的，以取得患者的合作	• 确认患者
2. 安置体位　协助患者侧卧或仰卧，头偏向护士一侧	• 防止分泌物及多余水分误吸入气管
3. 铺治疗巾　将治疗巾或纸巾铺于患者颌下，弯盘放于口角旁	• 防止床单、枕头污湿
4. 观察口腔　湿润口唇，嘱患者张口，用压舌板轻轻撑开颊部，打开手电筒观察口腔情况，有活动的义齿应取下	• 牙关紧闭及昏迷患者可用开口器协助张口，使用开口器时应从臼齿处放入，不可用暴力助其张口
5. 漱口　协助患者用吸水管吸取温开水漱口	• 昏迷患者禁止漱口，以免误吸
6. 按顺序擦洗　用弯血管钳夹取含有漱口溶液的棉球并拧干棉球（图 7-2），或用海绵棒，按下列顺序擦洗	• 擦洗时动作应轻柔，血管钳前端应用棉球包裹，勿直接接触口腔黏膜及牙龈
（1）擦洗牙齿外侧面：嘱患者咬合上、下齿，用压舌板轻轻撑开左侧颊部，擦洗牙齿左外侧面，由臼齿擦向门齿，沿牙齿纵向擦洗（图 7-3）。同法擦洗右外侧面 （2）擦洗牙齿内侧面及咬合面：嘱患者张开上、下齿，擦洗牙齿左上内侧面、左上咬合面、左下内侧面、左下咬合面，弧形擦洗左侧颊部。同法擦洗右侧	• 昏迷患者使用的棉球不可过湿，以免引起呛咳或吸入性肺炎；每次擦洗时，只能用止血钳夹紧一个棉球，以免脱落。擦洗前后要清点棉球，注意勿将棉球遗留在口腔内
（3）擦洗硬腭部、舌面及舌下腺开口处	• 不可过深，以免引起恶心
7. 再次漱口　擦洗完毕，协助患者用吸水管吸水漱口，吐入弯盘内，擦净口唇。必要时协助清洁及佩戴义齿	
8. 观察涂药　再次观察口腔状况。如有溃疡，可局部涂用口腔溃疡膏等，口唇干裂可涂石蜡油或唇膏	• 观察口腔清洁的效果，长期服用抗生素者应观察其口腔内有无真菌感染
9. 整理记录　撤去弯盘及治疗巾，协助患者取舒适卧位，整理床单位，用物清洁消毒后备用，洗手记录	• 传染性患者使用后的物品按消毒隔离原则处理

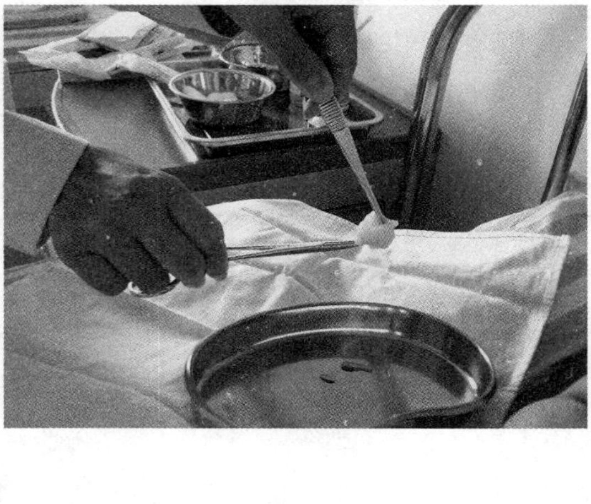

图 7-2　血管钳前端棉球包裹并拧干

笔记

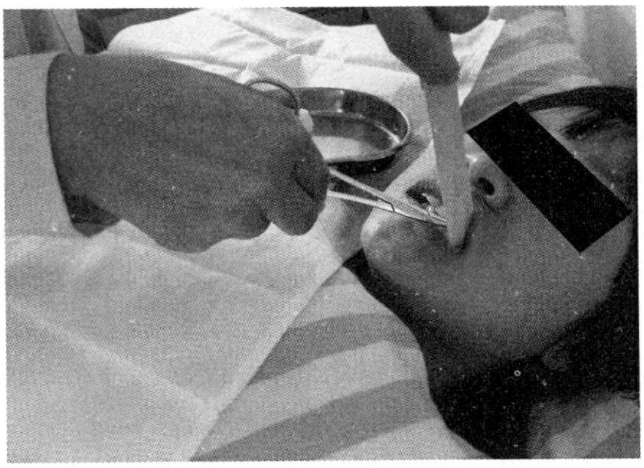

图 7-3　擦洗牙齿外侧面

> ◇ 特殊口腔护理操作流程：
> 核对解释→安置体位→铺治疗巾→观察口腔→漱口→按顺序擦洗→再次漱口→观察、涂药→整理记录

【评价】

1. 患者口腔卫生得到改善，口唇润泽，感到口腔清洁、舒适、无刺激。
2. 患者口腔感染减轻或痊愈。
3. 患者及家属了解口腔卫生方面的知识和技能。

知识拓展

口臭的原因

发生口臭的第一个原因就是口腔内的疾患和口腔污染。其中多数是因为牙齿疾患和龋齿以及食物残渣腐败引起的厌氧性细菌的增殖。此时使用牙刷进行认真的刷牙，症状能得到很大改善。因此，重要的是每日至少一次，花时间认真而仔细地刷牙。有时候全身性疾患也会产生口臭，尤其是出现酸臭、血腥臭和脓腥臭时，可能是因为消化系统癌症和糖尿病、耳鼻咽喉系统的疾患所致，应该引起注意。

第二节　皮 肤 护 理

完整的皮肤是机体抵御外界有害物质入侵的第一道屏障，能避免微生物的入侵，具有保护机体、调节体温、吸收、分泌、排泄及感觉等功能。皮肤的新陈代谢迅速，其代谢产物如皮脂、汗液及表皮碎屑等与外界细菌及尘埃结合成污垢，黏附于皮肤表面，如果不及时清除污垢，可刺激皮肤，降低皮肤的抵抗力，以致破坏其屏障作用，造成细菌入侵，引起各种感染。

皮肤的清洁与护理可预防皮肤感染，给人体带来舒适，防止压疮等并发症的发生，还可维护患者的自我形象，满足身心需要。

一、皮肤结构与功能

（一）皮肤结构

皮肤是人体最大的器官，由表皮、真皮和皮下组织组成。皮肤还包括由表皮衍生而来的附属器，如毛发、皮脂腺、汗腺和指（趾）甲等。

1. 表皮　表皮是最外一层组织，由表及里分为五层，依次为角质层、透明层、颗粒层、棘细胞层和基底层。表皮中含有黑色素细胞，可使皮肤着色，并对紫外线照射起到保护作用，避免对皮肤的损伤。

2. 真皮　真皮位于表皮和皮下组织之间，由致密结缔组织组成。真皮层含有血管、淋巴管、神经末梢及毛发、汗腺、皮脂腺等皮肤附属器。

3. 皮下组织　皮下组织在真皮下层，由疏松结缔组织和脂肪细胞组成，具有缓冲、保温和储存能量的功能。

（二）皮肤功能

完整的皮肤具有保护机体、调节体温、吸收、分泌、排泄及感觉等功能。完整的皮肤是天然屏障，可保护机体免受微生物的入侵，防止水电解质的丢失。汗液蒸发后，热量散发，皮肤通过汗腺调节排汗量，从而调节体温。皮肤有大量的神经末梢，有疼痛觉、触压觉和温度觉，能感受到疼痛、受压、冷热等。

二、皮肤评估

正常皮肤的特征具有完整、温暖、柔嫩、不干燥、不油腻，且没有潮红和破损，无肿块与其他疾病等征象。患者自我感觉清爽、舒适，无任何刺激，对冷、热、针刺和触摸感觉良好。

1. 颜色

（1）苍白：常见于休克或贫血患者，由于血红蛋白减少所致。

（2）发绀：皮肤黏膜呈青紫色，常见于口唇、耳廓、面颊及肢端。

（3）发红：全身皮肤发红，生理情况下可见于运动、饮酒后，病理情况下则见于高热患者，局部发红常见于炎症。

（4）黄疸：由于血中胆红素浓度增高致皮肤、黏膜、巩膜发黄，多见于胆道阻塞等疾病。

（5）色素沉着：由于基底层的黑色素增多，而致部分或全身皮肤色泽加深。

2. 温度　皮肤温度与真皮层的血循环量有关，皮肤温度常可提供有炎症或循环异常的信号。如局部有炎症或全身发热时局部皮温增高，休克时末梢循环差导致皮温降低。皮肤的温度还会受室温的影响，出现皮肤颜色的变化。环境过冷时皮肤呈发绀状态，环境闷热时皮肤潮红。

3. 弹性　一般老年人或脱水患者的皮肤弹性下降，提起皮肤复原较慢。

4. 完整性　检查皮肤有无破损、斑点、丘疹、水疱和硬结，特别注意受压部位的皮肤。

5. 感觉　用手触压患者的皮肤，询问患者的感觉，要求患者描述检查者手部的温度，检查皮肤的温度觉、触压觉和疼痛觉。如有感觉障碍表明皮肤有广泛性或局限性损伤。对老年人、神经系统疾病、糖尿病患者的感觉功能要仔细检查。

6. 清洁度　根据皮肤的气味、出汗情况、皮脂分泌量及污垢来评估其清洁程度。

护理人员通过视诊和触诊检查患者的皮肤，观察皮肤颜色、温度、弹性、完整性、感觉、清洁度等情况，同时还应评估患者的一般状况和自理能力，如患者的意识、是否瘫痪或软弱无力、有无关节活动受限、需要完全协助还是部分协助，以及评估患者对保持皮肤清洁卫生相关知识的了解程度及要求等。患者体位、环境因素（如室温）、汗液量、皮脂分泌、水肿和色素沉着等均可影响评估的准确性，评估时应予以注意。

三、皮肤一般护理措施

（一）皮肤卫生指导

全身状况良好者，可自行淋浴或盆浴；对于活动受限的患者可采用床上擦浴法。传染病患者的沐浴应根据病情、病种按隔离原则进行。

患者沐浴时，护士应根据患者皮肤的状况、清洁用品的性质及患者的喜好选用清洁剂及护肤用品。

（二）淋浴或盆浴

能够自行完成沐浴过程的患者可采用淋浴或盆浴（shower or tub bath），护士根据其自理能力进行相应的协助。

【目的】

1. 清洁皮肤，促进患者生理和心理上的舒适。
2. 促进机体血液循环，增强皮肤排泄功能，预防皮肤感染和压疮等并发症的发生。
3. 使肌肉得到放松，并增加患者活动的机会。

【评估】

1. 患者病情、自行完成沐浴的能力、心理反应及合作程度。
2. 患者皮肤健康状况，皮肤有无异常改变。
3. 患者沐浴习惯，对清洁卫生知识了解程度。

【计划】

1. 护士准备　衣帽整洁、修剪指甲、洗手、戴口罩。
2. 环境准备　调节浴室温度到22℃以上，水温维持在41～46℃，也可按患者习惯调节，防止患者受凉或烫伤。浴室内有呼叫装置、扶手，地面应有防滑设施，必要时放置浴椅。
3. 用物准备　毛巾2条、浴巾、沐浴露（或浴皂）、洗发液、清洁衣裤、防滑拖鞋等。
4. 患者准备　了解淋浴或盆浴的目的、方法及注意事项，贵重物品应妥善保存。患者已经进食1小时后，适合进行淋浴或盆浴。

【实施】

步　骤	要点与注意事项
1. 备物解释　检查浴盆是否清洁，浴室是否有防滑垫。向患者解释相关事项，如水温调节方法、呼叫装置的使用等。嘱患者沐浴中若感到不适，如虚弱无力、眩晕时，随时按铃呼叫	● 患者进食1小时后方能沐浴，以免影响消化 ● 妊娠7个月以上的孕妇禁止盆浴；身体衰弱、创伤或患有心脏病需卧床休息者不宜淋浴或盆浴

笔记

续表

步　骤	要点与注意事项
2. 送入浴室　携带用物，送患者入浴室，将用物放于方便易取处。嘱患者进出浴室时扶住把手防止滑倒，浴室不要锁门，并在门外悬挂“正在使用”的标记牌，以示浴室内有患者正在沐浴	• 发生意外时护士能随时进入
3. 协助沐浴　盆浴时，需扶持患者进出浴盆，防止滑倒。如患者入浴时间过久，护理人员应及时询问，以防发生意外	• 患者在浴盆中浸泡不可超过 20 分钟 • 沐浴过程中，护理人员应严密观察患者的反应，注意入浴时间，确保其安全。防止患者受凉、烫伤、滑跌或晕厥等意外发生。若患者发生晕厥，应立即抬出，使其平卧，并加以保暖，通知医生及时救治
4. 整理记录　患者洗浴完，协助患者回病室，取舒适卧位。放好用具，取下门上“正在使用”的标记。洗手记录执行时间及效果	

◇ 淋浴或盆浴操作流程：
备物解释→送入浴室→协助沐浴→整理记录

【评价】

1. 患者沐浴过程安全，无意外发生。

2. 沐浴后患者感到舒适、清洁，身心愉快。

（三）床上擦浴

床上擦浴（bath in bed）适用于不能自理或活动受限的患者，如使用石膏、牵引和身体过于虚弱等无法自行沐浴的患者。

【目的】

1. 清洁皮肤，促进患者生理和心理上的舒适。

2. 促进机体血液循环，增强皮肤排泄功能，预防皮肤感染和压疮等并发症的发生。

3. 评估患者皮肤情况，被动活动肢体，防止肌肉挛缩和关节僵硬等并发症。

4. 增加护士和患者沟通交流的机会，保持良好护患关系。

【评估】

1. 患者的病情、心理反应、自理能力和合作程度。

2. 患者皮肤的情况，如皮肤清洁度、有无异常改变、有无皮肤破损。

3. 患者清洁卫生习惯，对皮肤清洁知识的了解程度。

4. 患者是否需要使用便器。

【计划】

1. 护士准备　衣帽整洁、剪短指甲、洗手、戴口罩。

2. 环境准备　调节室温在 24℃ 以上，关好门窗，拉上窗帘或使用屏风遮挡。

3. 用物准备　治疗盘内备浴巾、毛巾 2 条、小橡胶单或一次性中单、浴皂（或浴液）、小剪刀、梳子、50%乙醇、护肤用品(爽身粉、润肤剂)等。脸盆2只、水桶2只(一桶盛50~52℃热水,另一桶接盛污水用)、清洁衣裤和被服。另备便盆、便盆巾,必要时准备屏风。

4. 患者准备　病情稳定,全身状况良好。了解床上擦浴的目的、方法及注意事项。

【实施】

步　骤	要点与注意事项
1. 核对解释　备齐用物携至床旁。核对患者,并向患者解释床上擦浴的目的、方法,告诉患者如何配合,以取得合作	● 确认患者
2. 患者准备	
(1)关好门窗,用屏风或床帘遮挡患者,按需要给予便盆	● 防止患者受凉,保护患者隐私
(2)调整病床的高度,根据病情放平床头及床尾支架,松开床尾盖被	
(3)将患者身体移向床缘,尽量靠近护士	● 便于操作,避免护士擦洗时身体过度伸展,引起肌肉疲劳
3. 调节水温　将脸盆放于床旁桌上,倒入热水约2/3满,测试水温并调节	● 温水可促进患者舒适,注意水温,避免受凉
4. 清洗面部　铺浴巾于患者颈下,将毛巾叠成手套状包在手上(图7-4),沾湿并拧干毛巾,擦洗顺序为洗眼(由内眦向外眦擦拭)、额部、鼻翼、面部、耳后、下颌直到颈部,然后再用较干的毛巾依次擦洗一遍	● 眼部不用浴皂,其他部位询问患者是否使用浴皂或洗面奶 ● 注意擦净耳廓、耳后及皮肤皱褶处
5. 脱衣垫巾　为患者脱下上衣,先脱近侧,后脱对侧;如有外伤,应先脱健肢,后脱患肢。在擦洗部位下面垫上浴巾	● 先脱近侧便于操作,先脱健侧避免患肢关节过度活动 ● 擦洗过程中注意保暖
6. 擦洗上肢	
(1)一手支托患者肘部及前臂,另一手由远心端向近心端擦洗上肢,直至腋下。擦洗步骤:先用涂浴皂的湿毛巾擦洗,再用湿毛巾擦净皂液,清洗拧干毛巾后再擦洗,最后用大浴巾擦干。同法擦洗另一侧上肢	● 擦洗时力量足以刺激肌肉组织,促进血液循环 ● 注意擦净腋窝等皮肤皱褶处
(2)将盆放于凳上,将患者的手浸于脸盆中,洗净并擦干,同法擦洗另一侧	● 注意清除指甲下污垢
7. 换水铺巾　倾倒污水,换干净热水,将浴巾铺于胸腹部	
8. 擦洗胸腹部	
(1)一手掀起浴巾,另一手包裹湿毛巾擦洗前胸,擦洗方法同前。女性患者擦洗乳房部位时以环形自中心向外擦拭,注意洗净乳房下皮肤皱褶处。用浴巾擦干胸部皮肤	● 乳房下垂患者的皮肤皱褶处分泌物和污物沉积,注意洗净 ● 擦浴过程中观察病情变化,如出现寒战、面色苍白、脉速等症状时,应立即停止擦洗,并给予适当处理
(2)以同样的方法擦洗腹部皮肤,腹部以脐为中心,用浴巾擦干腹部皮肤	● 注意洗净脐部

笔记

续表

步　　骤	要点与注意事项
9. 擦洗背部	
(1)协助患者翻身侧卧,背向护士,浴巾铺于患者身下	• 尽量减少翻身次数和身体暴露,避免受凉
(2)依次擦洗后颈、背、臀部。擦洗后,根据情况用50%乙醇按摩骨隆突处	• 注意擦净臀部和肛门部位皮肤皱褶处
10. 协助穿衣　为患者换上清洁上衣。先穿对侧,后穿近侧;如有肢体外伤,先穿患侧,后穿健侧	• 先穿患侧,减少患肢关节活动,便于操作
11. 协助平卧　更换盆和干净热水,协助患者平卧	
12. 擦洗下肢　协助患者脱下裤子,将浴巾半铺半盖于患者一侧下肢,从踝部洗至膝关节处,再洗至大腿根部,先擦洗近侧下肢,再擦洗远侧,洗净后用浴巾擦干	• 注意擦净腹股沟等皮肤皱褶处
13. 泡洗双足　将小橡胶单或一次性中单、浴巾垫于患者脚下,盆放于小橡胶单上或凳上,将患者双脚(或一只脚)放于盆中浸泡、洗净,移去盆和小橡胶单或一次性中单,用浴巾擦干双脚。根据季节选用润肤剂	• 注意洗净脚趾间等部位
14. 擦洗会阴　换水后协助或指导患者清洗会阴部,不能自理者,护士可戴手套清洁会阴,或做会阴冲洗,再为患者换上清洁裤子	• 注意保护患者隐私 • 一般擦洗应在15~30分钟内完成
15. 整理记录　整理好床单位,梳头,必要时剪指甲及更换床单。清理用物,放回原处。洗手,记录执行时间及护理效果	

◇ 床上擦浴操作流程:

核对解释→患者准备→调节水温→清洗面部→脱衣垫巾→擦洗上肢→换水铺巾→擦洗胸腹部→擦洗背部→协助穿衣→协助平卧→擦洗下肢→泡洗双足→擦洗会阴→整理记录

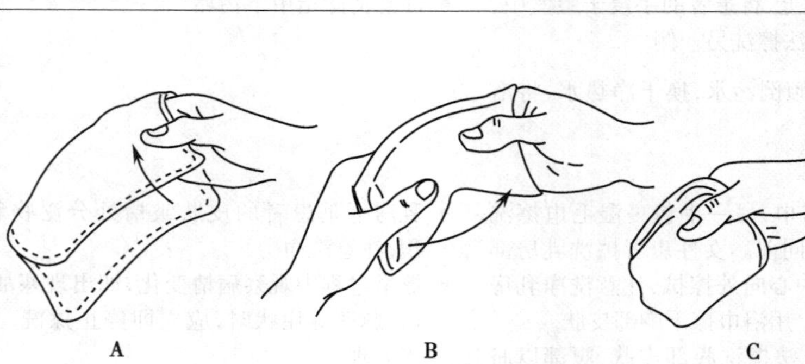

图7-4　包小毛巾法

【评价】

1. 患者感到皮肤光滑清洁、舒适，身心愉快。

2. 患者床上擦浴过程安全，无意外发生。

3. 操作动作轻柔，获得患者信赖，护患关系良好。

（四）背部按摩

背部按摩（back rub）可刺激皮肤和肌肉组织，促进血液循环，提高皮肤的抵抗力，促进舒适，预防压疮的发生。

【目的】

1. 促进背部的血液循环，预防压疮等并发症的发生。

2. 观察患者的一般情况，促进舒适，满足其身心需要。

【评估】

1. 患者的皮肤情况，如皮肤清洁度、骨突出部位有无受压、皮肤发红等异常情况。

2. 患者对有关预防压疮知识的了解程度。

3. 患者的一般情况、病情，肢体活动能力、心理反应及理解合作程度。

【计划】

1. 护士准备　衣帽整洁、剪短指甲、洗手、戴口罩。

2. 环境准备　调节室温在24℃以上，关好门窗，拉上窗帘或使用屏风遮挡。

3. 用物准备　毛巾、浴巾、脸盆（内盛50～52℃的温水）、50%乙醇、屏风、按需要备便盆和便盆布。

4. 患者准备　病情稳定，全身状况良好。了解背部按摩的目的、方法及注意事项。

【实施】

步　　骤	要点与注意事项
1. 核对解释　备齐用物携至床旁，核对床号、姓名，向患者解释背部按摩的目的、方法及配合要点，以取得患者合作	• 背部护理前应了解患者的病情，如背部手术或肋骨骨折的患者禁止背部按摩
2. 调节室温　调节室温在24℃以上，关好门窗，拉上窗帘或使用屏风遮挡。按需要给患者使用便器	• 保护患者隐私
3. 安置体位　协助患者俯卧或侧卧，露出背部。观察背部皮肤受压情况	• 便于操作，减少不必要的身体暴露
4. 清洗背部　将盛有温水的脸盆放于床旁桌或椅上，将浴巾垫于患者身下，用棉被盖于暴露部分，用浸湿的毛巾抓在手上依次擦净患者的颈部、肩部、背部及臀部	• 擦洗过程中注意保暖，避免受凉
5. 按摩背部 (1)护士斜站于患者右侧，两手掌蘸少许50%乙醇，以手掌的大、小鱼际从骶尾部开始，环行按摩至肩部，再向下至腰部、骶尾部。如此有节奏地按摩数次 (2)再用拇指指腹蘸50%乙醇由骶尾部开始沿脊柱按摩至第7颈椎处（图7-5） (3)以手掌的大、小鱼际蘸少许50%乙醇按摩其他受压部位皮肤	• 按摩力量适中，由轻到重，再由重到轻，应足以刺激肌肉组织 • 按摩持续至少3分钟 • 操作过程中注意观察患者的反应，如出现异常应立即停止操作 • 注意节力原则 • 促进血液循环

笔记

续表

步　骤	要点与注意事项
6. 整理记录 (1)按摩完毕,用浴巾擦去皮肤上的乙醇,移去浴巾,协助患者穿好衣服 (2)整理好床单位,取舒适卧位。拉开窗帘或撤去屏风 (3)处理用物,洗手、记录	

◇ 背部按摩操作流程:

核对解释→调节室温→安置体位→清洗背部→按摩背部→整理记录

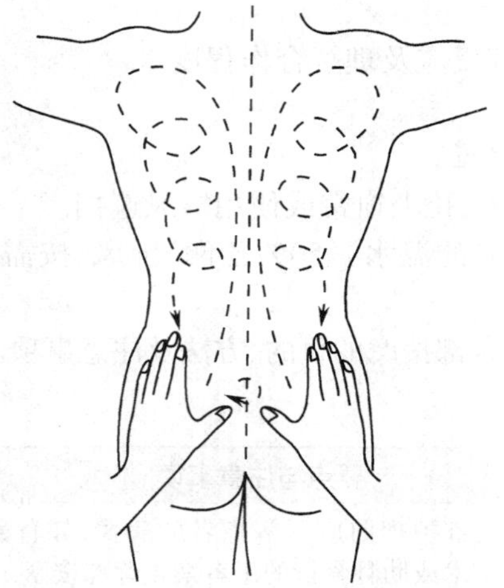

图7-5　背部按摩法

【评价】

1. 患者感觉舒适,身心愉快。

2. 患者皮肤无发红情况,起到了预防压疮的作用。

四、压疮的预防与护理

压疮(pressure ulcer)是临床常见的并发症。压疮最早称为"褥疮",褥疮一词来源于拉丁文,意为"躺下",实际上,压疮不仅发生于长期躺卧的患者,也可发生于长期坐位(如坐轮椅)的患者,因此,近几年来"褥疮"在教材和文献内被压疮或压力性溃疡所替代。对压疮的病因学及病理学研究发现,压疮的病理实质是受累部位皮肤及软组织的缺血、缺氧性坏死,只要施加足够的压力,并有足够长的时间,任何部位均可发生压疮。

压疮是指由于机体局部组织长期受压,血液循环障碍,局部组织持续缺血、缺氧,营养缺乏而引起的组织破损和坏死。美国压疮协会(NPUAP)和欧洲压疮专家组(EPUAP)2009年联合定义压疮:压疮是皮肤和皮下组织局限性损伤,通常发生在骨隆突处,一般由压力或压力联合剪切力和(或)摩擦力引起。

(一)压疮发生的原因

1. 局部组织长期受压　压力因素是导致压疮发生的最重要因素,通常有垂直压力、摩擦力、剪切力(图7-6)。

(1) 垂直压力(gravity):研究表明,外界施予局部的压力超过终末毛细血管动脉压(正常为16～32mmHg)的两倍,且压力持续在1～2小时之间,即可阻断毛细血管对组织的灌流,引起组织缺氧。受压超过2小时以上,就会引起组织不可逆损害。如长期卧床或长期坐轮椅,夹板内衬垫放置不当,石膏内不平整或有渣屑等,导致局部组织长时间承受超过正常毛细管压的压力,均可造成压疮。

(2) 摩擦力(friction):摩擦力是身体处于不稳定体位出现滑动时产生。摩擦力

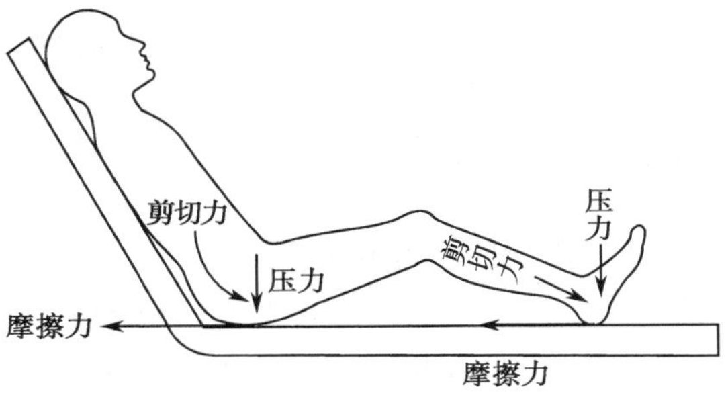

图7-6　压疮发生的力学因素

作用于上皮组织，会损伤皮肤的角质层。当床单不平整、有渣屑或搬动患者时拖拽等，皮肤均可受到床单及渣屑的逆行阻力摩擦。摩擦力可以促使局部温度的升高，导致了代谢障碍及压疮的形成。皮肤擦伤后，受潮湿、污染也可发生压疮。

(3) 剪切力(shearing force)：剪切力是由两层组织相邻表面间滑行而产生的进行性的相对移动所引起，是由摩擦力与压力相加而成，与体位有密切关系，以半卧位多见。如患者平卧抬高床头时，由于身体受重力出现下滑，皮肤和表层组织由于摩擦力的缘故仍停留在原位，这样皮肤与床铺之间相对性移位就产生了剪切力，此时组织中的血管拉长、扭曲、断裂，形成血栓和真皮损害，深部组织坏死而发生压疮。

2. 全身营养不良　营养不良在压疮的发生发展中是另一个重要因素。营养摄入不足，蛋白质合成减少，出现负氮平衡，皮下脂肪减少，肌肉萎缩，皮肤较薄。一旦受压，受压部位缺乏肌肉和脂肪组织的保护，局部组织缺血缺氧即引发压疮。国内外学者均认同营养不良是导致压疮发生的内因之一，也是直接影响其愈合的因素。

3. 潮湿的刺激　汗液、尿液、各种渗出液、引流液等物质的刺激使皮肤变得潮湿，改变了皮肤的酸碱度，导致表皮角质层的浸渍，使其保护能力下降，皮肤组织破溃，很容易继发感染。尤其大便失禁时，会有更多细菌及毒素刺激皮肤，这种污染物浸渍诱发感染，致使情况更趋恶化。

4. 年龄　老年人的皮肤松弛，缺乏弹性，皮下脂肪萎缩、变薄，皮肤易损性增加。

5. 循环、呼吸不稳定　循环、呼吸功能不全导致皮肤的血供及营养供给障碍，引起糖、蛋白质、脂质等代谢紊乱，皮肤屏障作用下降，使皮肤处于易致病和过敏状态。

6. 运动功能减退和感觉功能障碍　活动是对压疮的天然防御行为，但危重患者由于镇静、麻醉、神经损伤等丧失活动能力或出现感觉功能障碍，是形成压疮的主要原因之一。

（二）压疮的评估

1. 危险人群的评估

(1) 严重认知功能障碍患者：昏迷患者自主活动丧失，使用镇静剂者自主活动减少，身体局部组织长时间受压。

(2) 活动受限患者：脊髓损伤、瘫痪、身体衰弱、烦躁不安被约束的患者无法自行改变体位，使用石膏、牵引、绷带等矫形器械使患者活动受限，ICU 患者、手术患者由于机体活动减少，致使局部组织长期受压。

(3) 大、小便失禁及发热患者：大、小便失禁患者皮肤经常受到尿液和粪便的刺

笔记

激，发热患者排汗增多，汗液刺激皮肤。

（4）营养不良、消瘦患者：受压处缺乏肌肉、脂肪组织的保护。

（5）肥胖者：过重的机体加大了承重部位的压力。

（6）水肿患者：水肿降低了皮肤的抵抗力，并增加了对承重部位的压力。

（7）老年人：如前所述。

（8）疼痛患者：为避免疼痛而处于强迫体位。

2. 危险因素的评估　为了科学地评估患者发生压疮的危险性，医护人员应采用信效度较好的评估工具。目前 Braden 量表（表 7-2）和 Norton 量表（表 7-3）被证实有较好的信效度，对压疮评估有很好的帮助。

表 7-2　Braden 评估量表

评分内容/分值	1	2	3	4
感觉	完全受限	非常受限	轻度受限	未受损害
潮湿	持续潮湿	经常潮湿	偶尔潮湿	很少潮湿
活动	卧床	局限于椅上	偶可步行	经常步行
移动	完全受限	严重受限	轻度受限	不受限
营养	非常差	可能不足	基本满足	良好
摩擦力和剪切力	有问题	有潜在问题	无明显问题	

表 7-3　Norton 量表

项目/分值	4	3	2	1
意识状态	清醒	淡漠	模糊	昏迷
身体健康状况	好	较好	不好	极差
体位移动	完全自如	轻度受限	非常受限	不能移动
活动能力	活动自如	在协助下行走	依靠轮椅	卧床
尿失禁	没有	偶尔失禁	经常失禁	二便失禁

（1）Braden 压疮风险评分：是美国健康保健政策与研究署（AHCPR）和欧洲压疮专家组（EPUAP）推荐使用的一种预测压疮危险的工具。护理人员可通过评分的方式，对患者的感觉、移动、活动能力及影响皮肤耐受力的 3 个因素（皮肤潮湿、营养状况、摩擦力和剪切力）共 6 个方面进行评估，分数越低，发生压疮的危险性越高。当评分≤18 分时，易发生压疮，建议采取预防措施；如果患者不卧床或不坐轮椅，则认为该患者无压疮发生或仅有很低的危险，无需作进一步的估计。

（2）Norton 量表：是 Norton 等 1962 年对老年患者进行调查研究过程中创立的，主要用于老年人压疮的评估工具。评分总分 20 分，分数降低表示危险因素增加，评分≤14 分提示有压疮发生的危险，低于 12 分表示高风险。

（3）Anderson 计分表（表 7-4）：Anderson 计分法操作简单，分主要指标 3 项，每项得 2 分，次要指标 5 项，每项得 1 分，满分 11 分。计分≥2 分，发生压疮的危险性极高。

笔记

表 7-4　Anderson 计分表

主要指标（2 分）	次要指标（1 分）
意识不清	年龄≥70 岁
瘫痪	移动受限
脱水	粪尿失禁
	消瘦
	骨突部突出并发红

3. 好发部位的评估　压疮多发生在身体长期受压的部位，尤其是缺乏脂肪组织保护、无肌肉包裹或肌层较薄而又支撑重力的骨隆突处。以骶尾部最多见，其次是踝、足跟等。根据卧位不同，受压点不同，好发部位亦不同（图 7-7）。

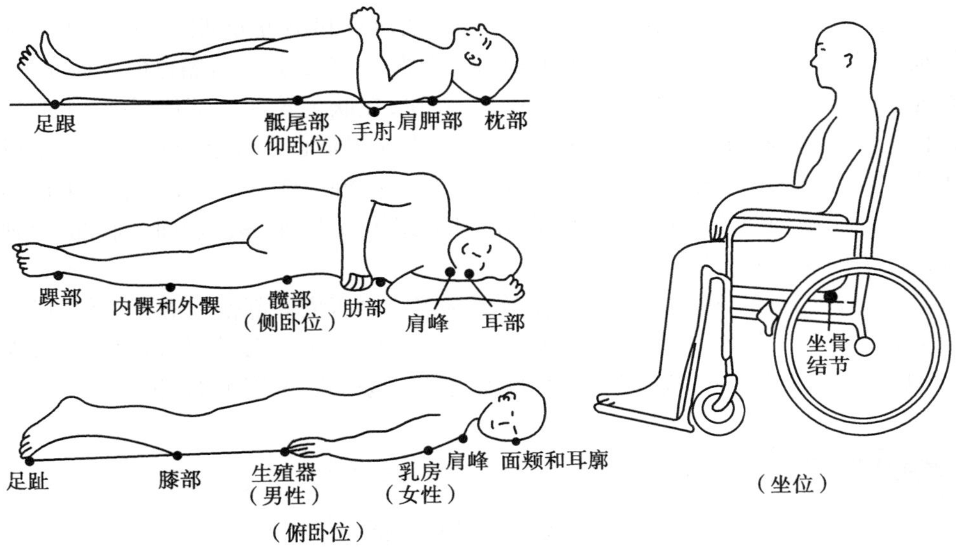

图 7-7　压疮的好发部位

（1）仰卧位：好发于枕骨粗隆、肩胛部、肘部、脊椎体隆突处、骶尾部、足跟。

（2）侧卧位：好发于耳廓、肩峰、肘部、髋部、膝部（内髁和外髁）、踝部（内踝和外踝）。

（3）俯卧位：好发于耳廓、颊部、肩部、女性乳房、男性生殖器、髂前上棘、膝前部、脚趾。

（4）坐位：好发于坐骨结节。

此外医疗器械与皮肤接触的相关部位也是压疮的好发部位，如患者使用夹板、支架、吸氧面罩等部位。

4. 压疮的评估

（1）临床分期：压疮依其病理过程、严重程度和侵害深度分为四期。

1）淤血红润期（Ⅰ期）：此期为压疮初期。局部皮肤受压后，出现暂时性血液循环障碍，皮肤出现红、肿、热、麻木或有触痛，解除对该部位的压力 30 分钟后，皮肤颜色仍不能恢复正常。此期皮肤完整性尚未破坏，只累及表皮和真皮，为可逆性改变，如及

笔记

时去除诱因，则可阻止压疮继续发展。

2）炎性浸润期（Ⅱ期）：红肿部位继续受压，血液循环没有得到改善，导致局部静脉淤血，损伤延伸到皮下脂肪层。受压部位皮肤表面呈紫红色，皮下产生硬结。皮肤因水肿而变薄，可出现水疱。水疱极易破溃，如破溃可显露出潮湿红润的疮面，患者有痛感。

3）浅度溃疡期（Ⅲ期）：在炎性浸润期的基础上，静脉回流进一步障碍，局部淤血形成血栓，水疱逐渐扩大，表皮破溃，疮面有黄色渗出液，感染后表面有脓液覆盖，致使浅层组织坏死，溃疡形成，患者感觉疼痛加重。此期全层皮肤破坏，损伤达皮下组织及深层组织，但骨骼、肌腱及肌肉均不外露。

4）坏死溃疡期（Ⅳ期）：此期组织进一步坏死，侵入真皮下层及肌肉层，甚至达骨膜或关节腔，坏死组织感染可向周边及深部扩展，深达骨面。坏死组织发黑，脓性分泌物增多，可闻及臭味，严重者细菌入血易引起败血症，造成全身感染。

2007年美国压疮协会（NPUAP）重新更新了压疮的分期，更新后的分期为：可疑深部组织损伤、Ⅰ期压疮、Ⅱ期压疮、Ⅲ期压疮、Ⅳ期压疮和不可分期的压疮。可疑深部组织损伤：指皮下软组织受到压力或剪切力的损害，局部皮肤呈紫黑色但表面完整，或导致充血性水疱，受损的软组织可能有疼痛、硬块，在肤色较深的部位，深部组织损伤难以检测出，可能损伤已侵入真皮及肌肉层，须在完成清创后才能准确分期。不可分期压疮：全层伤口，失去全层皮肤组织，溃疡底部被腐痂或痂皮覆盖，对于或黑色焦痂覆盖的不能明确分期的压疮，除非彻底清除坏死组织或焦痂，露出创面基底部，否则无法确定压疮的深度和分期。

（2）压疮伤口的评估：在每次更换敷料时都应对压疮局部伤口进行评估，评估内容包括分期、深度、位置、大小、气味、渗出物的种类及量、有无瘘管、伤口表面及边缘情况、有无异物与感染、局部皮肤的温度，每周测量压疮的大小或用照片记录。

知识拓展

压疮的评估和上报

对每位新入院的患者进行评估，根据量表评分后分为三类情况：

1. 暂时无压疮危险的患者　住院期间如病情不变化仍无发生压疮的危险，如病情发生变化按压疮高危患者处理。

2. 压疮高危患者　需填写危险因素评估表上交护理部，采取预防措施，对患者及家属进行健康教育。

3. 已发生压疮的患者　需上报护理部护理缺陷管理小组，小组成员24小时内访视患者，填写压疮护理记录表，通知医生共同处理压疮，必要时请专家会诊。

（三）压疮的预防措施

1. 减轻或去除局部压迫

（1）翻身：定时翻身是最基本、最简单而有效的解除压力的方法。因此应鼓励和协助患者经常翻身，卧床患者视病情及局部受压情况每1～2小时翻身一次，坐轮椅患者每15分钟改变一下重心。患者侧卧位时，应使身体与床成30°角，背后垫R型垫（图7-8）或软枕，以减轻髋部承受的压力。还可采用翻身床、电动旋转床等翻身，同时建立床头翻身卡（表7-5），翻身后应记录时间、体位及皮肤完整性情况。为患者翻身

笔记

时切忌推、拉、拖等动作，避免擦破皮肤。

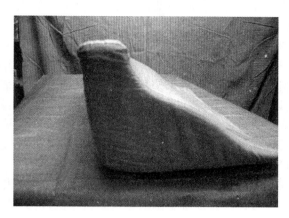

图 7-8　R 型垫

表 7-5　翻身卡

床号	姓名		
时间	卧位	皮肤情况	执行护士

（2）保护骨隆突处或支撑身体空隙处：用松软棉垫置于受压部位减压，采用软枕垫于身体空隙处，或使用泡沫垫等其他设施架空骨隆突处，以减少骨隆突处承受的压力。不建议使用橡胶气圈作为压疮减压用具，因为充气的气圈可压迫阻断皮肤的静脉回流，使原来的受压点变为受压面，局部血液循环受阻，特别是水肿和肥胖者不宜使用。

（3）正确使用石膏、夹板、牵引等设施：对使用石膏、夹板、牵引的患者，特别要注意骨隆突部位的衬垫，衬垫应平整、松软适度，随时观察皮肤和肢端皮肤颜色及温度的改变情况，听取患者的反应，如发现石膏绷带过紧或凹凸不平，应立即通知医生，及时修正。

（4）使用减压用具和局部使用减压敷料：各种减压垫如充气垫、海绵垫可起到良好的减压作用，压疮高度危险的患者可使用水床、气垫床、高密度海绵床垫、泡沫垫等，在椅子或轮椅上使用减压坐垫。对压疮高危人群在好发部位如骶尾部使用多层软硅胶类泡沫敷料。

2. 避免摩擦力和剪切力

（1）防止身体滑动：平卧位如需抬高床头，一般不应高于 30°，否则会产生剪切力。如果需半卧位时，床头抬高勿超过 45°，要同时摇起膝下支架，若使用靠背架，膝下应放软枕并固定于床缘，屈髋 30°，时间最好不超过 30 分钟。患者长时间坐轮椅时，应适当约束，防止身体下滑。

（2）患者在床上移动时使用提式床单：使用提式床单可使皮肤和床单间无移动，通过床单和褥子之间的移动变换体位。如无提式床单，在协助患者翻身、更换床单及

笔记

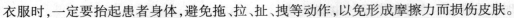

衣服时，一定要抬起患者身体，避免拖、拉、扯、拽等动作，以免形成摩擦力而损伤皮肤。

（3）避免使用脱瓷的便盆：若使用搪瓷便盆，便盆不应有损坏。使用时，应抬高患者臀部，不可硬塞、硬拉，防止擦伤皮肤。

3. 避免局部刺激，保护皮肤

（1）保持皮肤清洁：根据需要每日用清洗液或浴液及温水清洗皮肤。对易出汗者最好使用吸水材料，如尿不湿，不主张使用吸水粉末，因粉末易堵塞毛孔。大、小便失禁者应及时擦洗，以保持会阴部皮肤的清洁干燥，尿失禁者可训练膀胱控制失禁，大便失禁患者大便不成形时可使用失禁袋外接；给患者使用皮肤保护剂，不建议在会阴部皮肤涂凡士林软膏等油性剂，因油剂不透气影响皮肤细胞的呼吸，水分蒸发量远低于正常皮肤，易导致皮肤浸渍。

（2）保持床单清洁、干燥、平整无碎屑：对易出汗和大、小便失禁患者，应及时更换污湿的被单、衣裤，不可让其直接卧于橡胶单或塑料布上，避免潮湿刺激皮肤。

4. 促进局部血液循环

（1）定期用温水擦浴、擦背，以促进血液循环。

（2）鼓励患者多活动：在不影响疾病治疗的情况下积极活动，参与自己力所能及的日常活动，每日进行主动或被动的全范围关节运动，维持关节的活动性和肌肉张力，促进肢体血液循环，减少压疮发生。

（3）避免对局部发红的皮肤进行按摩：因受压而出现反应性充血的皮肤组织则不主张按摩，因为如皮肤受压时间较短，变换体位后一般可在 30～40 分钟内恢复，不会形成压疮，所以无需按摩；如果持续发红，则表明软组织已受损伤，此时如果按摩将导致更严重的创伤。

5. 增进营养　蛋白质是机体修复组织必需的物质，维生素 C 及锌在伤口愈合中起着很重要的作用。因此，对易出现压疮的患者应给予高蛋白、高热量、富含维生素的饮食，以维持正氮平衡，增强机体抵抗力和组织修复能力，促进伤口愈合。压疮患者大部分有营养不良，而营养不良患者的压疮无法愈合，因此危重患者如无法进食，应充分利用肠内、肠外营养的方式，尽早鼻饲或静脉补充营养，加强营养支持。

6. 加强健康教育　增加患者及家属有关预防压疮的知识，内容包括压疮形成原因、危险因素、翻身技巧、减压垫的使用及全身营养的重要性，使其了解活动及各项预防措施的重要意义，学会利用简便可行的方法，如枕头、软垫等减轻皮肤受压程度，并能够按计划进行身体的活动。

知识拓展

敷料在压疮预防中的应用

中国压疮护理指导意见中推荐可用于压疮局部皮肤保护的敷料：薄膜、水胶体敷料、亲水泡沫（单一泡沫、藻酸盐泡沫、水胶体泡沫）、多层软硅胶泡沫敷料。从有效性上看，对于压疮高危人群考虑在高发部位使用多层软硅胶类泡沫敷料，最有效（A 类推荐）；在受压部位使用薄膜敷料、水胶体敷料、亲水性泡沫敷料及透明膜敷料可达到保护皮肤的作用，可降低剪切力，从而预防压疮的发生（B 类推荐）。在选择敷料时，要同时考虑使用安全性，要考虑皮肤当前状况和去除敷料的难易程度，防止对皮肤产生机械性损伤，硅胶类敷料比水胶体对皮肤的角质层损害更小。

笔记

（四）压疮的治疗与护理

压疮发生后，应积极治疗原发病，增加全身营养，加强局部治疗和护理。

1. 淤血红润期　此期护理的关键在于解除局部压力，改善血液循环，去除危险因素，避免压疮进展。有效去除压力源，及时减压后大多数在48小时红斑逐渐消退；增加翻身次数，用透明膜或其他液体敷料保护易损皮肤（范围大于受影响皮肤范围2cm，必要时更换）；保持床铺平整、干燥、无渣屑，避免摩擦、潮湿和排泄物对皮肤的刺激；加强营养的摄取以增强机体的抵抗力，不提倡局部按摩。

2. 炎性浸润期　此期应防止水疱破裂，保护疱皮和创面，预防感染。继续加强上述Ⅰ期压疮的护理措施，未破的小水疱减少摩擦贴薄型水胶体敷料，防止破裂感染，使其自行吸收。大水疱局部消毒后在无菌操作下用注射器抽出水疱内液体，保留表皮，用水胶体敷料或泡沫敷料粘贴。

3. 浅度溃疡期　此期应尽量保持局部清洁，促进湿性愈合。伤口的清洗选用生理盐水，不主张用消毒剂。提倡伤口湿性愈合，因为湿性环境能促进细胞迁移、增殖和分化，有利于肉芽组织的生长，促进伤口的愈合。理想的保湿敷料要求透气性好，如透明膜、水胶体、水凝胶敷料。也要根据伤口渗出液情况选择适当的敷料。

4. 坏死溃疡期　此期应清洁疮面，去除坏死组织，保持引流通畅，促进肉芽组织生长。

（1）去除坏死组织：腐败组织是感染发生的理想环境，会阻碍组织的修复，因此，要采用清创法将坏死组织清除。去除坏死组织的清创方法有外科手术清创、机械性清创、自溶性清创、酶学清创、生物清创等。采用哪种方法清创取决于患者全身状况、治疗目的、坏死组织的类型、位置、深度和渗液量等。紧急病例如有蜂窝织炎或败血症一般都采取外科清创，不能使用自溶清创术。清创后用各种方法使伤口闭合。

（2）清洗伤口：伤口清洗可以去除局部处理后无生机的组织、分泌物和代谢产物。更换敷料时清洗压疮部位的伤口，生理盐水是最安全、经济的伤口冲洗液。用100～150ml与室温相同的生理盐水冲洗，避免低温冲洗液影响局部血液循环，冲洗压力207～776mmHg。疮面有感染时，可用无菌等渗盐水冲洗疮面，同时采集伤口分泌物作细菌培养和药物敏感试验，每周一次动态监测，伤口用银离子抗菌敷料或选择有效的抗生素。

（3）保持引流通畅：对于有腔隙、渗液较多且引流不畅者，用生理盐水涡流式冲洗，可用藻酸盐敷料条吸收渗液，有腔隙而渗出少的伤口可注入水胶敷料安普贴膏剂，间隔5～7天换药。负压封闭引流技术有助于改善局部血流，促进肉芽组织生长，从而降低伤口感染率、减轻患者痛苦及缩短住院时间。

知识拓展

负压伤口治疗用于压疮治疗

应用负压治疗伤口是一种无创的创面机械治疗方法，封闭负压引流术（VAC）用于坏死期压疮治疗时，使用125mmHg负压，开始48小时为连续负压治疗，然后吸引5分钟、停2分钟的间歇吸引模式，负压疗法能营造有利于伤口愈合的温度和酸碱度，减少创面细菌定植，促进肉芽组织生长，促使伤口收缩及愈合。

笔记

（4）促进肉芽组织生长：创面局部可采用清热解毒、舒筋活血、祛腐生肌的中草药治疗压疮，促进肉芽组织的生长，如云南白药有止血、活血化瘀的作用。湿润烧伤膏、血竭、压疮灵等中药对压疮治疗疗效显著。也可用溃疡粉喷洒伤口，有条件者可敷用重组牛碱性成纤维细胞生长因子（贝复济）或表皮生长因子，促进伤口的愈合。

5. 对可疑深部组织损伤期压疮伤口护理　反对剧烈和快速的清创，使用无粘性的、无创伤的敷料，如泡沫敷料保护伤口，动态观察伤口变化情况，如出现恶化参考“Ⅲ、Ⅳ期”及难以分期的损害期处理流程。

压疮是全身、局部因素综合作用所引起的皮肤组织变性、坏死的病理过程。压疮的预后有多种，如果经积极治疗压疮可以痊愈，另一方面也会因蛋白质消耗和丢失造成低蛋白血症，压疮感染后细菌如侵入骨和关节会造成骨髓炎、关节积脓，侵入血循环会形成败血症；压疮治疗无进展或加重，会造成压疮迁延不愈，甚至死亡。因此，护理人员只有认识到压疮的危害性，了解其病因和发生发展规律，压疮重在预防，发生压疮应采取局部治疗为主，全身治疗为辅的综合防治措施。

知识链接

湿性愈合理论及湿性敷料

20世纪60年代以前人们在干性愈合理论的指导下进行伤口护理。方法是开放伤口，保持伤口干燥，促进伤口结痂。1962年英国Winter博士动物实验发现，湿性环境的伤口愈合速度比干性愈合快1倍。Hinman 1963年首次在人体伤口处理中得出同样的结论。1974年Roveeti提出了伤口湿性愈合的理论，诞生了第一块新型敷料。湿润环境可加快表皮细胞的移行速度，无结痂形成，避免表皮细胞绕经痂皮下迁移而延长愈合时间，从而促进伤口愈合。

目前，临床常用湿性敷料有水胶体敷料、泡沫类敷料、藻酸盐类敷料、水凝胶敷料、薄膜类敷料、脂质水胶体、银离子敷料等，根据伤口的特点选用适当有效的敷料。

第三节　头发护理

头发护理是维持清洁卫生的重要部分，良好的头发外观可使人自信。皮脂、汗液伴灰尘常粘附于头发形成污垢，除散发难闻气味外，还会引起脱发和毛囊炎，因此经常梳理和清洗头发，可及时去除头发的灰尘及头皮屑，使头发清洁易梳理，防止细菌感染，还可促进毛囊的血液循环，促进头发的生长，使患者舒适和增加美感，增强自信心。

一、头发的护理评估

1. 头发及头皮情况　健康的头发浓密适度、分布均匀、有光泽和弹性及清洁、无头皮屑。患病或心情不佳时，头发的生长速度和发质都会改变。评估时要观察头发的分布、浓密程度、颜色、长度、光泽度、有无分叉及头发卫生情况，头皮有无瘙痒、头皮屑、破损及皮疹等。头发的状况与机体营养状况、激素分泌情况、遗传因素、压力、使用药物等相关。

2. 头发护理的相关知识　评估患者及家属对有关头发清洁及护理知识的了解

笔记

程度。

3. 患者的病情、治疗情况及自理能力 患病后患者自理能力下降会影响头发的清洁护理。

二、头发的清洁护理

病情较轻的患者可自行梳发和洗发，保持头发的清洁，指导患者每周洗发1～2次。根据头发的性质，选用合适的洗发护发用品。但长期卧床、关节活动受限、肌肉张力减低或共济失调的患者需护士协助其完成，每天晨间护理时协助床上梳头(combing hair in bed)，每周床上洗头(shampooing hair in bed)一次，有头虱的患者还要进行灭虱处理。

(一) 床上梳头

【目的】

1. 去除头皮屑，使头发整齐、清洁，减少感染机会。
2. 按摩头皮，刺激头部皮肤的血液循环，促进头发的生长和代谢。
3. 维护患者自尊，建立良好的护患关系。

【评估】

1. 患者的病情、自理能力、梳头习惯、心理反应及合作程度。
2. 患者头发健康状况，如头发分布、浓密程度、卫生情况。

【计划】

1. 护士准备 衣帽整洁、剪短指甲、洗手、戴口罩。
2. 环境准备 环境整洁、安静、宽敞、光线充足。
3. 用物准备 治疗盘内备梳子、治疗巾、纸袋、30%乙醇。必要时备发夹、橡皮圈(套)。
4. 患者准备 了解床上梳发的目的、方法及配合要点。病情允许，患者可坐起或摇起床头呈半坐卧位。

【实施】

步 骤	要点与注意事项
1. 核对解释 备齐用物携至床旁，核对患者后向患者解释操作目的、方法及配合要点，取得患者合作	
2. 安置体位 协助患者坐起或半坐卧位，铺毛巾于肩下。如只能平卧的患者，可协助患者抬起头，铺毛巾于枕上，再将患者头转向一侧	• 避免碎发和头皮屑掉落在枕头上
3. 梳理头发 (1)将头发从中间分为两股，护士一手紧握一股头发，一手持梳子由发梢向发根梳理。如遇长发或有打结时，可将头发绕在示指上慢慢梳理；也可用30%乙醇湿润打结处，再慢慢梳理开。同法梳好对侧	• 避免强行梳拉造成患者疼痛
(2)长发可编成辫或扎成束	• 尊重患者的习惯梳成各种发型
(3)头发梳理过程中，可用指腹按摩头皮	• 促进头部血液循环

笔记

续表

步　骤	要点与注意事项
4. 整理用物 (1)将脱落的头发置于纸袋中,撤下治疗巾 (2)协助患者取舒适卧位,整理床单位 (3)清理用物,记录	

◇ 床上梳头操作流程:
核对解释→安置体位→梳理头发→整理用物

【评价】

1. 操作轻柔,患者感觉舒适。

2. 患者外观良好,心情愉快。

(二)床上洗头

洗头应以患者安全、舒适、不影响治疗为原则。可根据患者的健康状况、体力和年龄选择洗头的方式,一般情况好的患者可采用淋浴的方式洗头,不能淋浴但能下床活动的患者可在床边采用坐位洗头(患者坐于床旁或椅子上,将水盆放于床旁桌上),必须卧床的患者进行床上洗头。

长期卧床的患者,应每周洗发一次,遇有头虱的患者须经过灭虱处理后再将头发洗净。

【目的】

1. 去除头皮屑及污物,使头发清洁,减少感染机会,患者感觉舒适。

2. 按摩头皮,刺激头部皮肤的血液循环,促进头发的生长和代谢。

3. 增加与患者的交流,建立良好的护患关系。

【评估】

1. 患者的病情、自理能力、心理反应及配合程度。

2. 患者的头发卫生状况,观察有无虱、虮及头皮损伤情况。

【计划】

1. 护士准备　衣帽整洁、剪短指甲、洗手、戴口罩。

2. 环境准备　环境整洁、安静、宽敞、光线充足。调节好室温,必要时关闭门窗。

3. 用物准备　洗头车(图7-9)或橡胶马蹄形卷(或自制马蹄形垫),治疗盘内备小橡胶单或一次性中单、浴巾、毛巾、别针、眼罩或纱布、棉球2只(以不吸水棉花为宜,即不脱脂棉球)、量杯、水壶内盛40~45℃热水或按患者习惯调节、污水桶、洗发液、梳子、电吹风,或备扣杯(图7-10)。

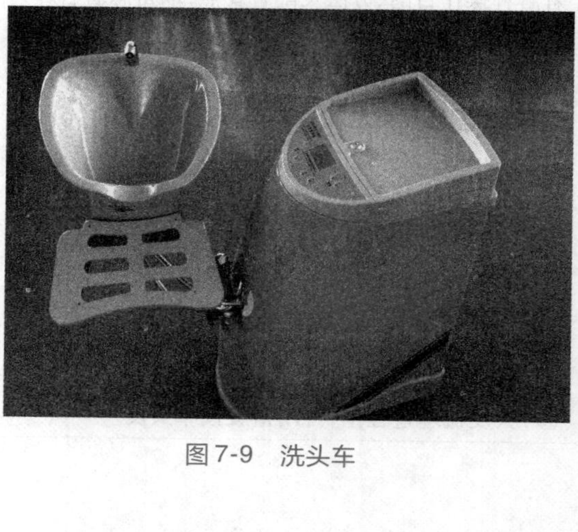
图7-9　洗头车

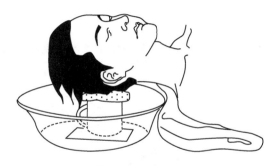
图7-10　扣杯法床上洗头

4. 患者准备　了解床上洗发的目的、方法及配合要点。按需要给予便盆，协助患者排便。

【实施】

步　　骤	要点与注意事项
1. 核对解释　携用物至患者床旁，核对患者的床号、姓名并向患者解释床上洗头的目的、方法及配合要点，以取得患者的合作	
2. 移开桌椅　调节室温，必要时关闭门窗，移开床旁桌椅，用物放于方便取用之处	• 保暖
3. 安置体位　头部置于水槽中 (1)患者取仰卧位，移上半身斜向床边，将枕头垫于患者肩下。 (2)松开患者衣领向内反折，将毛巾围于颈下，用别针固定好。 (3)将小橡胶单或一次性中单和浴巾铺于枕上，置马蹄形卷(图7-11)于患者后颈下，帮助患者颈部枕于马蹄形卷的突起处，头部置于水槽中，马蹄形卷的下端置于污水槽中(图7-12)	• 便于操作
4. 塞耳盖眼　用不脱脂棉球塞住双耳孔道，用纱布盖上双眼，防止洗发时水流入眼及耳内	• 防止污水流入眼及耳内
5. 洗净头发　松开头发，先用少许温水冲湿头发，询问患者水温情况，倒适量洗发液均匀涂在头发上，由发际至脑后部反复揉搓，同时用指腹轻轻按摩头皮，然后用温水边冲边揉搓，直至冲净	• 注意水温适合，可根据患者习惯调节水温 • 揉搓时避免指甲搔抓损伤头皮 • 洗头过程中注意观察患者的病情变化，如面色、脉搏、呼吸的改变，若有异常应停止洗头，并给予相应的处理
6. 擦干梳发 (1)解下颈部毛巾，擦去头发上的水分，取下眼上的纱布和耳内的棉球 (2)用毛巾包好头发，撤去马蹄形卷，将枕从患者肩下移向床头，协助患者仰卧位于床正中，枕于枕上 (3)解下包头的毛巾，再用浴巾擦干头发，用电吹风将头发吹干，用梳子梳理整齐	 • 洗后及时擦干头发，防止患者着凉
7. 整理用物　协助患者取舒适卧位，清理用物，整理床单位	• 注意节力原则

笔记

◇ 床上洗头操作流程：
核对解释→移开桌椅→安置体位→塞耳盖眼→洗净头发→擦干梳发→整理用物

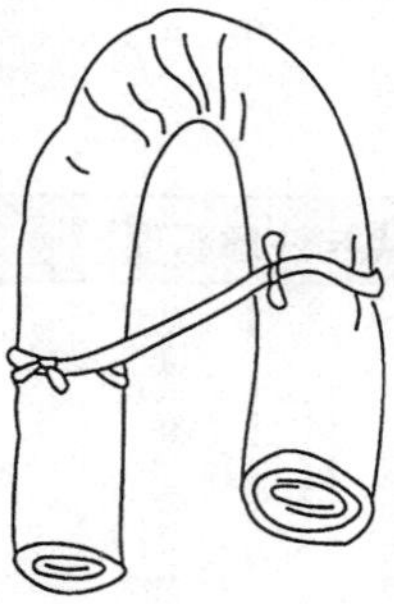

图 7-11 马蹄形卷

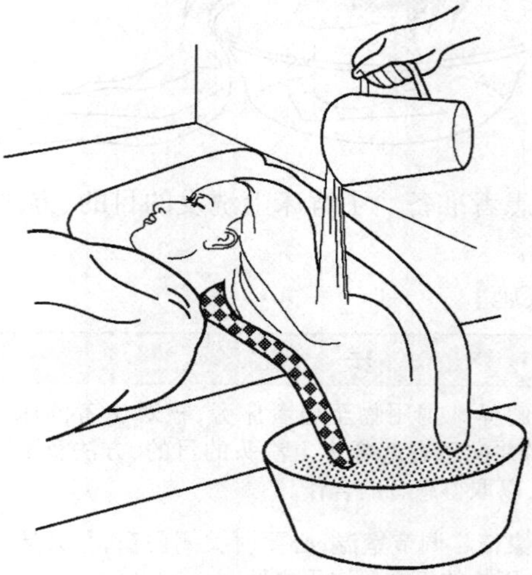

图 7-12 马蹄形卷床上洗头

【评价】

1. 操作时动作轻稳，正确运用节力原则。

2. 洗头过程中患者安全，无病情改变和意外发生。

3. 洗头后患者感到清洁、舒适。

（三）灭头虱、虮法

虱子是一种很小的昆虫。虱子叮咬可致皮肤瘙痒，抓伤可导致感染，同时还可传播疾病，如流行性斑疹伤寒、回归热等。虱子可通过梳子、毛巾、床单、衣服等传播，与卫生不良或与有虱子的人接触后易传播。头虱生长于头发和头皮上，呈卵圆形，浅灰色。其卵（虮）很像头屑，系固态颗粒，紧紧地粘在头发上不易去掉。一旦发现患者有虱子应立即进行灭除。

【目的】

消灭头虱和虮，预防其在人群中相互间传染和疾病的传播。

【评估】

1. 患者的病情、理解与合作程度。

2. 患者头发上虱、虮的分布情况及对头发清洁卫生知识的了解程度。

【计划】

1. 护士准备　衣帽整洁、穿隔离衣、洗手、戴口罩。

2. 环境准备　环境整洁、安静、宽敞、光线充足。必要时屏风遮挡，保护患者的自尊。

3. 用物准备　洗发用物、治疗巾 2～3 条、篦子（齿内嵌少许棉花）、治疗碗内盛灭虱药液（30% 含酸百部酊剂或 30% 百部含酸煎剂）、纱布、帽子（可用浴帽或游泳帽）、隔离衣、布口袋（可用枕套代替）、纸、清洁衣裤和被服。

4. 患者准备 了解灭头虱、虮的目的、方法及配合要点。

【实施】

步 骤	要点与注意事项
1. 核对解释 护理人员穿好隔离衣,戴手套。携用物至患者床旁,核对患者并向患者解释灭头虱、虮的目的、方法及配合要点,以取得患者的合作。必要时应动员患者剪短头发,剪下的头发应用纸包裹焚烧	• 穿隔离衣做好防护,防止虱、虮的传播,免受传染
2. 擦拭药液 按洗头法做好准备,将头发分成若干小股,用纱布蘸灭虱药液百部酊,按顺序擦遍头发,同时用手揉搓,使之湿透全部头发。用浴帽包住头发	• 防止药液沾染患者的面部及眼部
3. 篦虱和虮 24小时后取下帽子,用篦子篦去死虱和虮卵,并清洗头发	• 如发现仍有活虱须重复用百部酊杀灭
4. 消毒衣被 灭虱完毕,为患者更换衣裤、被服,将污衣裤和被服放入布口袋内。凡患者用过的布类和接触过的隔离衣,装入袋内并扎紧袋口进行高压灭菌	• 彻底消灭虱、虮,防止传播 • 用药后注意患者局部及全身反应
5. 整理用物 整理床单位,清理用物。除去篦子上的棉花并用火焚烧,将梳子和篦子消毒后用刷子刷净	• 做好卫生指导,如注意日常生活中应避免与有虱、虮的人接触,经常洗头,注意自身用物的清洁消毒,搞好个人卫生

◇ 灭头虱、虮法操作流程:

核对解释→擦拭药液→篦虱和虮→消毒衣被→整理用物

【评价】

1. 灭虱、虮彻底,无虱、虮传播。
2. 患者无局部及全身反应。

知识拓展

灭虱药液——30%含酸百部酊剂

百部草味甘苦,外用有杀虫、止痒、灭虱的功能。其有效成分为多种生物碱,游离的生物碱一般不溶或难溶于水,但其同乙酸生成的盐能溶于水及含水的乙醇。将乙酸加入百部酊剂和煎剂中,能提高百部的溶解度,还可破坏虮的黏附力,并可使虮蛋白变性。50%乙醇对百部的有效成分提取较多,并且对虮外膜渗透力较强。温度在35℃时虮的发育最快,故以35℃药液处理虮,可加快虮中毒。

30%含酸百部酊剂的制作方法:百部30g放入瓶中,加入50%乙醇溶液100ml,再加纯乙酸1ml密闭,48小时后即制得此药。

笔记

第四节　会阴部护理

会阴部孔道较多，致病菌容易由此进入体内出现逆行感染。会阴部温暖、潮湿，致病菌容易滋生，皮肤表面阴毛生长较密，易于致病菌繁殖，因此应经常进行会阴部护理（perineal nursing）。会阴部的护理包括清洁会阴及其周围的皮肤部分。生殖系统及尿道炎症、大小便失禁、会阴部皮肤破损、分泌物过多或尿液浓度过高、有留置导尿管、产后及各种会阴手术后等情况时，更应加强会阴部护理。

一、床上使用便盆法

当患者无法如厕时，需要床上排便时，护士应指导或协助患者使用便盆，并观察会阴部情况并作出评估。

【目的】

满足患者的排便需要。

【评估】

1. 患者的病情、意识、自理能力与合作程度。
2. 患者对便盆使用的了解程度。

【计划】

1. 护士准备　衣帽整洁、穿隔离衣、洗手、戴口罩。
2. 环境准备　环境整洁、安静、宽敞、光线充足，屏风遮挡。
3. 用物准备　便盆、便盆巾、卫生纸。
4. 患者准备　了解便盆使用方法、注意事项及配合要点。

【实施】

步　骤	要点与注意事项
1. 核对解释　携便盆至患者床旁，核对患者并向患者解释使用方法及配合要点，以取得患者的合作	• 便盆应清洁、无破损，用便盆巾覆盖。金属便盆使用前需倒入少量热水加温，避免太凉而导致患者不适
2. 屏风遮挡	• 保护隐私
3. 垫单　将橡胶单及中单（或尿垫）置于患者臀下，帮助患者脱裤，嘱患者屈膝	• 防止排泄物污染床单
4. 放便盆　护士一手托起患者的腰和骶尾部，同时嘱患者抬高臀部，另一手将便盆置于患者臀下，便盆开口端朝向患者的足部（图7-13A）；对不能自主抬高臀部的患者，可先协助侧卧，放置便盆后，一手扶住便盆，另一手帮助患者平卧（图7-13B），或两人协助抬起臀部放入便盆，检查患者是否坐在便盆中央	• 不可硬塞便盆，以免损伤骶尾部皮肤
5. 患者排便时，酌情守候床旁或暂离病室，护士在离开病室前将卫生纸、呼叫装置等放在患者身边易取到的地方	• 如患者不习惯于躺卧姿势排便，在病情允许时可抬高床头

笔记

续表

步 骤	要点与注意事项
6. 取便盆 排便完毕,协助擦净肛门。嘱患者双腿用力抬起臀部,护士一手抬高患者腰及骶尾部,一手取出便盆,遮上便盆布	
7. 整理用物 协助穿裤,整理床单位,患者取舒适卧位。处理和清洁便盆,洗手、记录	• 观察患者大、小便情况,以协助诊断和治疗

◇ 床上使用便盆法操作流程:
核对解释→屏风遮挡→垫单→放便盆→取便盆→整理用物

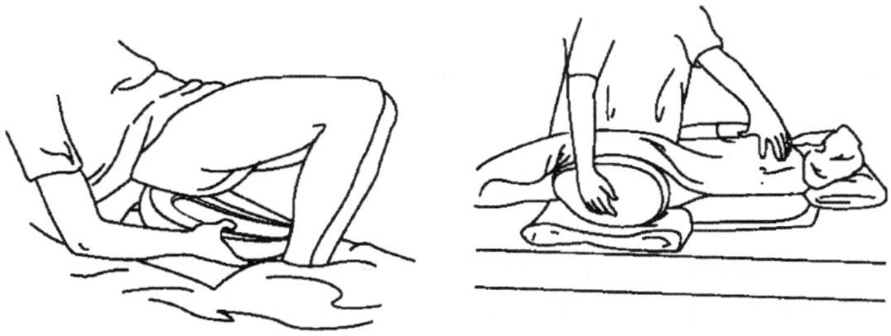

A B

图 7-13 便盆使用法

A. 仰卧位使用便盆法;B. 侧卧位使用便盆法

【评价】

1. 便盆使用方法正确,皮肤无擦伤。

2. 患者学会正确使用便盆的方法并感觉舒适。

二、会阴部护理

(一)会阴部护理原则

由于会阴部的各个孔道彼此很接近,容易发生交叉感染。会阴部尿道口是最清洁的孔道,肛门是相对最不清洁的部位。护理会阴部时,首先应清洁尿道口周围,最后擦洗肛门,每擦拭一次,应更换毛巾的不同部位。

(二)会阴部护理方法

【目的】

1. 去除会阴部分泌物及异味,增进舒适,预防或减少感染。

2. 防止会阴部皮肤破损,促进伤口愈合。

3. 教会患者会阴部清洁的方法。

【评估】

1. 评估会阴部卫生状况,如有无异味、瘙痒、分泌物过多等。

2. 评估会阴部皮肤状况,如有无破损、炎症、肿胀、触痛等。

3. 评估尿液的性状及排尿活动情况,如尿液有无异味、颜色改变,排尿时有无灼热感、疼痛等不适症状。

笔记

4. 评估排泄状态有无异常，如有无大小便失禁、留置导尿管、泌尿生殖系统手术等情况。

【计划】

1. 护士准备 衣帽整洁、洗手、戴口罩。

2. 环境准备 环境整洁、安静，关好门窗，拉上床帘或使用屏风遮挡。

3. 用物准备 便盆、屏风、橡胶单、中单、清洁棉球、大量杯、镊子、浴巾、毛巾、水壶内盛50～52℃的温水、清洁剂或呋喃西林棉球。

4. 患者准备 了解会阴护理的目的、方法及注意事项。

【实施】

步骤	要点与注意事项
1. 核对解释 携用物至患者床旁，核对患者并解释会阴护理的目的、方法及配合要点，以取得患者合作	
2. 遮挡患者 关好门窗，拉上床帘或使用屏风遮挡，以保护患者隐私	• 保护患者隐私
3. 安置体位 将盆内放入温水，毛巾放入盆内。协助患者取仰卧位，将浴巾折成扇形盖在患者的会阴部及腿部遮挡。协助暴露会阴部，戴上清洁手套	• 便于操作，减少不必要的身体暴露 • 注意保暖
4. 擦洗会阴部 (1)男患者会阴部擦洗 1)擦洗阴茎头部：一手提起阴茎，一手取毛巾或用呋喃西林棉球由尿道口向外环形擦洗阴茎头部 2)擦洗阴茎体部：沿阴茎体由上向下擦洗，应特别注意阴茎下面的皮肤 3)擦洗阴囊部及皮肤皱褶处 (2)女患者会阴部擦洗 1)协助患者取仰卧位，屈膝两腿分开 2)擦洗阴唇：左手轻轻合上阴唇部位，右手擦洗阴唇外的黏膜，从前向后擦洗 3)擦洗尿道口和阴道口：左手分开阴唇，暴露尿道口和阴道口，右手从前向后擦洗	• 每擦洗一处均需变换毛巾的部位，如用棉球擦洗，每擦洗一处均应更换棉球 • 减少粪便中致病菌尿道口传播 • 每擦洗一处均需变换毛巾的部位 • 如患者有会阴部或直肠手术，应用无菌棉球轻轻擦净手术部位及会阴部周围
5. 会阴冲洗 (1)将橡胶单及中单置于患者臀下，再置便盆于患者臀下，防止浸湿床单 (2)护士左手持装有温水的大量杯，右手持夹有棉球的大镊子，边冲水边用棉球擦洗会阴部，从阴阜冲洗至肛门部 (3)冲洗后，擦干各部位。观察会阴部及周围的皮肤状况，撤去橡胶单和中单	• 用过的棉球置于便盆中 • 注意节力原则
6. 整理用物 撤去浴巾，为患者穿好衣裤，整理床单位，协助患者取舒适卧位。处理用物，洗手、记录	

笔记

> ◇ 会阴部护理操作流程：
> 核对解释→遮挡患者→安置体位→擦洗会阴部→会阴冲洗→整理用物

【评价】

1. 患者会阴部清洁无异味，患者感到舒适。
2. 会阴部皮肤无异常情况。

第五节　手、足的护理

一、手的护理

每天需用温水清洗患者的手，以去除手部的污物，洗后用清洁干毛巾擦干，必要时涂上护手霜。指甲由多层排列紧密的角化上皮细胞组成，有保护手指功能。指甲与上皮细胞的界线称为甲沟，此处易滋生微生物，清洗时要特别注意。过长的指甲会削弱指甲的韧性而变得易折断，同时指缝内易积存污垢，因此要经常修剪指甲。指甲应修剪齐整，不宜修剪过短，与皮肤边缘保持一定距离，剪后用锉刀把边缘磨光滑。

二、足的护理

每天给患者洗脚和温水泡脚。有些患者（如昏迷、糖尿病患者）对温度的感觉能力下降，护士应先用手或温度计感知水温，切忌用热水烫脚，泡脚时间不宜过长。双脚洗干净后用柔软的干毛巾擦拭，注意要擦干趾缝之间的水分，足部皮肤较干时可涂抹一些润肤霜。洗脚后可按摩下肢，以促进下肢的血液循环。趾甲长时同样也需修剪。

第六节　晨晚间护理

晨、晚间护理是护士根据病情需要为患者进行生活护理，使患者感到清洁舒适，同时加强与患者之间的交流，了解患者身心状况，发现护理问题，及时给予对症护理和心理护理，促进身心舒适。

一、晨间护理

晨间护理（morning care）是基础护理中的一项重要内容。患者经过一昼夜的睡眠往往需要进行必要的清洁护理，特别是重症患者，通过晨间护理可使患者感觉清洁舒适，减少压疮等并发症的发生，并可保持病床和病室的整洁、舒适，同时还可及时发现患者存在的护理问题，做好心理护理和卫生指导。

（一）目的

1. 使患者清洁、舒适，预防压疮、肺炎等并发症的发生。

笔记

2. 保持床单位及病室环境整洁，空气清新。

3. 及时观察和了解患者病情，给予心理护理、卫生指导。

（二）内容

1. 对于能离床活动、病情较轻的患者，应鼓励和督促其自行洗漱，通过完成这些日常活动，可促使其离床活动，尽快恢复全身肌肉、关节功能，并增加其战胜疾病、尽早康复的自信心。护士可用消毒毛巾湿式扫床，根据清洁程度，更换床单，整理好床单位。

2. 对于病情危重、高热、昏迷、大手术后等不能下床活动的患者，护士应协助其完成晨间护理，其内容包括：

（1）协助患者完成日常生活护理：帮助其排便、刷牙、洗脸、洗手、梳头，病情严重者给予口腔护理，协助翻身，检查皮肤有无受压，擦洗背部。

（2）整理床单位：按需要更换衣服和床单，整理好床铺。

（3）与患者沟通交流，了解睡眠情况及有无病情变化，并进行心理护理，鼓励患者早日康复。

（4）整理病室，根据室温适当开窗通风，保持病房内空气新鲜。

二、晚间护理

护理人员协助患者进行晚间护理（hour of sleep care），使患者感觉清洁、舒适，同时保持病室安静，为患者创造一个良好的睡眠环境，促进患者入睡。

（一）目的

1. 使患者保持清洁、舒适，容易入睡。

2. 为患者提供良好的夜间睡眠条件，保持病房安静、清洁。

3. 观察患者的病情变化，对次日进行手术、检查的患者进行安慰，消除或减轻心理压力。

（二）内容

1. 协助患者进行晚间清洗，如刷牙、漱口（较重患者予以口腔护理）、洗脸、洗手、擦洗背部、臀部，并用热水泡脚，女患者给予会阴冲洗，睡前协助患者排便。检查全身皮肤受压情况，观察有无压疮早期现象，按摩背部及骨隆突部位，根据情况更换衣服和床单，整理好床铺。

2. 促进患者入睡　保持病室安静，减少噪音，调节室温及光亮，如关大灯、开地灯，为患者创造一个安静、舒适的睡眠环境。夜班护士在执行各种护理操作时，动作应轻柔。指导养成良好的睡眠习惯，对因疾病带给患者的疼痛等不适症状，采取有效措施，尽量减轻或解除患者的不适症状。

3. 加强巡视，了解睡眠及病情变化。巡视病房时，开关门要轻。对于睡眠不佳的患者应按失眠患者给予护理。

笔记

学习小结

1. 学习内容

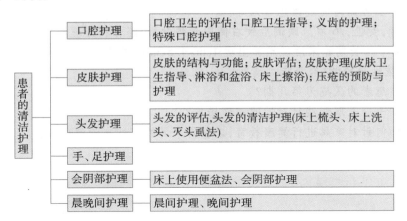

- 患者的清洁护理
  - 口腔护理：口腔卫生的评估；口腔卫生指导；义齿的护理；特殊口腔护理
  - 皮肤护理：皮肤的结构与功能；皮肤评估；皮肤护理(皮肤卫生指导、淋浴和盆浴、床上擦浴)；压疮的预防与护理
  - 头发护理：头发的评估,头发的清洁护理(床上梳头、床上洗头、灭头虱法)
  - 手、足护理
  - 会阴部护理：床上使用便盆法、会阴部护理
  - 晨晚间护理：晨间护理、晚间护理

2. 学习方法

（1）课前通过复习生理学、解剖学等课程的相关知识,掌握口腔、皮肤的解剖结构和生理知识等前期知识体系,为本章的学习奠定基础。

（2）重视课堂学习和互动,结合案例思考问题,把握重、难点。

（3）结合实训课和见习课,熟练掌握常用口腔护理和床上擦浴法,在操作中重视护理评估,体现以患者为中心。

（4）课后结合兴趣和知识链接、知识拓展等内容,查阅新进展,拓展知识视野,培养科研思维和评判性思维。

3. 风险防范

特殊口腔护理预防窒息!

当护理人员为昏迷患者进行口腔护理,或为躁动患者操作时患者不配合,造成棉球掉落口腔;有活动性假牙的患者口腔护理前未将假牙取出,操作时假牙脱落,棉球或假牙滞留在气管或支气管,造成窒息而危及生命。因此昏迷患者口腔护理时棉球要夹紧,口腔护理前后清点棉球;有活动性假牙的患者操作前先取出放于冷开水杯中,预防窒息的发生。当患者出现窒息时,应迅速有效清除吸入的异物,及时解除呼吸道梗阻,必要时行气管切开术。

（刘月仙　刘红敏）

复习思考题

1. 为昏迷患者实施口腔护理时应注意哪些内容?

2. 患者,女性,50 岁,因大便带血,经肠镜检查诊断为直肠癌。行直肠癌根治术后 1 天,禁食,持续胃肠减压,护士晨间护理时,发现患者出汗多,头发和床单潮湿,口腔有异味。请问:

（1）护士给该患者晨间护理的内容有哪些?

（2）各项护理的顺序如何合理安排?

3. 患者,男性,60 岁,因左上腹部疼痛做胃镜检查,诊断为早期胃癌,收住入院。

定于明日上午9点在全麻下行胃大部切除术，患者精神紧张，担心手术，且由于疼痛无法入睡。请问：

（1）该患者的晚间护理内容有哪些？

（2）护士应如何促进该患者入睡？

4. 患者，女性，76岁。跌倒后致右侧股骨颈骨折，经骨科处理后出院在家，患者有糖尿病史十年。长期卧床后骶尾部出现4cm×4.5cm的破溃，深达骨面，创面坏死组织发黑，覆盖脓性分泌物，有臭味。请问：

（1）该患者的压疮为第几期？

（2）护士应采取哪些针对性的护理措施？

（3）如何针对家属进行健康教育，以获得家属的支持来治疗压疮？

笔记

第八章

患者的舒适与安全

学习目的

学生通过本章的学习，能掌握促进患者舒适和增进患者安全的护理措施及保护具的使用，熟悉疼痛的原因、评估方法，了解疼痛的机理，从而为患者提供舒适和安全的治疗和护理环境，满足患者的基本需要，促进患者康复。

学习要点

舒适和安全的概述，影响患者舒适和安全的因素，促进患者舒适和安全的护理措施；各种卧位及其临床意义；患者疼痛产生的原因、影响因素、疼痛对机体的影响、疼痛的评估及疼痛患者的护理措施等。

案例导入

李某，女性，69岁。慢性肝炎，肝硬化病史。核磁及超声造影检查，发现肝左叶有结节，诊断肝癌晚期。患者有心绞痛病史，近日由于上感而合并左心衰，现呼吸困难，焦虑不安，时常主诉疼痛难忍。请问：

1. 应帮助该患者采取何种卧位？如何安置体位？为什么？
2. 影响该患者不舒适的原因有哪些？
3. 如何评估其疼痛程度？
4. 可采取哪些护理措施减轻该患者的不适？
5. 患者有哪些安全隐患？应该采取哪些安全措施？

舒适与安全是人类的基本需要。当个体处于最佳健康状态时，会通过自身不断的调节来满足其舒适的需要。生病时，个体由于受到病理、心理、外界环境等多种因素的影响，安全感消失，常处于不舒适的状态。因此，护理患者时，应通过密切观察、分析影响患者不舒适的各种因素，有针对性地为患者提供舒适的卧位，加强生活护理，减轻患者疼痛，促进患者舒适，增进安全感，以达到促进康复的目的。

笔记

第一节　概　　述

一、舒适与不舒适的概念

（一）舒适

舒适（comfort）是指个体身心处于轻松自在、安宁状态下，个体所具有的身心健康、满意、无焦虑、无疼痛的一种自我感觉。舒适包括以下几个方面：

1. 生理舒适　即个体身体的舒适感觉。

2. 心理、精神舒适　即个体内在的自我意识，如尊重、自尊、信仰、信念、生命价值等精神需求的满足。

3. 环境舒适　即与个体生存的物理环境相关的各种因素，如适宜的温湿度、空气、光线、声音、色彩等使个体产生舒适的感觉。

4. 社会舒适　即个体、家庭和社会的相互关系，如各种人际关系的融洽、家庭与社会关系的和谐统一等为个体带来的舒适感觉。

从整体的观点来看，这四个方面相互联系、互为因果。如果某一方面出现问题，个体即会感到不舒适。当个体身心健康，各种生理、心理需要得到基本满足时，常能体验到舒适的感觉。最高水平的舒适表现为情绪稳定、心情舒畅、精力充沛、感到安全和完全放松，身心需要均能得到满足。

（二）不舒适

不舒适（discomfort）是指个体身心不健全或有缺陷，生理、心理需求不能得到满足，或周围环境有不良刺激，身心负荷过重的一种自我感觉。

不舒适通常表现为烦躁不安、紧张、精神不振、消极失望、失眠、疼痛、乏力，难以坚持日常工作、生活或学习。疼痛通常是不舒适中最为严重的表现形式。

舒适与不舒适之间没有截然的分界线，个体每时每刻都处在舒适与不舒适之间的某一点上，且呈动态变化。每个人因自身的生理、心理、社会、精神、文化背景及经历的不同，对舒适的解释和体验也不相同。因此，护理人员在日常护理工作中，用动态的观点来评估患者舒适与不舒适的程度，采取有效的护理措施，促进患者舒适。

1. 不舒适的原因

（1）身体因素：①个人卫生：因疾病导致日常活动受限，生活不能自理，个人卫生状况不佳，如口臭、汗臭、皮肤污垢、瘙痒等均可引起个体不适。②姿势或体位不当：如关节过度屈曲或伸张、肌肉过度紧张或牵拉、疾病所致的强迫体位以及身体局部组织长期受压等原因致使局部肌肉和关节疲劳、麻木、疼痛等均可引起不适。③保护具或矫形器械使用不当：如约束带或石膏、绷带、夹板过紧，使局部皮肤和肌肉受压，引起不适。④疾病影响：疾病所致的疼痛、恶心、呕吐、咳嗽、饥饿、腹胀、腹泻及发热等造成机体不适。

（2）心理、社会因素：①焦虑或恐惧：担心疾病带来的危害，安全、生存需求得不到保障，恐惧死亡，过分担忧疾病对家庭、经济、工作造成的影响等均会给患者带来心理压力，进而出现烦躁、紧张、失眠等心理不适的表现。②角色适应不良：患者因担心家庭、孩子或工作等，出现角色适应不良，如角色行为冲突、角色行为紊乱等，往往使患

笔记

者不能安心养病,影响康复。③生活习惯改变:住院后生活习惯发生改变,如起居、饮食等,使患者一时适应不良。④自尊受损:如被医护人员疏忽、冷落,照顾与关心不够,或操作时身体暴露过多、缺少遮挡等,均可使患者感觉不被尊重,自尊心受挫。⑤缺乏支持系统:如住院后与家人隔离或被亲朋好友忽视,缺乏经济支持等。

(3) 环境因素:①不适宜的社会环境:如新入院患者对医院和病室环境以及医务人员感到陌生或不适应,缺乏安全感而产生紧张、焦虑情绪。②不适宜的物理环境:包括周围环境中的温度、湿度、色彩、光线、声音等诸多不适宜的情况。如病室内温度过高或过低、空气污浊有异味、噪音过强或干扰过多、病室内探视者过多、同室病友的呻吟和痛苦表情或治疗仪器的嘈杂声、被褥不整洁、床垫软硬不当等都会使患者感到不适。

二、护理不舒适患者的原则

护理人员要通过细致、认真的观察,与患者和家属进行有效的沟通,结合患者的行为与表情,评估导致患者不舒适的原因,及时采取相应的护理措施解除患者的不适,以促进和满足患者的舒适。

(一)预防为主,促进舒适

为了使患者经常保持舒适状态,护理人员应从身心两方面对患者进行全面评估,做到预防在先,积极促进患者舒适。如保持病室环境整洁、加强生活护理、协助重症患者保持良好的个人卫生、维持适当的姿势和舒适的卧位等均是增进舒适的护理措施。

护理人员要有良好的服务态度,除了使用亲切的语言、尊敬的称呼以外,还应不断地听取患者对治疗、护理的意见,并鼓励他们积极主动地参与护理活动,促进康复。

(二)加强观察,去除诱因

在护理患者的过程中,及时发现引起患者不舒适的原因,做到预防在先或针对诱因进行护理。例如,长期卧床患者卧位是否舒适,肢体是否处于功能位置等,一旦发现患者存在不舒适的诱因,应及时采取相应的护理措施去除诱因。

(三)消除不适,促进舒适

对于身体不适的患者,应采取积极有效的措施。如尿潴留患者,采取适当的方法解除因膀胱高度膨胀引起的不适;对癌症晚期的患者应及时评估其疼痛的程度和性质,采取有效的止痛措施来缓解疼痛。

(四)有效沟通,心理支持

护理人员对因心理、社会因素引起不适的患者,可采用不作评判的倾听方式,取得信任,使患者郁积在内心的苦闷或压抑得以宣泄。通过有效的沟通,正确指导患者调节情绪,并及时与家属及单位取得联系,使其配合医务人员,共同做好患者的心理护理。

第二节 患者的卧位与舒适

卧位是指患者休息和适应医疗护理的需要时所采取的卧床姿势。正确的卧位对

笔记

减少疲劳、增进患者舒适、治疗疾病、减轻症状、预防并发症及进行各种检查等均能起到良好的作用。护理人员在临床护理工作中应熟悉各种卧位的基本要求,协助或指导患者采取舒适、安全、正确的卧位。

一、舒适卧位的基本要求

舒适卧位,即患者卧床时,身体各部位均处于合适的位置,感到轻松自在。协助或指导患者卧于正确而舒适的体位。

1. 卧床姿势 应尽量符合人体力学的要求,体重平均分布于身体的各个部位,关节维持于正常的功能位置,使体内脏器在体腔内拥有最大的空间。

2. 体位变换 应经常变换体位,至少每 2 小时变换一次。

3. 身体活动 在无禁忌证的情况下,患者身体各部位每天均应活动,改变卧位时应进行全范围关节运动练习。

4. 受压部位 应加强皮肤护理,预防压疮的发生。

5. 保护隐私 当患者卧床或护理人员对其进行各项护理操作时,均应注意保护患者隐私,根据需要适当地遮盖患者的身体,促进患者身心舒适。

二、卧位的分类

根据患者的自主性、活动能力及疾病情况将卧位分为主动、被动和被迫卧位。

(一)主动卧位

即患者根据自己的意愿和习惯采取最舒适、最随意的卧位,并能随意改变卧位姿势,称之为主动卧位(active lying position)。见于病情较轻、术前及恢复期患者。

(二)被动卧位

即患者自身无能力变换卧位,处于被他人安置的卧位,称之为被动卧位(passive lying position)。见于昏迷、瘫痪、极度衰弱的患者。

(三)被迫卧位

即患者意识清晰,也有变换卧位的能力,但为了减轻疾病所致的痛苦或因治疗需要而被迫采取的卧位,称之为被迫卧位(compelled lying position)。见于肺心病、心力衰竭、重症哮喘等患者出现的呼吸困难而被迫采取端坐卧位。

三、常用卧位

(一)仰卧位(supine position)

仰卧位又称平卧位,根据病情或检查、治疗的需要可分为:

1. 去枕仰卧位

(1) 操作方法:去枕仰卧,头偏向一侧,两臂放于身体两侧,两腿自然放平,将枕头横立于床头(图 8-1)。

(2) 适用范围:①昏迷或全身麻醉未清醒的患者,以防止呕吐物误入气管引起窒息或肺部并发症。②椎管内麻醉或脊髓腔穿刺后的患者,以预防因脑压减低而引起的头痛。

2. 中凹卧位

(1) 操作方法:抬高头胸部约 10°~20°,抬高下肢约 20°~30°(图 8-2)。

笔记

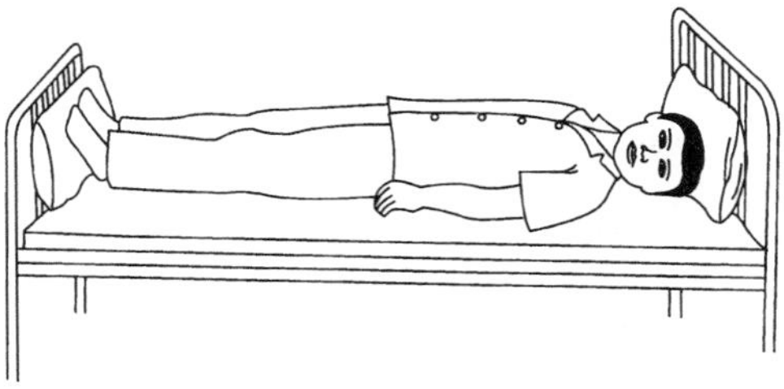

图 8-1　去枕仰卧位

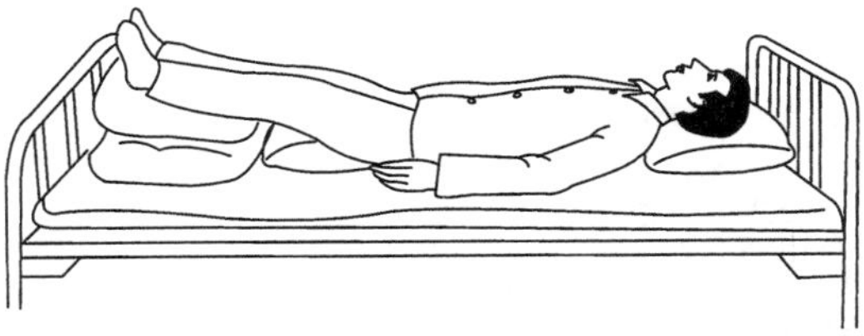

图 8-2　中凹卧位

（2）适用范围：休克患者。抬高头胸部，有利于保持气道通畅，增加肺活量，改善通气功能；纠正缺氧症状；抬高下肢，有利于静脉血回流，增加心输出量而使休克症状得到缓解。

3. 屈膝仰卧位

（1）操作方法：患者仰卧，头下垫枕，两臂放于身体两侧，两膝屈起，并稍向外分开（图 8-3）。

（2）适用范围：①腹部检查的患者，可使腹肌放松，便于检查。②患者导尿或会阴冲洗时。

（二）侧卧位（side-lying position）

1. 操作方法　患者侧卧，两臂屈肘，一手放在枕旁，一手放在胸前，下腿伸直，上腿弯曲。必要时于两膝之间、胸腹部、后背部放置软枕，以扩大支撑面，增加稳定性，增进患者舒适和安全（图 8-4）。

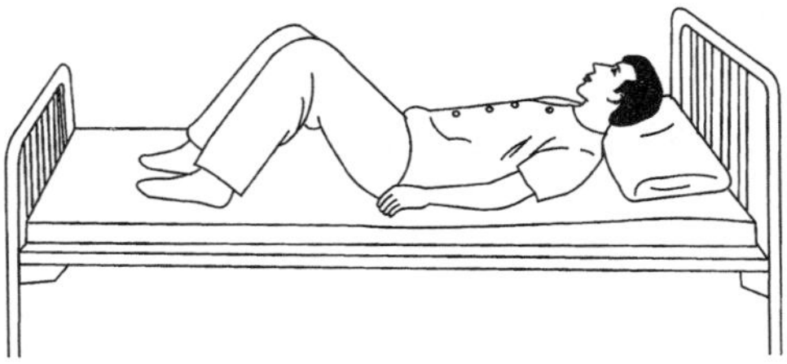

图 8-3　屈膝仰卧位

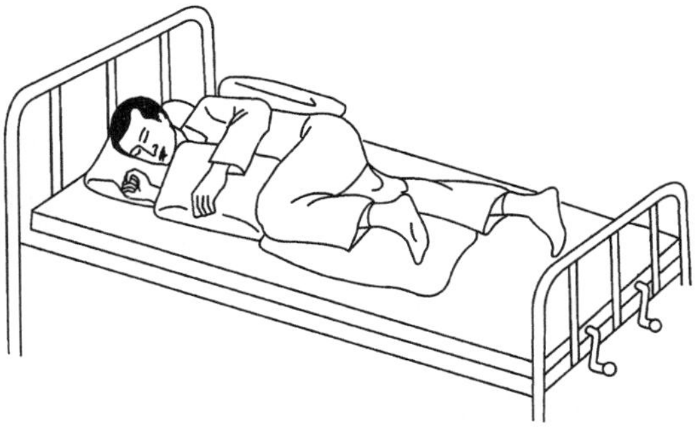

图 8-4　侧卧位

2. 适用范围

（1）灌肠、肛门检查及配合胃镜、肠检查等。

（2）臀部肌内注射，下腿弯曲，上腿伸直，可使注射部位肌肉放松。

（3）预防压疮。侧卧位与平卧位交替，可避免局部组织长期受压。

（三）半坐卧位（semireclining position）

1. 操作方法

（1）摇床法：患者卧于床上，以髋关节为轴心，先摇起床头支架使上半身抬高，与床面成 30°～50°，再摇起膝下支架，以防患者下滑。必要时，床尾可置一软枕，垫于足底，增加舒适，并且防止下滑；放平时，先摇平膝下支架，再摇平床头支架（图 8-5）

（2）靠背架法：将患者上半身抬高，在床头垫褥下放一靠背架，下肢屈膝，用中单

笔记

包裹膝枕垫于膝下,中单两端的带子固定于床缘,以防患者下滑。床尾足部垫软枕。其他同摇床法(图 8-6)

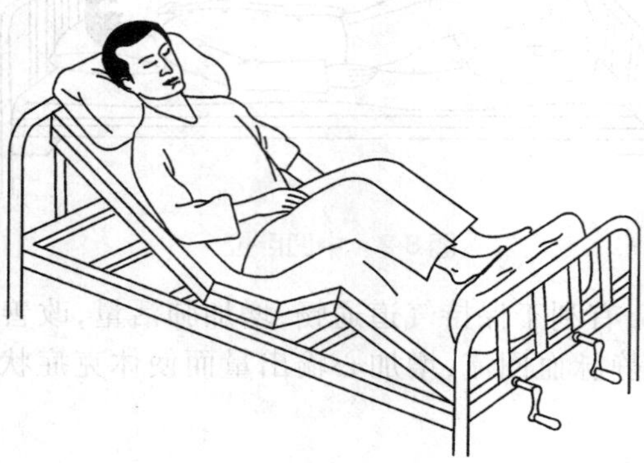

图 8-5　半坐卧位(摇床法)

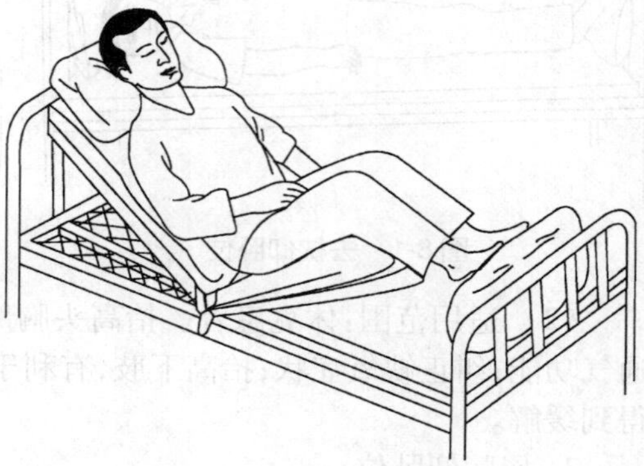

图 8-6　半坐卧位(靠背架法)

2. 适用范围

(1) 某些面部及颈部手术后患者:采取半坐卧位可减少局部出血。

(2) 心肺疾病引起呼吸困难的患者:采取半坐卧位,由于重力作用,部分血液滞留于下肢和盆腔,减少回心血量,从而减轻肺淤血和心脏负荷;同时可使膈肌位置下降,胸腔容积扩大,减轻腹腔内脏器对心肺的压力,肺活量增加,有利于肺通气,使呼吸困难症状得到改善。

(3) 胸、腹、盆腔手术后或有炎症的患者:采取半坐卧位,可使腹腔渗出液流入盆腔,促使感染局限。因为盆腔腹膜抗感染能力较强,而吸收能力较弱,故具有防止炎症扩散和毒素吸收的作用,减轻中毒反应。同时采取半坐卧位还可防止感染向上蔓延引起膈下脓肿。

(4) 腹部手术后患者:腹部手术后患者,采取半坐卧位,可减轻腹部切口缝合处的张力,以缓解疼痛,促进舒适,有利于切口愈合。

(5) 疾病恢复期体质虚弱的患者:采取半坐卧位,使患者逐渐适应体位改变,有利于向站立位过渡。

知识拓展

腹腔脏器手术后早期采取正确的半坐卧位预防膈下脓肿

膈下血液循环丰富,并且淋巴网与腹腔脏器淋巴网吻合。如果患者术后采取仰卧位,膈下间隙处于人体腹膜腔的最低位置,腹腔渗出液、脓液、血液易积聚于此,导致膈下脓肿。因此,护士应尽早帮助和指导腹腔脏器手术后患者采取正确的半坐卧位,可防止炎症向上蔓延,以利脓液、血液及渗出液引入盆腔,使炎症局限,预防膈下脓肿的发生。

(四)端坐位(sitting position)

1. 操作方法　扶患者坐起,身体稍向前倾,床上放一跨床小桌,桌上放一软枕,患者可伏桌休息。并用床头支架或靠背架将床头抬高 70°～80°,使患者同时能向后倚靠;膝下支架抬高 15°～20°。必要时加床档,以保证患者安全(图 8-7)。

2. 适用范围　心力衰竭、心包积液、重症哮喘等疾病引起的呼吸困难的患者,由

笔记

于极度呼吸困难而被迫日夜端坐。

（五）俯卧位（prone position）

1. 操作方法　患者俯卧，两臂屈曲放于头的两侧，两腿伸直；胸下、髋部及踝部各放一软枕，头偏向一侧（图 8-8）

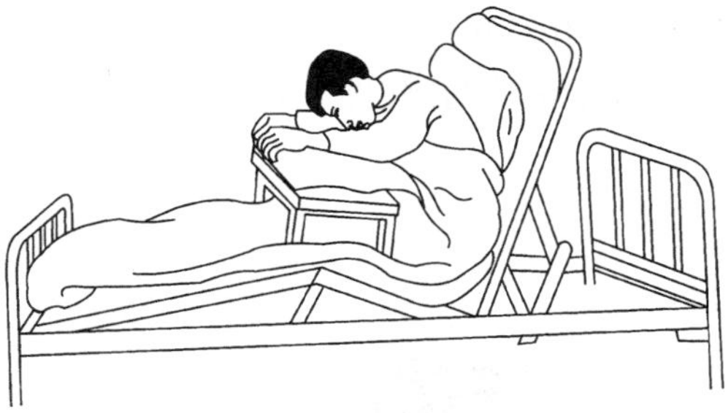

图 8-7　端坐位

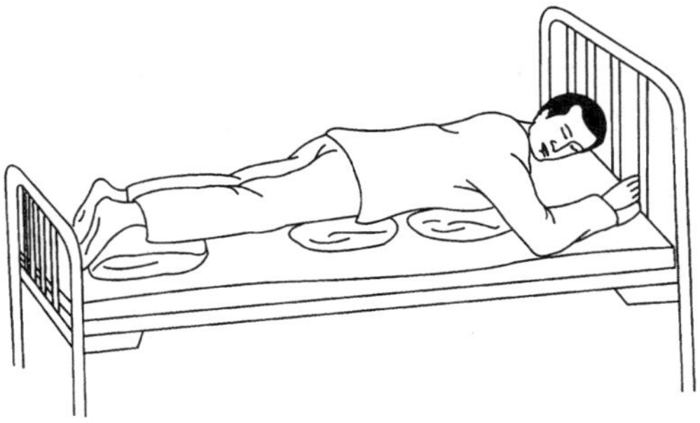

图 8-8　俯卧位

2. 适用范围

（1）腰背部检查或配合胰、胆管造影检查的患者。

（2）脊椎手术后或腰、背、臀部有伤口，不能平卧或侧卧的患者。

（3）胃肠胀气导致腹痛的患者。采取俯卧位，使腹腔容积增大，可缓解胃肠胀气所致的腹痛。

（六）头低足高位（trendelenburg position）

1. 操作方法　患者仰卧，将一软枕横立于床头，以防碰伤头部。床尾用支托物垫高 15～30cm（图 8-9）。处于这种体位的患者会感到不适，故不宜过长时间使用。颅内高压者禁用。

2. 适用范围

（1）肺部分泌物引流，使痰易于咳出。

（2）十二指肠引流术，有利于胆汁引流。

（3）妊娠时胎膜早破，防止脐带脱垂。

（4）跟骨或胫骨结节牵引时，利用人体重力作为反牵引力。

（七）头高足低位（dorsal elevated position）

1. 操作方法　患者仰卧，头部垫一软枕，床尾横立一枕，床头用支托物垫高 15～30cm 或根据病情而定。如为电动床可使整个床面向床尾倾斜（图 8-10）。

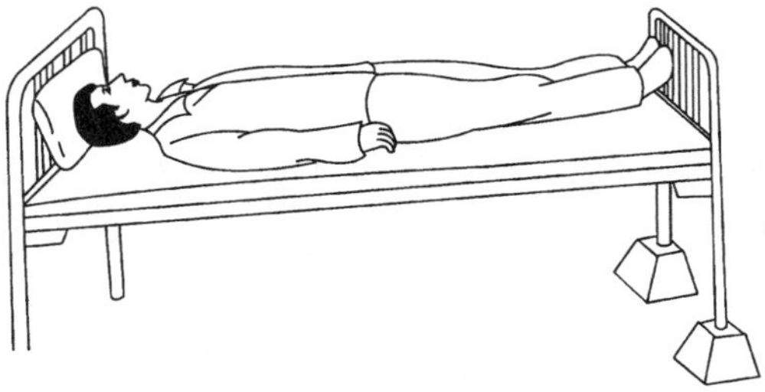

图 8-9　头低足高位

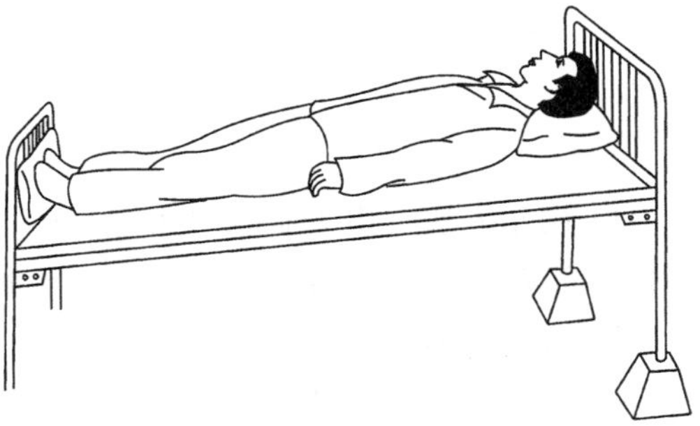

图 8-10　头高足低位

笔记

2. 适用范围

（1）颈椎骨折的患者作颅骨牵引时作反牵引力。

（2）减轻颅内压，预防脑水肿。

（3）颅脑手术后的患者。

（八）膝胸卧位（knee-chest position）

1. 操作方法　患者跪卧，两小腿平放于床上，稍分开；大腿和床面垂直，胸贴床面，腹部悬空，臀部抬高，头转向一侧，两臂屈肘，放于头的两侧（图 8-11）

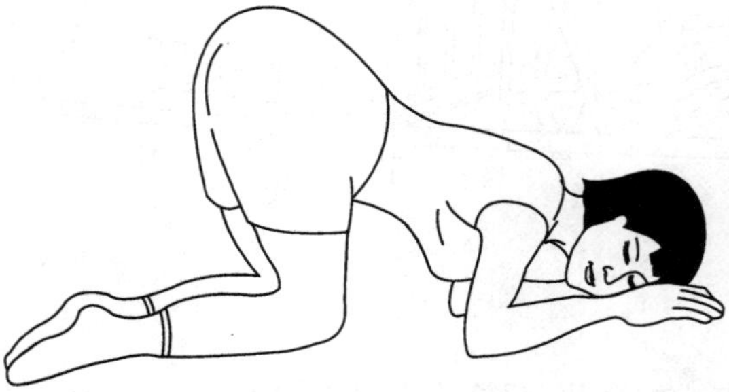

图 8-11　膝胸卧位

2. 适用范围

（1）肛门、直肠、乙状结肠镜检查及治疗。

（2）矫正胎位不正或子宫后倾。

（3）促进产后子宫复原。

知识拓展

采取膝胸卧位矫正胎位不正及子宫后倾

枕前位是正常的胎位，在分娩过程中胎头变形，周径变小，有利于胎头的娩出。如果为臀位，胎臀先娩出，阴道不能充分扩张，加之胎头无变形，以造成胎头娩出的困难。臀先露、肩先露等都是异常胎位，容易造成难产，导致胎儿在分娩过程中窒息甚至死亡。若妊娠 30 周后仍为臀位，一般应采取膝胸位进行矫正。方法是：让孕妇排空膀胱，松解腰带取膝胸卧位，每日 2 次，每次 15 分钟，连续 1 周后复查。这种卧位借助胎儿重力的作用，使胎儿头与背所形成的弧形顺着宫底弧面滑动完成，转为头位。

膝胸卧位因其臀部抬起，腹部悬空，由于重力作用使腹部脏器前倾，对子宫后倾的矫正起到一定作用。

（九）截石位（lithotomy position）

1. 操作方法　患者仰卧于检查台上，两腿分开，放于支腿架上（支腿架上放软垫），臀部齐台边，两手放于身体两侧（图 8-12）。注意遮挡患者及保暖。

2. 适用范围

（1）会阴、肛门部位的检查、治疗或手术，如膀胱镜检、妇产科检查、阴道灌洗等。

（2）产妇分娩。

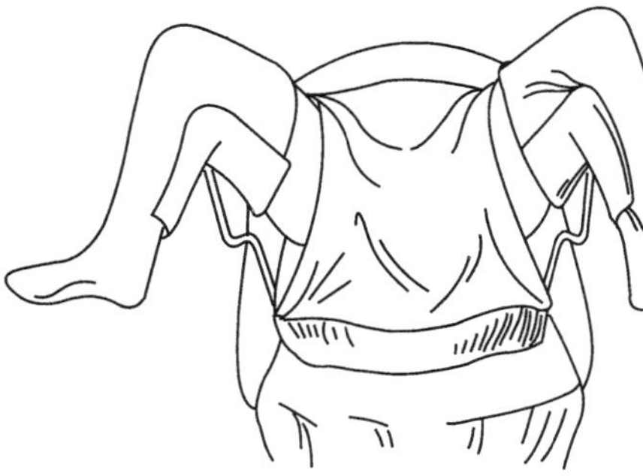

图 8-12　截石位

第三节　疼痛患者的护理

对于疼痛,每个人都有自己的切身体验。疼痛是临床上常见症状之一,如外伤、炎症性疼痛,癌症、肌肉痉挛性疼痛,神经性疼痛等,是患者最痛苦的感受,也是不舒适中最常见、最严重的表现形式。疼痛的发生,提示着个体的健康受到威胁。疼痛与疾病的发生、发展与转归有着密切的联系,是临床上诊断疾病、鉴别疾病的重要指征之一,同时也是评价治疗与护理效果的重要标准。作为一名护理人员,应掌握疼痛的相关知识,帮助患者避免疼痛、解除疼痛,做好疼痛患者的护理。

一、概述

疼痛(pain)是肉体或精神的一种不良或不自在状态,疼痛是人人都经历的一种不愉快、痛苦的感觉。疼痛不仅是一种复杂的主观感觉,而且还伴有一系列生理及心理变化。是机体对有害刺激的一种保护性防御反应。

疼痛包括两层含义:即痛觉与痛反应。痛觉属于个人的主观体验;而痛反应是个体对疼痛刺激所产生的一系列生理、病理的变化。由于每个人对疼痛的体验不同,且受个体的心理、情绪、性格、文化背景及经验等方面的影响,对外来刺激源所造成的反应亦不相同,因而疼痛患者的表现也千差万别。患者可表现出不同的疼痛反应,包括生理病理反应,如面色苍白、呼吸急促、出汗、恶心、呕吐、血压升高、骨骼肌收缩、瞳孔扩大、休克等;情绪反应,如焦虑、紧张、恐惧等;行为反应,如身体蜷曲或烦躁不安、皱眉、咬唇、呻吟、哭闹等。这些反应均表明患者存在疼痛。

疼痛分为身体疼痛和心理疼痛,是由于个体防御功能被破坏,而导致个体在身体与心理两方面经历的感受。身体疼痛是指身体某一部位感觉不舒适,如手指切割伤,疼痛仅在手指部位,这是由于皮肤表层组织的完整性被破坏,神经末梢受到刺激所致。心理疼痛是指精神方面的防御功能被破坏,个体的情绪完整性受到损害。心理疼痛的不舒适感觉,很难确定疼痛的准确部位,如失去亲人引起伤心和忧郁。如不能及时采取有效的护理措施,将对患者的身体和心理造成不良的影响或严重后果。

二、疼痛产生的原因、发生机制及影响因素

(一)疼痛的原因

1. 物理损伤　如碰撞、针刺、刀切割、身体组织受牵拉、肌肉挛缩、受压等可直接

笔记

刺激神经末梢而引起疼痛。大部分物理损伤引起的缺血、淤血、炎症等促使组织释放化学物质,而使疼痛加剧、疼痛时间延长。

2. 化学刺激 如强酸、强碱,可直接刺激神经末梢引起疼痛,或者损伤组织释放化学致痛物质,再次作用于痛觉感受器,使疼痛加剧。

3. 温度刺激 过高或过低的温度作用于体表,均会引起组织损伤。受伤的组织释放组胺等化学物质,刺激神经末梢导致疼痛。如高温可引起灼伤,低温会致冻伤。

4. 病理改变 疾病造成的体内某些管腔堵塞,组织缺血、缺氧,空腔脏器过度扩张、平滑肌痉挛或过度收缩,局部炎性浸润等均可引起疼痛。

5. 心理因素 心理状态不佳,如情绪紧张或低落、愤怒、悲痛、恐惧等都能引起局部血管收缩或扩张而导致疼痛。如神经性疼痛常因心理因素引起。此外,疲劳、睡眠不足、用脑过度等可导致功能性头痛。

（二）发生机制

尽管目前尚未有学说能全面地解释疼痛发生的机制,但随着科学的发展已不断充实和完善,并创立了新的学说,使人们对疼痛本质的认识逐步深入。比较有代表性的关于疼痛产生的三大学说是:特异学说、型式学说和闸门控制学说。

1. 特异学说 19 世纪提出该学说。主要是每种感觉都有自己特有的感受器,痛觉感受器是一种游离的神经末梢,其发放的冲动经痛纤维和痛通路投射到大脑的痛中枢,引起疼痛。

2. 型式学说 也称为模式学说。主要论点在于产生疼痛的神经冲动具有特殊的型式。认为任何刺激只要达到足够强度就可产生疼痛。1894 年 Goldscheder 提出刺激的强度和中枢的组合是引起疼痛的两个决定性因素。

3. 闸门控制学说 1965 年,两位从事疼痛研究的专家,伦敦大学的帕特里克·沃尔和加拿大麦吉尔大学的罗纳德·梅尔扎克共同提出了闸门控制学说。该学说认为脊髓背角内存在一种类似闸门的神经机制,能减弱和增强从外周传向中枢神经的冲动,减弱和增强的强度由粗纤维和细纤维的相对活动以及脑的下行性影响所决定。认为疼痛的产生取决于刺激所兴奋的传入纤维种类和中枢的功能结构特征。

（三）影响疼痛的因素

个体对疼痛的感受和耐受力存在很大的差异,同样性质、强度的刺激可引起不同个体不同的疼痛反应。个体所能感觉到的最小疼痛称为疼痛阈(pain threshold)。个体所能忍受的疼痛强度和持续时间称为疼痛耐受力(Pain tolerance)。疼痛阈或疼痛耐受力既受患者年龄、疾病等因素的影响,也受个人经验、文化教养、情绪、个性及注意力等心理社会因素的影响。此外,护士对疼痛知识的掌握程度也会直接影响其为患者提供疼痛护理的水平。

1. 患者因素

(1) 年龄:是影响疼痛的重要因素之一。个体对疼痛的敏感程度因年龄不同而不同。婴幼儿对疼痛的敏感程度低于成人,随着年龄的增长,对疼痛的敏感性也随之增加。而老年人对疼痛的敏感性则逐步下降。故对于不同年龄组的疼痛患者应采取不同的护理措施,尤其是儿童和老年人,更应注意其特殊性和个体差异。

(2) 社会文化背景:患者的文化背景和其所处的社会环境可影响他们对疼痛认知的评价,进而影响其对疼痛的反应。持有不同人生观、价值观的患者对疼痛也有不同的反应。若患者生活在鼓励忍耐和推崇勇敢的文化背景中，往往更能够耐受疼痛。患者的文化教养也会影响其对疼痛的反应和表达方式。

（3）个人经历：包括个体以往的疼痛经验、对疼痛的态度以及对疼痛原因的理解。疼痛经验是个体自身对刺激体验所获得的感受，进而从行为中表现出来。个人对疼痛的态度则直接影响其行为表现。个体对任何一种单独刺激所产生的疼痛，都会受到以前类似疼痛经验的影响，如经历过手术疼痛的患者对即将再次进行手术时产生的不安情绪会使他对痛觉格外敏感。儿童对疼痛的体验取决于父母的态度。

（4）注意力：个体对疼痛的注意程度会影响其对疼痛的感觉。当注意力高度集中于其他事物时，痛觉可以减轻甚至消失。如拳击运动员在竞技场上能够忍受严重伤害，而不感觉疼痛，是由于其注意力完全集中于比赛。某些精神疗法治疗疼痛，也是利用分散注意力以减轻疼痛的原理，如松弛疗法、手术后听音乐、看电视、愉快交谈等均可分散患者对疼痛的注意力，从而减轻疼痛。

（5）情绪：情绪可影响患者对疼痛的反应。积极的情绪可减轻疼痛，而消极的情绪可使疼痛加剧。如焦虑可使疼痛加剧，而疼痛又会增加焦虑情绪。愉快的情绪则有减轻疼痛知觉的作用，在快乐或满足的情绪下，虽然承受了与忧虑时同样的伤害，但对疼痛的感觉却轻得多。

（6）疲乏：患者疲乏时，对疼痛的感觉加剧，耐受性降低，尤其是长期慢性疾病的患者尤为明显。当得到充足的睡眠与休息时，疼痛感觉减轻，反之则加剧。

（7）个性：对疼痛的耐受程度和表达方式常因个体的性格和所处环境的不同而有差异。自控力及自尊心较强的人常能忍受疼痛；善于表达情感的患者主诉疼痛的机会较多。

（8）患者的社会支持系统：疼痛患者更需要家属的支持、帮助或保护。经历疼痛时，如果有家属或亲人陪伴，可以减少患者的孤独和恐惧感，从而减轻疼痛，父母的陪伴对患儿尤为重要。

2. 治疗及护理因素

（1）许多治疗和护理操作都有可能使患者产生疼痛的感觉，如注射、输液等。护士在执行可能引起疼痛的操作时，应尽可能以轻柔、熟练的动作来完成，并尽量满足患者的生理和心理需求，用关心的语言安慰患者。

（2）护士掌握的疼痛理论知识与实践经验，可影响其对疼痛的正确判断与处理。

（3）护士缺少必要的药理知识，过分担心药物的副作用或成瘾性，会使患者得不到必要的镇痛处理。

（4）护士评估疼痛的方法不当，仅依据患者的主诉判断是否存在疼痛，会使部分患者得不到及时的处置。

三、疼痛的分类

（一）按疼痛病程分类

1. 急性痛（acute pain）　突然发生，有明确的开始时间，持续时间较短，以数分钟、数小时或数天之内居多，用镇痛方法一般可以控制疼痛。

2. 慢性病（chronic pain）　疼痛持续 3 个月以上，具有持续性、顽固性和反复性的特点，临床上较难控制。

笔记

（二）按疼痛程度分类

1. 微痛　似痛非痛，常无其他感觉复合出现。

2. 轻痛　疼痛程度轻微，范围局限，个体能正常生活，睡眠不受干扰。

3. 甚痛　疼痛明显、较重、合并痛反应，如心跳加快、血压升高，睡眠受干扰。

4. 剧痛　疼痛程度剧烈，痛反应剧烈，不能忍受，睡眠受到严重干扰，可伴有自主神经紊乱或被动体位。

（三）按疼痛性质分类

1. 钝痛（dull pain）　酸痛、胀痛、闷痛等。

2. 锐痛（sharp pain）　刺痛、切割痛、灼痛、绞痛、撕裂样痛、爆裂样痛等。

3. 其他　如跳痛、压榨样痛、牵拉样痛等。

（四）按疼痛起始部位及传导途径分类

1. 皮肤痛（dermatodynia）　疼痛刺激来自体表，多因皮肤黏膜受损引起。起特点为“双重痛觉”，即受到刺激后立即出现定位明确的尖锐刺痛（快痛）和 1～2 秒之后出现的定位不明确的烧灼痛（慢痛）。

2. 躯体痛（somatalgia）　是指肌肉、肌腱、筋膜和关节等深部组织引起的疼痛。由于这些组织的神经分布有差异，因而对疼痛刺激的敏感性也不同，其中以骨膜的神经末梢分布最密，痛觉最敏感。机械和化学刺激均可引起躯体痛，肌肉缺血是引起躯体痛的主要原因。

3. 内脏痛（visceralgia）　是因内脏器官受到机械性牵拉、扩张、痉挛、炎症、化学性刺激等引起。其发生缓慢而持久，疼痛性质多为钝痛、烧灼痛或绞痛，定位常不明确。

4. 牵涉痛（referred pain）　内脏痛常伴有牵涉痛，即内脏器官疾病引起疼痛的同时在体表某部位也发生痛感。牵涉痛与病变的内脏有一定的解剖相关性，如心绞痛可牵涉至左肩和左前臂内侧，胆囊疼痛可牵涉至右肩，胰腺疼痛可牵涉至左腰背部等。

5. 假性痛（false pain）　指去除病变部位后仍感到相应部位疼痛，如截肢患者仍感到已不存在的肢体疼痛。其发生可能与病变部位去除前的疼痛刺激在大脑皮质形成兴奋灶的后遗影响有关。

6. 神经痛（neuralgia）　为神经受损所致，表现为剧烈的灼痛和酸痛。

（五）按疼痛的部位分类

最常见的有头痛、胸痛、腹痛、腰背痛、骨痛、关节痛、肌肉痛等。另外还有癌性疼痛，癌症早期往往无特异性，不同部位的癌性疼痛，其性质和程度均可不同，可为钝痛，胀痛等；中、晚期的疼痛剧烈，不能忍受，需用药物镇痛。

（六）按疼痛的系统分类

疼痛按系统可分为神经系统疼痛、心血管系统疼痛、血液系统疼痛、呼吸系统疼痛、消化系统疼痛、内分泌系统疼痛、泌尿系统疼痛、运动系统疼痛、免疫系统疼痛和心理疼痛。

四、疼痛对机体的影响

（一）疼痛对生活质量的影响

疼痛是不舒适中最严重的表现形式，对患者的生活质量有一定程度的影响，一般

笔记

表现在以下四个方面：

1. 生理方面　机体功能减退，耐力和力量降低，食欲减退、甚至恶心，睡眠不佳或失眠。

2. 心理方面　休闲娱乐受限，焦虑、恐惧、抑郁加重，精神不易集中，过度考虑身体疼痛，失去控制。如癌症患者的疼痛感觉的心理过程，焦虑、抑郁，对死亡的恐惧和绝望以及对以往治疗的失望等影响着患者的生活质量。

3. 社会方面　社会活动减少、性功能和情感降低、外貌改变、对家人和护理人员的依赖性增加。

4. 精神方面　痛苦加重、改变想法、重新评价宗教信仰。

（二）疼痛对机体各系统的影响

1. 神经精神系统　短暂急性疼痛可导致患者情绪处于兴奋、焦虑状态；长期慢性疼痛可导致抑郁，对环境淡漠，反应迟钝。

2. 神经内分泌及代谢　疼痛刺激可引起应激反应，促使体内释放多种激素，如儿茶酚胺、促肾上腺皮质激素、皮质醇、醛固酮、抗利尿激素等。由于促进分解代谢激素分泌增加，合成代谢激素分泌减少，使糖原分解和异生作用加强，从而导致水钠潴留，血糖水平升高，酮体和乳酸生成增加，机体呈负氮平衡。

3. 心血管系统　疼痛可兴奋交感神经，使患者血压升高，心率加快，心律失常，增加心肌耗氧量。这些变化对伴有高血压、冠脉供血不足的患者极为不利。剧烈的深部组织疼痛有时可引起副交感神经兴奋，引起血压下降，心率减慢，甚至发生虚脱、休克。疼痛常限制患者活动，使血流缓慢，血液黏滞度增加，对于有深静脉血栓的患者，可进一步加重原发疾病。

4. 呼吸系统　腹部或胸部手术后疼痛对呼吸功能影响较大。疼痛引起肌张力增加及膈肌功能降低，使肺顺应性下降；患者呼吸浅快，肺活量、潮气量、残气量和功能残气量均降低，通气/血流比例下降，易产生低氧血症。由于患者不敢用力呼吸和咳嗽，积聚在肺泡和支气管内的分泌物不易排出，易并发肺不张和肺炎。

5. 消化系统　疼痛可导致恶心、呕吐等胃肠道症状。慢性疼痛常可引起消化功能障碍，食欲缺乏。

6. 泌尿系统　疼痛本身可引起膀胱或尿道排尿无力，同时由于反射性肾血管收缩，垂体抗利尿激素分泌增加，导致尿量减少。较长时间排尿不畅可引起尿路感染。

7. 运动系统　疼痛可诱发肌痉挛而进一步加重疼痛。同时，由于疼痛时交感神经活性增加，可进一步增加末梢伤害感受器的敏感性，形成痛觉过敏或异常疼痛。

8. 免疫系统　疼痛可引起机体免疫力下降，对预防或控制感染以及控制肿瘤扩散不利。

9. 凝血系统　对凝血系统的影响包括使血小板黏附功能增强、纤溶功能减弱，使机体处于高凝状态。

五、疼痛的护理

（一）疼痛的评估

疼痛的影响因素较多，个体差异也较大，且每个人对疼痛的描述方法也不尽相同，因此，护士应以整体的观点对疼痛患者进行个体化的评估。

笔记

1. 内容　除患者的一般情况外,应重点评估疼痛发生的时间、部位、性质、程度、伴随症状;患者自身控制疼痛的方式、对疼痛的耐受性;疼痛发生时的表达方式;引起或加重疼痛的各种因素及减轻疼痛的各种方法。

2. 方法

(1) 询问病史:包括现病史和既往史。护士应主动关心患者,取得信任,认真听取患者的主诉。了解患者过去有无疼痛经验,以往疼痛的规律以及止痛剂的使用情况。切忌根据自身对疼痛的理解和体验来主观判断患者的疼痛程度。在与患者交流的过程中,要注意患者的语言和非语言表达,从而获得较为客观的资料。

(2) 观察与体格检查:检查患者疼痛的部位,注意观察患者疼痛时的生理、行为和情绪反应。

护理人员通过患者的面部表情、身体动作,可以观察到患者对疼痛的感受及疼痛的程度、部位等。观察患者身体活动可判断其疼痛的情况。如:①静止不动:即患者维持某一种最舒适的体位或姿势,常见于四肢或外伤疼痛者。②无目的乱动:在严重疼痛时,有些患者常通过无目的地乱动来分散其对疼痛的注意力。③保护动作:是患者对疼痛的一种逃避性反射。④规律性动作或按摩动作:为了减轻疼痛的程度常使用的动作。如头痛时用手指按压头部,内脏性腹痛时按揉腹部等。

此外,疼痛发生时,患者常发出各种声音,如呻吟、喘息、尖叫、呜咽、哭泣等。应注意观察其音调的大小、快慢、节律、持续时间等。音调的变化可反映出疼痛患者的痛觉行为,尤其是无语言交流能力的患儿,更应注意收集这方面的资料。

(3) 疼痛程度的评估工具:可视患者的病情、年龄和认知水平选择相应的评估工具。

1) 数字评分法(numerical rating scale,NRS):用数字代替文字来表示疼痛的程度。将一条直线等分成10段,按0~10分次序评估疼痛程度。0分表示无痛,10分表示剧痛,中间次序表示疼痛的不同程度(图8-13)。患者可以选择其中一个能代表自己疼痛感受的数字来表示疼痛的程度。此评分法宜用于疼痛治疗前后效果测定对比。

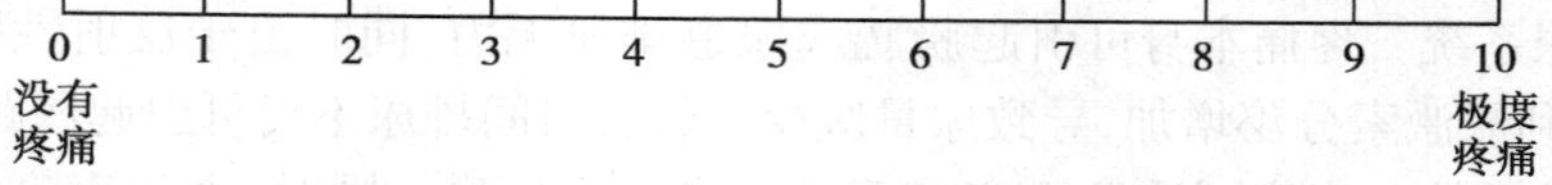

图8-13　数字评分法

2) 文字描述评定法(verbal descriptor scale,VDS):把一条直线等分成5段,每个点均有相应的描述疼痛程度的文字,其中一端表示无痛,另一端表示无法忍受的疼痛。中间依次为微痛、中度疼痛、重度疼痛、非常严重的疼痛(图8-14)。请患者按照自身疼痛的程度选择合适的描述文字。

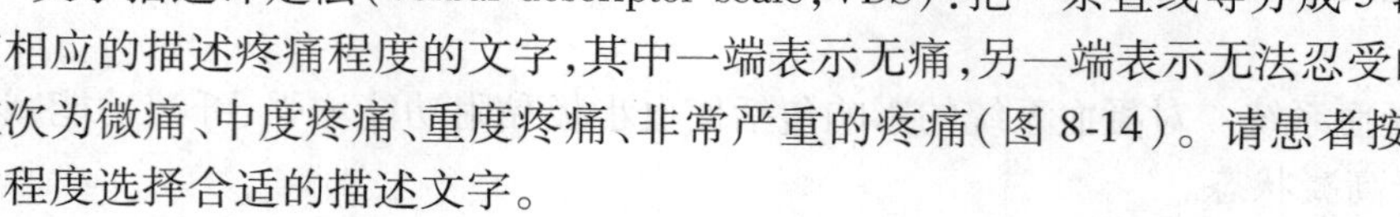

图8-14　文字描述评定法

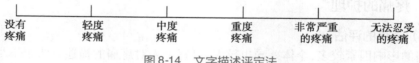

3）视觉模拟评分法（visual analogue scale，VAS）：用一条直线，不作任何划分，仅在直线的两端分别注明“不痛”和“剧痛”，请患者根据自己对疼痛的实际感觉在直线上标记疼痛的程度。这种评分法使用灵活方便，患者有很大的选择自由，不需要仅选择特定的数字或文字。适合于任何年龄的疼痛患者，且没有特定的文化背景或性别要求，易于掌握，不需要任何附加设备。对于急性疼痛的患者、儿童、老年人及表达能力丧失者尤为适用。该法也有利于护士较为准确地掌握患者疼痛的程度以及评估控制疼痛的效果。

4）面部表情图（face expressional，FES）：采用从微笑、悲伤至哭泣的6种面部表情来表达疼痛程度，适用于3岁以上的儿童。如图所示（图8-15），六个面部表情分别代表不同的疼痛程度，儿童可从中选择一个面孔来代表自己的疼痛感受。

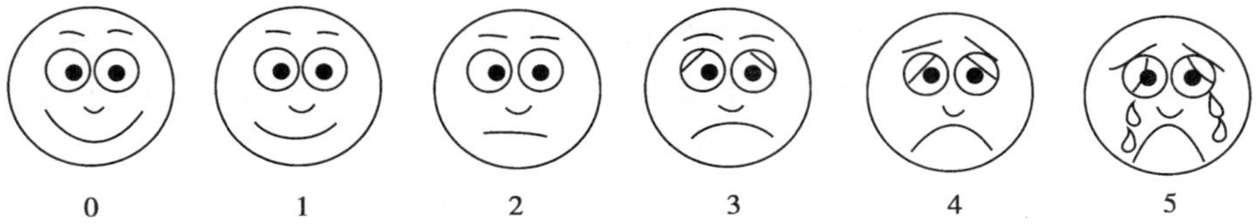

图8-15　面部表情疼痛测量图

5）按WHO的疼痛分级标准进行评估，疼痛分为4级：

0级：指无痛。

1级（轻度疼痛）：平卧时无疼痛，翻身咳嗽时有轻度疼痛，但可以忍受，睡眠不受影响。

2级（中度疼痛）：静卧时痛，翻身咳嗽时加剧，不能忍受，睡眠受干扰，要求用镇痛药。

3级（重度疼痛）：静卧时疼痛剧烈，不能忍受，睡眠严重受干扰，需要用镇痛药。

6）Prince-Henry评分法：主要适用于胸腹部大手术后或气管切开插管不能说话的患者，需要在术前训练患者用手势来表达疼痛程度。此法简单、可靠，临床使用方便。可分为5个等级，分别赋予0～4分的分值以评估疼痛程度，其评分方法为：

0分：咳嗽时无疼痛。

1分：咳嗽时有疼痛发生。

2分：安静时无疼痛，但深呼吸时有疼痛发生。

3分：静息状态时即有疼痛，但较轻微，可忍受。

4分：静息状态时即有剧烈疼痛，并难以忍受。

此外，护理人员还必须观察患者的表情、动作、睡眠等情况，如疼痛剧烈会使患者面部表情极度痛苦、皱眉咧嘴或咬牙、呻吟或呼叫、大汗淋漓、辗转难眠等，这些均可作为评估疼痛程度的参考指标。

（二）疼痛的护理措施

1. 减少或去除引起疼痛的原因　首先应设法减少或消除引起疼痛的原因，避免引起疼痛的诱因。如外伤所致的疼痛，应酌情给予止血、包扎、固定、处理伤口等措施；胸腹部手术后，患者会因咳嗽或呼吸引起伤口疼痛，术前应对其进行健康教育，指导术后深呼吸和有效咳嗽的方法，术后可协助患者在按压伤口后，进行深呼吸和咳痰。

笔记

2. 合理运用缓解或解除疼痛的方法

（1）药物止痛：药物止痛仍然是目前解除疼痛的重要措施之一。护理人员应掌握相关的药理知识，了解患者的身体状况和有关疼痛治疗的情况，正确使用镇痛药物。在用药过程中，护士应注意观察病情，把握好用药时机，正确用药。如麻醉性镇痛药具有成瘾性和耐受性，故仅应用于重度疼痛的患者，而轻度和中度疼痛的患者，应使用非麻醉性镇痛药。护士还应严格掌握用药的时间和剂量，并掌握患者疼痛发作的规律。对于慢性疼痛的患者，最好在疼痛发生前给药，因为在此时给药，疼痛容易控制，且用药量小、效果好；对于手术后患者，适当应用止痛药物，可促使患者早期下床活动，以减少并发症的发生。给药 20～30 分钟后须评估并记录使用镇痛药的效果及副作用，当疼痛缓解时应及时停药，防止药物的副作用、耐药性及成瘾性。值得注意的是，在疼痛原因未明确诊断前，不能随意使用任何镇痛药物，以免掩盖症状，延误病情。

1）对于癌性疼痛的药物治疗，目前临床普遍采用 WHO 所推荐的三阶梯疗法。其目的是逐渐升级，合理应用镇痛剂来缓解疼痛。其原则为：按药效的强弱依阶梯顺序使用；使用口服药；按时、联合服药；用药剂量个体化。大多数患者据此接受治疗后均能有效止痛。其方法为：①第一阶段：选用非阿片类药物、解热镇痛药和抗炎类药，如阿司匹林、布洛芬、对乙酰氨基酚等。主要适用于轻度疼痛的患者。②第二阶段：选用弱阿片类药，如氨酚待因、可待因、曲马多、布桂嗪等。主要适用于中度疼痛的患者。③第三阶段：选用强阿片类药，如吗啡、哌替啶、美沙酮、二氢埃托啡等。主要用于重度和剧烈癌痛的患者。④辅助用药：在癌痛治疗中，常采取联合用药的方法，即加用一些辅助药物以减少主药的用量和副作用。常用辅助药有：弱安定药，如艾司唑仑和地西泮等；强安定药，如氯丙嗪和氟哌啶醇等；抗抑郁药，如阿米替林。

2）患者自控镇痛泵的运用：患者自控镇痛（patient control analgesia，PCA）泵，即患者疼痛时，通过由计算机控制的微量泵主动向体内注射预先设定剂量的药物，符合按需镇痛的原则，既减少了医护人员的操作，又减轻了患者的痛苦和心理负担。

PCA 泵的工作过程是按照负反馈控制技术原理设计的。医生视患者病情设定合理处方，利用反馈调节，患者自己支配给药镇痛，最低限度地减少错误指令，确保疼痛控制系统在无医护人员参与时关闭反馈环，以保证患者用药安全。

临床上使用的 PCA 泵主要有电子泵和一次性 PCA 泵。电子泵是装有电子计算机的容量型输液泵，其优点为能最大限度地满足个体镇痛要求，并可记录患者的使用情况；安全系数大，配有多种报警装置。一次性 PCA 泵是利用机械弹性原理将储药囊内的药液以设定的稳定速度、恒定地输入患者的体内，其优点为携带方便、轻巧，操作简单，价格低廉。

（2）物理止痛：可以应用冷、热疗法，如冰袋、冷湿敷或热湿敷、温水浴、热水袋等。此外，理疗、按摩及推拿也是临床上常用的物理止痛方法。

（3）针灸止痛：根据疼痛的部位，针刺相应的穴位。使人体经脉疏通、气血调和以达到止痛的目的。一般认为，针刺镇痛的机制是来自穴位的针刺信号和来自疼痛部位的痛觉信号，在中枢神经系统不同水平上相互作用、进行整合。在整合过程中，既有和镇痛有关的中枢神经的参与，又有包括内源性阿片肽和 5-羟色胺在内的各种中枢神经递质的参与。

（4）经皮神经电刺激疗法（TENS）：主要用于慢性疼痛的患者。其原理是采用脉

笔记

冲刺激仪。在疼痛部位或附近放置 2 ~4 个电极,用微量电流对皮肤进行温和的刺激,使患者感觉有颤动、刺痛和蜂鸣,以达到提高痛阈、缓解疼痛的目的。

3. 恰当地运用心理护理的方法

(1) 减轻心理压力:紧张、忧郁、焦虑、恐惧或对康复失去信心等,均可加重疼痛的程度,而疼痛的加剧反过来又会影响情绪,形成不良循环。患者情绪稳定、心境良好、精神放松,可以增强对疼痛的耐受性。护理人员应以同情、安慰和鼓励的态度支持患者,与患者建立相互信赖的友好关系。只有当患者相信护士是真诚关心他,能在情绪、知识、身体等各方面协助其克服疼痛时,才会无保留地把自己的感受告诉护士。护理人员应鼓励患者表达疼痛时的感受及其对适应疼痛所作的努力,尊重患者对疼痛的行为反应,并帮助患者及家属接受其行为反应。

(2) 分散注意力:分散患者对疼痛的注意力可减少其对疼痛的感受强度,常采用的方法有:

1) 参加活动:组织患者参加其感兴趣的活动,能有效地转移其对疼痛的注意力。如唱歌、玩游戏、看电视、愉快的交谈、下棋、绘画等。对患儿来说,护士的爱抚和微笑、有趣的故事、玩具、糖果、游戏等都能有效地转移他们的注意力。

2) 音乐疗法:运用音乐分散患者对疼痛的注意力是有效的方法之一。优美的旋律对降低心率、减轻焦虑和抑郁、缓解疼痛、降低血压等都有很好的效果。注意应根据患者的不同个性和喜好,选择不同类型的音乐。

3) 有节律按摩:嘱患者双眼凝视一个定点,引导患者想象物体的大小、形状、颜色等,同时在患者疼痛部位或身体某一部位作环形按摩。

4) 深呼吸:指导患者进行有节律的深呼吸,用鼻深吸气,然后慢慢从口中呼气,反复进行。

5) 指导想象:是通过对某特定事物的想象以达到特定的正向效果。让患者集中注意力想象自己置身于一个意境或一处优美风景中,能起到松弛机体和减轻疼痛的作用。在作诱导性想象之前,先作规律性的深呼吸运动和渐进性的松弛运动效果更好。

6) 松弛疗法:松弛可以消除身体或精神上的紧张,并促进睡眠,而足够的睡眠有助于缓解焦虑,减轻疼痛。可以通过自我调节、集中注意力,使全身各部位肌肉放松,以减轻疼痛强度,增加对疼痛的耐受力。

4. 积极采取促进患者舒适的措施　通过护理活动促进患者舒适、减轻或解除患者疼痛是护士的重要职责。为患者提供舒适整洁的病床单位、适宜的室内温湿度、良好的采光和通风设备,协助采取正确的姿势等都是促进舒适的必要条件。此外,在进行各项护理活动前,给予清楚、准确的解释,并将护理活动安排在镇痛药物显效时限内,确保患者所需物品伸手可及等均可减轻焦虑,促使患者身心舒适,从而有利于减轻疼痛。

5. 健康教育　视患者情况,选择相应的健康教育内容。一般包括:疼痛的机制、疼痛的原因、如何面对疼痛、减轻或解除疼痛的各种技巧等。

(1) 准确描述:指导患者准确描述疼痛的性质、部位、持续时间、规律,并指导其选择适合自身的疼痛评估工具;当患者表达受限时,采用表情、手势、眼神或身体其他部位示意,以利于医护人员准确判断。

(2) 客观叙述:教育患者应客观地向医护人员讲述自己疼痛的感受。既不能夸

笔记

大疼痛的程度，也不要因担心怕麻烦别人或影响他人休息而强忍疼痛，以免导致用药不当。

（3）用药指导：指导患者正确使用止痛药物，如用药的最佳时间、用药剂量等，避免药物成瘾。

（4）效果评价指导：指导患者正确评价接受治疗与护理措施后的效果。以下内容均可表明疼痛减轻：①疼痛的一些征象减轻或消失，如面色苍白、出冷汗等；②对疼痛的适应能力有所增强；③休息和睡眠的质量较好；④身体状态和功能改善，自我感觉舒适，食欲增加；⑤能重新建立一种行为方式，轻松地参与日常活动，与他人正常交往。

第四节　患者安全的护理

随着社会的进步及医疗卫生事业的发展，人们对医疗护理质量要求日益提高，重视患者安全既体现了对生命的重视，也体现了对患者的关怀和仁爱之心。注重患者安全，加强患者安全管理意识，是护理人员的职业素质的体现，也是护理工作的核心内容之一。

一、患者安全的概述

患者安全是护理安全工作中非常重要的内容。在实施护理的全过程中，患者不发生法律和法定的规章制度允许范围以外的心理、机体结构或功能上的损害、障碍、缺陷或死亡。在临床护理工作中，患者安全是一个合作性的目标，需要患者和医疗团队全体成员的共同努力。患者安全是体现优质健康服务的根本目标。护理工作者须有效规范护理行为，最大限度地降低护理差错事故的发生，确保患者安全是护理人员的职责所在。

护理安全管理是保障患者生命安全的必备条件，是减少质量缺陷、提高护理水平、控制或消除不安全因素、避免发生医疗纠纷和事故的关键环节。它是护理质量的体现，同时也对医院社会效益和经济效益产生重大影响。

二、影响患者安全的因素

（一）环境因素

环境因素是指患者住院期间生活所关联的环境因素，包括：①医院的基础设施、设备性能、病区物品配备和放置存在的不安全因素，如地面过滑引致跌伤、床旁无护栏造成坠床，热水瓶放置不当致烫伤；②环境污染所致的隐形不安全因素，如由于消毒隔离不严格造成的院内感染；③危险品管理及使用不当也是潜在的不安全因素，如氧气、静脉输液的管理；④病区的治安问题，如防火、防盗、防止犯罪活动等的防治不当；⑤社会环境因素，如患者的经济状况、家庭及社会对患者的关心度等对患者情绪的影响。

（二）医院管理因素

医院管理是影响护理安全水平的重要因素。如：①管理制度不完善、制度不健全、执行力度不够、管理措施不到位；②对护士的业务培训不到位、职业道德教育薄弱、管理监督不得力等；③护理管理人员对患者中存在的不安全因素缺乏预见性，未采取措施或措施不及时；④护理人员严重不足、配置不合理，超负荷工作或分工协调不当。

笔记

（三）护理人员因素

护理人员作为安全护理的主要执行者，其本身职业素质的高低对患者安全护理的质量起着决定性的作用。由于护理人员职业素质不符合或偏离了护理职业的要求，可能会给患者身心带来安全隐患。如：①在工作中责任心不强、注意力不集中，工作不仔细，疏忽大意；②缺乏以人为本的服务理念，对患者服务态度差，语言粗暴，缺乏同情心，不重视患者的主诉；③缺乏专业理论知识，对病情观察不细致、不及时，记录不详细；④违反制度或技术操作常规，发生错误不报告，不采取或不及时采取补救措施；⑤不熟悉急救设备及使用方法，不熟悉药物的用途、副作用，造成抢救不及时或用药差错等。

（四）患者因素

患者作为安全护理的主体，其疾病或自身情况也是造成不安全的主要因素。①患者或家属对不能治愈的心理承受力差，对疾病缺乏正确认识；②不信任医护人员，不听从护理人员的安排，拒绝服从治疗；③患者的不良心境和疾病因素，导致过激行为，引发护患冲突。

（五）物品因素

护理物品、设备与药品是构成护理能力的重要组成部分，其质量好坏直接关系到护理技术的正常发挥，影响护理效果，形成护理不安全的因素，包括①药品质量差、失效、变质；②护理药品数量不足、质量不好；③设备性能不好、不配套。如电源失灵对微泵输液的患者造成不良后果。

三、提高患者安全的护理措施

（一）跌倒、坠床的预防及护理措施

患者发生跌倒、坠床是医院最常见的不安全因素之一。患者若在医院中发生跌倒事件，轻则加重病情，重则危及生命。一般跌倒发生率晚间较多，至清晨达最高峰；最常发生跌倒的地点是床边、浴室及卫生间；跌倒前所从事的活动大都正欲使用便器或入厕，其次为下床及离开坐椅等。

1. 跌倒、坠床的因素

（1）内在因素：老年和婴幼儿，视力、听力异常，步态和平衡失调，定向障碍，意识障碍，自主活动受限，病理所致肌肉、关节或骨骼系统的非正常状态，服用镇静剂、降压药物、降糖药、利尿剂等，日常生活习惯，饮酒等。

（2）外在因素：陌生环境，夜晚光线不足，地板湿滑，床边物品堆积，患者衣服、拖鞋不合适，病床较高，辅助工具不合适，设施使用不当等因素。

2. 跌倒、坠床的预防　护士应及时对患者进行跌倒、坠床的危险评估。对高危患者，标注跌倒、坠床的明显标识，必要时使用合适的身体约束，以使跌倒、坠床的可能减至最小，并给予以下预防措施：

（1）环境保护措施：①病房内有充足的光线；②地板干净、不潮湿；③危险环境有警示标识；④楼梯、厕所及浴室里必须有安全扶手；⑤有潜在危险的障碍物要移开；⑥拖地后要放上“小心路滑”警示牌。

（2）活动保护措施：①床、轮椅、平车的轮子做好固定，确保其安全；②行动不便、步态不稳的患者活动时，需有他人的陪伴或使用安全辅助用具如拐杖、便盆椅、轮椅等。

笔记

（3）健康教育：①引导患者熟悉病房环境；②当患者头晕时，确保其在床上休息；③呼叫器放于患者易取位置，睡觉时将床档拉起；④定时巡视，教会患者使用合适的助行器具；⑤避免穿大小不合适的鞋及长短不合适的裤子，鞋底应防滑。

3. 发生跌倒、坠床的处理措施　发生跌倒、坠床后应立即通知医生，进行有针对性的处理和治疗。密切观察病情变化并准确记录，及时向上级报告。护理管理部门应对不良事件组织讨论、分析，提出改进措施。

知识拓展

Morse 跌倒量表

问题	结果	
最近3个月内有无跌倒记录	否=0	是=25
医疗诊断不止一个	否=0	
步行时是否需要帮助	否=0 卧床、轮椅、平车=0	拐杖、助行器、手杖=15
是否接受静脉注射治疗	否=0	是=20
步态/移动	正常、卧床期、不能移动=0 虚弱=10 严重虚弱=20	
精神状态	自主行为能力=0	无控制能力=15

0~24分为零危险，采取一般护理措施；25~45分为低度危险，采取标准预防措施；≥45分为高度危险，采取高危防范措施。该量表是目前国内外应用最广泛的量表。适用于普通的住院患者。

（二）其他的不安全因素及护理措施

1. 温度性损伤　常见热水袋、热水瓶所致的烫伤；冰袋等所致的冻伤；烤灯、电刀等所致的灼伤；氧气等易燃易爆所致的烧伤等。应采取的措施是：①严格执行冷、热疗法操作规程，注意倾听患者主诉及观察局部皮肤；②加强各种电器设备的检查和维修；③严格监管易燃易爆品的使用，制订防火措施。

2. 放射性损伤　常见由放射性诊断或治疗引起的放射性皮炎、皮肤溃疡坏死甚至死亡。应采取的措施是：①放射性局部皮肤须保持清洁干燥且无破损，避免摩擦、抓挠、暴晒、肥皂擦洗等；②正确掌握放射性治疗剂量和时间；③照射时保证照射区域标记准确，并尽量少暴露不必要的部位。

3. 压力性损伤　造成的原因及防护措施见相关章节。

4. 化学性损伤　由于药物使用剂量过大、次数过多、错用药等造成的损伤。应采取的措施是：护士须熟悉各种药理知识，严格执行给药原则。

5. 生物性损伤　包括微生物和昆虫对机体的伤害。因病原微生物侵入人体后诱发各种疾病，威胁患者的安全。应采取的措施是：护士须严格执行无菌技术操作原则，严格遵守消毒隔离制度。医院内积极采取措施灭病原微生物和昆虫，并加强防范。

笔记

6. 心理性损伤　由各种原因引起的情绪不稳、精神受打击而引起的伤害，见于医务人员对患者的行为和态度不当、患者对疾病的认识和态度不正确、患者与其他人员的交流不佳等均可造成患者心理损伤。应采取的措施是：①护士应注重自身的言谈举止，避免传递不良信息；②与患者建立良好的人际关系，增进患者的信任，同时帮助患者与他人建立和睦的人际关系；③护士应及时对患者进行有关疾病相关知识的健康教育，同时引导患者以积极乐观的态度对待疾病。

四、安全辅助工具

（一）助行辅助器

助行辅助器有拐杖（crutch）、手杖（cane）、助行器（walking aid），帮助步行困难或肢体残疾者支撑体重，保持平衡，减轻下肢负荷。下肢功能减弱时，由于支撑面的减小和站立不稳，身体稳定性明显减小，容易摔跤，应用活动辅助工具能使身体的支撑面积增大，在站立与行走过程中提高稳定性，使患者不易摔倒。

1. 拐杖　拐杖（crutch）是一种人们熟悉、价格低廉、最常用的活动辅助器。为木制或轻金属制，具有较好减轻下肢承重和保持身体平衡的作用。

（1）种类与结构

1）种类：分标准式与长度可调式两种，前者不能调节，一般为木制，后者可调范围达 120～150cm（图 8-16）。

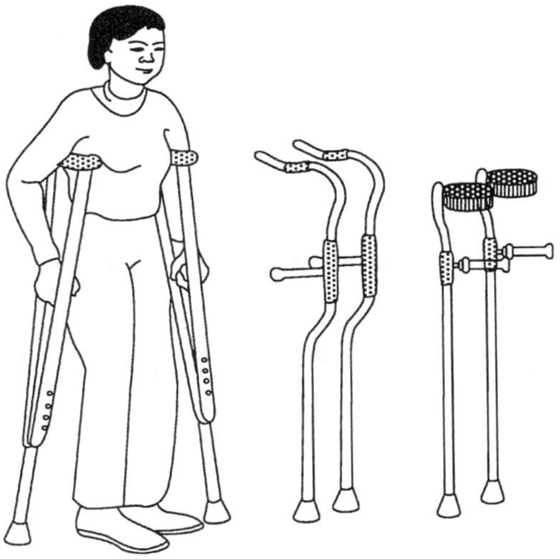

图 8-16　拐杖

2）结构：拐杖由腋垫、拐托、把手、侧弓、伸展杆、橡皮拐头、调节螺丝及螺栓等部分构成。腋垫有助于稳定肩部，保持平衡。

（2）适应证：适用于任何原因导致步行不稳定，且手杖无法提供足够稳定功能的患者。

（3）使用方法

1）测量：确定拐杖高度的方法很多，简单的方法是用身高减去 41cm 即为拐杖的长度。站立时大转子的高度为把手的位置，也是手杖的长度及把手的位置，测量时患者应着常穿的鞋站立。拐杖长度必须适当，腋垫顶部与腋窝的距离应有 2～3 指或三横指，过高有压迫臂丛神经的危险；过低则不能抵住侧胸壁，不仅失去稳定肩部作用，而且会导致走路姿势不良。

2）行走：患脚不着地时的行步方法：双拐放前一步，患脚腾空，健脚跟上，重复进行。患脚可着地时的行步方法：①四点步：右拐前移，迈左脚，移左拐，右脚跟上。此法安全稳定，用于关节炎、中风等疾病导致下肢无力，平衡能力较差，但双腿尚能够支持一定重量者。②三点步：两侧腋杖与患脚同时向前，健脚跟上。此法适用于一侧下肢截肢或有一侧下肢无力或完全不能承受重量者。③二点步：右腋杖与左脚同时移动，左腋杖与右脚同时移动。此法适用于身体平衡功能良好者。④上楼梯：健脚先上，然后患脚与左右腋杖同时上。⑤下楼梯：两腋杖同时先下，患脚下移，健脚跟上。

2. 手杖　手杖（cane）是一种单点支撑的活动辅助器，大多为铝合金材质，比较轻便。

（1）种类和结构：手杖主要有单脚手杖、多脚手杖等。单脚手杖，只有一个支撑点，要求使用者上肢要有一定的支撑力，手部要有一定的握力。多脚手杖，有三个或四个支撑点，由于多脚手杖的支撑面积大，因此稳定性能好，但上下台阶和楼梯会不方便。手杖有伸缩和折叠两种，伸缩手杖可以调节高度，最高 93cm，最低 70cm；折叠手杖可以折成四截，折叠后，长度是 30cm，方便携带。

（2）适应证：适用于下肢功能轻度障碍者、步行不稳者、轻度偏瘫患者和老年人。

（3）使用方法

1）高度确定：对手杖使用者来说，掌握正确的持杖高度，对保持正确的站立和行走姿势、合理运用手杖的支撑力是非常重要的。如果长期持杖过低会形成驼背，而持杖过高会在上下台阶或楼梯时感到困难。确定手杖合适长度的方法是穿上鞋，取立正姿势，测量手腕部横纹到地面的距离，或尺骨茎突到地面的距离。

2）行走：使用手杖行走法：①手杖置健侧，重心在健侧上，手杖向前拄出一步。②抬起患侧脚向前迈出一步，重心转移到患侧脚上，手杖支撑，健侧脚向前移。然后开始下个循环。遵循“手杖、患侧、健侧”的顺序进行练习（图 8-17）。

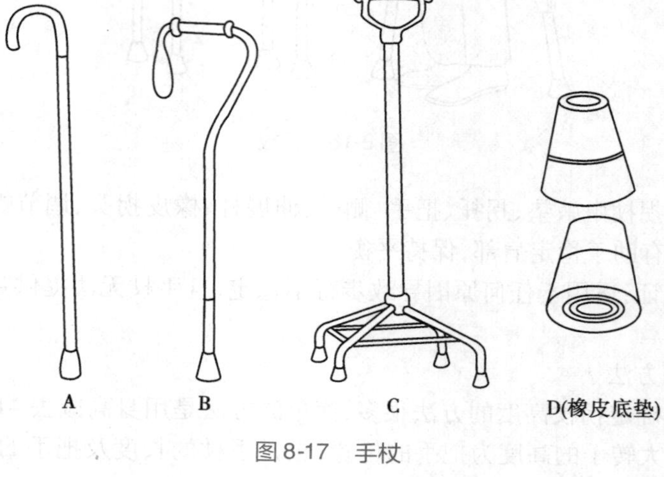

图 8-17　手杖

笔记

使用手杖上下楼梯法：①上楼梯时，手杖放在上一个台阶上，健侧先上，患侧跟上。②下楼梯时，手杖先放下一个台阶，患侧先下，再下健侧。

3. 助行器　助行器（walking aid）也称步行架（walking frame），是一种常见的活动辅助器。它一般是用铝合金材料制成，是一种三边形（前面和左右两侧）的金属框架，自身很轻，可将患者保护在其中，有些还带脚轮。助行器可以支持体重便于站立或步行，其支撑面积大，故稳定性好。

（1）种类和结构：常见的助行器有室内使用的，也有室外使用的。材料有轻质金属的，也有较重但是有轮方便推行的。从结构上也可以分为无轮和两轮（图 8-18）。如果患者患肢无法负重，可以选择无轮的助行器；如果患肢能部分负重，可以选择两轮的助行器。

（2）适应证

1）行走不便或疼痛。

2）肌肉无力或行走时不能维持身体平衡。

3）使用拐杖或手杖不便。

4）帮助恢复正常行走步态。

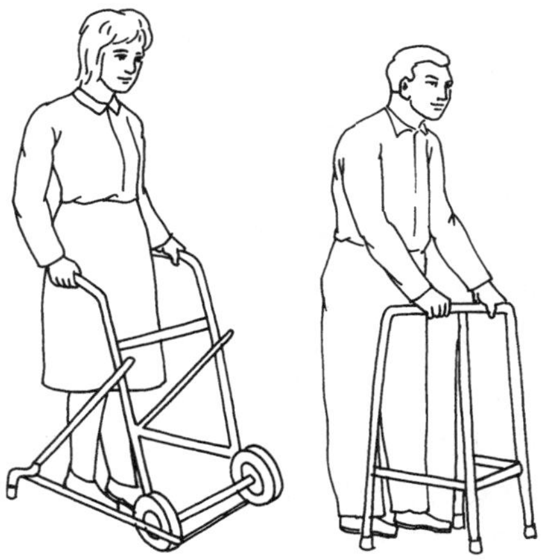

图 8-18　助行器

（3）使用方法

1）调整身体状态：行走前先穿好鞋，身体站直站稳，双目视前；将助行器置于面前，人站框中，左右两边包围保护；两手握住步行器的扶手；将助行器高度调整为：双臂自然下垂时，双肘可以稍弯曲，手柄恰在手腕高度。手柄在合适的位置，行走时可以降低肩背部负重受力，减少劳损。

2）使用助行器活动：步行器置于面前，站立框中，左右两边包围；双手持扶手向前移动步行器约一步距离。将步行器四个脚放置地上摆稳；双手支撑握住扶手，患肢向前摆动，重心前移；稳定后移动健肢向前一步，可适当落在患肢前方；重复这些步骤，向前行走移动。助行器前移时，要保持背部挺直；不要站离助行器太靠后，要站在中间的框内；如果使用步行器不是因为下肢损伤，而是维持平衡，可以在保护框内按正常步态行走。

3）使用助行器上下台阶：行走到台阶边，尽可能靠近；站稳后，双手扶住扶手移动助行器上一个台阶；先移动患肢上一个台阶（不负重），健肢在后支撑；再移动健肢向上一个台阶；下台阶时，先移动助行器下一个台阶。再移动患肢向下，最后健肢下来。如果患肢有石膏或者支具固定呈伸直位，可先上健肢。可以用助行器上下一两个台阶，但是不要上下楼梯，楼梯较窄容易造成助行器支撑不稳而摔倒。

（二）保护具

保护具（protective device）是用于限制患者身体或身体某部位活动的器具。适用于小儿、高热、谵妄、躁动、昏迷及危重患者，以保护患者安全，确保诊疗和护理工作的顺利进行。

笔记

【目的】

防止患者因虚弱、意识不清或其他原因而发生坠床、撞伤、抓伤等意外，以确保患者安全。

【评估】

1. 患者的一般情况如年龄、性别、文化程度、意识、疾病类型、心理状态、合作程度等。

2. 评估保护具的功能和安全性。

【计划】

1. 护士准备　衣帽整洁，洗手。

2. 用物准备　根据病情准备保护具。

3. 环境准备　环境整洁、安静，光线充足，室温适宜。

4. 患者准备　理解保护具使用的目的和意义，愿意合作。

【实施】

1. 携带用物至床边，核对，并向患者或其家属做好解释，获得患者及(或)家属的知情同意。

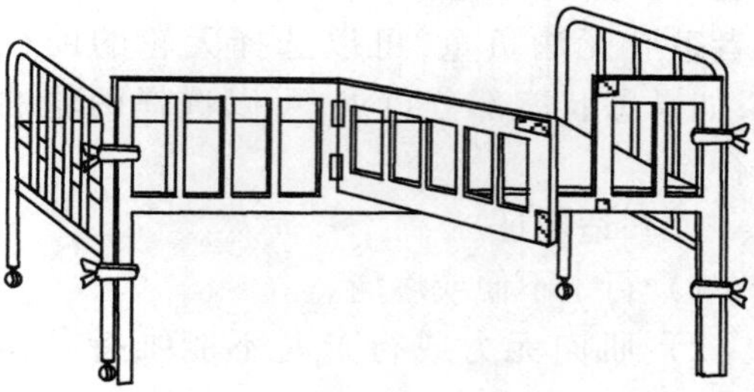

图8-19　围栏式床档

2. 各种保护具使用

(1) 床档(bedside rail restraint)：常用于预防患者坠床。常见有围栏式床档(图8-19)、半自动床档(图8-20)及多功能床档(图8-21)

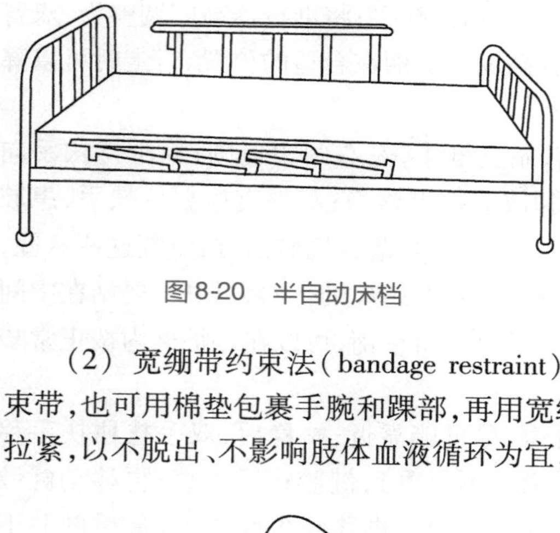

图8-20　半自动床档

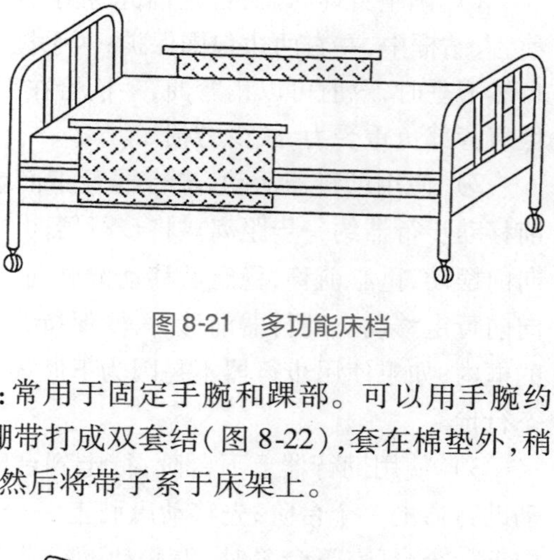

图8-21　多功能床档

(2) 宽绷带约束法(bandage restraint)：常用于固定手腕和踝部。可以用手腕约束带，也可用棉垫包裹手腕和踝部，再用宽绷带打成双套结(图8-22)，套在棉垫外，稍拉紧，以不脱出、不影响肢体血液循环为宜，然后将带子系于床架上。

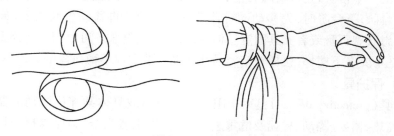

图8-22　双套结

笔记

(3) 肩部约束法(shoulder restraint):常用于固定双肩,限制患者坐起。患者两肩部套上袖筒(图 8-23),腋窝处衬棉垫,两细带在胸前打结,两宽带系于床头(图 8-24)。

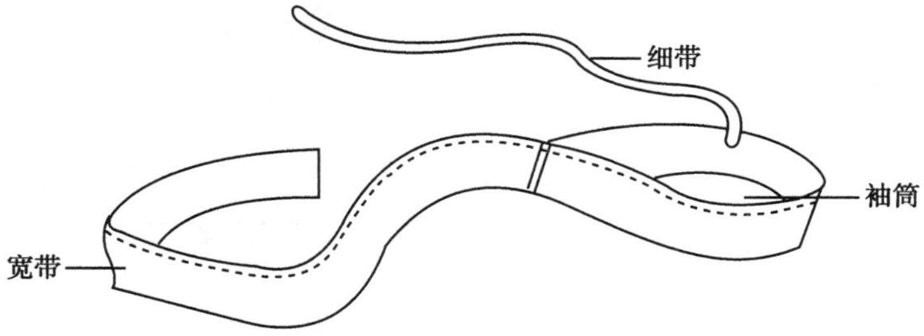

图 8-23　肩部约束带

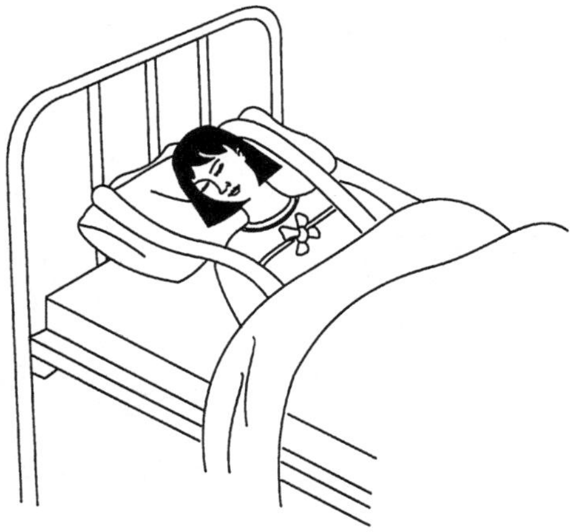

图 8-24　肩部约束法

(4) 膝部约束法(knee restraint):常用于固定膝部,限制患者下肢活动。两膝衬棉垫,约束带(图 8-25)横放在两膝上,宽带下的两头带分别固定一侧膝关节,宽带两端系于床架上(图 8-26)。

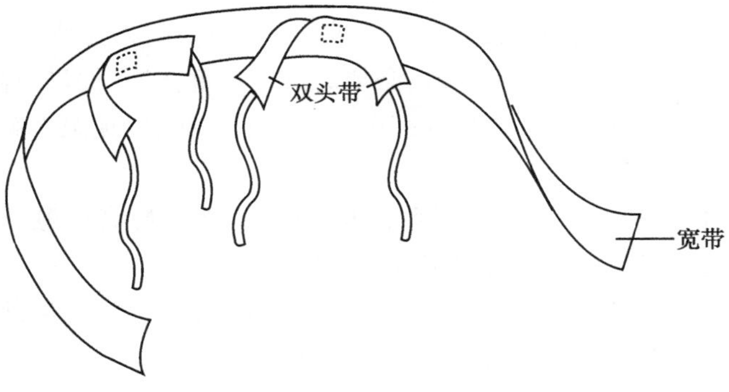

图 8-25　膝部约束带

笔记

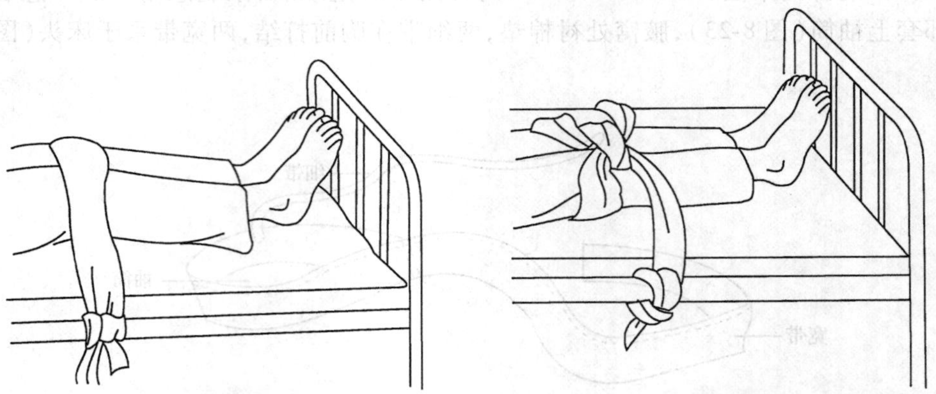

A. 膝部约束带法　　B. 大单法

图 8-26　膝部约束固定法

（5）支被架（overcradle）：用于肢体瘫痪患者，以防盖被压迫肢体，也可用于烧伤患者暴露疗法时保暖（图 8-27）。

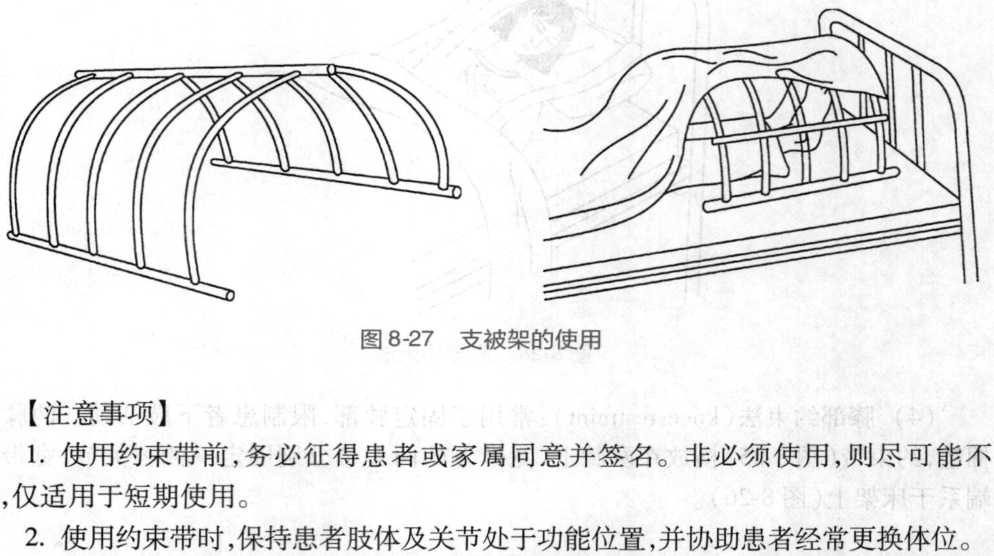

图 8-27　支被架的使用

【注意事项】

1. 使用约束带前，务必征得患者或家属同意并签名。非必须使用，则尽可能不用，仅适用于短期使用。

2. 使用约束带时，保持患者肢体及关节处于功能位置，并协助患者经常更换体位。

3. 约束带下放棉垫，约束带固定松紧适宜，15～30 分钟观察受约束部位的末梢循环情况一次，每 2 小时放松约束带一次，必要时进行局部按摩，促进血液循环。约束带打结处不让患者双手触及，也不能只约束单侧上肢或下肢，以免患者解开套结，防止意外发生。

4. 确保患者能随时与医护人员联系，如将呼叫器放在患者可触及的地方，或有人陪护等，并保证被约束者不受他人侵犯，保证患者安全。

5. 做好记录，包括约束的原因、目的、时间、约束带的数量、约束部位、每次观察的结果、护理措施和解除约束的时间等，并做好交接班。

【评价】

1. 患者和家属理解使用保护具的目的，接受程度好，无不良心理反应。

2. 患者应用保护具后局部皮肤完整，无瘀斑、破损，局部血液循环良好。

3. 患者肢体功能良好，无并发症。

（三）搬运辅助器

医护工作者长期搬运患者容易导致身体受到损伤，护理人员也常常因此造成腰背损伤。现介绍几种搬运工具，既可以更加安全地搬运患者，又能减轻操作人员的劳力性损伤，提高工作效率。

1. 担架（stretcher） 最常用于搬运路程长、病情重的患者。担架的种类很多，有帆布担架（将帆布固定在两根长木棒上）、绳索担架（用一根长的结实的绳子绕在两根长竹竿或木棒上）、被服担架（用两件衣服或长大衣翻袖向内成两管，插入两根木棒后再将纽扣仔细扣牢）、四轮担架（其硬度大，适合危重患者用）。

2. 抓兜式升降车（sling lift） 是一种机械化工具，利用液压作用，像汽车修理厂里升降汽车的操作一样，通过抓兜式升降车完成患者的“升起、移动、下降”等搬运步骤，适用于体重较重的患者。该器械由升降机器、帆布抓兜组成。此搬运法在搬运过程中改变了患者的体位，故颈椎、腰椎骨折患者不适用。

3. 铲式担架（shovel stretcher） 该担架为铝合金结构，由可拆合、左右对称的两部分组成，其两端各有一开关按钮，控制担架的开合。此担架重量轻，体积小，拆合方便，拆开后大小约为普通担架的 1/2，形状似铲。担架两侧设有输液器插杆孔、手抬把手孔及连接引流管挂钩的孔隙。对患者是整体移动，安全、平稳，颈椎、腰椎骨折患者也适用。

4. 过床板（slide board） 此板采用轻巧耐用的特殊高分子材料制成，薄而轻，正面是光滑面，反面是防滑面，两侧各有提携手柄，方便左右移动。滑板四周设计成弧形，可以任意方向、任意角度将滑板置入患者身体下方。

【目的】

移动、搬运患者，保证患者安全。

【评估】

1. 患者的一般情况如年龄、体重、意识，心理状态和合作程度及病情。

2. 患者的活动能力，有无颈腰椎骨折，导管固定情况。

【计划】

1. 护士准备 衣帽整洁，修剪指甲，洗手。

2. 物品准备 根据患者情况准备合适的搬动器械，评估搬动器械的安全性。

3. 环境准备 环境整洁、安静，光线充足，室温适宜。

4. 患者准备 理解搬运辅助器的使用目的和意义，愿意合作。

【实施】

1. 担架

（1）患者平卧，搬运时由 3～4 人将患者抬上担架，使其头向外，以便于观察其病情变化。

（2）如患者呼吸困难不能平卧，可将患者背部垫高，让患者处于半卧位，以利于缓解其呼吸困难；如患者腹部受伤，则让患者屈曲双下肢、脚底踩在担架上，以松弛肌肤、减轻疼痛；如患者背部受伤则使其采取俯卧位。

（3）对脑出血的患者，应稍垫高其头部。

2. 抓兜式升降车

(1) 患者平卧,护士把帆布中单铺在患者肩部至膝盖下方。帆布四角留有连接口,便于与升降车的挂钩相连;帆布质地牢固,能承受患者的重量。

(2) 调节升降机器手臂的高度,并通过手臂吊带的挂钩与帆布四角相连,检查连接是否牢固。

(3) 放置轮椅或平车与升降机器位于同侧。

(4) 启动机器的液压,升起患者,并移动患者到轮椅或平车上方,再轻轻放下患者,使患者平稳地落在轮椅或平车中央。

(5) 盖好盖被,整理床单位。抓兜式搬运法只需要两个操作者的配合,一个控制机器,另一个保护患者。

3. 铲式担架

(1) 患者平卧,担架拆开,从患者两侧铲入,左右合拢,锁定开关,此时患者按原位平卧在担架上。

(2) 将患者抬上平车,推至病房,平放于病床上后,按压开关,担架左右分离,从患者身体两侧退出担架,此时患者又原位平卧在病床上。

4. 过床板

(1) 患者平卧,护士提起床上中单,使接运车紧贴在床的一旁。

(2) 两名护士分别站在患者与接运车两侧。一人站在患者一边,伸手向前抓住在患者肩和骨盆水平方向的中单,将患者略倾斜于转移者的方向;另一护士站在接运车一边,把过床板的边缘滑向患者的下面,护士随即把患者放下。

(3) 过床板置于中单下面,一半在床,一半在接收车上,形成一个平滑的桥梁。一人抓着患者胸和股骨中段水平的中单,将患者拉向自身方向,同时轻轻抬高患者,使患者舒适、平稳地滑到接运车的中央。

(4) 一护士紧握手术过床板手柄并将板拿走。

【注意事项】

1. 搬运前妥善安置患者各类导管,防止导管受压、扭曲、脱出。
2. 搬运过程中注意观察患者的病情变化,保持输液和引流通畅。
3. 搬运过程中注意节力原则,保证患者安全。

【评价】

1. 患者理解搬运的目的,愿意配合。
2. 搬运后无并发症,各种导管安置妥当,无受压、脱出。
3. 搬运过程中患者感到安全,无意外发生。

(四) 制动辅助器

制动是让患者身体的某一部分处于不动的状态。制动可以控制肿胀和炎症,避免再损伤。

【目的】

通过限制部分肢体活动,防止加重损伤,促进肢体功能恢复。

【评估】

1. 患者的一般情况如年龄、意识、心理状态、合作程度、病情等。
2. 患者自理能力、非制动部位的活动能力及制动原因。

笔记

3. 制动部位皮肤、血液循环情况。

【计划】

1. 护士准备　衣帽整洁,修剪指甲,洗手。

2. 用物准备　根据病情、患者情况选择合适的制动辅助器材。

3. 环境准备　环境整洁、安静,光线充足,室温适宜。

4. 患者准备　理解制动辅助器的使用目的和意义,愿意合作。

【实施】

1. 头部制动

(1) 采用多种方法(头部固定器、支架、沙袋等)或手法(双手或双膝)使患者头部处于固定不动状态。

(2) 患者睡眠时,可在颈部两侧放置沙袋进行头部制动。

(3) 新生儿可采用凹式枕头部制动,2 岁以上患者可使用头部固定器,并可与颈椎和头部固定装置一起使用,不宜与真空夹板一起使用。

2. 肢体制动

(1) 根据制动目的和制动部位选择合适的制动工具。

(2) 暴露患者腕部或踝部,用棉垫或保护垫包裹腕部或踝部,将保护带或加压带等将腕或踝固定于床缘两侧。

3. 躯干制动

(1) 选择合适的方法固定患者躯干,如筒式约束带、大单、支具等。

(2) 搬动时勿使伤处移位、扭曲、震动。

4. 全身制动

(1) 遵医嘱使用约束具,紧紧包裹躯干及四肢,必要时用约束带。

(2) 约束时松紧适宜,手腕及足踝等骨突处,用棉垫保护;约束胸、腹部时,保持其正常的呼吸功能。

(3) 制动时维持患者身体各部位的功能位。

(4) 每 15 分钟观察一次约束肢体的末梢循环情况,约 2 小时解开约束带放松一次,并协助翻身,做好局部皮肤护理并进行全范围关节运动。

5. 石膏固定

(1) 四肢石膏固定,抬高患肢;髋人字石膏用软枕垫起腰凹,悬空臀部。

(2) 石膏未干前,不可在石膏上覆盖被毯;保持石膏清洁,避免水、分泌物、排泄物等刺激皮肤。

(3) 尽量避免搬动,防止石膏断裂。在石膏未干前搬动患者,须用手掌托住石膏,忌用手指捏压;石膏干固后有脆性,采用滚动法翻身,勿对关节处实施成角应力。

(4) 保持石膏末端暴露的指(趾)及指(趾)甲的清洁、保暖。

6. 夹板固定

(1) 选择合适的夹板长度、宽度及固定的方式。

(2) 两块夹板置于患肢的内外侧,外侧夹板跨越上下两关节,夹板下加垫并用绷带或布带固定。

7. 牵引

(1) 下肢牵引抬高床尾,颅骨牵引则抬高床头。

笔记

(2) 小儿行双腿悬吊牵引时,注意皮牵引是否向牵引方向移动。

(3) 邓乐普(Dunlop)牵引治疗肱骨髁上骨折时,牵引时要屈肘45°,肩部离床。

(4) 枕颌带牵引时,颈部两侧放置沙袋制动,避免颈部无意识的摆动,颌下垫小毛巾,经常观察颌下、耳廓及枕后皮肤情况,防止压疮;颈下垫小软枕,减轻不适感。

(5) 股骨颈骨折、转子间骨折时摆正骨盆,患肢外展,足部置中立位,可穿丁字鞋,防止外旋。

【注意事项】

1. 根据不同的制动方法,观察患者制动部位皮肤的完整性、血液循环情况和全身的情况,根据情况每2~3小时协助翻身1次。

2. 石膏固定后注意观察患肢末梢的温度、皮肤颜色及活动情况,评估患肢是否肿胀,观察其表面的渗血情况。

3. 夹板固定可抬高患肢,使其略高于心脏水平。

4. 牵引须保持一定的牵引力,保持牵引持续、有效。

5. 对于下肢牵引的患者,注意防止压迫腓总神经,根据病情每天主动或被动进行足背伸曲活动,防止关节僵硬和跟腱挛缩。

6. 指导患者进行功能锻炼。告知患者及家属不可改变牵引装置、不得去除石膏内棉和夹板,如有不适及时通知医务人员。

【评价】

1. 患者理解制动目的,愿意配合。患者能安全地进行肢体功能锻炼,无并发症发生。

2. 患者制动后局部血液循环良好,皮肤完整,无破损。

3. 制动期间患者无肌肉萎缩、无深静脉血栓发生。

学习小结

1. 学习内容

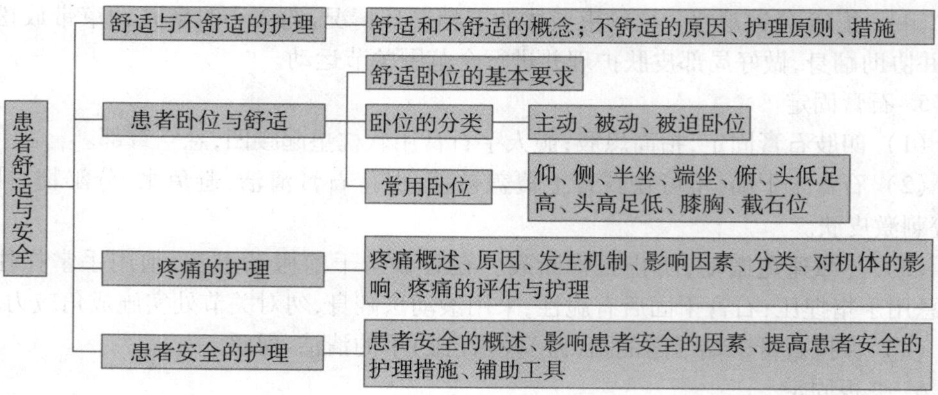

2. 学习方法

(1) 课前通过复习生理学、解剖学等课程的相关知识,掌握卧位、疼痛等相关的前期知识体系,为本章的学习奠定基础。

(2) 重视课堂学习和互动,结合案例思考问题,把握重、难点。

(3) 结合实训课和见习课,熟练掌握卧位的适应证、促进患者舒适和安全的护理

笔记

措施以及疼痛的护理措施。在实施护理时中重视护理评估，体现以患者为中心。

（4）课后结合兴趣和知识链接、知识拓展等内容，查阅新进展，拓展知识视野，培养评判性思维和科研思维。

3. 风险防范

预防药物止痛毒副作用的发生！

临床上，应用止痛药物是用来缓解患者疼痛的主要手段和措施。但是，如果使用止痛药物过量或时间较久，容易发生毒副作用，甚至危及患者生命。因此，医护人员在应用止痛药物时，要根据患者的病情和疼痛程度，给予不同类的止痛药物，并按时、按量、准确给予止痛药物，避免药物过量，预防止痛药物毒副作用的发生。

（刘静茹　卢建文）

复习思考题

1. 阐述半坐卧位的适用范围及其临床意义。

2. 李某，女性，60岁，因支气管哮喘急性发作，出现极度呼吸困难，口唇发绀，不能平卧。请问：

（1）应协助该患者采取何种卧位？如何安置体位？

（2）该患者所采取的卧位属于哪种分类？

（3）该患者采取此卧位的目的及其临床意义？

3. 孙某，男性，65岁，吸烟30多年。近半年日渐消瘦，且有刺激性呛咳，咯白色泡沫痰，有时带少量血丝。查：T 36.7℃，P 92次/分，R 22次/分，BP 100/70mmHg，患者主诉胸部疼痛难忍。听诊右肺中部有局限性哮鸣音。X线检查见右肺肺门附近有单个不规则肿块阴影。诊断为中央型支气管肺癌（右侧）。请问：

（1）如何评估其疼痛程度？

（2）可采取哪些护理措施缓解该患者的疼痛？

4. 张某，女性，56岁，意识模糊5天。护士查房发现：患者躁动、时有谵妄。请问：

（1）请分析该患者的安全隐患有哪些？

（2）如何实施保护措施以确保患者的安全？

笔记

第九章

休息与睡眠

学习目的

学生通过本章的学习，能掌握促进休息和睡眠的护理措施，睡眠的生理和分期，影响休息和睡眠的因素，并能根据护理对象的具体情况，给予必要的指导，使机体处于最佳的生理和心理状态，预防各种并发症的发生，从而促使患者早日康复。

学习要点

休息和睡眠的概念和意义，休息和睡眠的主要影响因素，睡眠失调的主要表现及护理措施，住院患者主要的睡眠问题及对策。

案例导入

王某，男性，72岁，因心衰入院。入院两天后主诉睡眠欠佳，每天睡眠3～4小时，入睡困难，多梦。护士询问情况后得知，患者反映病室温度低，晚上感觉比较冷；白天同病室病友访客较多，影响其午间休息；早晨护理操作较早，开门声太大。同时患者发病住院后精神较紧张，焦虑，担心治疗费用会加重家庭经济负担。请思考：

（1）该患者主要存在哪种睡眠问题？引发该睡眠问题的原因有哪些？

（2）请你根据患者目前情况设计一份详细的护理计划书。

休息是维持人体健康的必要条件，而睡眠又是休息的主要形式。如果一个人长期得不到良好的休息，可能会引发一系列生理或心理反应，如疲倦、全身无力、抑郁、易怒等，严重时造成机体免疫力下降，导致心身疾病的出现。因此，要维持人体处于最佳的功能状态，必须要保证合理的休息，对于患者而言此方面更为重要。护理人员应为患者创造一个良好的休息和睡眠环境，并根据患者的具体情况，给予必要的指导，使机体处于最佳的生理和心理状态，预防各种并发症的发生，使其早日康复。

第一节 休　　息

休息对维持人体身心健康极为重要，有效地休息可以消除疲劳、恢复精力和体力，减轻心理压力，使人感到轻松愉快，从而能够促进身心健康，对于患者能够帮助缩短病程，早日康复。

笔记

一、休息的概念

休息（rest）是指通过改变当前的活动方式，使人从生理上和心理上得到松弛，消除或减轻疲劳，恢复精力的过程。休息是一个相对的概念，并不是简单意义上的不活动，有时候不停止活动，只是改变活动的内容，也能达到休息的目的。如长时间使用电脑，虽然没有剧烈的肢体运动，也会产生疲倦、注意力不集中、头痛等身心症状，如果适当运动，就能使大脑得到一定程度的休息，改善身心健康状态。因为大脑皮质的一百多亿个神经细胞，不仅大小不同，形状各异，而且功能也不一样，它们以不同的方式排列组合成各不相同的联合功能区，这一区域活动，另一区域就休息。所以，通过变换活动内容，也能使大脑的不同区域得到休息。

二、休息的意义

人的精力是有限的，当一个人经历了较长时间的体力和脑力劳动之后就会出现疲倦、全身无力、工作效率下降、神经质或容易激动等身心症状，这些都表明机体的健康水平下降，未处于最佳的功能和健康状态之中，严重的还会导致疾病。所以，休息对维护健康具有重要的意义。疲倦时必须及时休息，使身体各部分放松，减少精神紧张，避免能量的消耗，恢复体力和精力，保持健康状态。患病时，充足的休息是促进康复的有效措施之一，因为疾病本身对患者心理造成一定的压力，容易产生焦虑、烦躁、抑郁等心理反应，同时医院对患者来说是一个新的环境，陌生的人群，各种特殊的声响，痛苦的治疗过程和操作，给患者带来生理的不适。因此，护理人员必须为患者提供一个有益于休息的环境，促进患者的休息。休息时由于新陈代谢活动减慢，全身血液的需求量下降，心脏负荷减低，因而对于疾病的恢复是十分有利的。对患者来说，休息不仅能消除疲劳，还能缩短病程，使其早日康复。

三、休息的先决条件

保证健康的先决条件是充足的休息，其包括以下四个方面：

（一）生理方面

生理的舒适，是保证休息的重要条件。因此在休息之前必须将患者身体上的不舒适减至最低程度。如解除或控制患者的疼痛，提供各种舒适护理，包括协助个人卫生、舒适的体位、保持适宜的环境温湿度、减少噪音和异味、调节睡眠时所需要的光线等。

（二）心理方面

心情愉悦是休息最重要的保证。患者住院时无法满足社会上、职业上角色的需要，加之住院时对医院环境及医务人员感到陌生，对自身疾病的担忧等，常常会出现恐惧、紧张和焦虑。因此，护理人员要耐心地与患者沟通，了解患者的心理问题，对症护理，恰当地运用其知识和技能，使患者相信其在住院期间能够得到及时准确的护理，满足其各种需要，使其心情愉悦。

（三）环境方面

温馨的医院物理环境是保障患者休息不可缺少的条件。医院在设计病区时应全面考虑，如温度、湿度、光线、色彩、空气、声音等因素，为患者创造一个和谐、温馨、舒适的环境。

笔记

（四）睡眠方面

睡眠的时间和质量是影响休息的重要因素。通常人类睡眠的需要量因年龄、体质而异。对于睡眠时间的长短，可以分为长睡眠型（8 小时左右）和短睡眠型（6 小时左右），4～10 小时都属于正常范围。只要符合自己的睡眠习惯、能够保证白天精力充沛、醒后没有疲乏感即可。有些人睡眠时间不多，但却精力旺盛，原因在于他们的睡眠质量较高。每个人睡眠量不同的确切原因尚不清楚，但都有最低限度的睡眠时数，满足了一定的睡眠时数，才能得到真正的休息。一个人如不能满足其最低限度的睡眠时数，常会出现易怒、精神紧张并伴有全身疲劳，在这种情况下，很难达到休息的目的。

四、促进休息的护理措施

（一）增进患者生理舒适

护士应通过观察，及时发现影响患者舒适的因素，如疼痛、恶心、呕吐、咳嗽、饥饿、口渴、姿势与体位、个人卫生等，降低生理因素等对患者休息的干扰。

（二）增进患者心理舒适

患者患病后难免会产生焦虑、恐惧、愤怒等一系列反应，所以护士应根据患者年龄、性别、文化程度、个人性格等特征，调动家庭和社会支持系统，协助患者减少心理忧虑，最大限度地降低心理上的不适，指导患者以正确的心态和行为对待疾病。

（三）提供温馨的环境

医院应为患者提供合理的空间、舒适的病床、适宜的光线、适当的温湿度及清新的空气，并且要注意保持环境的安静。医务人员应做到走路轻、说话轻、关门轻、操作轻。

（四）保证患者充足的睡眠

护士要全面评估影响患者睡眠的因素及患者个人的睡眠习惯，综合制定促进睡眠的措施，保证睡眠的时间和质量，达到有效的休息。

第二节　睡　　眠

睡眠（sleep）是一种周期性发生的知觉和反应的特殊状态，是一个复杂的生理和行为过程。睡眠是最基本、最自然的休息方式。人一生之中有近三分之一的时间是在睡眠中度过的，睡眠是人生理需要。当人处于卧位时，肝脏及肾脏的血流量较站位时多 50%，可使该器官得到充足的营养物质，利于组织的修复和器官功能的恢复。日间机体所遭受的轻微损伤、消耗和疲劳等情况，都可通过睡眠得到修复和补充，使其恢复自然的平衡状态。因此，睡眠是促进人体生长发育，消除疲劳，恢复体力，保护脑力，使机体保持精力充沛的必需生命过程。

知识链接

世界睡眠日

据世界卫生组织调查，27% 的人有睡眠问题，国际精神卫生组织主办的全球睡眠和健康计划于 2001 年发起了一项全球的活动——将每年的 3 月 21 日，定为“世界睡眠日”。2014 年世界睡眠日的主题是“健康睡眠，平安出行”。

笔记

一、睡眠的生理

睡眠与觉醒是一种昼夜节律性的生理过程，是一种周期现象循环发生，一般每天一个周期。

（一）睡眠的原理

睡眠是中枢神经系统内发生的主动过程，由睡眠中枢控制，目前认为脑干灰质内存在着睡眠中枢，在丘脑与延髓之间，脑干网状结构中的上行激动系统对维持觉醒有重要意义，如果该系统的非特异性冲动减弱，大脑皮层的紧张性就会下降而出现睡眠状态。睡眠中枢向上传导可作用于大脑皮质（有人称之为上行抑制系统），与上行激动系统相对抗，从而调节睡眠与觉醒的相互转化。

（二）睡眠的生理特点

睡眠时许多生理功能发生了变化，如嗅、视、听、触等感觉功能暂时减退，骨骼肌反射运动和肌张力减弱，同时伴有一系列自主神经功能的改变，表现为：血压下降，心率减慢，体温下降，代谢率降低，呼吸变慢等。

1. 运动系统　睡眠时骨骼肌松弛，张力降低或消失，腱反射降低或消失，眼睑松弛、闭合，身体不能维持自主的姿势，运动神经的反射，随同肌肉紧张度的降低一起减弱。

2. 循环系统　睡眠时血压降低 10～20mmHg。睡眠开始时血压无明显变化，随睡眠加深，脑电图同步现象进一步显著，可轻度下降，到深夜血压有明显降低，并一直处于低水平；血压与唤醒阈有关，血压愈低，唤醒阈愈高，到睡眠末期，又趋回升；睡眠时心率一般均减慢，较清醒时减少 10～30 次/分钟；在速动眼睡眠期可增高 10% 左右，特别在下半夜较高。

3. 呼吸系统　睡眠时呼吸变化不恒定，一般呈浅、慢、均匀有节律。肺通气量减少 25% 左右，血氧饱和度降低，二氧化碳分压升高；清醒时呼吸中枢对二氧化碳敏感，睡眠时则可耐受相当高的血二氧化碳分压，在速动眼睡眠期，呼吸加快 20%。在睡眠浅时，呼吸运动是有节律的，而睡眠深沉时，常可显示无规律及周期性变化。

4. 消化系统　唾液分泌明显减少，胃液分泌轻度增加或无变化；胃的运动持续进行，还可能增加；胃排空及消化时间一般与清醒时相同。

5. 泌尿系统　尿液分泌减少，但尿液的浓度增加。

6. 其他　睡眠时全身代谢活动下降，基础代谢率可降低 10%～20%。由于器官活动减少，能量需求减少，体内糖元含量增加，人体的合成代谢占优势。睡眠时体温略有降低，通常于清晨 2～4 时最低，汗液分泌增加。

（三）睡眠时相

目前国际上通常依据睡眠过程中的脑电图（EEG）的特征、眼球运动及肌力变化等生理参数变化将睡眠分为慢波睡眠（slow wave sleep，SWS）和快波睡眠（fast wave sleep，FWS），它们的生理功能表现尤其是脑电波的变化特点不同：

1. 慢波睡眠　慢波睡眠时脑电波呈现同步化慢波，慢波睡眠又称为非速动眼阶段睡眠（non rapid eye movement，NREM）或正相睡眠（orthodox sleep，OS）。这一阶段人的呼吸变浅、变慢而均匀，心率变慢，血压下降，全身肌肉松弛，但肌肉仍保持一定的紧张度。根据睡眠深度的不同，又将慢波睡眠分为四个时期：①入睡期（Ⅰ期）：清醒与睡眠之间的过渡期，持续时间较短，只维持几分钟，是所有睡眠期中最浅的一期，很容易被唤醒。此期，生理活动开始减缓，生命体征与新陈代谢逐渐减慢，肌肉开始松弛。②浅睡期（Ⅱ期）：睡眠程度逐渐加深，仍易被唤醒，生理活动继续变慢，肌肉进一步放松，此期约持续20～30分钟。③中度睡眠期（Ⅲ期）：进入熟睡状态，生命体征下降，但变化仍然规则，此期肌肉完全放松，身体很少移动，难以唤醒。④深度睡眠期（Ⅳ期）：进入沉睡状态，此期身体完全松弛，无法移动，极难被唤醒，基础代谢率进一步下降，机体的耗氧量下降，腺垂体分泌大量生长激素，促进人体受损组织的愈合，有利于促进生长和体力恢复，此期可出现梦游和遗尿。

上述慢波睡眠这四个阶段是循序进行的，但可因某种因素的影响而停留在某一阶段反应。

2. 快波睡眠　快波睡眠时脑电波呈现去同步化快波，快波睡眠又称快速眼球运动（rapid eye movement，REM）睡眠或异相睡眠（paradoxical sleep，PS）。这一阶段人体的感觉功能比在慢波睡眠时进一步减退，肌肉也更加松弛，肌腱反射亦随之消失，此时血压较慢波睡眠时升高，呼吸稍快且不规则，体温、心率较前阶段升高，身体部分肌肉群可出现轻微的抽动。此期尽管生长激素分泌减少，但体内各种代谢功能都明显增加，以保证脑组织蛋白的合成和消耗物质的补充，使神经系统正常发育，并为第二天的活动积蓄能量。梦境通常也发生这个时期。

睡眠过程两个时相互相交替呈现周期性变化，关于睡眠两个时相的生理意义还不十分清楚，目前研究认为，慢波睡眠主要是大脑皮质的休息；而快波睡眠主要是皮质下神经结构的机能降低，即包括植物性机能在内的全身性休息。慢波睡眠主要与脑内5-羟色胺递质系统有关；快波睡眠主要与脑内5-羟色胺递质和去甲肾上腺素有关。

（四）睡眠周期

人的睡眠除了本身具有一定的生理规律外，睡眠过程也不是均匀的，而是由几个睡眠周期组成，每一睡眠周期（sleep cycle）（图9-1）都含有从60～120分钟不等的有顺序的睡眠时相，平均是90分钟。成人平均每晚出现4～6个睡眠周期，且与人的生物钟保持一致，因此睡眠最好发生在昼夜性节律的最低期。从上床就寝到开始入睡之间的时间，称之为睡眠前期，成年人一般为15～30分钟。然后进入NREM睡眠第Ⅰ期，大约经过5～10分钟，即进入NREM睡眠第Ⅱ期；20～30分钟后，进入NREM睡眠的第Ⅲ期及第Ⅳ期（合称δ睡眠），持续约数分钟至1小时；再回到NREM睡眠第Ⅱ期；大约在开始入睡后70～90分钟，进入REM睡眠，通常只持续10分钟左右，再回到NREM睡眠第Ⅱ期，也即第二个睡眠周期的开始。从第二个睡眠周期开始，δ睡眠逐渐缩短，而REM睡眠逐渐延长，每隔90分钟左右为一个周期；后半夜NREM睡眠第Ⅲ期、第Ⅳ期越来越少，渐至第Ⅳ期消失；而REM睡眠甚至可达60分钟，且其生理表现（眼球快速运动）和心理表现（做梦）也越来越强烈。

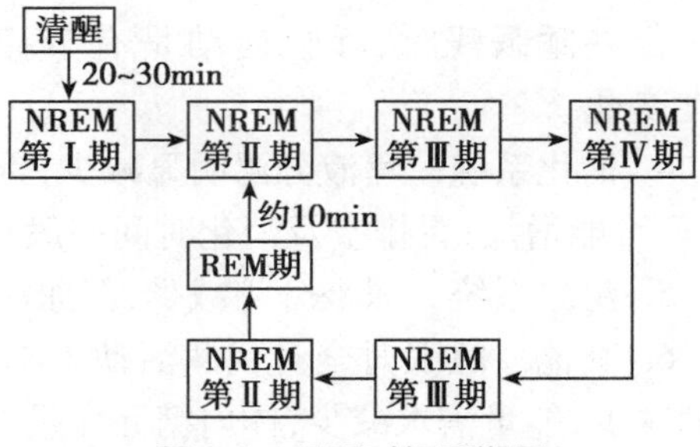

图9-1　睡眠时相周期图

成人每昼夜总睡眠时间中 REM 睡眠时间占 20% ~25%，NREM 睡眠：Ⅰ期占 2% ~5%，Ⅱ期45% ~50%，Ⅲ期3% ~8%，Ⅳ期10% ~15%。从儿童期到老年期，随着生长、发育渐至衰老，REM 睡眠和 NREM 睡眠第Ⅲ期、第Ⅳ期逐渐减少，60 岁以后基本上没有 NREM 睡眠第Ⅳ期，夜间醒转的次数增加。正常人睡眠首先进入 NREM 睡眠期，并迅速由Ⅰ期依次进入Ⅱ期、Ⅲ期、Ⅳ期并持续下去。在 NREM 睡眠期持续 80 ~120 分钟后出现第一次 REM 睡眠，持续几分钟后进入下一次 NREM 睡眠，形成 NREM 睡眠与 REM 睡眠循环周期，平均每 90 分钟出现一次 REM 睡眠，越接近睡眠后期 REM 睡眠持续时间就越逐渐延长。每次可持续 10 ~30 分钟。整个睡眠期间这种 NREM-REM 睡眠周期反复循环 3 ~5 次，每个周期的各期不一定齐全，如果睡眠状态被打断，无论其当时处于哪一期，都将从Ⅰ期开始，重新进入睡眠状态。凌晨时每个周期中的睡眠深度变浅不再达到Ⅳ期，从 NREM 睡眠与 REM 睡眠的循环转换可以看出，睡眠过程并非一入睡就由浅入深并持续到天明，而是深浅睡眠不断交替。

二、影响睡眠的因素

（一）生理因素

1. 年龄　年龄是影响睡眠的重要因素。随着年龄的增长，人的睡眠时间逐渐减少，睡眠质量下降。10 ~18 岁的人群，每天需要 8 小时的睡眠时间，18 ~50 岁的人群，每天需要 7 小时的睡眠时间，50 ~70 岁的人群，每天需要 5 ~6 小时。随着年龄的增加，总的睡眠时间减少。慢波睡眠第Ⅳ期亦随年龄逐渐减少，而慢波睡眠第Ⅰ、Ⅱ期则随年龄的增长而增加，睡眠过程中醒来的次数增多，睡眠质量下降。

2. 昼夜节律　人类的睡眠与觉醒活动周期与 24 小时自然昼夜交替大致同步，称为昼夜节律。如夜晚工作、白天睡眠，还有时差等原因导致昼夜节律被扰乱时，就会使睡眠受到影响。

3. 内分泌变化　内分泌的变化会影响睡眠，女性在月经期及妊娠早期有嗜睡的现象；绝经期妇女因为激素水平下降而导致睡眠质量下降，激素补充疗法可改善其睡眠状况；甲状腺分泌不足，可使患者感到疲乏与嗜睡。

（二）环境因素

环境会促进或干扰睡眠。睡眠环境的变化可以改变睡眠状况，研究者发现，在新环境中慢波睡眠和快波睡眠的比例会有所变化，特点是快波睡眠减少，入睡时间延长，觉醒的次数增加等。

（三）心理因素

任何强烈的情绪，如焦虑、害怕或感情上的痛苦等都会干扰原有的睡眠状况。住院患者由于对疾病的诊断和治疗感到焦虑、不安和恐惧而产生心理压力，也会影响其睡眠。

（四）个人习惯

某些人喜欢在睡前洗热水澡、喝牛奶、阅读报纸、听音乐等，如改变这些习惯，可能会使其出现睡眠障碍。

（五）饮食因素

过饱、空腹使人不易入睡，某些食物的摄入会改变睡眠状况。如 L-色氨酸能促进入睡，可缩短入睡时间，被认为是一种天然的催眠剂，它广泛存在于各种食物中，肉类、

笔记

乳制品和豆类中含有较多L-色氨酸，对于睡眠不佳者，鼓励其睡前喝一杯热牛奶可以帮助入睡，主要是因为乳制品中含有丰富的L-色氨酸；少量饮酒能促进放松和睡眠，但大量饮酒却会抑制快波睡眠；咖啡由于含有咖啡因，会干扰睡眠，使人兴奋，浓茶亦有与咖啡相同的作用，故对于睡眠状况不好的人，应限制其摄入这类饮料，特别要避免在睡前4～5小时饮用。

（六）活动

适当活动可增加慢波睡眠第Ⅲ、Ⅳ时相的睡眠量，提高睡眠质量。所以鼓励患者适当活动，特别是在睡前几个小时内进行体育活动有助于肌肉放松和加深睡眠。

（七）疾病和药物

疾病引起的疼痛、不适症状均可影响睡眠，使患者的睡眠活动发生改变。患有精神分裂症、恐怖症、强迫症等精神疾病的患者，常常处于过度的觉醒状态。长期服用安眠药，停药后往往会导致患者对药物的依赖或使睡眠障碍更加严重。

（八）其他因素

睡眠量的多少还受个性、健康状况、生活习惯、职业等诸多因素的影响。患病、心理上感到压力或不愿活动的人，即使睡眠时间延长，也不能得到很好休息。反之，如果人的身体健壮，心情舒畅，熟睡5～6小时即能消除疲劳，使精神和体力得到很好的恢复。体力劳动者比脑力劳动者需要的睡眠时间长。劳动强度大、工作时间长的人需要的睡眠时间也长。此外，肥胖者比瘦者需要的睡眠量多。

三、睡眠障碍

睡眠障碍（sleep disorder）是指睡眠的时间或型态出现异常，导致睡眠质量受到干扰的状态。成年人出现睡眠失调的比例高达30%。睡眠是极其重要的生理活动，对维持人体健康必不可少。长期睡眠失调会导致大脑功能紊乱，对身体造成多种危害，严重影响身心健康。因此睡眠障碍必须引起足够的重视。

（一）失眠

失眠（insomnia）是最常见的睡眠失调，通常是指对睡眠时间和（或）质量不满足并影响白天社会功能的一种主观体验。导致失眠的因素复杂多样，包括生理、心理、环境、食物、药物、认知和行为改变等，也常继发于其他疾病。现将原发性失眠症和药物依赖性失眠症介绍如下：

1. 原发性失眠症（primary insomnia） 根据美国精神疾病诊断准则第四版（DSM-Ⅳ）所定义：失眠至少持续一个月以上，而其失眠并非由其他的精神疾患、身体的疾病、药物使用或其他特定的睡眠疾患所引发的为原发性失眠。原发性失眠症是一种综合征，包括难以入睡、多梦、多醒或早醒。用脑电图记录发现在上半夜占优势的慢波睡眠第Ⅲ、Ⅳ期，在原发性失眠症中减少了。这样，失眠不仅是睡眠时数减少了，而且在质量上也有变化。引起原发性失眠的原因一般可归纳为体质、生活压力和学习性失眠。患者个性比一般人较易有情绪障碍如焦虑、紧张和忧郁等，此外亦有压抑、强迫和忧虑等特质；而家族中有失眠者比例也比一般人多；某些生活压力事件也是形成原发性失眠症的重要原因；学习性失眠是指患者一开始是与压力有关的短暂失眠，而在连续几天睡不好后，患者于睡觉时间开始时会害怕无法入睡，而这害怕的反应会伴随着焦虑和自主神经的兴奋。只要遇到相同的睡眠时间或环境，就会焦虑和警觉而无法

笔记

入睡。

2. 药物依赖性失眠症(drug dependent insomnia)　药物依赖性失眠症通常是由于原发性失眠症滥用药物而导致的结果。药物性睡眠不同于生理睡眠,镇静药引起的药物性睡眠表面上似乎保证了睡眠时间,实际上却使患者长期处于较严重失眠状态。患者服药后虽然整夜入睡,但早晨醒来仍然昏昏沉沉,所以过多使用安眠药物不仅于事无补,而且还会造成睡眠活动的改变。药物依赖者的脑电图表明在睡眠中异相睡眠和慢波睡眠的第Ⅲ、Ⅳ期均明显减少。

(二)发作性睡眠

发作性睡眠(narcolepsy)是以不可抗拒的短期睡眠发作为特点的一种疾病。多发生于儿童和青春期的青少年,成年人偶可发生。男女发病相似。发作性睡眠病的发病原因目前尚不清楚,大多数学者认为该病是由于睡眠介质紊乱引起。发作性睡眠常在儿童期或者少年期发病,以10~20岁的人最为多见。部分患者有脑炎和颅脑外伤史。也可以发生在免疫功能低下、脑肿瘤、多发性硬化症或者情绪紧张之后。约有10%~30%患者有家族遗传史,多数患者没有明显的诱因。由于人警觉过程减退,控制不住入睡,常影响学习和生活。约有70%的人可伴发猝倒症、睡眠麻痹、入睡幻觉、精神状态低下。脑电图检查可见患者夜间入睡时与正常睡眠不同,其REM最早出现,日间发作也是如此。目前认为发作性睡眠是异相睡眠失调。

(三)睡眠过度

睡眠过度(hypersomnias)是指睡眠时间过长,可持续几小时或几天,觉醒困难。引起睡眠过度的原因很多:①脑血管疾病、脑炎、脑外伤及脑肿瘤等;②甲状腺功能不足、高血糖症、低血糖症、贫血等;③镇静剂过量;④严重的忧郁、焦虑等心理疾病。

对睡眠过度者应用脑电图研究表明,睡眠过度尽管延长了总的睡眠时间,但睡眠时相的周期进展和每一时相所占的百分比均在正常范围内。

(四)睡眠性呼吸暂停

睡眠性呼吸暂停综合征(sleep apneas syndrome,SAS)是以睡眠中呼吸反复停顿为特征的一组综合征,每次停顿≥10秒钟,通常每小时停顿次数>20次。可引起动脉血氧饱和度下降、低氧血症、高血压及肺动脉高压。睡眠性呼吸暂停可分为中枢性呼吸暂停和阻塞性呼吸暂停两种类型。中枢性呼吸暂停是由于中枢神经系统功能不良造成的。目前认为中枢性呼吸暂停可能是与异相睡眠有关的脑干呼吸机转的失调所致。阻塞性呼吸暂停则出现在严重的、频繁的、用力的打鼾或喘息之后。在我国,以打鼾为主要症状的阻塞性睡眠呼吸暂停综合征(obstructive sleep apneas syndrome,OSAS)的患病率为4%,65岁以上人群发病率高达20%~40%。睡眠呼吸暂停综合征还会加大患者患心脑血管病的风险。

(五)梦游症

梦游症(sleepwalking)又称为夜游症、梦行症。主要见于儿童,以男性多见。可能与遗传、性格、神经功能失调有关。研究表明梦游常发生在慢波睡眠的第Ⅲ、Ⅳ时相,此时精神上对梦的行为回忆是最弱的。在梦游期间,梦游者的全身功能是清醒时的最低水平。在梦游中或在第二天早晨把他唤醒,梦游者则不会记得所发生的事情。

笔记

四、促进睡眠的护理

（一）住院患者常见睡眠异常

住院患者的睡眠会受到许多因素的影响，如住院患者必须接受各种检查、治疗和护理，不可避免地会干扰他们原有的睡眠习惯，因此在住院期间，其睡眠往往会出现以下表现：

1. 昼夜性节律去同步化（desynchronization）　人体生理和心理功能有近似以24小时为一周期的内源性节律，这种节律受人类内在“时钟”的控制，称为“似昼夜节律”。要维持机体处于最佳的功能状态，必须将休息与活动时间的安排与“似昼夜节律”相同步，人体的生理功能与环境的昼夜交替保持同步化，称为“昼夜性节律同步化”。据研究人体有一百多种生理功能有“似昼夜节律”，人的觉醒和睡眠是人体节律最明显的表现之一。白天是人们工作、学习、活动的时间，而晚上则活动减少，进入睡眠状态。如果在原本清醒和活动的时间内睡眠，或是在原本睡眠时间内活动，则会造成“昼夜性节律去同步化”或称之为“节律移位”（phase shift）。住院患者的治疗和各项检查活动可能会在一天24小时内的任何时间发生，因此不可避免地睡眠活动会发生昼夜性节律去同步化。患者的睡眠大部分是去同步化的，所以睡眠质量较差，觉醒的阈值明显降低，极易被惊醒，往往表现出焦虑、沮丧、不安、躁动等。当睡眠规律改变时，人体就会发生“再同步”（resynchronization）来适应新的睡眠型态。一般人要重新获得同步化的时间至少要三天以上，同时往往会伴随有疲倦和不适。

2. 睡眠丧失（sleep deprivation）　正常的睡眠应是在24小时内的一定时间里，有一段不被打扰的时间来重复各个阶段的睡眠周期。住院患者的睡眠多数是较短、较频繁的，睡眠的总时数往往比在家所习惯的睡眠时数少，在新的环境内睡眠，由于周围物理环境的改变，会使入睡时间增加且总的睡眠时数减少，导致异相睡眠的减少。因为大部分异相睡眠是发生在较深的睡眠之后，所以睡眠丧失往往会减少异相睡眠。长期睡眠丧失，患者常感到身体疲劳，机体活动不协调，心理状况不佳，严重者会发生神经官能症及精神障碍。

3. 睡眠中断（sleep fragmentation）　由于治疗项目繁多、琐碎，患者的睡眠很容易被中断，从而不能保证睡眠的连续性，无法完成90分钟的睡眠周期，这样会导致慢波睡眠第Ⅰ时相和第Ⅱ时相占了睡眠的大部分时间，而丧失了慢波睡眠第Ⅲ、Ⅳ时相的睡眠，进一步也丧失了异相睡眠。当睡眠被打断时，睡眠会从头开始，而不会续接清醒前的睡眠，因此睡眠中断会造成睡眠丧失并增加睡眠过程的转换次数。由于睡眠中转换次数的增加，会造成交感神经和副交感神经的刺激快速的改变，特别是在进出异相睡眠时，很可能会发生致命的心律不齐，从异相睡眠阶段突然醒来会造成心室纤颤，同时也会影响正常的呼吸功能。

4. 诱发补偿现象（vulnerability to rebounds）　当患者的睡眠经常被打断时，会出现慢波睡眠的第Ⅲ、Ⅳ时相和异相睡眠的丧失。当这些睡眠阶段减少后，就会在下一个睡眠周期中得到补偿。而当慢波睡眠的第Ⅳ期和快波睡眠阶段同时丧失时，慢波睡眠的第Ⅳ期优先得到补偿，同时会分泌大量的生长素，以弥补因觉醒时间增加所造成的大量能量消耗。但快波睡眠不足的现象会更加严重，患者会出现知觉及人格方面的紊乱。

（二）住院患者睡眠评估

对于每位患者，护士应了解其睡眠的基本资料，并对其睡眠状况加以评估。这些资料包括：每晚习惯睡多少小时；通常什么时间就寝；一天中通常小睡几次，都在什么时间；睡眠前的习惯，如吃些点心或饮料；洗漱活动；阅读或看电视；放松活动的形式；是否使用安眠药；睡眠时有无陪伴；床的种类；用的枕头高低及被褥的厚薄情况；是否需要留灯或熄灯；声响情况；入睡需要多长时间；睡着后是否容易被惊醒；是否会打鼾；夜间醒来的次数和原因；睡眠过程中有无异常情况，如失眠、梦游、说梦话等；晨起后是否感到精力充沛。

知识拓展

中医对失眠病因的简述及治疗原则

失眠与情志不遂，肝气郁结；饮食不节导致宿食停滞，脾胃受损；久病体虚、产后失血、年迈血少导致气血不足；先天禀赋不足等关系密切。失眠病理性质有虚有实，虚多实少。虚证多属阴血不足，心失所养；实证多因心火亢盛或肝郁化火，内扰心神所致。故治则应失眠实证宜泻其有余；虚证宜补其不足。在泻实补虚的基础上安神定志。

（三）促进睡眠的护理措施

1. 加强心理护理　焦虑和对疾病的恐惧等是影响患者睡眠的重要因素，轻松愉快的心情利于睡眠，反之会影响睡眠。通过对患者进行睡眠评估，找出影响其睡眠的心理因素，了解其身心需求，并设法予以满足。对有心理负担的患者，多与患者交谈沟通，建立良好的信任关系，及时予以关心和体贴，消除其不良情绪，帮助其提高休息与睡眠质量。

2. 创建良好的睡眠环境　物理环境是影响患者睡眠的重要因素，适当调整病室的温湿度、光线等，减少外界环境对患者感觉器官的不良刺激是促进患者睡眠的重要护理措施。病房室内温度一般冬季 18～22℃，夏季 25℃ 为宜。湿度以 50%～60% 为宜。护理人员应设法将噪声降到最低限度，合理安排护理措施，常规的护理尽量放在白天，护理人员夜间巡视病房或执行护理措施时，要做到“四轻”，说话轻、走路轻、操作轻、关门轻，尽量减少对患者睡眠的干扰，保持病室安静；对严重打鼾影响其他患者休息者应与其他患者分室；及时清除患者排泄物，避免异味；病室应设置地灯和床头灯，避免干扰其他睡眠中的患者；床铺应躺卧安全、舒适、宽度足够翻身，枕头高低合适；床褥的硬度和弹性、棉被松软与冷暖要适宜；多人同住病室应用布帘或屏风分隔，保证患者的私密空间。

3. 帮助患者建立良好的睡眠习惯　护理人员应尊重患者的睡眠习惯，做好就寝前的准备工作，尽可能地提供方便，指导患者白天进行适当的活动并限制睡眠时间，睡前不要过度兴奋、不要吃得过饱、饮水不宜过多、不用脑过度、不喝浓茶、咖啡，清晨按时起床等，从而使其生理节奏得以强化。为使患者舒适入睡，就寝前应做好晚间护理。

4. 合理使用药物　催眠和镇静类药物可用于治疗失眠。目前常用的安眠药有以下几种：

（1）苯二氮䓬类：包括地西泮（安定）、硝基安定、氯氮䓬（利眠宁）等。此类药物

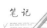

笔记

具有镇静催眠、抗焦虑等作用,药物毒性小,安全范围大,适用于各种神经官能症及焦虑引起的失眠。可明显缩短入睡时间,显著延长睡眠持续时间。长期用药可产生耐药性和依赖性,一旦减量或停用该药物可发生戒断症状如烦躁不安,震颤、出汗,甚至惊厥等。因此不宜长期服用。老年人应慎用此药。患者服用此药过程中护士应做好用药指导:

1) 乙醇和巴比妥类能加强安定的毒性,故用药期间应禁酒。

2) 茶叶与咖啡因含咖啡因与安定可发生拮抗作用降低疗效,故应用此类药物时不宜饮用。

3) 吸烟可使此类安眠药半衰期缩短,镇静作用减弱,故使用此类药物时应禁烟。

(2) 巴比妥类:如鲁米那又名苯巴比妥、异戊巴比妥等,此类药物与苯二氮䓬类药物相比,其安全范围窄,连续服用巴比妥类药物短期内即可产生耐受性。成瘾性也强;催眠剂量的巴比妥类药物对呼吸中枢有轻度的抑制作用,因此严重肺功能不全、支气管哮喘及颅脑损伤呼吸抑制者应禁用或慎用。由于此药主要经肾脏排出,故肾功能不全者慎用。

(3) 水合氯醛:可用于顽固性失眠及其他催眠药效果不佳者,应用时可口服或灌肠,吸收迅速。久用可产生耐受和成瘾。该药对胃肠具有刺激性,故消化性溃疡患者禁用,本药对心脏有抑制作用。禁用于严重心、肝、肾功能不全者。乙醇能增强此药毒性,使用此药物时应禁酒。

(4) 其他:还有唑吡坦、三溴合剂,中药如酸枣仁、琥珀、天麻等镇静催眠药物。

镇静催眠药应遵医嘱服用,护士必须掌握此类药物的种类、药物作用和用途、应用方法及不良反应,并注意观察疗效及患者身心反应,做好用药护理。

5. 睡眠相关知识的健康教育　与患者一起分析有关休息与睡眠的问题,使患者了解休息与睡眠与健康与康复的关系及身心放松的意义;对失眠患者,提供诱导睡眠的措施,如睡前喝少量牛奶、进行放松和深呼吸练习、背部按摩、自我催眠等,必要时给予适量的镇静催眠药物,但需注意药物副作用,同时应配合其他促进睡眠的措施;对心理障碍引起的睡眠困难,可采用安慰剂治疗;对发作性睡眠患者,选用药物治疗并指导其自我防护,注意发作前兆,减少意外的发生;对睡眠型呼吸暂停的患者,指导其采取正确的睡眠姿势,保持呼吸道通畅;对睡眠过多的患者,指导其控制饮食,减轻体重,鼓励其参加有益和有趣的活动,并限制睡眠时间;对梦游者,注意防护,将卧室中的危险物品移开,必要时关窗、锁门;对遗尿者,睡前应避免过度兴奋,限制饮水并督促其睡前排尿。

知识拓展

饮食治疗失眠

血虚失眠,可取鲜藕以小火煨烂,切片后加适量蜂蜜,可随意食用,因其含有碳水化合物,丰富的钙、磷、铁等及多种维生素,具有清热、养血、除烦、安神入睡之功效。另葵花籽、莲子、大枣等皆有催眠之功效。

笔记

学习小结

1. **学习内容**

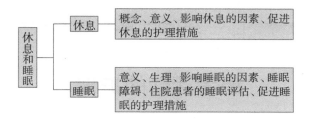

- 休息和睡眠
  - 休息：概念、意义、影响休息的因素、促进休息的护理措施
  - 睡眠：意义、生理、影响睡眠的因素、睡眠障碍、住院患者的睡眠评估、促进睡眠的护理措施

2. **学习方法**

在学习时采用病例分析的方法将病例融入到理论知识中，增加理论知识的生动性，以利于理解；同时结合知识链接内容进行思考，开拓学习思路，提高学习效果；还可采用分析比较法将各种睡眠失调进行比较，从而学会判断是哪种睡眠失调，根据产生的原因进行有针对性的护理，促进良好的休息与睡眠。

3. **风险防范**

防止睡眠窒息症！

睡眠是重要的生理活动，而睡眠也可能隐藏风险。睡眠窒息症是指患者在睡眠中出现呼吸暂停，睡眠窒息症是一种严重失调的疾病，患者在睡眠中由于呼吸不通畅时，出现睡眠和清醒的反复，最终难以安睡，而白天又因为休息不好出现乏困、嗜睡、头昏。由于整个睡眠过程中伴随缺氧症状，长期可能使得人记忆力下降、心情抑郁。如果窒息的时间过长还不能醒转，还可能造成猝死。

（马淑丽　王艳华）

复习思考题

1. 快波睡眠和慢波睡眠对人体有哪些特殊的意义？
2. 讨论机体睡眠不足时在生理和心理上会有哪些变化？
3. 患者，女，34 岁，4 个月前丈夫因病去世。患者主诉近两月余，每天入睡难，而且睡不深易醒，多梦，还早醒。白天感觉头晕，心悸、疲倦，烦躁等。请分析：

(1) 该患者发生了什么情况？

(2) 此患者的护理重点是什么？

第十章

患者活动的护理

学习目的

学生通过本章的学习，能掌握患者活动的评估、活动相关的人体力学知识，熟悉协助患者活动的要求，了解活动对机体的重要性、活动受限对机体产生的影响；具备运用人体力学原理协助患者维持正确的姿势与体位、避免肌肉过度紧张、增进患者舒适感的能力；并能通过评估指导患者正确活动的方法，满足其活动需要，促进患者康复。

学习要点

活动的意义、活动受限的原因及活动受限对机体的影响、相关的人体力学知识、患者活动的评估、协助患者下床、协助患者变换卧位、协助患者移向床头、全范围关节活动等。

案例导入

张某，女性，49岁。因脑梗死发作住院治疗已经一周，偏瘫症状已经得到改善，患者下肢可在床上移动但不能抬起，请问：

1. 张某目前的肌力为几级？
2. 护士应该采取哪些护理措施提高张某的活动能力？

第一节　活动的基本知识

生命和活动是密不可分的，人类与生俱来具备活动的能力。每个人都有活动的需要，人们通过身体活动来维持机体各系统的正常功能。同时，通过适当的活动，能提高机体的免疫力和对环境的适应能力，维持身体的健康，增强自信，因此活动对维持人体的健康非常重要。但是在协助患者活动的同时，护理人员也应该考虑到患者可能由于活动不当或缺乏必要的保护措施而受到伤害，产生各种安全问题，影响患者康复甚至危害其健康，所以在活动前评估患者活动的安全性、指导患者适当活动、并提供必要的保护措施或器具是保证患者安全的前提。

一、活动的意义

活动是指骨骼肌收缩产生能量消耗的任何机体运动，活动对于维持人体健康具有

笔记

重要意义。对健康人而言，活动是维持机体身心健康的最基本条件；而针对患者，适当的活动可以促进康复，具体表现在以下几个方面：

（一）提高心肺功能

活动能提高心肌泵血能力，加速血液循环，增加血氧交换，提高机体氧合能力，增强心肺功能。

（二）促进骨骼和肌肉功能

活动能促进成骨细胞的成骨过程，并使机体增加对钙离子的储存和保留，提高骨密度，减少和预防骨质疏松；活动可以保持良好的肌肉张力，增强运动系统的强度与耐力，保持关节的弹性与灵活性，增强全身活动的协调性。

（三）促进排泄

活动有助于机体加速清除体内有害的或不利于健康的化学物质；消耗机体内脂肪，防止肥胖；促进肠蠕动，有助于预防腹胀、便秘。

（四）维持心理健康

活动有助于缓解心理压力，促进身心放松，有助于睡眠，并能减慢老化过程与减少慢性疾病的发生。

二、影响活动的因素

活动受限即制动（immobilization）指身体的活动力减弱或任何一部分的活动由于某些原因而受限制。影响活动的常见原因有以下几方面：

（一）疼痛

许多疾病引起的疼痛都会限制患者的活动。如类风湿关节炎的患者，为避免关节活动时产生痛苦，患者会减少活动，特别是某种姿势的改变；术后的患者常因伤口疼痛而不愿活动。

（二）损伤

肌肉、骨骼与关节的器质性损伤，如扭伤、挫伤、骨折等，往往导致受伤肢体的活动受限；中枢神经系统受损可导致暂时的或永久的运动功能障碍，如脑卒中、脊髓损伤及重症肌无力患者，常由于运动神经无法支配相应肌肉而造成躯体的活动受限，甚至不能活动。

（三）残障

肢体先天畸形或身体残障如失明等，均可限制机体的正常活动。

（四）营养状况改变

因疾病造成严重营养不良、虚弱无力的患者，因不能提供身体活动所需的能量而限制了活动；反之，营养过剩导致过度肥胖者也可能出现身体活动受限。

（五）精神心理因素

当个体承受的压力超过其适应范围时，会发生情绪制动（emotional immobilization）。如遭受丧子之痛的母亲，因悲痛而无法活动，直到一段时间的调适后才逐渐恢复正常的生活；一些心理极度忧郁或某些精神病患者，在思维异常的同时伴有活动能力下降，如抑郁性精神分裂症患者、木僵患者等，正常活动明显减少。

（六）治疗因素

为治疗某些疾病而采取的医护措施有时也会限制患者的活动。如为预防患者因

笔记

躁动而出现意外，须对其加以约束，以免伤害自己或他人；某些骨科患者在牵引和使用石膏绷带过程中，会限制其活动范围，甚至需要制动。另外，一些疾病如心力衰竭或大面积心肌梗死患者需绝对卧床休息，在治疗疾病的同时也明显地减少了患者的活动量。

三、活动受限对机体的影响

机体活动量的改变，特别是活动受限，对全身各器官和组织都会带来影响，同时还会给患者带来一定的心理问题。

（一）对皮肤的影响

活动受限或长期卧床的患者可导致皮肤抵抗力下降，容易发生压疮，压疮是活动受限者皮肤出现的最严重问题。

（二）对骨骼和肌肉组织的影响

对某些患者而言，由于治疗需要适当减轻活动强度是有利于康复的，但若人体骨骼、肌肉和关节长期处于活动受限的状态，会导致下列情况的发生：

1. 肌肉萎缩　机体活动受限后出现肌张力下降，肌肉萎缩。

2. 骨质疏松　机体长时间不活动可导致骨质内的钙和磷严重丢失，引起骨质疏松，严重时会发生病理性骨折。

3. 关节僵硬、挛缩　活动受限使关节长期制动而导致关节僵硬、挛缩、变形，严重的会导致运动系统功能的丧失，如垂足、垂腕、髋关节外旋是常见的关节废用挛缩的表现。挛缩早期可通过锻炼和舒展活动使挛缩的关节得以纠正，但到了晚期，肌腱、韧带、关节囊已发生了病变时，挛缩已不可逆，只有通过手术才能纠正。因此，护士应重视长期卧床患者关节僵硬、挛缩的预防，保持患者关节的解剖功能位置，并定期进行活动，以预防肌肉萎缩或关节挛缩。

（三）对心血管系统的影响

活动受限对心血管系统的影响主要包括体位性低血压和深静脉血栓形成。

1. 体位性低血压　体位性低血压是指患者从卧位转为坐位或直立位时，或长时间站立时出现的血压突然下降超过20mmHg，并伴有眩晕、视力模糊、出汗、乏力、恶心等表现。长期卧床的患者第一次起床时常常会发生体位性低血压，其主要原因是：①长期卧床，造成全身肌肉张力下降，肌肉无力；②长期卧床，循环血量减少，头部供血不足，由卧位突然坐起或直立时，小动脉尚未收缩，造成血压突然下降，表现为低血压的症状。因此，对于长期卧床的患者起床时应缓慢地改变体位，防止体位性低血压的发生。

2. 深静脉血栓形成　长期卧床的患者，由于机体活动量减少，腿部肌肉收缩减少导致下肢静脉血液黏稠度增高，血流速度减慢，容易导致血液淤积，促进血栓形成。同时因为缺少机体活动，引起下肢深静脉血流减慢，导致血液循环不良，使血管内膜受损，导致血小板聚集在损伤部位而形成血栓。血栓可整体或部分脱落，形成栓子，随血流运行，引起栓塞。深静脉血栓最主要的危险是血栓脱落，进入血液循环，栓塞于肺部血管，导致肺动脉栓塞，严重时可导致死亡。血栓还可导致冠状动脉或脑动脉栓塞而导致严重后果。因此，对大手术后、产后或慢性疾病需要长期卧床的患者，应鼓励患者在病情允许的情况下，在床上进行下肢活动，如全范围关节运动或肌肉锻炼等，加速下肢静脉回流，预防血栓形成。对术后能起床的患者，应尽可能早期下床活动，促使小腿

笔记

肌肉活动，增加下肢静脉回流，对已经形成的血栓应及时处理，以防血栓脱落，对机体造成严重影响。

（四）对呼吸系统的影响

长期卧床对呼吸系统的影响主要包括呼吸运动减弱、呼吸道分泌物蓄积、缺氧和二氧化碳潴留等。

1. 呼吸运动减弱　长时间坐或卧阻碍胸廓的扩张，呼吸肌力量和协调性下降，呼吸运动减弱，最终导致肺组织的顺应性和弹性回缩性下降而影响通气。

2. 呼吸道分泌物蓄积　长期卧床患者大多处于衰竭状态，无力咳嗽，不能将痰液咳出，导致呼吸道分泌物大量蓄积，并因重力作用流向肺底，如果不及时处理，将会造成肺部感染，导致坠积性肺炎。坠积性肺炎是活动受限患者的常见并发症，是导致患者死亡的常见原因之一。

3. 缺氧和二氧化碳潴留　长期卧床导致患者呼吸运动功能下降，肺底部长期处于充血、淤血状态，肺部扩张受限，造成肺有效通气不足，影响氧气和二氧化碳的交换，导致缺氧和二氧化碳潴留，严重时会出现呼吸性酸中毒。

因此，对长期卧床的患者应经常变换体位，鼓励患者做深呼吸与有效咳嗽，定时翻身、拍背，以促进痰液及分泌物排出，保持呼吸道通畅和肺正常的通气功能，避免坠积性肺炎的发生。

（五）对消化系统的影响

由于活动量减少和疾病的影响，患者往往出现食欲下降、厌食，摄入的营养物质减少，不能满足机体需要量，导致负氮平衡，甚至会引起严重的营养不良。另外，长期卧床导致患者胃肠蠕动减弱，纤维素和水摄入减少，加之不习惯在床上排便，患者常出现便秘，严重时出现粪便嵌塞。

因此，对长期卧床的患者应合理安排膳食，多摄入富含纤维素的食物，增加水分摄入，并指导患者进行腹肌与盆底部肌肉的运动，对腹部进行环形按摩，以促进排便。

（六）对泌尿系统的影响

长期卧床的患者，可引起排尿困难、尿潴留、泌尿道结石及泌尿系统感染。

1. 排尿困难、尿潴留　正常情况下，人体处于站姿或坐姿时，会阴部肌肉放松，肌肉下压刺激排尿，同时重力引流作用也有助于膀胱排空。长期卧床的患者，由于排尿姿势的改变，重力引流作用消失，膀胱逼尿肌张力下降，会阴部肌肉无法放松，导致排尿困难。若排尿困难长期存在，膀胱逼尿肌过度伸展，机体对膀胱膨胀的敏感性下降，逐渐形成尿潴留。因此，对长期卧床的患者应有计划地训练床上排尿，以免因排尿姿势改变而导致排尿困难或尿潴留。

2. 泌尿道结石　活动受限后，尿液中的钙和磷酸盐浓度增加，因尿液呈碱性，钙盐沉淀形成结晶，进而形成泌尿道结石。患者可出现绞痛、血尿等。因此，对长期卧床的患者在病情允许的情况下鼓励其多饮水以增加尿量，有助于体内多种盐类、矿物质的排出。

3. 泌尿系统感染　由于尿液潴留，机体正常排尿对尿道的冲洗作用减少，利于细菌入侵与繁殖，造成泌尿系统感染。

（七）对心理社会方面的影响

长期卧床，往往会给患者带来一些心理社会方面的问题。如患者常出现焦虑、恐惧、愤怒、自尊的改变、挫折感、无助感等消极情绪。另外，由于活动受限，患者的社会

笔记

交往机会减少，造成患者角色改变和自我认同障碍。

四、相关的人体力学知识

人体力学（body mechanics）是运用力学原理研究维持和掌握身体的平衡，以及人体由一种姿势转换为另一种姿势时身体如何有效协调的一门学科。正确的姿势有利于维持人体正常的生理功能，减少能量消耗，提高工作效能。不正确的姿势容易使人体肌肉产生紧张与疲劳，影响人体健康。

（一）常用的力学原理

1. 杠杆作用　杠杆是利用直杠或曲杠在外力的作用下能绕杠上一固定点转动的一种简单机械。杠杆的受力点称力点，固定点称支点，克服阻力的点称阻力点，支点到动力作用线的垂直距离称动力臂（力臂），支点到阻力作用线的垂直距离称阻力臂（重臂）。当力臂大于重臂时，可以省力；力臂小于重臂时就费力；而支点在力点与阻力点之间时，可以改变用力方向。人体的活动主要与杠杆作用有关。人体运动系统中骨骼好比杠杆，关节是运动的支点，骨骼肌是运动的动力点，它们在神经系统的调节与各系统的配合下，对身体起着保护、支持与运动的作用。根据杠杆上的力点、支点和阻力点的相互位置不同，杠杆可分为三类：平衡杠杆、省力杠杆与速度杠杆。

（1）平衡杠杆：支点在动力点与阻力点之间的杠杆。此类杠杆的动力臂与阻力臂可等长，也可不等长。例如，人的头部在寰枕关节上进行仰头和低头的动作，寰椎为支点，支点前后各有一组肌群产生作用力（F_1、F_2），头部重量为阻力（L），当前部肌群产生的力（F_2）与阻力（L）的力矩之和与后部肌群产生的力（F_1）的力矩相等时，头部趋于平衡（图 10-1）。

（2）省力杠杆：阻力点在动力点与支点之间的杠杆。此类杠杆的动力臂因长于阻力臂而省力，在人体运动中不多。例如，人用脚尖走路时，脚尖是支点，脚后跟的肌肉收缩为作用力（F），体重（L）落在两者之间的距骨上。由于动力臂较长，所以用较小的力就可以支持体重（图 10-2）。

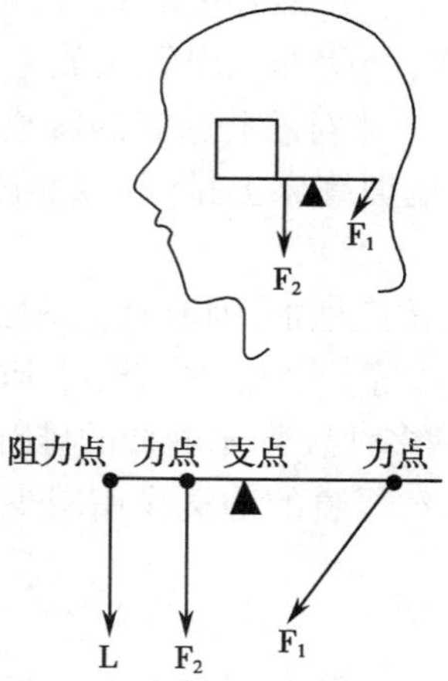

图 10-1　头部平衡杠杆作用

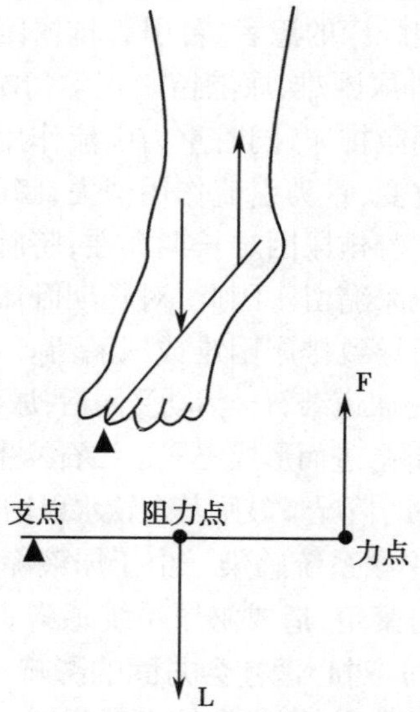

图 10-2　足部省力杠杆作用

笔记

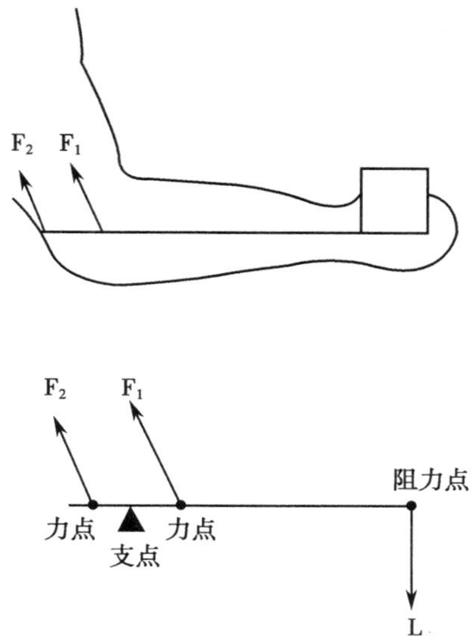

图 10-3　手和前臂速度杠杆作用

（3）速度杠杆：动力点在阻力点与支点之间的杠杆。此类杠杆的动力臂比阻力臂短，因而费力，使用的目的在于工作方便，是人体运动中最常见的杠杆作用。例如，用手臂举起重物时的肘关节运动，肘关节是支点，手臂前肌群（肱二头肌）的力作用于支点与重物之间，由于动力臂比阻力臂短，就得用较大的力，这种杠杆虽然费力，但却赢得了速度和运动范围。手臂后肌群（肱三头肌）的力和手中的重物的力矩使手臂伸直，而肱二头肌的力矩使手臂向上弯曲，当二者相等时，手臂处于平衡状态（图 10-3）。

2. 摩擦力　相互接触的两物体在接触面上发生的阻碍相对滑动的力为摩擦力。摩擦力方向与物体运动方向相反。当物体有相对滑动的趋势但尚未滑动时，作用在物体上的摩擦力称为“静摩擦力”。静摩擦力与使物体发生滑动趋势的力的方向相反，它的大小与该力相同，并随力的增大而增大。当力加大到物体即将开始运动时，静摩擦力达到最大值，称为最大静摩擦力。物体在滑动时受到的摩擦力称为“滑动摩擦力”。物体滚动时受到的摩擦力称为“滚动摩擦力”。最大静摩擦力和滑动摩擦力与接触面上的正压力成正比，比例系数分别称为静摩擦系数与滑动摩擦系数，通称摩擦系数，其大小主要取决于接触面的材料、光洁程度、干湿程度和相对运动的速度等，通常与接触面的大小无关。

3. 平衡与稳定　为了使物体保持平衡，必须使作用于物体的一切外力相互平衡，也就是通过物体重心的各力的总和（合力）应等于零，并且不通过物体重心的各力矩的总和也等于零。人体局部平衡是整个人体平衡中不可缺少的一部分，而整个人体平衡也是通过各个局部平衡来实现的。人体或物体的平衡与稳定，受其重量、支撑面的大小、重心的高低及重力线和支撑面边缘之间的距离的影响。

（1）物体的重量与稳定性成正比：物体重量越大，稳定性越高。例如推倒一较重物体所用的力大于推倒一较轻物体所用的力。

（2）支撑面的大小与稳定性成正比：支撑面是人或物体与地面接触的各支点的表面构成的，并且包括各支点之间的表面积。各支点之间的距离越大，物体的支撑面积越大。支撑面小，则需付出较大的肌肉拉力，以保持平衡稳定。例如，人体平卧位比侧卧位稳定；老年人行走时，用手杖扩大支撑面，从而增加稳定性。

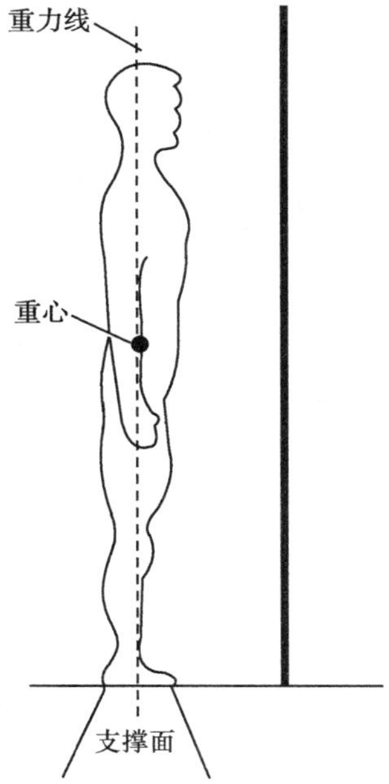

图 10-4　人体直立时重心在骨盆中部

（3）物体的重心高度与稳定性成反比：当物体的组成成分均匀时，重心位于它的几何中心。如物体的形状发生变化时，重心的位置也会随之变化。人体重心的位置随着躯干和四肢的姿势改变而改变。例如，人体在直立两臂下垂时，重心位于骨盆的第二骶椎前约 7cm 处（图 10-4）；如把手臂举过头顶，重心随之升高；当身体下蹲时，重心下降；甚至吸气时膈肌下降，重心也会下降。人或物体的重心越低，稳定性越高。

（4）重力线、支撑面与稳定的关系：重力线是指通过物体重心垂直于地面的线。人体只有在重力线通过支撑面时，才能保持平衡。例如，当人从椅子上站起时，应先将身体向前倾，一只脚向后移，从而使重力线落在支撑面内，这样就可以平稳地站起来（图 10-5）。如果重力线落在支撑面外，则容易使人发生倾倒。

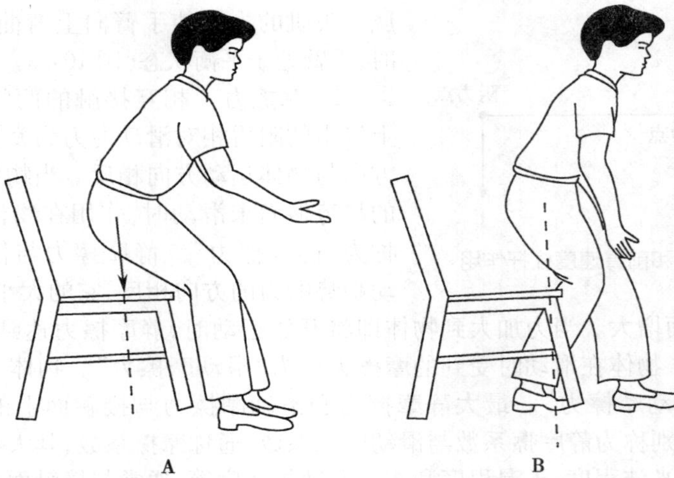

图 10-5　人体从坐位变立位时，重力线的改变

（二）人体力学原理在护理工作中的应用

护理人员在执行各项护理操作时，正确运用人体力学原理，维持良好的姿势，可减轻自身肌肉紧张及疲劳，提高工作效率。同时，运用人体力学原理协助患者维持良好的姿势与体位，避免肌肉过度紧张，可增进患者的舒适感，促进康复。

1. 利用杠杆作用　护士在操作时，应靠近操作物体；两臂持物时，两肘紧靠身体两侧，上臂下垂，前臂和所持物体靠近身体，使阻力臂缩短，从而省力。必须提取重物时，最好把重物分成相等的两部分，分别由两手提取。若重物由一只手臂提取，另一手臂应向外伸展，以保持平衡。

2. 扩大支撑面　护士在操作时，应根据实际需要将双下肢前后或左右分开，以扩大支撑面。例如，护士在进行铺床操作时，双下肢应前后或左右分开，以扩大支撑面；协助患者侧卧位时，应使患者两臂屈肘，一手放于枕旁，一手放于胸前，双下肢前后分开，上腿屈膝屈髋在前，下腿稍伸直，以扩大支撑面，增加患者的稳定性。

3. 降低重心　护士在提取位置较低的物体或进行低平面的护理操作时，双下肢应随身体动作的方向前后或左右分开，使重力线在支撑面内；同时屈膝屈髋，使身体呈下蹲姿势，降低重心，保持身体的稳定性。

4. 减少身体重力线的偏移　护士在提取物品时，应尽量将物品靠近身体；抱起或抬起患者移动时，应将患者靠近自己的身体，以使重力线落在支撑面内。

5. 尽量使用大肌肉或多肌群　护士在进行护理操作时，能使用整只手时，避免只

笔记

用手指进行操作；能使用手臂力量时，避免只用手腕部力量；能使用躯干部和下肢肌肉的力量时，尽量避免使用上肢的力量。例如，端持治疗盘时，应五指分开，托住治疗盘并与手臂一起用力，使用多肌群用力，不易疲劳。

6. 使用最小肌力做功　护士在移动重物时，应注意平衡、有节律，并计划好重物移动的位置和方向。护士应掌握以直线方向移动重物，尽可能遵循推或拉代替提取的原则。

第二节　协助患者活动

患者若长期卧床易出现消化不良、便秘、肌肉萎缩、压疮、坠积性肺炎等并发症，护士应定时协助患者变换卧位，促进患者适当活动，以预防和减少并发症的发生。

一、患者活动的评估

护理人员对患者活动能力进行评估是制定护理计划的需要，也是科学指导患者活动的依据。评估的主要目的是判断患者是否有活动能力，是否存在活动受限的因素，活动的程度是否合适，以及是否存在废用的风险。

（一）患者的一般资料

包括年龄、性别、文化程度、职业、生理因素、心理因素、社会因素等。年龄是决定机体对活动及所能耐受的活动程度的重要因素之一。不同的年龄选择不同的运动方式。

（二）心肺功能的状态

心肺功能的情况直接影响患者活动能力。活动会增加机体对氧的需要量，机体出现代偿性心率及呼吸加快、血压升高，造成呼吸、循环系统负荷加重。不恰当的运动会加重原有的心肺疾病，甚至会发生心搏骤停。因此，活动前应评估患者的血压、心率、呼吸等指标，根据患者的心肺功能状态确定活动负荷的安全范围，根据患者的反应及时调整活动方式及活动量。

（三）骨骼肌肉的状态

肌肉收缩的力量用肌力表示，可以通过机体收缩特定肌肉群的能力来评估肌力。肌力一般分为6级：

0级：完全瘫痪、肌力完全消失

1级：可见肌肉轻微收缩但无肢体活动

2级：肢体可水平移动位置但不能抬起

3级：肢体能抬离床面但不能对抗阻力

4级：能作对抗阻力的运动，但肌力减弱

5级：肌力正常

（四）关节的功能状况

通过患者的主动运动或被动运动观察关节的运动范围有无受限，是否有肿胀、僵硬、变形，活动时关节有无疼痛、声响等不适。

（五）患者的活动能力

可通过观察患者的日常活动情况判断其活动能力，如行走、穿衣、如厕是否需要器械或他人协助等进行综合评价。一般机体的活动功能可分为5个级别：

0级：完全能独立，可自由活动

1 级:需要使用辅助器械,如使用拐杖、轮椅、助行器等

2 级:需要他人的帮助、监护或指导

3 级:既需要他人的协助,也需要辅助器械

4 级:完全不能活动,全部依赖他人

二、协助患者下床

【目的】

协助患者下床进行活动或帮助恢复期患者进行身体适应性锻炼。

【评估】

1. 患者的一般情况如年龄、性别、文化程度、意识、疾病类型、心理状态、合作程度等。

2. 了解患者有无约束、肢体肌力、各种导管是否通畅及其固定情况等。

【计划】

1. 护士准备 衣帽整洁,修剪指甲,洗手。

2. 环境准备 环境整洁、安静,光线充足,室温适宜。

3. 患者准备

(1) 患者了解操作目的及配合方法,情绪稳定。

(2) 如有各类导管,应先妥善固定,防止脱落。

【实施】

步骤	要点与注意事项
1. 核对 床号、姓名	• 确认患者
2. 解释 向患者及家属做好解释,说明操作的目的、方法及配合要点	• 取得合作
3. 松被穿衣 松开盖被,安置好患者身上的导管,协助患者穿衣等	• 询问、观察患者有无眩晕和不适 • 避免导管脱落、受压或液体逆流
4. 移至床边 协助患者移至床边,再将患者的双膝弯起(图 10-6)	• 便于操作,如系偏瘫者,护士站于患者的患侧
5. 扶助坐起 (1)一手托起患者头颈部,另一手环绕患者腰部并促使其双手或健侧手臂环绕护士的头颈部(图 10-7)	• 让患者尽量靠近护士
(2)护士利用身体重心的转移,顺势将患者扶起转 1/4 周(图 10-8)	• 注意观察患者有无头晕等不适
(3)将患者的双腿移至床下,坐至床侧(图 10-9)	• 保护患者安全,避免患者坠床
6. 协助患者穿好鞋子	
7. 扶助患者下床(图 10-10)	• 防止患者摔倒 • 下床活动应采用渐进方式,可逐日增加下床活动的时间 • 下床或改变姿势时,动作应放慢,卧位改为坐姿后,应先摆动双下肢,促进下肢血液回流,无不适反应后再缓慢下床
8. 协助患者维持平衡	• 单侧无力者:护士站于患侧 • 双侧无力者:护士面对患者站立。双手扶住患者的肩膀,以便扶持及控制患者的不稳定及摇摆

笔记

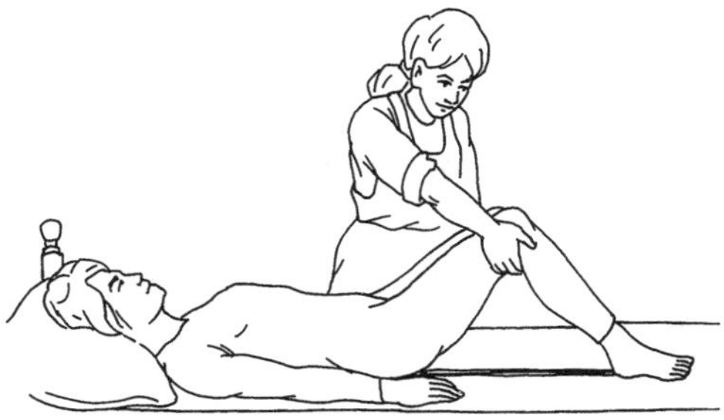

图 10-6 协助患者下床

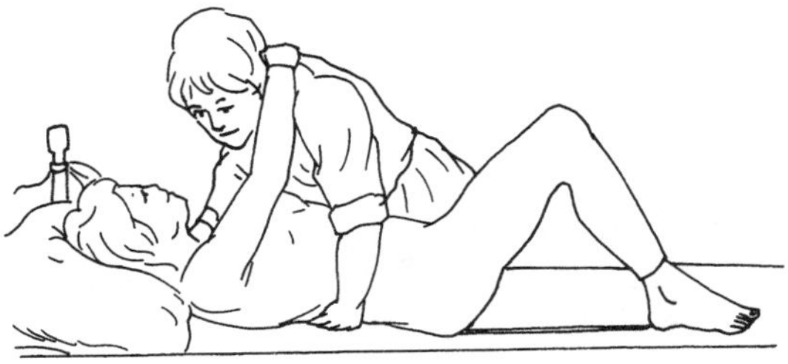

图 10-7 协助患者下床

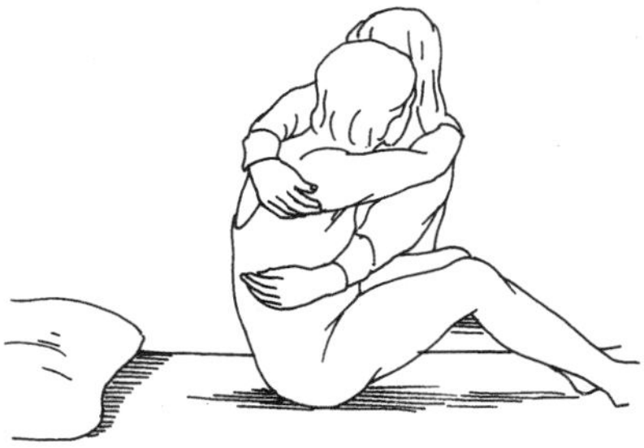

图 10-8 协助患者下床

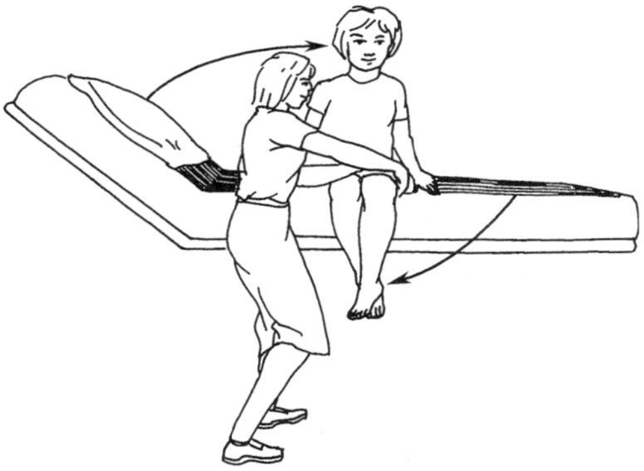

图 10-9 协助患者下床

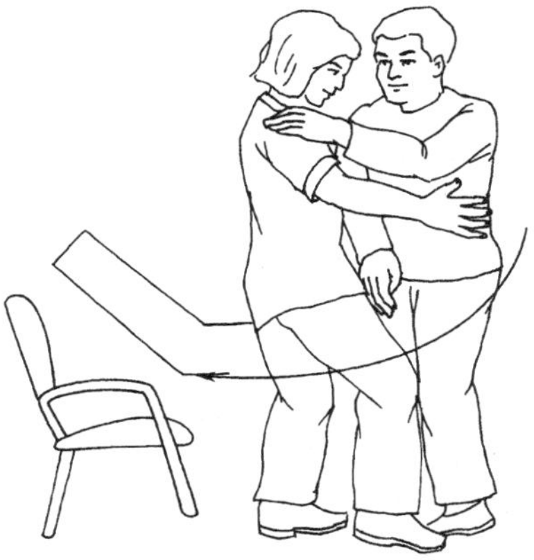

图 10-10 协助患者下床

◇ 协助患者下床操作流程：
核对解释→移患者至床边→扶助患者→旋转→双腿移床下→扶助患者下床→协助患者维持平衡

【评价】

1. 患者理解操作目的，愿意配合。
2. 操作过程中患者能配合，下床后患者无不适反应、无眩晕、无跌倒。
3. 下床过程中各种导管安置妥当，无脱落，患者有安全感。

笔记

三、协助患者变换卧位

【目的】

协助患者变换卧位，使患者舒适，防止压疮。

【评估】

1. 患者的一般情况如年龄、性别、文化程度、意识、疾病类型、心理状态、合作程度等。

2. 了解患者有无约束、肢体肌力、各种导管及其固定情况等。

【计划】

1. 护士准备　衣帽整洁，修剪指甲，洗手。

2. 环境准备　环境整洁、安静，光线充足，室温适宜。

3. 患者准备

（1）患者了解操作目的及配合方法，体位舒适，情绪稳定。

（2）如有各类导管，应先妥善固定，便于操作。

【实施】

步　骤	要点与注意事项
1. 核对　床号、姓名	• 确认患者
2. 解释　向患者及家属做好解释，说明操作的目的、方法及配合要点	• 取得合作
3. 准备　固定床脚轮，将各种导管安置妥当必要时将盖被折叠至床尾或一侧；协助患者仰卧，两手放于腹部	• 避免翻身时牵拉导管致脱落 • 方便操作
4. 翻身	• 注意节力原则
（1）一人协助患者翻身侧卧法（图 10-11）	• 适用于体重较轻者
1）先将患者肩部、臀部向护士侧床沿移动，再同法移动双下肢，协助患者屈膝	• 使患者尽量靠近护士，以缩短力臂，达到节力的目的 • 切忌拖拉患者，应稍抬起患者后再翻身，以免移动时擦伤患者皮肤
2）护士一手托住患者肩部，一手扶患者膝部，轻轻将患者转向对侧，使患者背向护士	
（2）两人协助患者翻身侧卧法（图 10-12）	• 适用于体重较重或病情较重的患者
1）两位护士站于床的同侧，一人托住患者颈肩部和腰部，另一人托住臀部和腘窝，两人同时将患者抬起移向近侧	• 需注意患者头部的保护 • 两人动作应协调轻稳 • 切忌拖拉患者，以免擦伤皮肤
2）两位护士分别扶住患者的肩部、腰部和臀部、膝部，轻轻将患者翻向对侧	• 应注意观察患者背部的皮肤情况，并给予相应的护理
5. 安置　按侧卧位的要求在患者背部、胸前及两膝间放置软枕，肢体各关节处于功能位，必要时加用床档	
6. 整理　各种导管、床单位	• 翻身后检查导管是否扭曲、受压、移位，以保持导管通畅
7. 记录　翻身时间，皮肤情况等	

笔记

> ◇ 协助患者变换卧位操作流程：
> 核对解释→摆体位→翻身→放置软枕支撑

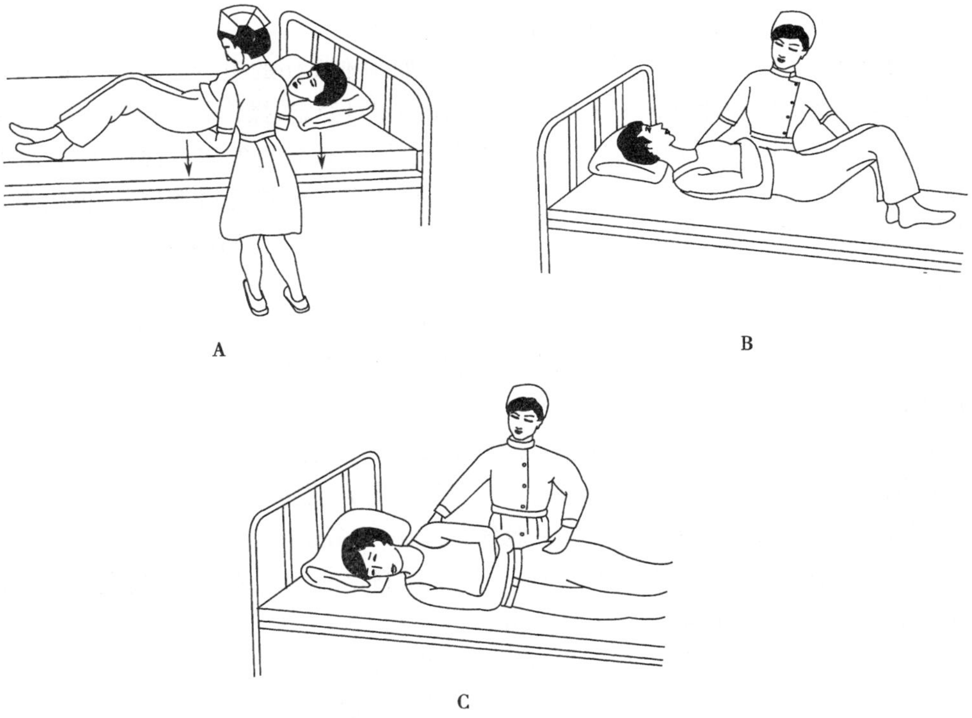

图 10-11　一人协助患者翻身侧卧

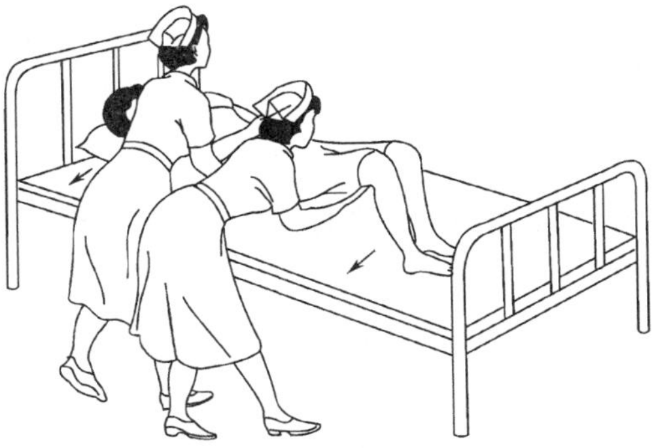

图 10-12　二人协助患者翻身侧卧

【评价】

1. 患者理解操作目的，操作过程中能配合。

2. 更换体位过程中无意外发生，各种导管安置妥当，无脱落，患者有安全感，更换体位后感觉舒适。

笔记

【特殊患者体位更换术】

1. 骨科患者　为四肢骨折的患者更换体位时,应根据患者的具体情况,选择合适的体位,适当抬高患肢,促进静脉回流。对损伤部位重点扶托保护,缓慢移至舒适体位,避免引起患者疼痛和造成新的损伤。如股骨颈骨折的患者,应保持肢体外展中立位,防止患肢内收、外旋造成髋部屈曲,防止骨折移位。

2. 脊柱损伤患者　翻身时应采用轴式翻身,如颈椎损伤的患者需要翻身时,应始终保持患者的头、颈、躯干在同一平面,以维持颈部相对稳定,操作者应协调一致,尽量平抬平放,防止损伤部位移位而加重脊髓的损伤。胸腰椎骨折的患者协助翻身时,应嘱患者挺胸直腰绷紧背部肌肉形成自然内固定,操作者一人扶托患者肩部和髋部,另一人扶托髋部和双下肢,保持躯干上下一致,同时向对侧翻身,侧卧时可在患者的胸腹部、背部放置软枕支撑患者。

3. 牵引患者　协助牵引患者翻身时,不可随意放松牵引,翻身后注意牵引的位置、方向和牵引力是否正确。嘱咐牵引患者及其家属不要擅自改变体位,不能随便增加牵引重量。

4. 石膏固定患者　针对石膏固定患者,在石膏未干之前,应尽量少搬动患者,不要用手指按压,以免石膏向内凸起,压迫局部组织。若必须移动患者时,应用手掌平托患肢,以保持石膏位置,并注意观察局部肢体血液循环情况。

5. 手术患者　为手术后患者更换体位前,如敷料已有潮湿或脱落,应先更换敷料并固定好后,再协助翻身,翻身后应避免伤口处受压。

6. 颅脑手术患者　颅脑术后的患者应取健侧卧位或仰卧位,避免手术切口受压。更换体位时,操作者应扶持患者头部,使头颈部呈一直线,防止头颈部过度扭曲或震动;为有脑室引流的患者更换体位时,操作者应先将引流管暂时夹闭,防止脑脊液反流,引起逆行性感染;颅脑术后的患者翻身时,头部不可剧烈翻动,以防引起脑疝,压迫脑干,导致猝死。

四、协助患者移向床头

【目的】

帮助滑向床尾而自己不能移动的患者移向床头,使患者舒适。

【评估】

1. 患者的一般情况如年龄、性别、文化程度、意识、疾病类型、心理状态、合作程度等。

2. 了解患者有无约束、肢体肌力、各种导管及其固定情况等。

【计划】

1. 护士准备　衣帽整洁,修剪指甲,洗手。

2. 环境准备　环境整洁、安静,光线充足,室温适宜。

3. 患者准备

(1) 患者了解操作目的及配合方法,体位舒适,情绪稳定。

(2) 如有各类导管,应先妥善固定,便于操作。

笔记

【实施】

步　骤	要点与注意事项
1. 核对　床号、姓名	• 确认患者
2. 解释　向患者及家属做好解释，说明操作的目的、方法及配合要点	• 取得患者的配合
3. 准备　固定床脚轮，放平床头支架或靠背架，枕头横立于床头，将各种导管安置妥当，必要时将盖被折叠至床尾或一侧	• 避免移动过程中由于床的移动造成意外 • 避免撞伤患者头部，避免移动患者时牵拉导管致脱落 • 方便操作
4. 移动	
（1）一人协助患者移向床头（图 10-13）：	• 适用于体重较轻且能较好配合的患者
1）协助患者屈膝仰卧，双手握住床头栏杆或搭于护士肩部	
2）护士靠近床边，两腿弯曲，适当分开呈半蹲姿势，一手托住患者的肩背部，一手托住患者的臀部	• 节省体力
3）护士托起患者，并嘱咐患者两脚蹬床面，同时挺身，一起移向床头	• 患者身体应被抬离床面，切忌拖拉患者，以免皮肤擦伤
（2）两人协助患者移向床头：	• 适用于体重较重或病情较重的患者
1）协助患者屈膝仰卧	
2）两位护士分别站于床的两侧，两腿弯曲适当分开。两人手交叉地托住患者颈肩部和臀部，同时抬起患者，移向床头	• 动作应协调轻稳，患者身体应被抬离床面，不可拖拉硬拽患者，确保患者舒适和安全
5. 整理　放回枕头，协助患者取舒适卧位，整理床单位	

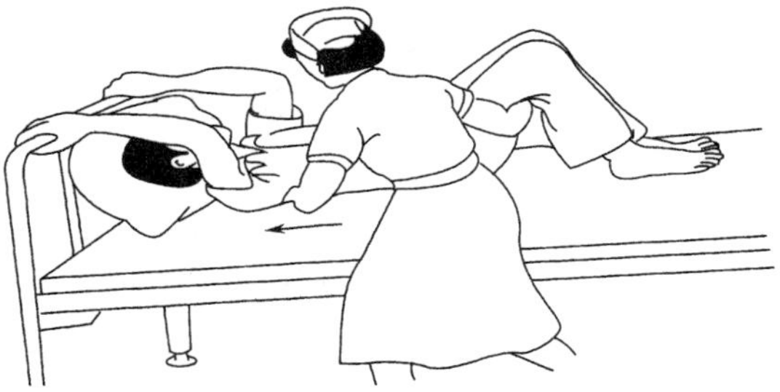

图 10-13　一人协助患者移向床头

笔记

◇ 协助患者移向床头操作流程：
核对解释→固定床脚轮→安置管道→移向床头→放回枕头→整理

【评价】

1. 患者理解操作目的，愿意配合。
2. 操作过程中患者能主动配合，移动后患者感觉舒适。
3. 移动患者过程中无意外发生，患者有安全感。

五、全范围关节活动

关节活动度练习（range of motion exercise），简称 ROM 练习，是指根据每一特定关节可活动的范围来对此关节进行屈曲和伸展的运动，是维持关节可动性、防止关节挛缩和粘连形成、恢复和改善关节功能的有效的锻炼方法。关节活动范围（range of motion，ROM）是指关节运动时所通过的运动弧，常以度数表示，亦称关节活动度。ROM 练习可分为主动性 ROM 练习和被动性 ROM 练习。躯体可移动的患者可采用主动性 ROM 练习，卧床患者则需要护理人员协助完成，为被动性 ROM 练习。对于活动受限的患者应尽快开始 ROM 练习，开始可由医务人员完全协助或部分协助完成，并最终达到患者能独立完成的目的。被动性 ROM 可利用为患者作清洁卫生护理、翻身和变换卧位时来完成，这样既节省时间，又可随时观察患者的病情变化。每天应做 2～3 次 ROM。主动性全范围关节活动适用于躯体可移动的患者，被动性全范围关节活动适用于卧床患者，需要依靠护理人员协助才能进行并完成。

【目的】

维持关节的活动性；预防关节僵硬、粘连和挛缩；促进血液循环；修复关节丧失的功能；维持肌张力。

【评估】

1. 全面评估患者情况，包括病情、体力、关节活动能力及听从指导的能力。
2. 了解关节情况和患者的全身情况，若患者有心脏疾病，应特别小心观察其有无胸痛症状。

【计划】

1. 护士准备　衣帽整洁，修剪指甲，洗手。
2. 环境准备　环境整洁、安静，光线充足，室温适宜。
3. 患者准备

（1）患者了解操作目的及配合方法，体位舒适，情绪稳定。

（2）如有各类导管，应先妥善固定，便于操作。

【实施】

笔记

步　骤	要点与注意事项
1. 核对　床号、姓名。评估患者情况包括病情、体力、关节活动能力	• 确认患者
2. 解释　向患者及家属解释操作的目的、过程和需要配合的要求	• 取得患者的配合 • 护士应结合患者的病情，向患者及家属介绍关节活动的重要性，鼓励患者积极配合锻炼，并最终达到由被动转变为主动的运动方式
3. 安置体位　让患者采取自然放松的体位，向患者说明适当的体位和姿势的重要性，操作时尽量靠近操作者	• 不良姿势可能会限制患者的关节活动
4. 全范围关节活动　依次对颈部、肩、肘、腕、手指、髋、膝、踝、趾关节做外展、内收、伸展、屈曲、内旋、外旋、伸展过度等关节活动范围练习（表10-1）。每个关节每次可有节律地做5～10次完整的练习，操作时以手做成杯状或支架状来支撑患者关节远端的肢体（图10-14）	• 活动中观察内容：①患者在关节活动过程中，有无关节僵硬、疼痛，关节活动的范围，患者对关节活动的耐受性。当患者出现疼痛、疲劳、痉挛或抵抗反应时，应停止操作。②患者有无胸痛，患者心率、心律和血压有无异常，避免由于剧烈活动诱发心血管意外。③对比两侧活动情况，有助于了解关节原来的活动情况，避免伤及关节 • 适当的支托能较好地控制关节的活动 • 对于有骨折、急性关节炎症、肌腱损伤、关节脱位的患者应在医生或专业人员指导下完成，避免出现再次损伤
5. 操作后　运动结束后，测量生命体征，协助患者取舒适卧位	• 评估患者情况，避免发生意外
6. 记录　运动后应及时、准确记录运动的时间、内容、次数和关节活动范围变化的情况及患者的反应	• 为今后的操作提供参考

表10-1　关节活动范围练习各动作的定义

动作	定义
外展	移离身体中心
内收	移向身体中心
伸展	关节伸直或头向后仰
屈曲	关节弯曲或头向前弯
内旋	旋向中心
外旋	自中心向外旋转
伸展过度	超过一般的范围

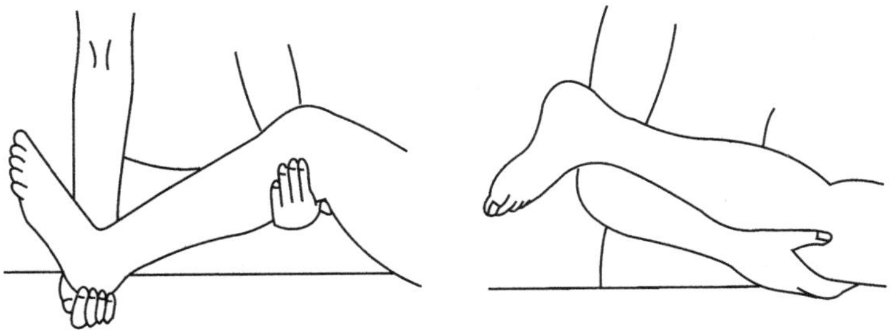

图10-14　以手做成杯状或支架来支托腿部

◇ 全范围关节活动操作流程：

核对解释→安置体位→全范围关节活动→测量生命体征、协助患者取舒适卧位→记录

【评价】

1. 患者理解全范围关节活动的目的和重要性，愿意配合。
2. 患者运动后关节活动良好，无疼痛、不适及并发症的发生。
3. 患者知晓全范围关节活动的注意事项。
4. 活动过程中无肌肉或关节损伤，患者有安全感。

附：全范围关节活动练习（图 10-15）

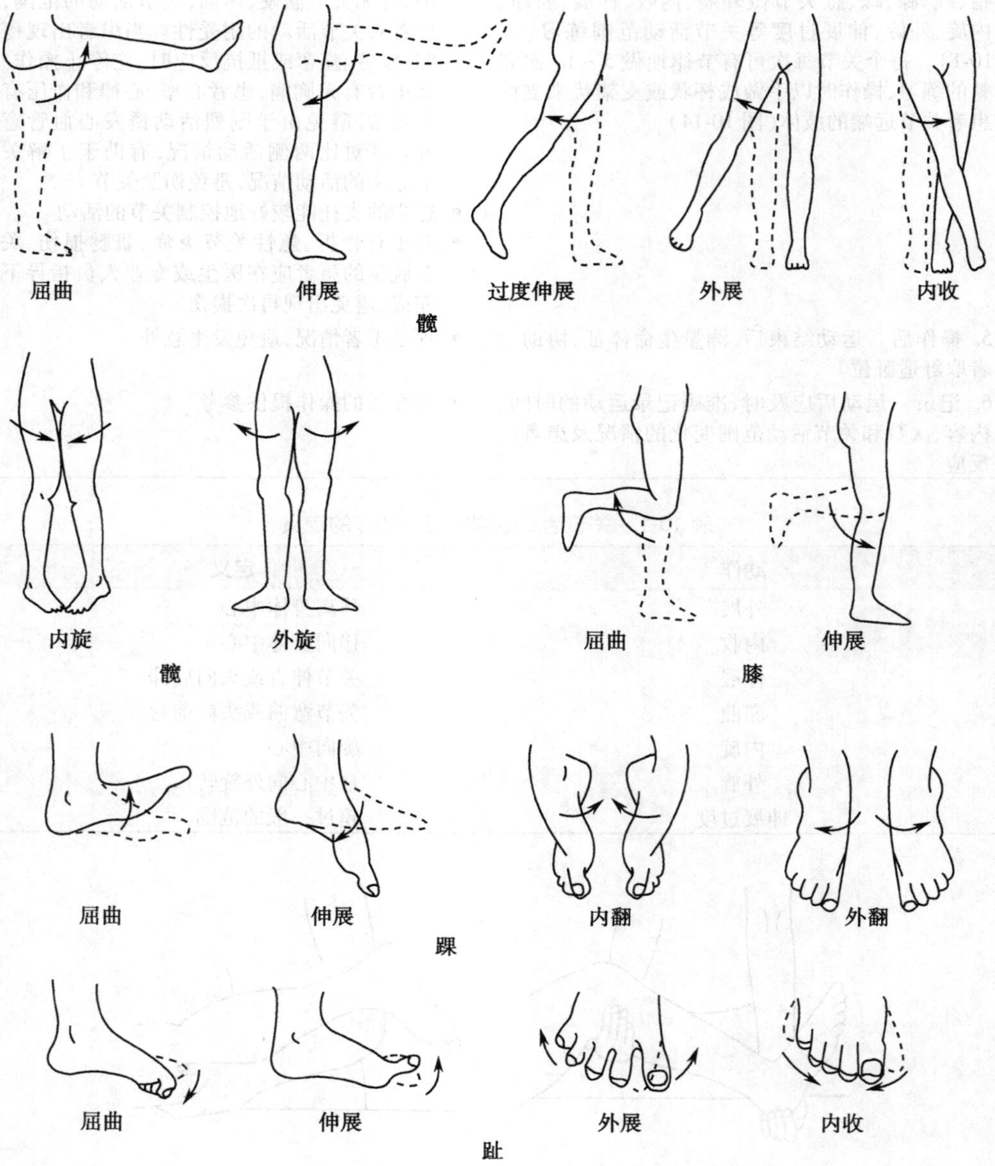

A

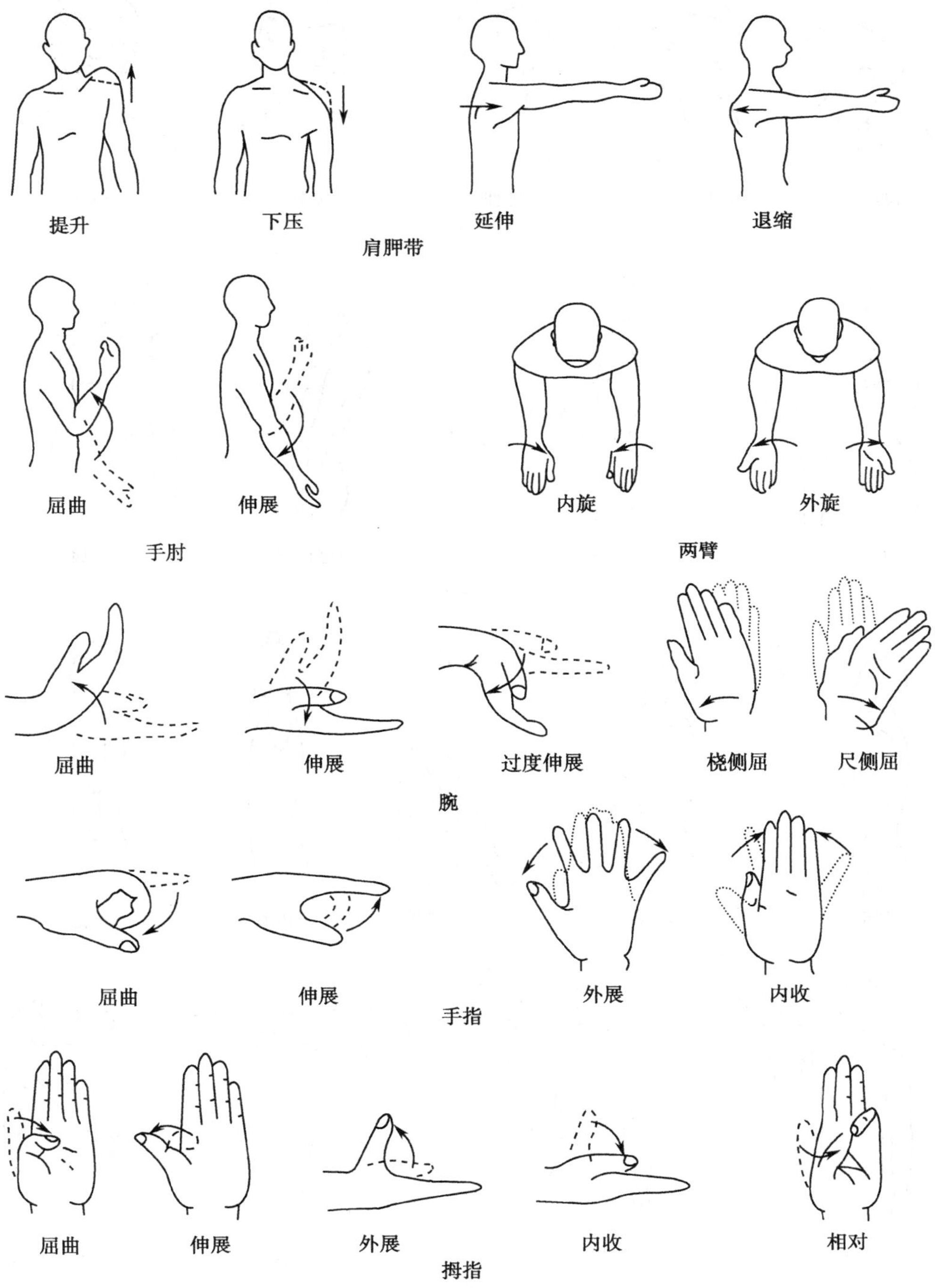
提升
下压
延伸
退缩
肩胛带
屈曲
伸展
手肘
内旋
外旋
两臂
屈曲
伸展
过度伸展
桡侧屈
尺侧屈
腕
屈曲
伸展
外展
内收
手指
屈曲
伸展
外展
内收
相对
拇指

B

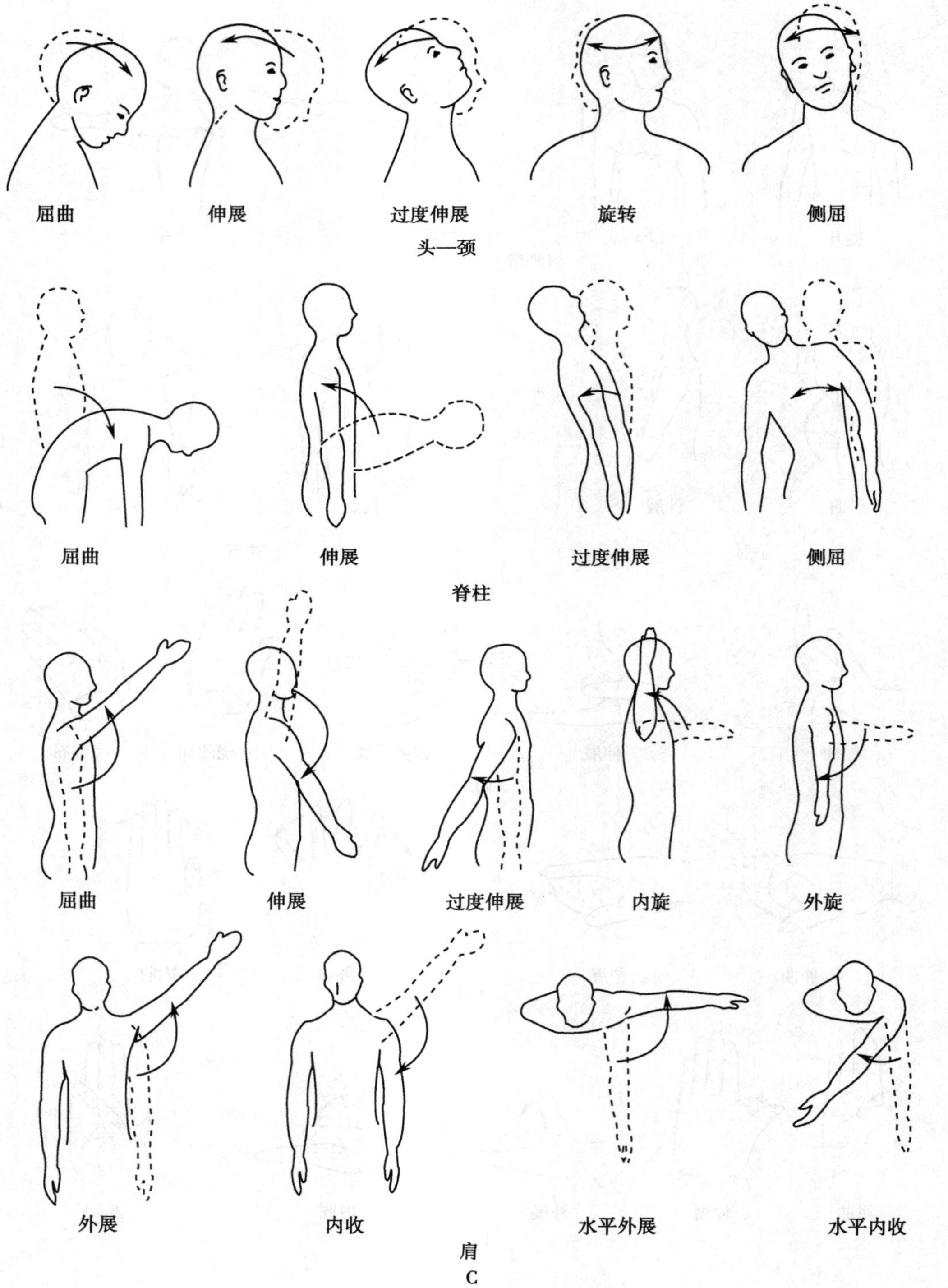

C

图 10-15　全范围关节活动练习

学习小结

1. 学习内容

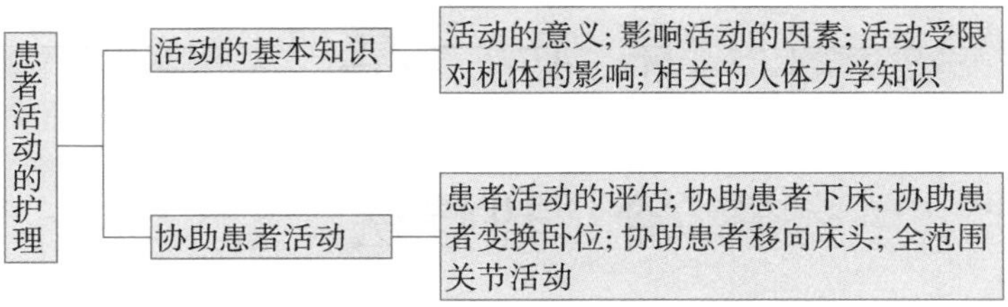

2. 学习方法

（1）系统学习与重点掌握相结合，结合案例思考问题，把握重、难点。

（2）根据本章的学习目的与要求，结合实训课与见习课，掌握本章相关护理操作，在操作中重视护理评估，体现以患者为中心。

（3）课后查阅患者活动相关材料，拓展知识视野，培养评判性思维能力。

3. 风险防范

防止体位性低血压跌倒！

体位性低血压又叫直立性虚脱，是由于体位的改变，如从平卧位突然转为直立，或长时间站立发生的脑供血不足，血压突然下降超过20mmHg，并伴有明显的头昏、头晕、视物模糊、乏力、恶心、心悸、认知功能障碍等，严重时会发生晕厥。长期卧床患者由于体位改变容易发生体位性低血压，继而可能发生坠床或跌倒，所以长期卧床患者，下床前应做好充分的准备，遵守“三个半分钟”原则，即平卧半分钟、坐起半分钟、下肢垂下坐床边半分钟，无不适再站起。

（郑丽维　刘红敏）

复习思考题

1. 长期卧床对患者的呼吸系统、心血管系统、肌肉骨骼系统、消化系统及心理社会方面将产生什么样的影响？

2. 在护理工作中如何正确应用人体力学原理？

3. ROM练习的目的是什么？注意事项有哪些？

4. 患者，男性，42岁。因交通意外致伤，神志昏迷，入院诊断为颈椎骨折，右下肢骨折。行右下肢石膏固定，留置尿管，静脉输液。请问：为该患者翻身时，应注意哪些问题？

第十一章

冷、热疗法

学习目的

学生通过本章的学习，能掌握冷、热疗技术，熟悉冷热疗法的相关理论知识，能运用相关理论知识对不同病情进行分析，做到有效安全的冷热疗护理。

学习要点

冰袋、冷湿敷、乙醇擦浴、热水袋、热湿敷、烤灯照射、热水坐浴等护理技术的目的、禁忌证、使用方法和注意事项。

案例导入

王某，女性，36岁，以"发热、咳嗽、胸痛3天"为主诉入院。查体：T 39.5℃，P 106次/分，R 21次/分，BP 120/80mmHg。处理原则：观察病情，对症治疗。医嘱予以物理降温、抗炎治疗。请思考：

1. 护士应选择哪种物理方法为其降温？为什么？
2. 行物理降温时，操作的注意事项有哪些？

冷、热疗法是临床常见的一种物理治疗方法，对炎症、疼痛、出血或充血、降温或保暖等均有一定治疗效果。护理人员须了解冷、热疗法的基本知识，充分评估患者的病情，熟练运用冷热疗法，以达到及时、有效的治疗目的，满足患者的身心需要。

第一节　冷、热疗法的基本知识

一、冷、热疗法的概念

冷、热疗法(cold and heat therapy)是用低于或高于人体温度的物质作用于机体表面，通过神经传导引起皮肤和内脏器官血管收缩或舒张，从而改变机体各系统体液循环和新陈代谢，达到治疗和护理的目的。

人体皮肤分布着冷觉感受器和温觉感受器，冷觉感受器位于皮肤真皮上层，感受冷的刺激，引发机体的防御反应，以免机体发生冻伤；温觉感受器位于真皮下层感受热

笔记

的刺激，引发机体的防御反应，以免机体发生烫伤。冷觉感受器主要集中于躯干上部和四肢，其数量比温觉感受器多4～10倍，因此机体对冷刺激的比热刺激敏感。

二、冷、热疗法的效应

（一）冷、热疗法的生理效应

冷、热疗法作用于机体表面而产生不同的生理效应（表11-1）。

表11-1　冷、热疗法的生理效应

生理指标	热疗	冷疗
血管	舒张	收缩
血液流动速度	增快	减慢
毛细血管通透性	增加	减少
细胞代谢率	增加	减少
需氧量	增加	减少
血液黏稠度	降低	增加
淋巴流动速度	增快	减慢
神经传导速度	增快	减慢
结缔组织伸展性	增强	减弱
体温	上升	下降

（二）冷、热疗法的继发效应

继发效应（secondary effect）是指用冷疗法或热疗法超过一定时间后，所产生的与生理效应相反的作用，这种现象称为继发效应。如冷疗法可使血管收缩，但持续用冷30～60分钟后，则血管扩张；热疗法使血管扩张，但持续用热30～45分钟后，则血管收缩。这是机体为避免长时间用冷或用热对组织的损害而引起的防御反应。因此，使用冷、热疗法的时间一般以20～30分钟为宜。

三、影响冷、热疗法效果的因素

（一）方式

冷、热疗法的方式有干法和湿法，方式不同其效果也不同。因为水是一种良好的导体，其传导能力和渗透力比空气强，所以，在同样的温度条件下，湿冷法、湿热法的效果优于干冷法、干热法。因此，在临床护理中使用湿热法的温度应比干热法的温度低一些，而使用湿冷法的温度应比干冷法的温度高一些，防止患者用冷或用热部位发生冻伤或烫伤。

（二）温度

冷、热疗法的应用温度与机体体表的温度相差越大，机体对冷、热刺激的反应越强；反之，则越弱。其次，环境温度也可影响冷热效应，如环境温度高于或等于身体温

笔记

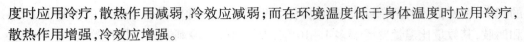

度时应用冷疗，散热作用减弱，冷效应减弱；而在环境温度低于身体温度时应用冷疗，散热作用增强，冷效应增强。

（三）部位

不同厚度的皮肤对冷、热反应的效果不同，皮肤较厚的区域，如脚底、手心，对冷、热的耐受性大，冷、热疗法效果比较差；而皮肤较薄的区域，如前臂内侧、颈部，对冷、热的敏感性强，冷、热疗法效果比较好。不同深度的皮肤对冷、热反应也不同，皮肤浅层的冷觉感受器较温觉感受器浅表且数量多，故浅层皮肤对冷较敏感。血液循环也可影响冷、热疗法的效果，血液循环良好的部位，可增强冷、热应用的效果。因此，临床上为高热患者物理降温，将冰袋、冰囊放置在颈部、腋下、腹股沟等体表大血管流经处，以增加散热效果。

（四）面积

冷、热疗法的效果与应用面积大小呈正相关。应用冷、热的机体表面面积越大，则冷、热疗法的效果就越强；反之，冷、热应用面积越小，则冷、热疗法的效果就越弱。但须注意，使用面积越大，患者的耐受性越差，且会引起全身的不良反应，如大面积热疗法会导致广泛性周围血管扩张、血压下降，若血压急剧下降，患者容易发生晕厥；而大面积冷疗法则会导致血管收缩，使周围皮肤的血液分流至内脏血管，致患者血压升高。

（五）时间

冷、热疗法的持续时间对治疗效果有直接影响，在一定时间内其效应是随着时间的增加而增强，以达到最大的治疗效果。如果时间过长，则会产生继发效应而抵消原先治疗效应，甚至还可引起不良反应，如疼痛、皮肤苍白、冻伤或烫伤等。

（六）个体差异

年龄、性别、身体状况、居住习惯、肤色等影响冷、热治疗的效应。婴幼儿由于神经系统发育尚未成熟，对冷、热的适应能力有限，反应较为强烈；老年人对冷、热刺激反应的敏感性降低，反应比较迟钝。女性对冷、热刺激较男性敏感。对昏迷、血液循环障碍、血管硬化、感觉迟钝等患者，因其对冷、热的敏感性降低，尤其应注意防止烫伤或冻伤。长期居住在热带地区者对热的耐受性较高，而长期居住寒冷地区者对冷的耐受性较高。浅肤色者比深肤色者对冷、热的反应更强烈。

四、应用冷、热疗法的禁忌证

（一）冷疗法的禁忌证

1. 局部血液循环不良　全身微循环障碍、休克、周围血管病变、水肿、神经病变等患者，用冷疗法可进一步使血管收缩，加重血液循环障碍，导致局部组织缺血缺氧而发生变性坏死。

2. 慢性炎症或深部化脓病灶　冷疗法可使局部血管收缩，血液循环速度减慢，血流量减少，减慢炎症的吸收。

3. 组织损伤、破裂或有开放性伤口　冷疗法可致血液循环降低，血流量减少，加重组织损伤，影响伤口愈合。

4. 对冷过敏　使用冷疗法可出现红斑、荨麻疹、关节疼痛、肌肉痉挛等过敏症状。

笔记

5. 冷疗法的禁忌部位

（1）枕后、耳廓、阴囊等处：用冷易发生冻伤。

（2）心前区：用冷易发生反射性心率减慢、心房纤颤、心室纤颤及房室传导阻滞。

（3）腹部：用冷易引起腹痛、腹泻。

（4）足底：用冷易导致反射性末梢血管收缩，影响散热，或引起一过性冠状动脉收缩。

6. 慎用　感觉异常、昏迷、年老体弱者、婴幼儿、心脏病、关节疼痛、哺乳期产妇乳房胀痛等。

（二）热疗法的禁忌证

1. 未明确诊断的急性腹痛　热疗法虽能缓解疼痛，但容易掩盖病情，贻误诊断和治疗，并可引发腹膜炎的危险。

2. 软组织损伤 48 小时内　因热疗法可促进血液循环，加重皮下出血、肿胀和疼痛。

3. 各种脏器出血、出血性疾病　热疗法使局部血管扩张，增加脏器血流量和血管通透性，从而加重出血。

4. 面部危险三角区的化脓性感染　面部危险三角区血管丰富，静脉无静脉瓣，而且与颅内海绵窦相通，用热后会促使炎症扩散，造成严重的颅内感染和败血症。

5. 心、肝、肾功能不全者　热疗法使皮肤血管扩张，减少对内脏器官的血液供应，加重病情。

6. 皮肤湿疹　热疗法可加重皮肤受损，而且使患者增加痒感而不适。

7. 急性炎症　如结膜炎、牙龈炎及中耳炎，热疗法会使温度升高，利于分泌物增多及细菌繁殖，加重病情。

8. 孕妇　热疗法会影响胎儿生长。

9. 恶性肿瘤部位　热疗法可使肿瘤部位细胞加速新陈代谢而加重病情，且促进血液循环使肿瘤扩散、转移。

10. 金属移植物部位　金属是热的良导体，用热易引起埋植金属部位烫伤。

11. 睾丸　热疗法会抑制精子发育，并破坏精子。

12. 慎用　感觉异常者、麻痹、年老体弱、婴幼儿等。

第二节　冷、热疗法的应用

冷、热疗法在临床中有较多的运用方式及方法。根据应用方式的不同，分为：干法（干冷、干热）、湿法（湿冷及湿热）；根据应用面积不同，分为局部冷、热疗法和全身冷、热疗法。局部冷疗法包括冰袋、冰囊、冰帽及冰槽、冷湿敷等；局部热疗法包括热水袋、烤灯、热湿敷及热水坐浴等；全身冷疗法包括温水擦浴、乙醇擦拭浴。在临床工作中，护士应熟悉各种冷、热疗法的相关知识，掌握冷、热疗方法的运用技术，确保患者的安全。

笔记

一、冷疗法

（一）目的

1. 减轻局部充血或出血　冷疗法可使局部血管收缩，毛细血管通透性降低，减轻局部充血；同时冷疗还可使血流减慢、血液的黏稠度增加，有利于血液凝固而控制出血。适用于局部软组织损伤的早期、扁桃体摘除术后、鼻出血等。

2. 减轻疼痛　冷疗法可抑制细胞的活动，减慢神经冲动的传导，降低神经末梢的敏感性而减轻疼痛；同时冷疗法使血管收缩、毛细血管的通透性降低、渗出减少，从而减轻由于组织肿胀压迫神经末梢引起的疼痛。适用于急性损伤早期、牙痛、烫伤等。

3. 控制炎症扩散　冷疗法可使局部血管收缩、血流减少、细胞的新陈代谢和细菌的活力降低，从而限制炎症的扩散。适用于炎症早期。

4. 降低体温　冷疗法直接与皮肤接触，通过传导的物理作用，使患者体温降低。高热、中暑患者头部使用冰帽可降低头部的温度，降低脑细胞的代谢，提高脑组织对缺氧的耐受性，减少脑细胞的损害，防止脑水肿。

（二）方法

冰袋（ice bag）

【目的】

降温、止血、镇痛、消炎。

【评估】

1. 患者的年龄、病情、意识状态、治疗情况。
2. 患者局部皮肤情况及活动能力。
3. 患者对使用冰袋的认识、心理状态及配合程度。

【准备】

1. 护士准备　衣帽整洁，修剪指甲，洗手，戴口罩。
2. 用物准备

（1）治疗盘内备：冰袋或冰囊（图11-1）、布套、毛巾。

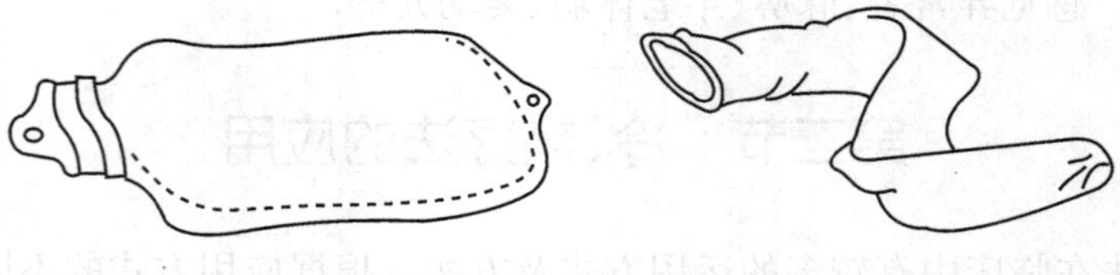

图11-1　冰袋、冰囊

（2）治疗盘外备：冰块、勺、脸盆（内盛冷水）、手消毒液。

3. 环境准备　环境清洁，温度适宜，避免对流风。
4. 患者准备　理解冰袋的目的和意义，愿意合作。

【实施】

步　　骤	要点与注意事项
1. 准备冰袋	
(1)化冰装袋　将冰块放入水盆，用水冲去棱角，再装入冰袋1/2～2/3	• 冰块棱角会引起患者不适及冰袋损伤
(2)驱气　排出袋内空气，将冰袋口夹好。擦干冰袋外面的水迹	• 可减慢冰块融化速度
(3)检查　倒置冰袋，检查有无漏水	
(4)加布套　将冰袋装入布套	• 避免冰袋与患者皮肤直接接触，布套亦可吸收冷凝水气
2. 核对解释　备齐物品，携至患者床前，核对患者床号与姓名并解释	• 解释使用冰袋目的及过程，消除患者顾虑，取得患者配合
3. 放置冰袋	
(1)部位：为高热患者降温，冰袋可置于前额、头顶部和体表大血管分布处如颈部两侧、腋窝、腹股沟等处；扁桃体摘除术后应将冰袋置于颈前颌下（图11-2）	
(2)时间：不超过30分钟	• 防止产生继发效应 • 高热降温时，冰袋使用后30分钟需测体温。当体温降至39℃以下，取下冰袋，并将测得体温绘制在体温单上；如患者需再次使用冰袋，须间隔60分钟
4. 观察效果与反应	• 密切观察以下情况：冰袋袋口是否夹紧，有无漏水现象；冰块是否融化，如融化应及时更换，保持布袋干燥；如局部皮肤苍白、青紫，须立即停止用冷，防止冻伤；如患者感觉皮肤麻木，应立即停止使用冰袋
5. 操作后处理	
(1)协助患者取舒适卧位，整理床单位	
(2)将冰袋内的水倒空，倒挂，晾于通风阴凉处，晾干后吹入少量空气备用；冰袋布套清洁后晾干备用；整理其他用物，清洁后放回原处备用	
6. 洗手记录　记录用冷部位、时间、效果和反应	• 降温后的体温绘制在体温单上

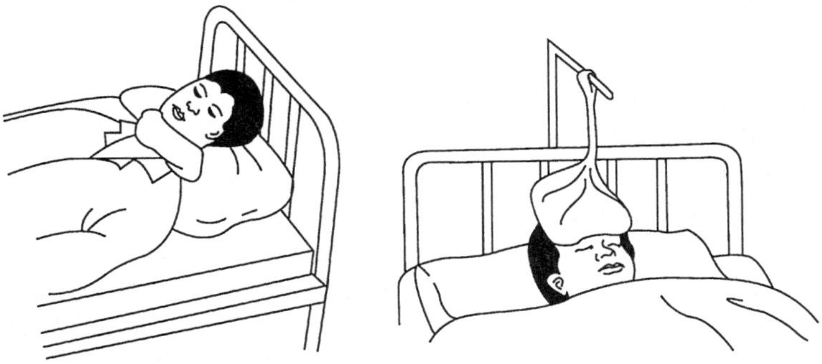

图11-2　冰袋、冰囊的使用

◇ 冰袋使用操作流程

准备冰袋→核对解释→放置冰袋→观察效果与反应→操作后处理→洗手记录

【评价】

1. 患者理解使用冰袋的目的,并主动配合。操作顺利完成,安全有效。

2. 患者的症状缓解。

3. 患者局部血液循环良好,无冻伤发生。

4. 与患者沟通良好,身心舒适。

冰帽(ice cap)

【目的】

降低头部温度,预防脑水肿。

【评估】

1. 患者的年龄、病情、意识状态、治疗情况。

2. 患者局部皮肤情况及活动能力。

3. 患者对使用冰帽的认识、心理状态及配合程度。

【准备】

1. 护士准备　衣帽整洁,修剪指甲,洗手,戴口罩。

2. 用物准备

(1) 治疗盘内备:冰帽(图 11-3)、海绵 3 块、肛表、治疗巾、手消毒液。

(2) 治疗盘外备:冰块、勺、盆(内盛冷水)、水桶、橡胶单、中单、小枕。

3. 环境准备　环境清洁,温度适宜,避免对流风。

4. 患者准备　理解冰帽的目的和意义,愿意合作。

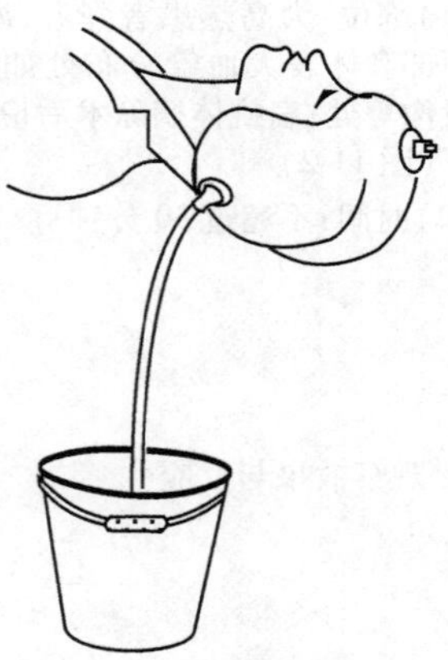

图 11-3　冰帽的使用

【实施】

步　　骤	要点与注意事项
1. 准备冰帽(同冰袋)	• 可减慢冰块融化速度
2. 核对解释　备齐物品,携至患者床前,核对患者床号与姓名并解释	• 解释使用冰帽目的及过程,消除患者顾虑,取得患者配合
3. 铺单　去枕,将橡胶单、中单铺于患者头下,治疗巾铺于冰帽内	
4. 冰帽使用	
(1)戴冰帽:将患者头部置冰帽中,后颈部、双耳廓垫海绵,小枕垫在患者肩下,排水管放入水桶内。	• 防止冻伤
(2)时间:不超过 30 分钟	• 防止产生继发效应
5. 测量体温　每 30 分钟测量一次体温	• 维持体温在 33℃(肛温)左右。不可低于 30℃,以防止心室纤颤等的发生
6. 观察效果与反应	• 密切观察以下情况:冰帽有无破损、漏水现象;冰帽内的冰块是否融化,如融化应及时更换或添加;加强局部皮肤色泽观察,尤其避免耳廓发生冻伤
7. 操作后处理	
(1) 协助患者取舒适卧位,整理床单位	
(2) 将冰帽倒空,晾于通风阴凉处;整理用物,清洁后放于原处备用	
8. 洗手、记录　记录用冰帽时间,效果和反应	

◇ 冰帽使用操作流程

准备冰帽→核对解释→铺单→冰帽使用→测量体温→观察效果与反应→操作后处理→洗手记录

【评价】

1. 患者理解使用冰帽的目的,并主动配合。操作顺利完成,安全有效。
2. 患者的症状缓解。
3. 患者用冰帽期间无不良反应,局部皮肤未发生冻伤。
4. 与患者沟通良好,身心舒适。

冷湿敷法(cold moist compress)

【目的】

降温、止血、镇痛、消炎。

【评估】

1. 患者的年龄、病情、意识状态、治疗情况。
2. 患者局部皮肤情况及活动能力。
3. 患者对冷湿敷法的认识、心理状态及配合程度。

【准备】

1. 护士准备　衣帽整洁,修剪指甲,洗手,戴口罩。
2. 用物准备

(1) 治疗盘内备:卵圆钳 2 把、敷布 2 块、凡士林、纱布、棉签、一次性治疗巾。

(2) 治疗盘外备:冰水及盛放的容器,手消毒液,必要时备屏风、换药用物。

3. 环境准备　环境清洁,温度适宜。
4. 患者准备　理解冷湿敷的目的和意义,愿意合作。

【实施】

步　　骤	要点与注意事项
1. 核对解释　备齐物品,携至患者床前,核对患者床号与姓名并解释	• 解释使用冷湿敷目的及过程,消除患者顾虑,取得患者配合
2. 暴露患处　取舒适体位,暴露患处,将一次性治疗巾垫于患处下	• 必要时屏风遮挡患者隐私
3. 涂凡士林　于患处局部涂凡士林,上盖一层纱布	• 保护皮肤
4. 冷湿敷	
(1)浸湿:将敷布浸于冰水中,用卵圆钳夹起敷布的两端拧至不滴水(图 11-4),展开,折叠敷布,敷于患处	• 若冷湿敷部位为开放性伤口,需按无菌技术处理伤口 • 以防产生继发效应
(2)时间:每 3 ~ 5 分钟更换一次敷布,持续时间 15 ~ 20 分钟	• 勤更换敷布以保证冷湿敷效果。若为降温,则冷湿敷 30 分钟后测量体温,并绘制于体温单上
5. 观察效果与反应	• 每 10 分钟观察有无敷布移动及脱落情况、局部皮肤及患者的反应,以免发生冻伤
6. 操作后处理　用纱布擦净局部皮肤,协助患者取舒适体位,整理床单位。处理用物	
7. 洗手记录　记录冷湿敷的部位、时间、效果及患者反应	

笔记

◇ 冷湿敷操作流程

核对解释→暴露患处→涂凡士林→盖纱布→冷敷→观察效果与反应→操作后处理→洗手记录

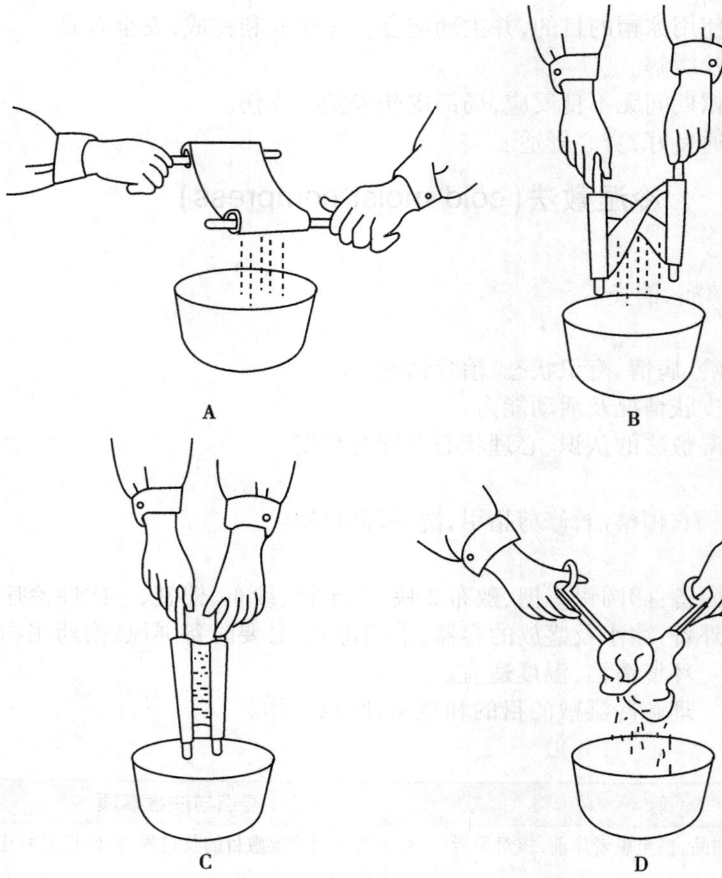

图 11-4　冷湿敷拧敷布法

【评价】

1. 患者理解使用冷湿敷的目的，并主动配合。操作顺利完成，安全有效。
2. 患者的症状缓解。
3. 患者用冷湿敷期间无不良反应，局部皮肤未发生组织损伤等。
4. 与患者沟通良好，身心舒适。

温水擦浴（tepid water sponge bath）及乙醇擦浴（alcohol sponge bath）

【目的】

为高热患者降温。

【评估】

1. 患者的年龄、病情、意识状态、治疗情况及有无乙醇过敏史。

2. 患者局部皮肤情况及活动能力。

3. 患者对全身冷疗法的认识、心理状态及配合程度。

【准备】

1. 护士准备　衣帽整齐洁，修剪指甲，洗手，戴口罩。

2. 用物准备

(1) 治疗盘内备：浴巾、小毛巾 2 块、热水袋及套、冰袋及套、水温计。

(2) 治疗盘外备：脸盆（内盛有 32～34℃温水，2/3 满），乙醇擦浴需准备盆（内盛有 30℃的 25%～35%乙醇 200～300ml）。手消毒液，必要时备衣裤、屏风、便器。

3. 环境准备　环境清洁，温度适宜，关闭门窗。

4. 患者准备　理解全身擦浴的目的和意义，愿意合作。

【实施】

步　骤	要点与注意事项
1. 核对解释　备齐物品，携至患者床前，核对患者床号与姓名并解释	• 解释使用全身擦浴目的及过程，消除患者顾虑，取得患者配合
2. 退下衣裤　取舒适体位，松开盖被，协助脱去患者衣裤	• 禁用：新生儿、乙醇过敏者及血液病高热患者禁用乙醇擦浴
3. 头部置冰袋	• 必要时屏风遮挡患者隐私
4. 足底置热水袋	• 助降温，同时可防止擦浴时体表血管收缩，血液集中至头部，引起头部充血而致头痛
5. 拭浴	• 促进足底血管扩张，减轻头部充血，使感舒适
(1)方法：将浴巾垫于擦拭部位下，小毛巾拧至半干，缠于手上呈手套状，向离心方向拭浴，以轻拍(拍拭)方式进行。拭毕，用浴巾擦干	• 保护床单位 • 避免摩擦生热
(2)顺序	
1)上肢：协助患者取仰卧位，露出一侧上肢，擦拭颈外侧→上肢外侧→手背；侧胸→腋窝→上肢内侧→手心。同法拭浴另一侧上肢	• 禁拭部位：禁擦胸前区、腹部、后颈、足底等，这些部位对冷刺激敏感，易引起不良反应
2)腰背部：患者取侧卧位，露出背部，擦拭颈下肩部→臀部。穿上衣或根据需要更换上衣	• 擦拭血管丰富部位时，如腋下、肘窝、掌心、腹股沟、腘窝等，稍用力并延长停留时间，以促进散热，利于降温
3)下肢：协助患者取平卧位，露出一侧下肢，擦拭外侧髂骨→大腿外侧→足背；内侧腹股沟→大腿内侧→内踝；后侧臀下→大腿后侧→腘窝→足跟。同法拭浴另一侧下肢。穿裤子或根据需要更换裤子	
(3)时间：每侧肢体及腰背部各 3 分钟，擦浴全过程不宜超过 20 分钟	• 防止继发效应
6. 取热水袋　拭浴毕，取下热水袋	
7. 观察效果与反应	• 拭浴后 30 分钟测量体温，若体温降至 39℃以下时，可取下头部冰袋，将体温绘制于体温单上。如患者出现寒战、面色苍白、脉搏及呼吸异常等情况，立即停止擦浴，及时处理
8. 操作后处理　协助患者取舒适卧位，整理床单位。撤去屏风，用物处理。	
9. 洗手、记录　记录拭浴时间、效果及患者反应等	

◇ 温水擦浴及乙醇擦浴操作流程

核对解释→头部置冰袋→足底置热水袋→以离心方向,轻拍方式擦浴(顺序:上肢、腰背部、下肢)→取热水袋→观察效果与反应→操作后处理→洗手记录

【评价】

1. 患者理解使用全身用冷的目的,并主动配合。操作顺利完成,安全有效。
2. 患者的症状缓解。
3. 患者治疗期间无不良反应,局部皮肤未发生组织损伤等。
4. 与患者沟通良好,身心舒适。

知识拓展

热疗在肿瘤治疗中的作用

肿瘤热疗是用加热方式治疗肿瘤的一种方法,即利用有光物理能量在组织中沉淀而产生热效应,使肿瘤组织温度上升到有效治疗温度,并维持一段时间,以杀死癌细胞,又不损伤正常细胞的一种治疗方法。近年来得到很大发展,它不但能直接杀死癌细胞,而且可作为放、化疗的辅助治疗方法,提高细胞对放、化疗的敏感性,从而减少治疗剂量,提高治疗效果,被称为除手术、化学治疗、方式治疗和生物治疗(免疫疗法)之外的第五种肿瘤治疗方法。虽然到目前为止,热疗在临床上还难以取代其他的方法。但随着科学技术的不断完善,热疗将会在肿瘤治疗领域中开辟新的天地。

二、热疗法

(一)目的

1. 促进炎症的消散　局限热疗法可使机体血管扩张,血流加速,加快组织中的毒素、废物排出;血流量增多,可促进新陈代谢,同时促进白细胞数量增多,增强吞噬能力,提高机体抵抗力和修复力。炎症早期用热,可促进炎症渗出物的吸收消散;炎症后期用热,可促进白细胞释放蛋白溶解酶,溶解坏死组织,使炎症局限。适用于乳腺炎、眼睑炎等。

2. 减轻深部组织充血　热疗法可使皮肤血管扩张,血流量增多,使平时呈闭锁状态的深静脉吻合支开放,全身循环血量重新分布,从而减轻深部组织充血。

3. 缓解疼痛　热疗法可降低痛觉神经兴奋性;改善血液循环,增强血管壁通透性,促进组织中的液体吸收,减轻炎性水肿,解除对神经末梢的刺激和压力,从而消除肿胀,缓解疼痛。热疗亦可使肌肉、肌腱、韧带等软组织松弛,从而缓解因肌肉痉挛、韧带僵硬、关节强直等造成的疼痛。适用于肾绞痛、腰肌劳损、胃肠痉挛等。

4. 保暖和舒适　热疗法可使肌肉松弛,缓解肌肉痉挛,消除疲劳,并有镇静作用;热疗法还可适度升高体温,使患者感觉温暖舒适。常用于危重患者、早产儿、老年人及末梢循环不良患者的保暖。

(二)方法

热水袋(hot water bag)

【目的】

保暖、解痉、镇痛,使患者舒适。

笔记

【评估】

1. 患者的年龄、病情、意识状态、治疗情况。
2. 患者局部皮肤情况、对热的耐受情况及活动能力。
3. 患者对热水袋的认识、心理状态及配合程度。

【准备】

1. 护士准备　衣帽整洁,修剪指甲,洗手,戴口罩。
2. 用物准备

(1) 治疗盘内备:放热水袋及布套、水温计、毛巾或纸巾。

(2) 治疗盘外备:热水及盛放的容器、手消毒液。

3. 环境准备　环境清洁,温度适宜,避免对流风。
4. 患者准备　理解热水袋的目的和意义,愿意合作。

【实施】

步　骤	要点与注意事项
1. 准备热水袋	
(1)备热水:测水温,成人调至60~70℃	• 儿童、老人及意识不清、循环障碍者及感觉迟钝者,水温应低于50℃
(2)装袋:放平热水袋,将热水灌入袋内至1/2~2/3满(图11-5)	• 热水袋不能装得太满,以防膨胀变硬,引起患者不适
(3)驱气:手持热水袋口,以缓慢放平驱除袋内空气(图11-6),旋紧塞子。擦干热水袋外面水迹	
(4)检查:倒提热水袋	
(5)加布套:套上布套	• 以防漏水;避免热水袋直接接触局部皮肤,以增进舒适
2. 核对解释　备齐物品,携至患者床前,核对患者床号与姓名并解释	• 解释使用全身擦浴目的及过程,消除患者顾虑,取得患者配合
3. 放置热水袋　将热水袋放置于使用部位,袋口朝向身体外侧。询问患者感觉温度是否适宜	
4. 时间　不超过30分钟	• 防止产生继发效应
5. 观察效果与反应	• 使用热水袋期间须严格执行交接班制度 • 定时巡视,保证热水温度。观察热敷部位有无异常情况,如出现潮红、疼痛应停止使用,并于局部涂凡士林,保护皮肤 • 特殊患者使用热水袋时,应在热水袋布套外再包一块大毛巾或放于两层毯子之间,以防烫伤
6. 操作后处理	
(1)协助患者取舒适卧位,整理床单位	
(2)倒掉袋中热水,倒挂晾干,吹入少量气体,旋紧塞子,放阴凉处。布套清洗、消毒后备用。整理其他用物,清洁后放回原处备用	
7. 洗手记录　记录用热的部位、时间、效果及患者反应等	

笔记

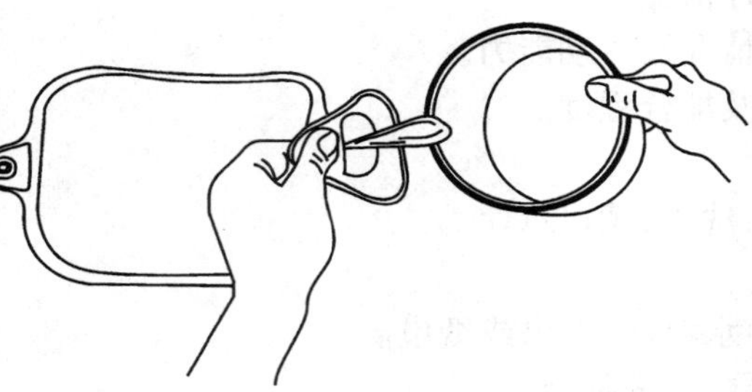

图 11-5　灌热水袋

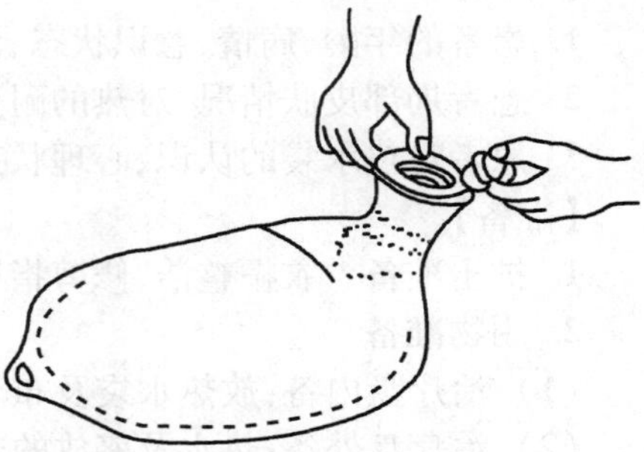

图 11-6　热水袋驱气

◇ 热水袋使用操作流程

准备热水袋→核对解释→放置热水袋→观察效果与反应→操作后处理→洗手记录

【评价】

1. 患者理解使用全身用热的目的,并主动配合。操作顺利完成,安全有效。
2. 患者的症状缓解。
3. 患者治疗期间无不良反应,局部皮肤未发生烫伤等。
4. 与患者沟通良好,身心舒适。

烤灯(hot lamp)及红外线灯(infrared lamp)

【目的】

消炎、解痉、镇痛、促使创面干燥、促进肉芽组织生长。

【评估】

1. 患者的年龄、病情、意识状态、治疗情况。
2. 患者局部皮肤情况、对热的耐受情况及活动能力。
3. 患者对烤灯及红外线灯治疗的认识、心理状态及配合程度。

【准备】

1. 护士准备　衣帽整洁,修剪指甲,洗手,戴口罩。
2. 用物准备　鹅颈灯或红外线烤灯。必要时备有色眼镜、屏风。
3. 环境准备　环境清洁,温度适宜,避免对流风。
4. 患者准备　理解烤灯及红外线灯治疗的目的和意义,愿意合作。

【实施】

步　骤	要点与注意事项
1. 核对解释　备齐物品,携至患者床前,核对患者床号与姓名并解释	• 解释使用烤灯或紫外线灯目的及过程,消除患者顾虑,取得患者配合

续表

步　骤	要点与注意事项
2. 暴露部位　协助患者取合适体位，暴露患处，注意保暖。前胸、面颈部照射时应戴有色眼镜，以保护眼睛	● 必要时屏风或围帘遮挡 ● 眼内含有较多液体，对红外线吸收较强，一定强度的红外线直接照射，可引起白内障
3. 调节灯距　接通电源，打开烤灯。调节灯距为 30～50cm（图 11-7），手试温热为宜	● 防止烫伤 ● 根据照射部位选择不同功率的灯泡：胸、腹、腰、背选择 500～1000W；手、足部选择 250W，鹅颈灯选择 40～60W ● 意识不清、感觉异常、血液循环障碍者、瘢痕者等，灯距应加大
4. 时间　20～30 分钟	● 防止发生继发效应
5. 观察效果与反应	● 每 5 分钟观察一次。皮肤出现均匀红斑为合适治疗剂量 ● 注意观察有无过热、心慌、头晕，有无皮肤异常情况，如出现发红、疼痛等应停止照射
6. 操作后处理　协助患者取舒适卧位，整理床单位。清理用物	● 嘱患者在室内休息 15 分钟方可外出，防止感冒
7. 洗手记录　记录烤灯照射的部位、时间、效果及患者反应等	

◇ 烤灯及红外线灯操作流程

核对解释→暴露皮肤→调节灯距→照射 20～30 分钟→观察效果与反应→操作后处理→洗手记录

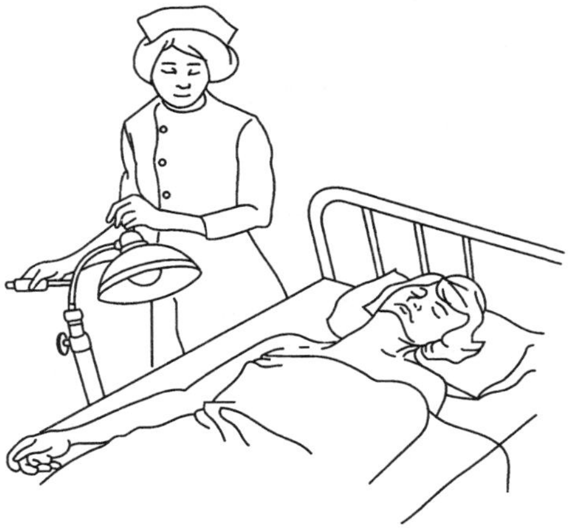

图 11-7　烤灯使用

【评价】

1. 患者理解使用烤灯及红外线灯治疗的目的，并主动配合。操作顺利完成，安全有效。

2. 患者的症状缓解。

3. 患者治疗期间无不良反应，局部皮肤未发生烫伤及皮肤损伤等。

4. 与患者沟通良好，身心舒适。

热湿敷（hot moist compress）

【目的】

消肿、消炎、解痉、止痛。

【评估】

1. 患者的年龄、病情、意识状态、治疗情况。

2. 患者局部皮肤情况、对热耐受力及活动能力。

3. 患者对热湿敷法的认识、心理状态及配合程度。

【准备】

1. 护士准备　衣帽整洁，修剪指甲，洗手，戴口罩。

2. 用物准备

（1）治疗盘内备：卵圆钳2把、敷布2块、凡士林、棉垫、纱布、棉签、水温计、一次性治疗巾。

（2）治疗盘外备：暖水瓶、热水及盛放的容器，手消毒液。必要时备热水袋、屏风、浴巾、换药用物。

3. 环境准备　环境清洁，温度适宜，避免对流风。

4. 患者准备　理解热湿敷的目的和意义，愿意合作。

【实施】

步　骤	要点与注意事项
1. 核对解释　备齐物品，携至患者床前，核对患者床号与姓名并解释	• 解释使用热湿敷目的及过程，消除患者顾虑，取得患者配合
2. 暴露患处　取舒适体位，暴露患处，将一次性治疗巾垫在患处下	• 必要时屏风遮挡患者隐私
3. 涂凡士林　于患处局部涂凡士林，上盖一层纱布	• 保护皮肤
4. 热湿敷	
(1)浸湿：将敷布浸于50～60℃热水中，用卵圆钳夹起敷布的两端拧至不滴水，操作者以手腕掌侧皮肤试温，以不烫手为宜，展开，折叠敷布，敷于患处。上置棉垫保温	• 若热湿敷部位为开放性伤口，需按无菌技术处理伤口
(2)时间：每3～5分钟更换一次敷布，持续时间15～20分钟	• 以防产生继发效应 • 及时添加热水，维持水温。勤更换敷布以保证热湿敷效果 • 若患处不禁忌压力，可将热水袋置于敷布上，再盖一浴巾予以保温
5. 观察效果与反应	• 更换敷布时密切观察热敷部位皮肤状况，如患者感到过热可掀开敷布一角散热，以防烫伤
6. 操作后处理　用纱布轻轻擦净局部皮肤，协助患者取舒适体位，整理床单位。处理用物	• 避免摩擦皮肤引起损伤
7. 洗手记录　记录用热湿敷的部位、时间、效果及患者反应	• 面部湿热敷者，敷后30分钟方可外出，以防感冒

◇ 热湿敷操作流程

核对解释→暴露患处→涂凡士林→盖纱布→热敷→观察效果与反应→操作后处理→洗手记录

【评价】

1. 患者理解使用热湿敷的目的，并主动配合。操作顺利完成，安全有效。

2. 患者的症状缓解。

笔记

3. 患者用热湿敷期间无不良反应，无烫伤发生等。

4. 与患者沟通良好，身心舒适。

热水坐浴(hot site bath)

【目的】

消炎、消肿、止痛，用于会阴部、肛门疾患及手术后。

【评估】

1. 患者的年龄、病情、意识状态、治疗情况。

2. 患者局部皮肤情况、伤口状况、对热耐受力及活动能力。

3. 患者对热水坐浴的认识、心理状态及配合程度。

【准备】

1. 护士准备　衣帽整洁，修剪指甲，洗手，戴口罩。

2. 用物准备　药液(遵医嘱配制)、水温计、无菌纱布、毛巾、浴巾、坐浴椅、消毒坐浴盆、暖水瓶及热水、手消毒液，必要时备屏风、换药用物。

3. 环境准备　环境清洁，温度适宜，关闭门窗，必要时屏风或窗帘遮挡。

4. 患者准备　理解热水坐浴的目的和意义，愿意合作。

【实施】

步　骤	要点与注意事项
1. 核对解释　备齐物品，携至患者床前，核对患者床号与姓名并解释。并协助患者排尿、排便，以免热水刺激引起排泄反射	• 解释使用热水坐浴目的及过程，用屏风或窗帘遮挡隐私，消除患者顾虑，取得患者配合
2. 调温　将配制的药液倒至坐浴盆1/2满，测水温并调至40～45℃，置坐浴盆于坐浴椅上(图11-8)	• 禁忌：女性患者在经期、妊娠后期、产后2周内、阴道出血、盆腔炎急性期禁止热水坐浴，以免感染
3. 热坐浴　协助患者暴露臀部，坐入盆内，嘱患者用纱布蘸药液清洗外阴部皮肤，适应水温后，使臀部全部浸入浴盆中，用浴巾覆盖双腿，维持患者舒适姿势	• 避免烫伤 • 热水坐浴部位若有伤口，应备无菌浴盆和药液。按无菌技术处理伤口 • 随时调节水温，防止着凉
4. 时间　持续15～20分钟	• 防止继发效应
5. 观察效果与反应	• 热水坐浴过程中，注意观察患者面色、脉搏及呼吸，如患者主诉乏力、眩晕，应立即停止热水坐浴，扶其上床休息，预防发生虚脱跌倒摔伤
6. 操作后处理　协助患者离开坐浴盆。取无菌纱布拭干坐浴部位，协助穿好裤子，安置取舒适体位，整理床单位。用物消毒后备用	
7. 洗手记录　记录热水坐浴的药液、部位、时间、效果及患者反应	

◇ 热水坐浴操作流程

核对解释→调节水温→暴露臀部坐入浴盆→遮挡保暖→观察效果与反应→操作后处理→洗手记录

笔记

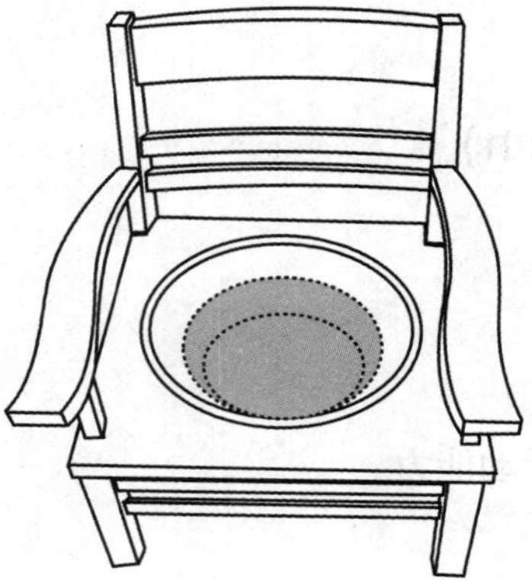

图 11-8　坐浴椅

【评价】

1. 患者理解使用热水坐浴的目的，并主动配合。操作顺利完成，安全有效。

2. 患者的症状缓解。

3. 患者热水坐浴期间无不良反应，无烫伤、摔伤、感染等发生。

4. 与患者沟通良好，身心舒适。

温水浸泡(warm soak)

【目的】

消炎、镇痛，清洁消毒伤口。仅适用于手、足、前臂、小腿部感染。

【评估】

1. 患者的年龄、病情、意识状态、治疗情况。

2. 患者局部肢体皮肤情况、伤口状况、对热耐受力及活动能力。

3. 患者对温水浸泡的认识、心理状态及配合程度。

【准备】

1. 护士准备　衣帽整洁，修剪指甲，洗手，戴口罩。

2. 用物准备

（1）治疗盘内放置：水温计、长镊子、纱布、药液(遵医嘱)。

（2）治疗盘外放置：浸泡盆(根据部位选用)、暖水瓶及热水、手消毒液。如有伤口，应备无菌浸泡盆、药液、纱布、换药用物。

3. 环境准备　环境清洁，温度适宜。

4. 患者准备　理解温水浸泡目的和意义，愿意合作。

【实施】

步　骤	要点与注意事项
1. 核对解释　备齐物品，携至患者床前，核对患者床号与姓名并解释	• 解释使用温水浸泡目的及过程，消除患者顾虑，取得患者配合
2. 调温　将配制的药液倒至浸泡盆 1/2 ~ 2/3 满，测水温并调至 43 ~ 46℃	• 浸泡过程中需添加热水时，应将肢体移出盆外，避免烫伤
3. 浸泡患处　暴露患处肢体，慢慢放入药液中(图 11-9)，保持患者舒适姿势。需要时用长镊子夹纱布轻擦创面	• 若有伤口者，按无菌技术处理 • 若为卧床患者，则要在浸泡部位下方铺中单，容器边缘用毛巾铺垫或包裹，使患者体位舒适
4. 时间　持续 30 分钟	• 防止发生继发效应
5. 观察效果与反应	
6. 操作后处理　用纱布擦干浸泡部位，撤去浸泡盆，安置取舒适体位，整理床单位。用物消毒后备用	• 如皮肤有发红、疼痛等，立即停止使用
7. 洗手记录　记录温水浸泡的药液、部位、时间、效果及患者反应	

笔记

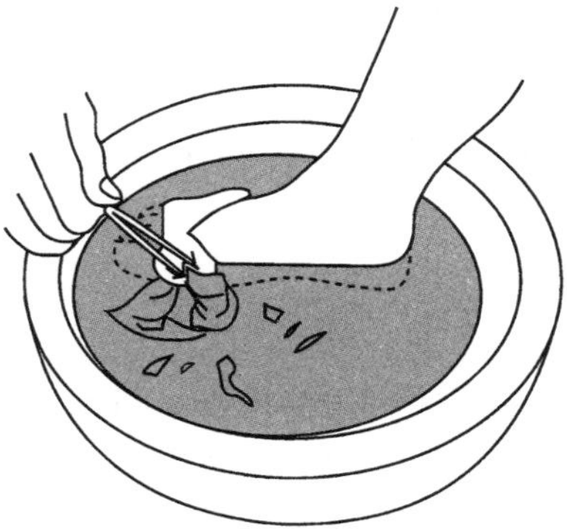

图 11-9 温水浸泡

> ◇ 温水浸泡操作流程
>
> 核对解释→调节水温→浸泡患肢→观察效果与反应→操作后处理→洗手记录

【评价】

1. 患者理解使用温水浸泡的目的，并主动配合。操作顺利完成，安全有效。
2. 患者的症状缓解。
3. 患者温水浸泡期间无不良反应，无烫伤、感染等发生。
4. 与患者沟通良好，身心舒适。

学习小结

1. 学习内容

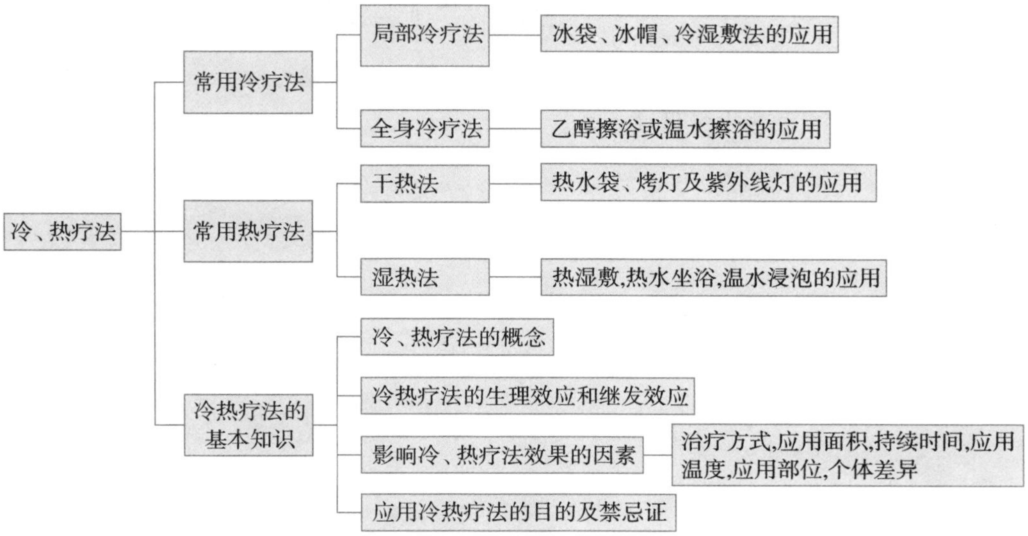

2. 学习方法

（1）通过课前观看冰袋、热水袋、乙醇擦浴或温水擦浴、湿热敷等视频，提出问题并做好笔记。思考与你生活相关的冷、热疗法有哪些？

(2) 利用课堂理论授课,结合案例学习重点、难点,如冷、热疗法的目的及禁忌证,重点学习冰袋、温水及乙醇擦浴、热水袋、烤灯、热水坐浴的应用及注意事项。通过与教师互动,解决课前理论问题。

(3) 结合实训课授课,积极提高操作能力,反复强化各项操作,不仅体现人文关怀,还要重视人际沟通的能力。

3. 风险防范

预防烫伤!

临床中,常见于使用热水袋保暖时发生烫伤。临床上称这种烫伤为“低温烫伤”。“低温烫伤”是指长时间接触高于45℃的低热物体而引起的烫伤。往往烫伤表面看起来面积不大,但实际已达二、三度烫伤,甚至可造成肌肉组织坏死。

值得提醒的是,患者在使用热水袋时,热水袋应放置于脚旁10cm处。最好于睡前取出。

(卢建文)

复习思考题

1. 患者,男,42岁,因踢足球发生急性右踝部损伤,疼痛不能行走。被工友送入单位医务科。查体:右侧脚踝部有轻微肿胀。请问:

(1) 在患者的损伤部位应使用冷疗法还是热疗法?为什么?

(2) 请说明应用该治疗方法的作用有哪些?

(3) 当患者回家后,你如何指导其使用冷、热疗法?

2. 患者,女,32岁,诊断:大叶性肺炎。患者面色潮红,皮肤灼热,胸痛。测体温39.8℃。结合所学知识思考:

为该患者实施降温的方法有哪些?你有哪些好的建议?

3. 患者,男,70岁,浅度昏迷。既往糖尿病10年。家属想用热水袋给患者保暖。请分析:

(1) 如何分析该患者的病情?如何指导家属使用热水袋?

(2) 请制定实施热水袋保暖计划。

第十二章

患者的营养与饮食护理

学习目的

学生通过本章的学习，能掌握人体营养状态的评估、医院饮食的适用范围、饮食原则及用法、管饲饮食技术及注意事项，熟悉要素饮食的使用要求及并发症的处理，了解胃肠外营养的相关知识，从而为护理对象提供营养和饮食的指导及护理。

学习要点

营养素的基本功能及其正常供给量；人体营养评估的方法；医院各类饮食的使用范围、饮食原则、用法；鼻饲法的适应证、禁忌证、操作过程及护理要点；要素饮食的目的、适应证、方法、并发症及注意事项。

案例导入

徐某，男性，48岁。患慢性乙肝10余年，肝功能反复异常，长期服中药及护肝药治疗。1年前自觉腹胀，下肢水肿，B超显示肝硬化伴腹水，曾住院行护肝、补充蛋白及利尿治疗。病情未见好转，纳差、乏力，肝功能反复异常，持续腹水，由门诊诊断乙肝肝硬化失代偿期，收入病房治疗。检查：一般情况欠佳，慢性肝病容，巩膜皮肤轻度黄染，可见肝掌及蜘蛛痣，腹部膨胀，无压痛，高度腹水，双下肢明显凹陷性水肿。肝功能：ALT 89U/L，AST 102U/L，TBIL 39μmol/L，白蛋白25g/L，球蛋白39g/L，乙肝小三阳，HBV DNA 9.2×10^5 copies/ml。B超：肝硬化大量腹水。请思考：

1. 如何对该患者进行营养评估？
2. 应给予该患者何种饮食？为什么？
3. 如何做好该患者的饮食健康教育？

营养作用是指一个有机体摄入、消化、吸收、输送及利用营养素的过程。食物是营养的来源，营养是健康的保证。合理饮食与营养不仅能维持各种生理功能，提高机体免疫力和抵抗力，而且能够预防疾病，增进健康，促进康复。因此，护士必须掌握营养原则和食物成分的知识，注意食物对人体的影响，准确评估患者营养状况，根据患者的需要和其对食物的喜好及饮食习惯提供不同的饮食，对其进行科学指导，并向其提供有效的营养方法，以满足患者对营养的需要。

笔记

第一节　营养的基本知识

一、人体对营养的需要

人体为了维持生命与健康，保证生长发育和活动能力，每天必须通过饮食摄取足够量的营养物质。食物被人体消化、吸收和利用的成分称营养素（nutrient）。人体需要的营养素主要有六大类，即蛋白质、脂肪、碳水化合物、矿物质、维生素、水，其中水是构成人体最重要的成分。此外，膳食纤维也是一种营养素，常称之为"第七营养素"。营养素的主要功能：供给热能，构成和修补组织，调节生理功能。合理的饮食与营养还可以减轻患者的焦虑、不安，稳定其情绪，维持良好的心理状态。

二、热能

人体进行各种生命活动所需要消耗的能量，称为热能（energy）。人体所需要的热能是由食物在体内经酶的作用进行生物氧化所释放出来的能量提供的，通常以焦耳（J）或 kcal 表示，1kcal＝4. 18kJ。蛋白质、脂肪和碳水化合物是提供热能的主要营养素，故又称为"产热营养素"，它们的产热量分别为蛋白质 16. 7kJ/g（4kcal/g），脂肪 37. 6kJ/g（9kcal/g），碳水化合物 16. 7kJ/g（4kcal/g）。人体由于年龄、性别、生长速率、体积大小、劳动强度、环境等因素的不同对热能的需要量各异。人体热能的需要是与其热能的消耗相一致的，能量的需要包括基础代谢、体力活动和食物特殊动力作用的能量消耗。对处于正常生长发育阶段的儿童，还需要增加生长发育所需要的能量。孕妇、产妇、乳妇每天所需要的热量比同龄女性增加 15% ～25%，老年人较成年人减少 10%左右。对体重低或居住在平均气温较高地区的居民，热能供给量可适当降低。根据中国营养学会推荐的标准，我国成年男子的热量供给量为 10. 0 ～17. 5MJ/d，成年女子为 9. 2 ～14. 2MJ/d。

三、营养素

（一）蛋白质

蛋白质（protein）是维持生命的重要物质基础，正常人体内约 16% ～19% 是蛋白质。蛋白质是人体氮的唯一来源。与人体有关的 20 余种氨基酸中，其中一部分可在人体内合成或从其他氨基酸转变而来，称为非必需氨基酸；另有 8 种氨基酸在体内不能合成或合成速度不能满足机体需要，而必须由饮食中获得，称为"必需氨基酸"；组氨酸为婴儿所必需，因此婴儿的必需氨基酸为 9 种。必需氨基酸多来自植物，包括谷物、豆荚类、种子植物和干果类。蛋白质供给的能量占总能量的 10% ～15%，若饮食中没有足够的脂肪和碳水化合物供给热量，则饮食中的蛋白质可以有 58% 被氧化。男性每天平均需要 90g，女性每天平均需要 80g。蛋白质主要来源于肉类、水产类、乳类、蛋类、豆类等。蛋白质的主要生理功能是构成和修复人体细胞、组织，协助制造重要物质如酶、激素、免疫物质等，维持胶体渗透压，调节生理功能，供给热能。

（二）脂肪

脂肪（fat）也称脂类或脂质，是人体组织细胞的重要组成成分，在体内分解可产生

笔记

大量热能，其供给的能量占总能量的20%～25%。脂肪分为中性脂肪和类脂质。中性脂肪是由甘油和脂肪酸组成的脂，亦称甘油三酯。类脂质是溶于脂肪或脂肪溶剂的物质。食物脂肪的来源包括植物性和动物性食物。植物性食物的脂肪来源是各种植物油和坚果，如核桃、花生、芝麻、葵花籽及豆类等。植物油含不饱和脂肪酸多。动物性食物来源主要有猪、羊、牛等的动物脂肪及骨髓、肥肉、乳类及蛋黄等，它们主要提供饱和脂肪酸、磷脂和胆固醇等。胆固醇是膳食脂肪中的一个主要形式，在蛋黄、肝脏等动物脏器及奶油中含量丰富。脂肪的主要生理功能：提供热能，储存能量，参与构成机体组织，供给必需脂肪酸，促进脂溶性维生素的吸收和利用，供给胆固醇、维持人体体温，保护肝脏，也是细胞膜的重要成分。

（三）碳水化合物

碳水化合物（carbohydrate）是人体热量的主要来源，其需要量取决于个体饮食习惯、生活水平和劳动强度。碳水化合物供给的能量占总能量的60%～70%。碳水化合物主要来源于谷类、水果和根茎类中的薯类及其他植物内，少量来自于食糖。在每日膳食中最重要的碳水化合物是淀粉。大多数食物中的碳水化合物是以多糖及双糖形式存在，但它们必须先转变为单糖（主要是葡萄糖），才能被吸收。碳水化合物的主要功能为提供热能、促进脂肪氧化、节省蛋白质、维持心脏和神经系统的正常活动、护肝解毒，也是膳食纤维的来源。

（四）维生素

维生素（vitamin）是人体必需的一类有机营养素。大部分维生素在体内不能合成或合成量不足，必须从食物中摄取。根据其溶解性，维生素可分为两大类：脂溶性维生素，如维生素A、维生素D、维生素E、维生素K；水溶性维生素，如维生素C、B族维生素（表12-1）。其中B族维生素包括维生素B_1、维生素B_2、维生素B_6、维生素B_{12}、烟酸、泛酸、叶酸等，这些B族维生素是推动体内代谢，把糖、脂肪、蛋白质等转化成热量时不可缺少的物质。如果缺少维生素B，则细胞功能马上降低，引起代谢障碍，这时人体会出现怠滞和食欲缺乏。喝酒过多易等导致肝脏损害，在许多场合下是和维生素B缺乏症并行的。通常我们可以从每天的饮食中获得足够的维生素。但是在非寻常情况下（压力情况，例如虚弱、生病、酗酒、药物治疗、严重的热量限制），只靠饮食中的维生素不能满足机体的需要，而必须补充维生素制剂。

（五）矿物质

矿物质（mineral）也称无机盐，约占体重的2.2%～4.3%，包括碳、氢、氧、氮以外的各种元素，其中含量较多的有钙、镁、钾、钠、磷、硫、氯等常被称为常量元素。另外，铁、碘、铜、锌、锰、钴、钼、硒、铬、镍、锡、硅、氟、钒等14种含量极微，占人体总重量万分之一以下或日需要量（摄入量）在100mg以下的元素称微量元素，也是人体所必需的。此外还有第三种分类，其生理作用尚不清楚的矿物质，如铝、硼、硒、镉、钒。矿物质广泛存在于食物之中，大多能满足机体需要，常见缺乏的矿物质是钙和铁，儿童、青少年、孕妇和乳妇、老年人应酌情补充。矿物质是人体的重要组成部分，对调节和维持正常的生理功能起主要作用。

（六）水

水（water）是构成人体组织的重要成分，约占体重的60%～70%。机体水的来源有内生水、饮水和食物。成人每天需要量约为2500ml，每天需水量因季节、气候、劳动

笔记

强度和饮食习惯不同而异。水是维持生命必需的物质,其主要生理功能:构成人体组织,维持体温,参与体内新陈代谢,溶解和运送营养素和代谢物,维持消化吸收功能等。

表 12-1 维生素的生理作用、缺乏症、食物来源和成人每日需要量

名称	生理作用	缺乏症	食物来源	每天需要量（成人）
维生素 A	参与正常视觉活动和上皮生长与分化,促进骨骼发育,过量可致中毒	夜盲症、皮肤干燥、毛囊角化	动物肝脏、未脱脂奶及奶制品、禽类、胡萝卜、绿叶蔬菜、水果等	男性:800μgRE 女性:700μgRE
维生素 D	调节钙磷代谢,促进钙磷吸收,过量可致中毒	佝偻病、骨质软化病	鱼肝油、海鱼、动物肝脏、蛋黄、奶油以及日光照射等	5μg
维生素 E	抗氧化作用,保持红细胞完整性,参与 DNA、辅酶 Q 的合成,促进毛细血管增生,改善微循环,防止动脉硬化及其他心血管疾病,抑制血栓形成	溶血性贫血、生育受损	油料种子、植物油、谷类、坚果类、绿叶蔬菜	14mg
维生素 K	参与凝血因子的合成,促进凝血	出血	菠菜、白菜以及肠道菌群合成	20～120μg/kg
维生素 B_1	构成辅酶,参与糖代谢,参与支链氨基酸代谢、调节神经生理活动,维持心脏、神经及肌肉的正常功能	脚气病	动物内脏、肉类、豆类、花生及未加工的谷类	男性:1.4mg 女性:1.3mg
维生素 B_2	构成体内多种氧化酶,激活维生素 B_6,与糖、脂肪尤其是蛋白质的代谢有关	口角炎、皮肤病和眼病	动物肝、肾、心,乳类、蛋类、豆类、蔬菜	男性:1.4mg 女性:1.2mg
维生素 B_{12}	形成辅酶,提高叶酸利用率,促进红细胞的发育与成熟	红细胞贫乏性贫血（恶性贫血）	肉类、鱼类、禽类、蛋类、贝壳类	2.4μg
叶酸	参与各种代谢,促进红细胞的生成,RNA、DNA、蛋白质合成	巨幼红细胞贫血、舌炎、腹泻	新鲜绿叶蔬菜、肝、肾、蛋、牛肉、菜花及土豆等	3.1μg/kg
维生素 C	促进胶原、神经递质、抗体合成,参与胆固醇代谢,保护细胞膜,治疗贫血,促进铁吸收,提高铁利用率	坏血病（抗坏血酸症）	新鲜蔬菜、水果	100mg

笔记

（七）膳食纤维

膳食纤维(dietary fiber)是指植物和食物中含有的一些不能为人体消化酶所分解的物质。它们不能被机体吸收,但是维持身体健康所必需的。膳食纤维有很多种,以纤维素、半纤维素、果胶、藻胶、树胶、黏液等各种形式广泛存在于粗粮、豆类、蔬菜、水果、海藻、食用菌等天然植物体内。膳食纤维有的是细胞壁的组成成分,有的是植物分泌的多糖,各有不同功效,其每日所需量应根据个体情况而定。膳食纤维主要的生理功能:促进肠蠕动,防止便秘、痔疮和肠道憩室病;预防大肠癌;部分阻断胆固醇和胆汁酸的肝肠循环,预防冠心病和胆石症;延缓糖类的吸收,减轻糖尿病患者对胰岛素和药物的依赖性;增加食物的体积,防止能量过剩,控制肥胖;降低龋齿和牙周病的发病率;减轻某些化学物质、药物或食物添加剂的有害作用。因其在胃肠道健康方面的功效突出,常被誉为“肠道清洁夫”。

四、与满足营养有关的上消化道的结构与功能

上消化道是由口腔、咽、食管、胃、十二指肠组成。它们各自具有相应的结构特点,也赋予相应的功能。

（一）口腔

1. 结构　由口唇、颊、腭、牙、舌、咽峡和大唾液腺(包括腮腺、下颌下腺和舌下腺)组成。

2. 功能　口腔受到食物的刺激后,口腔内腺体即分泌唾液,嚼碎后的食物与唾液搅和,借唾液的滑润作用通过食管,唾液中的淀粉酶能部分分解碳水化合物,将淀粉分解成麦芽糖。

（二）咽

1. 结构　是呼吸道和消化道的共同通道,咽依据与鼻腔、口腔和喉等的通路,可分为鼻咽部、口咽部、喉咽部三部。

2. 功能　咽的主要功能是完成吞咽这一复杂的反射动作。

（三）食管

1. 结构　食管是一长条形的肌性管道,全长约25～30cm。食管上接咽部下口,下至贲门,长约25～30cm,门齿距贲门长度约40cm。食管走行于颈、胸骨后,是消化道中最狭窄的部分,可分为颈、胸、腹三段。食管全长的口径大小不一,其中有三个明显狭窄的地方。第一个狭窄在食管起始端,距门齿约15cm,第二个狭窄于大支气管交叉处,距门齿约24cm,第三个狭窄在膈的食管裂孔处,距门齿约40cm。这三个狭窄处易滞留异物、形成瘢痕,也是食管癌的好发部位。

2. 功能　食管的主要功能是运送食物入胃。

（四）胃

1. 结构　分胃贲门、胃底、胃体和幽门四部分,胃的总容量约1000～3000ml。胃壁黏膜中含大量腺体,可以分泌胃液,胃液呈酸性,其主要成分有盐酸、钠、钾的氯化物、消化酶、黏蛋白等,胃液的作用很多,其主要作用是消化食物、杀灭食物中的细菌、保护胃黏膜以及润滑食物,使食物在胃内易于通过等。胃液中的胃蛋白酶将蛋白质初步消化,胃能吸收部分水、无机盐和乙醇。

2. 功能　胃的主要功能是容纳和消化食物。由食管进入胃内的食团,经胃内机

笔记

械性消化和化学性消化后形成食糜，食糜借助胃的运动逐次被排入十二指肠。

（五）十二指肠

1. 结构 十二指肠是上消化道的管道部分，为小肠的起始段。长度相当于本人十二个手指的指幅（约25～30cm），因此而得名。十二指肠呈C型弯曲，包绕胰头，可分为上部、降部、下部和升部四部分。

2. 功能 十二指肠的主要功能是分泌黏液、刺激胰消化酶和胆汁的分泌，为蛋白质的重要消化场所。

五、饮食与健康

食物是人类赖以生存的物质基础，合理的饮食在提供能量，促进生长发育、参与机体组成和调节机体功能等多方面都发挥着重要。相反，饮食不当会造成营养素比例失调，损害健康，并影响疾病的发生、发展和转归。

食品添加物、有机食品、营养补充品、素食是日常生活中经常提及的名词，人们对其认识常存在一些误区，现简单介绍如下。

（一）食品添加物

食品添加物是指用以改善食物的颜色、味道、硬度或稳定性的物质。近年来，实验研究表明摄取过量的添加物，会导致实验室动物发生肿瘤，目前，也有些添加物对人体所造成的影响，人们还不了解。但是至今尚无确凿的证据显示添加物是危险的。虽然合理使用防腐剂可延长日用食品的保存效果，但尽量避免使用不必要的食品添加物。

（二）有机食品

有机食物是指在没有使用化学杀虫剂和肥料的环境中生长，或是用未加以任何化学品的饲料来喂养，或未注射任何药物以促使其生长发育的动植物。新鲜的有机食物通常都非常可口，而且在整个外观上也优于标准的“新鲜食物”，但在营养价值上却不一定比较好。

（三）营养补充品

有些营养品是高蛋白食品，有些添加了维生素和矿物质。如果饮食中蛋白质已经足够，而又另外补充时，多余的蛋白质就会被分解生热，或变成脂肪储存起来。营养不良而确需增加蛋白质摄取者，最好选择可接受的蛋白质食物，并且在合理的计划下食用。

维生素制剂有特定的功效，但不可滥用，大量服用有中毒的可能，甚至会造成严重的结构和生理上的问题，尤其是脂溶性维生素A、维生素D、维生素K摄入过多时，不能通过尿液直接排出体外，容易在体内蓄积引起中毒，水溶性维生素可随尿液排出体外，毒性较小，但维生素C、维生素B_6大量服用仍可对人体造成损害。

（四）素食

合宜的素食必须经过仔细的计划才能完整、均衡。素食者所能选用的食物比一般饮食少，而且单单一种植物食品，不能供给完全的蛋白质，因此必须配合其他植物性食品或奶制品、蛋，以提供完全的蛋白质。

当不吃肉类食品时，必须注意下列几点：

1. 必须摄取植物性蛋白质，而且也要摄取奶制品，以获得完全的蛋白质。

2. 增加豆荚类、干果、坚果的摄取，以获得蛋白质和铁质。
3. 增加奶制品的摄取，以获得钙质、蛋白质和维生素 B_{12}。
4. 增加全麦类面包和麦片的摄取，以获得维生素 B。
5. 增加水果蔬菜的摄取，以获得维生素 A、C 和矿物质。
6. 至少减少一半“无意义的热量”（糖、浓缩糖、脂肪）的摄取。

六、营养评估

（一）影响食物摄取因素的评估

1. 生理因素

（1）年龄：年龄不同，对食物的喜好、每天所需的食物量及对特殊营养素的需求均有所差异。生长发育速度较快者如婴幼儿和青少年，需摄入足够的蛋白质、各种维生素和微量元素等；老年人由于新陈代谢减慢，每天所需的热量也相应减少，但对钙的需求则比成年人有所增加。此外，年龄也可影响人们对食物质地的选择，如婴幼儿咀嚼及消化功能尚未完善、老年人咀嚼及消化功能减退，应提供质地柔软、易于消化的食物。

（2）身高和体重：一般情况下，体格强壮、高大的人对营养素的需求量较大。

（3）活动量：活动量大的人每天所需的热能及营养素均要比活动量小的人多。

（4）特殊生理状况：女性在妊娠和哺乳期对营养的需求量增加，并可能有饮食习惯的改变，如喜食口味较重的食物。

2. 心理因素　通常焦虑、忧郁、恐惧、悲哀等不良的情绪状态会使人的食欲降低、进食减少甚至厌食；而轻松、愉快的心理状态会使人食欲增加。进食的环境、食物的清洁度及色香味等皆可影响人的心理状态，从而影响人们对食物的选择或摄入。

3. 社会因素　经济状况的好坏直接影响人们对食物的购买力，从而影响人们的营养状况。此外，地理位置、文化背景、宗教信仰、生活方式、饮食习惯、营养知识等的不同均会影响个人对食物的选择，从而影响营养的摄入和吸收，甚至可能导致疾病的发生。

4. 病理因素　疾病与外伤影响患者的食欲、食物摄取及食物在体内的消化、吸收；在患者疾病治疗期间服用某些药物可促进或抑制食欲，从而影响食物的消化和吸收；也有些疾病在治疗和服药期间有饮食的限制要求；某些人对某种特定食物过敏，食后易发生各种过敏反应，影响营养的摄入与吸收，如有些人对海产品过敏，有些人对牛奶过敏。

（二）饮食型态的评估

包括每天进餐的次数，进食方式，用餐时间的长短，摄入食物的种类、量，饮食是否有规律；有无偏食；有无烟酒等特殊嗜好；有无应用补品，补品的种类、量、服用时间等。

（三）营养状态的评估

1. 人体测量

（1）身高、体重：身高、体重综合反映了蛋白质、热能及钙、磷等无机盐的摄入、利用及储备情况，也反映了肌肉、内脏的发育和潜在能力。测量一定时期内体重的增减是观察营养状态最常用的方法，应于清晨、空腹、排空大小便后，穿单衣裤立于体重秤

笔记

中央进行测量。

我国常用的标准体重计算公式为 Broca 的改良式：

男性：标准体重(kg) = 身高-105(cm)

女性：标准体重(kg) = 身高-105-2.5(cm)

按公式算出实测体重占标准体重值的百分数，计算公式为：

(实测体重-标准体重)/标准体重×100%

评价标准：实测体重占标准体重的百分数在±10%范围内为正常，>10% ~20%为过重；>20%为肥胖；<10% ~20%为消瘦；<20%为明显消瘦。

(2) 体重指数：体重受身高的影响较大，故常用体重指数(body mass index，BMI)衡量体重是否正常。计算方法为：BMI = 体重(kg)/身高$(m)^2$。评价标准：我国成人正常范围为18.5 ~24，<18.5为消瘦，≥24为超重，≥28为肥胖。

(3) 皮褶厚度：皮褶厚度可反映人体皮下脂肪的厚度，常用皮褶计测量，成人最常用的测量部位为肱三头肌部，测定3次取均值，其标准值为男性12.5mm，女性16.5mm。

2. 体格检查　评估毛发、皮肤、指甲、骨骼、肌肉等情况。毛发浓密、有光泽，皮肤富有光泽、有弹性，黏膜红润，指甲粉色、坚实，肌肉结实、皮下脂肪丰富而有弹性，则表示营养良好。若毛发稀疏、干燥、无光泽，皮肤黏膜干燥、弹性差、肤色过浅或过深，指甲无光泽、粗糙、易断裂，肌肉松弛无力等提示营养不良。介于良好与不良之间者为中等。

3. 生化评估　生化测定是评价个体营养状况最客观的评价。使用生化检验方法测定血、尿中某些营养素或其他代谢产物的含量，如血、尿、粪常规检验，血清蛋白、血清转铁蛋白、血脂、血清钙、pH等测定，也可进行营养素耐量试验或负荷试验，以直接推测营养素水平。

第二节　医院饮食

为了适应不同病情患者的需要，医院饮食可分为三大类：基本饮食、治疗饮食和试验饮食。

一、基本饮食

基本饮食(basic diets)有普通饮食、软质饮食、半流质饮食和流质饮食四种(表12-2)。基本饮食是医院中一切膳食的基本烹调形式，其他各种膳食均由这四种基本膳食变化而来。

二、治疗饮食

治疗饮食(therapeutic diets)是指根据疾病治疗的需要，在基本饮食基础上适当调整总热能和某种营养素，以而达到辅助治疗目的的一类饮食(表12-3)。

表 12-2　基本饮食

类　别	适用范围	饮食原则	用　法
普通饮食(general diet)	病情较轻或疾病恢复期、无饮食限制、消化功能正常的患者	营养均衡、色香味俱全;易消化,无刺激的一般食物;与健康人饮食相似	每天 3 餐,总热能为 9.2 ~ 10.88MJ/d(2200 ~ 2600kcal/d)蛋白质 70 ~ 90g/d
软质饮食(soft diet)	低热、咀嚼不便者,老人、幼儿及术后恢复期的患者,消化吸收功能差的患者	营养均衡,食物碎烂软,易消化、易咀嚼,如软饭,面条,切碎煮熟的菜、肉等 少油炸、少油腻、少粗纤维和刺激性的食物	每天 3 ~ 4 餐,总热能约 9.2 ~ 10.04MJ/d(2200 ~ 2400kcal/d) 蛋白质 60 ~ 80g/d
半流质饮食(semi-liquid diet)	发热、体弱、消化道和口腔疾患、咀嚼和吞咽不便、手术后的患者	营养丰富,无刺激性,易于咀嚼、吞咽和消化、纤维含量少的食物。食物呈半流体状。如蒸鸡蛋、豆腐、肉末、稀饭、面条、菜末等	少食多餐,每天 5 ~ 6 餐,总热能约 6.5 ~ 8.37MJ/d(1500 ~ 2000kcal/d) 蛋白质约 50 ~ 70g/d
流质饮食(liquid diet)	高热、口腔疾患、各种大手术后、急性消化道疾患、重危或全身衰竭等患者	食物呈液体状,易吞咽、易消化,无刺激性,但所含热量和营养素不足,故只能短期使用。如乳类、豆浆、牛奶、米汤、稀藕粉、肉汁、菜汁、果汁等	每天 6 ~ 7 餐,每 2 ~ 3 小时 1 次,每次 200 ~ 300ml,总热能约为 3.5 ~ 5.0MJ/d(836 ~ 1195kcal/d)蛋白质约 40 ~ 50g/d

表 12-3　治疗饮食

饮食种类	适用范围	饮食原则	用　法
高热能饮食	用于热能消耗较高的患者,如甲状腺功能亢进、结核病、大面积烧伤、肝炎、胆道疾患、体重不足、疾病恢复期等患者及产妇	在基本饮食的基础上加餐 2 次,可进食牛奶、豆浆、鸡蛋、藕粉、蛋糕、巧克力及甜食等	总热量为 12.55MJ/d(3000kcal/d)
高蛋白饮食	高代谢性疾病如、烧伤、结核、恶性肿瘤、贫血、甲亢等;肾病综合征;低蛋白血症;孕妇;乳母等	在基本饮食的基础上增加含蛋白质丰富的食物,如鱼类、肉类、蛋类、乳类、豆类等	蛋白质每天每公斤体重 1.5 ~ 2g,每天总量不超过 120g,总热量 10.46 ~ 12.5MJ/d(2500 ~ 3000kcal/d)
低蛋白饮食	限制蛋白质摄入者,如急性肾炎、尿毒症、肝性昏迷等患者	多补充蔬菜和含糖高的食物,维持正常热量。肾功能不全者应摄入优质低蛋白,如鸡蛋、牛奶、瘦肉、鱼虾等,并不完全忌用大豆蛋白,但忌用麦蛋白;肝病患者多以豆类蛋白为主,少吃肉类蛋白	蛋白质每天不超过 40g/d。肾衰患者按照 GFR 来调整蛋白质的摄入量

笔记

续表

饮食种类	适用范围	饮食原则	用　法
低脂肪饮食	肝胆胰疾患、高脂血症、动脉粥样硬化、冠心病、肥胖症及腹泻等患者	少用油,禁用肥肉、蛋黄、脑。高脂血症及动脉硬化者不必限制植物油(椰子油除外)	每天脂肪量<50g,患肝、胆、胰疾病者<40g,尤其限制动物脂肪
低胆固醇饮食	高胆固醇血症、动脉粥样硬化、高血压、冠心病等患者	禁用或少用含胆固醇高的食物,如动物内脏和脑、肥肉、动物油、鱼子、蛋黄等	胆固醇摄入量<300mg/d
低盐饮食	心脏病、肾脏病(急性、慢性肾炎)、肝硬化伴腹水、重度高血压但水肿较轻等患者	禁食腌制食品,如咸菜、皮蛋、香肠、火腿、咸肉等	每天可用食盐不超过2g,不包括食物内自然存在的氯化钠
无盐低钠饮食	同低盐饮食适用范围,但水肿较重者	无盐饮食,除食物内自然含钠量外,不放食盐烹调;低钠饮食,除无盐外,还需控制摄入食物中自然存在的含钠量,应禁用含钠在100mg/100g以上的食物和药物,如含碱食品(油条、挂面)、汽水(含碳酸氢钠)、油菜、蕹菜、芹菜和碳酸氢钠药物等	无盐饮食中食物含钠量<1g/d;低钠饮食每日控制食物含钠量在0.7g以下,病情严重时不超过0.5g
高纤维饮食	便秘、肥胖症、高脂血症、糖尿病等患者	选择含膳食纤维多的食物,如韭菜、芹菜、笋、卷心菜、粗粮、豆类等	每天膳食纤维摄入量达25~40g
少渣饮食	伤寒、肠炎、腹泻、食管静脉曲张及咽喉部、消化道手术的患者	少用含膳食纤维多的食物,不用刺激性强的调味品及坚硬带碎骨、鱼刺的食物;可食用豆腐类、蒸蛋类食物	
低嘌呤饮食	痛风患者	供给足量的碳水化合物和脂肪;多选用富含维生素B_1及维生素C的食物;禁用心、肝、肾、脑、蛤蜊、蟹、沙丁鱼、鱼干、肉汤、鸡汤、豌豆、扁豆、蘑菇等;痛风患者还须禁酒,尤其是啤酒	急性期,嘌呤摄入量控制在每天150mg以内

笔记

三、试验饮食

试验饮食（testing diets）亦称诊断饮食，即在特定的时间内，通过对饮食内容的调整，以协助疾病的诊断和提高实验检查结果正确性的一种饮食（表12-4）。

表12-4　试验饮食

饮食种类	适用范围	饮食原则	用　法
隐血试验饮食	用于大便隐血试验的准备，以协助诊断有无消化道出血	禁食肉类、动物血、绿色蔬菜以及含铁药物；应食牛奶、豆制品、土豆、白菜、米饭、面条、馒头等	试验前3天及试验期间实施
胆囊造影饮食	用于行胆囊造影检查的患者	高脂肪餐：膳食中脂肪含量不少于50g，可进2个油煎荷包蛋 低脂肪餐：无脂肪、低蛋白、高碳水化合物，可进清淡的蔬菜类食物	造影前第1天中午进高脂肪饮食，晚餐进无脂肪、低蛋白、高糖类清淡饮食，检查当日早餐禁食、禁水，第一次摄片胆囊显影良好进高脂肪餐饮食
肌酐试验饮食	用于协助检查、测定肾小球的滤过功能	在蛋白质限量范围内可以选用牛乳、鸡蛋和谷类食物	素食3天，但小麦禁用。蛋白质每天<40g，主食每天不超过300g
甲状腺摄^{131}I试验饮食	如做甲状腺^{131}I测定，用于协助诊断甲状腺功能	禁食含碘食物如海带、紫菜、海蜇、海鱼、虾、加碘食盐等	试验期间2周内执行
尿浓缩功能试验饮食	用于做尿浓缩功能试验的患者	禁饮水及含水量高的食物，避免进食过咸、过甜的食物	试验期1天内控制食物中的水分，总量在500～600ml之间；蛋白质供给量为每天每公斤体重1g

第三节　一般饮食护理

在对患者进行营养评估的基础上，对患者进行良好的饮食护理，可帮助其摄入充足和合理的营养素，促进其早日康复。

一、入院后的饮食通知

患者入院后，护士根据病区负责医生开出的患者饮食医嘱填写入院饮食通知单，送交营养室，必要时电话通知订餐人员，并填写在病区的饮食单上，以保证患者按时就餐。同时在患者床头或床尾注上相应的标记，作为分发饮食的依据。

笔记

二、患者进食前的护理

（一）做好患者的饮食教育

护士应根据患者病情所确定的饮食种类，对患者进行解释和指导，说明选用饮食的意义、可选用以及不能选用的食物、每天进餐的次数及时间等，以取得患者的合作，使患者了解建立良好饮食习惯的重要性，理解并遵循饮食计划。

（二）安排舒适的进餐环境

护士应努力为患者营造舒适的进餐环境，进餐环境应以清洁、整齐、美观、空气新鲜、气氛轻松愉快为原则。进餐前应收去床单位上不需要的用品，去除一切不良气味及不良视觉印象；避免在饭前进行令人不舒服或不愉快的治疗；如有呻吟或病危的患者，可用屏风加以遮蔽；鼓励同室患者共同进餐，创造良好的进餐环境，以促进食欲。

（三）保证患者舒适

进餐前询问患者及同室病友是否需要进行大小便；协助患者洗手、清洁口腔、取舒适的体位及姿势。如病情许可，可协助患者下床进食；不便下床者可取坐位或半坐位，放跨床桌进餐，卧床患者可安排侧卧位或仰卧位（头偏向一侧），并给予适当支托。必要时在取得患者同意的前提下，将治疗巾或餐巾围于患者胸前，以保护衣物和床单位清洁。

三、患者进食时的护理

（一）协助配餐员及时并准确分发食物

护士洗净双手，衣帽整洁。将热饭、热菜准确无误地发给每位患者。对禁食者应告知原因，以取得合作，并在床尾挂上标记。

（二）巡视进餐情况

在患者进餐时间，护士应加强巡视病房，观察患者进食情况，鼓励进食者进食；对实施治疗饮食、试验饮食的患者应注意检查督促；对家属带来的食物，应经护士检查，符合治疗护理原则的方可食用。随时询问患者对饮食的意见和要求，以满足患者饮食的需要。

（三）协助患者进食

对能自行进食的患者，鼓励自行进食，护士可给予必要的帮助，如协助患者取合适的体位，准备餐具和食物等。

对不能自行进食的患者，应予喂食。喂食时应根据患者的进食习惯耐心喂食，并注意喂食的速度、食物的温度及每次的量，饭和菜、固体和液体食物轮流喂食。喂食时应避免催促，防止烫伤或呛咳等意外。

对双眼被遮盖或双目失明的患者，在喂食前应告知食物的类型和名称，以增加其进食的兴趣和食欲。对要求自行进食者，可按时钟平面图放置使用，并告知食物的方位和名称，如6点钟放饭，12点钟放汤，3点钟、9点钟放菜（图12-1）。

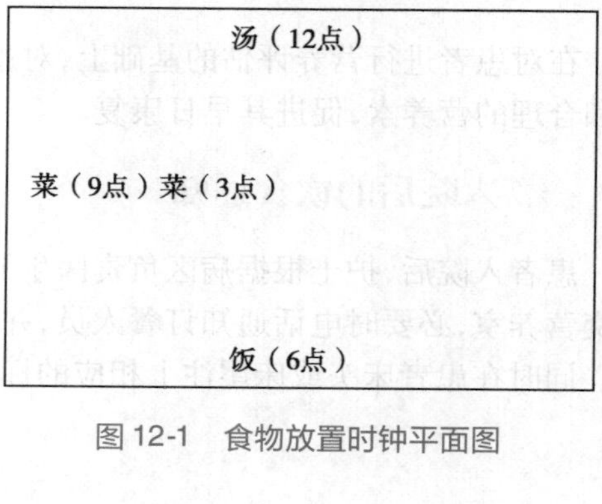

图12-1　食物放置时钟平面图

笔记

对特殊饮食或禁食的患者，应解释原因，取得配合，并悬挂提醒标记和严格交班。

四、患者进食后的护理

（一）保持餐后的清洁和舒适

及时撤去餐具，清理食物残渣，整理床单位。协助患者洗手、漱口，必要时做口腔护理，取舒适的体位。

（二）做好必要的记录和交接班工作

根据观察的情况就患者进食的时间、量、食物种类、食欲情况和进食后的反应做好记录，以评价患者的饮食是否满足营养需要。对暂需禁食或延时进食的患者应做好交接班工作。

第四节　特殊饮食护理

对于病情危重、消化道吸收功能障碍、不能经口或不愿正常进食的患者，为保证其营养素的摄取与消化吸收，维持并改善患者的营养状态，促进康复。临床多采用经肠营养饮食。根据其组成分为要素饮食、非要素饮食、组件饮食等。根据饮食的供给方式又可分为口服、管饲及胃肠外营养。本节主要介绍管饲饮食、要素饮食、胃肠外营养。

一、管饲饮食

管饲饮食（tube feeding）指通过管道将流质食物、水分及药物灌入患者的胃或肠内，以提供营养支持。管道的种类包括鼻胃管、口胃管、鼻肠管、胃造瘘管和空肠造瘘管。管饲饮食的营养液在营养素组成及营养密度方面有很大不同，其种类包括标准蛋白质配方、水解蛋白质配方、特殊疾病配方等。标准蛋白质配方用于消化和吸收功能未改变者，水解蛋白配方用于消化和吸收功能较弱者，特殊疾病的管饲饮食营养液是在某些营养素的组成或营养密度方面有所改变。几乎所有的管饲饮食营养配方都不含乳糖。鼻饲术是实施管饲饮食最常用的方法。

鼻饲法（nasal feeding）是指将导管经鼻腔插入胃或肠内，从管内灌入流质食物、水分和药物的方法，以达到营养和治疗的目的。下面以鼻胃管为例介绍。

【适应证】

1. 昏迷患者或连续 3 天及 3 天以上不能经口进食的患者。
2. 口腔疾患、口腔手术后的患者或严重的吞咽功能障碍的患者。
3. 早产儿及危重患者。
4. 拒绝进食的患者。

【禁忌证】

1. 食管、胃底静脉曲张患者。
2. 食管癌和食管梗阻患者。

【评估】

1. 患者病情、意识状态和活动能力。
2. 患者鼻腔局部情况　如鼻黏膜是否有肿胀、炎症，有无鼻腔息肉等。

笔记

3. 患者的心理状态与合作程度　如患者既往有无鼻饲的经历，是否紧张，对插管的目的是否了解，能否愿意配合。

【计划】

1. 护士准备　衣帽整洁，修剪指甲，洗手，戴口罩。

2. 用物准备

（1）无菌巾内置：胃管、治疗碗、镊子、止血钳、压舌板、纱布、50ml 注射器、治疗巾。

（2）无菌巾外置：石蜡油、棉签、胶布、别针、听诊器、夹子或橡皮圈、弯盘、鼻饲流质（38～40℃）、温开水。

3. 环境准备　环境清洁，温度适宜。

4. 患者准备　理解鼻饲的目的和意义，愿意合作。

【实施】

步　　骤	要点与注意事项
1. 插管	
(1)核对解释：备齐用物至床边，核对床号、姓名，向患者及(或)家属解释操作的目的、过程和需要配合的要求。准备固定胃管用的胶布	• 认真执行查对制度，避免差错
(2)准备体位：协助患者取坐位或半坐卧位，无法坐起者取右侧卧位，昏迷患者取去枕仰卧位，头向后仰	• 坐位或半坐卧位能减轻胃管通过鼻咽部时患者的咽反射，利于插管，一旦呕吐，也可预防窒息；根据解剖位置右侧卧位更易使胃管进入胃内；头向后仰亦有利于昏迷患者胃管插入
(3)铺巾置盘：铺治疗巾于患者颌下，并放置好弯盘。如患者有义齿，应先取下	• 取下义齿，防止脱落误吞
(4)清洁鼻腔：观察鼻腔，并检查是否通畅，用棉签蘸生理盐水清洁通畅的一侧鼻腔	• 观察鼻腔，了解鼻部有无疾患，如鼻中隔偏曲、鼻甲肥大、鼻息肉等
(5)准备胃管：用空注射器注入少量空气，检查胃管是否通畅，倒少许石蜡油于纱布上，润滑胃管前端	• 润滑胃管前端，以减少插管时的阻力
(6)测量长度：测量胃管插入的长度，并标记。插入长度一般为鼻尖经耳垂至胸骨剑突处，或由前额发际至胸骨剑突处的距离	• 一般成人长度为 45～55cm。有误吸、反流的患者，可延长鼻胃管置入长度，保证胃管末端到达胃幽门后
(7)实施插管：一手持纱布托住胃管，另一手持镊子夹住胃管头端，沿选定的一侧鼻腔轻柔插入。插管时先稍向上平行再向后下缓缓插入至咽喉部(10～15cm)时嘱患者做吞咽动作，当患者吞咽时，顺势将胃管向前推进，直至预定长度。若是昏迷患者先协助患者去枕仰卧位，头后仰，当胃管插入 15cm 时，左手将患者头部托起，使下颌靠近胸骨柄，以增大咽喉部通道的弧度，便于胃管插入(图 12-2)	• 鼻内有丰富的海绵状静脉组织，易损伤出血，所以插管动作应轻柔，并尽量避开鼻中隔前下部的“易出血区” • 吞咽动作有利于胃管顺利进入食管，并缓解不适 • 颈椎骨折患者禁用头后仰法 • 实施插管过程中如遇以下情况，应正确处理：①如患者出现恶心、呕吐，可暂停插管，嘱患者深呼吸或张口呼吸，降低迷走神经兴奋性，减轻胃部收缩；②如患者出现呛咳、呼吸困难或发绀等现象，表明误入气管，应立即拔出，休息片刻后再重新插入；③如插入不畅时，检查口腔，了解胃管是否盘在口咽部；或将胃管抽回一小段，再慢慢插入

笔记

续表

步　骤	要点与注意事项
(8)检查固定:检查胃管是否在胃内,证实胃管在胃内后,用胶布固定胃管于鼻翼及面颊部	• 检查胃管是否在胃内常用三种方法:①连接注射器于胃管末端,回抽时见有胃液;②置听诊器于胃部,用注射器快速将10ml空气从胃管注入,能听到气过水声;③将胃管末端置入水中,无气泡逸出。如有大量气泡逸出,表示误入气管 • 对于胶布过敏的患者,可以采用棉质系带双套结法固定胃管,并注意观察受压部位的皮肤情况,必要可在受压部位使用减压装置
(9)贴好管路标识	• 管路标识注明置管类型、时间、长度等信息
2. 灌食	
(1)确认体位:鼻饲时,如病情允许应保持患者床头抬高30°~45°	• 鼻饲时床头抬高30°~45°,以预防反流或误吸,但应排除禁忌证,如患者血流动力学不稳定、脊柱损伤等特殊情况
(2)证实连接:连接注射器于胃管末端,先回抽,见有胃液抽出,同时观察胃内是否有潴留及其他反应	• 每次鼻饲前都应确定胃管是否在胃内、是否通畅以及有无胃潴留等反应。胃残留量>200ml时,应行床旁评估并调整鼻饲量和喂养方法
(3)按序灌注:先注入约30ml温开水润滑、冲洗管腔,避免鼻饲液黏附于管壁,再缓慢灌注流质饮食或药液。鼻饲完毕后,再注入约30ml温开水冲洗胃管,避免鼻饲液存积在胃管中变质,造成胃肠炎或管腔堵塞	• 首次喂食应量少、速度慢,使患者逐渐适应。鼻饲灌食时速度不可过快,每次灌食量不超过200ml,间隔时间不少于2小时。避免鼻饲液过冷或过热、灌入速度过快。新鲜果汁与奶液分开灌入,防止产生凝块 • 灌注过程中,避免灌入空气,每次抽吸时,应反折胃管末端,防止胃内容物反流或空气进入造成腹胀 • 须翻身吸痰的患者应先翻身或吸痰,再行喂食,以免引起呕吐或呛咳 • 对于胃造瘘或空肠造瘘的患者,每次喂养前后都应冲洗造瘘管。切勿向造瘘管内注入酸性液体,特别是果汁等,因其可导致营养制剂中的蛋白凝固。保持造瘘口周围皮肤清洁、干燥 • 鼻饲药物应尽可能使用液体制剂,如为固体片剂应研成粉末状,并在温水中充分地摇匀。有些药物不能研碎,如缓释、控释片(胶囊)、肠溶衣片、胶囊或胶丸、双层糖衣。管饲一种以上的药物时应分开注入,两药之间至少用5ml温开水冲洗鼻饲管 • 空腹给药一般指饭前1小时或饭后2小时,饭前给药一般指饭前30~60分钟服用,饭后给药一般指饭后15~30分钟服用
(4)包扎固定:将胃管末端反折,用纱布包好,用橡皮圈系紧或夹子夹紧,用别针固定于床旁或患者衣领上	• 反折胃管末端,防止鼻饲液或胃内容物反流。对于末端有开关的胃管,无需再反折
(5)取位整理:鼻饲结束后,如病情允许保持半卧位30分钟,并整理床单位,清理用物	• 鼻饲结束后避免搬动患者或进行可能引起患者误吸的操作。如果必须降低床头进行某些操作,操作结束后应尽快恢复半卧位

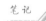

笔记

续表

步　骤	要点与注意事项
(6)做好记录:洗手,记录鼻饲液的种类、量以及患者的反应	• 记录插管时间、留置刻度、鼻饲的时间及方式、营养液的种类及量、患者的反应等 • 长期鼻饲的患者,一般每天进行口腔护理2次;鼻饲用物每天更换消毒;定期(或按照产品说明书)更换胃管
3. 拔管	
(1)核对解释:核对床号,向患者解释,告知拔管的原因	• 一般应于末次灌入饮食后晚间拔管,次晨再从另一侧鼻腔插入
(2)取掉胶布:放弯盘于患者颌下,揭去固定的胶布,夹紧胃管末端,并放于弯盘内	• 夹紧胃管末端,防止拔管时管内液体反流
(3)实施拔管:用纱布包裹近鼻孔处的胃管,嘱患者做深呼吸,在患者缓慢呼气时拔管,边拔边擦净胃管,到咽喉处快速拔出	• 到咽喉处快速拔出,以免液体滴入气管
(4)整理用物:置胃管于弯盘中,移出患者视线外。清洁患者口鼻、面部,擦去胶布痕迹,协助患者漱口,取舒适的卧位,整理床单位,清理用物	• 置胃管于弯盘中,移出患者视线外,防止污染床单位并避免对患者的感官刺激
(5)做好记录:洗手,记录拔管的时间和患者的反应	

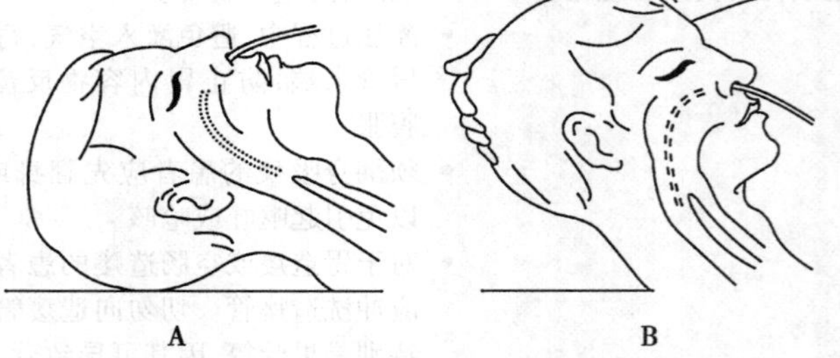

图12-2　为昏迷患者插胃管

◇ 插管操作流程:

核对解释→准备体位→铺巾置盘→清洁鼻腔→准备胃管→测量长度→实施插管→检查固定→贴好管路标识

◇ 灌食操作流程:

确认体位→证实连接→按序灌注→包扎固定→取位整理→做好记录

◇ 拔管操作流程:

核对解释→取掉胶布→实施拔管→整理用物→做好记录

【评价】

1. 患者理解插管目的,主动配合。护士顺利、安全地插入胃管。

2. 患者通过鼻饲获得基本营养、热能和水。

笔记

3. 患者通过鼻饲获得口服药物治疗。

【管饲饮食的并发症及预防、处理措施】

1. 误吸　管饲前检查管道的位置。对于卧床患者如病情许可在管饲时及管饲后2小时抬高床头30°～45°，采用持续、缓慢地滴注营养液或变换胃肠内营养的方式。

2. 腹泻　减慢速度和(或)减少总量，同时寻找原因和对症处理。比如注意检查胰腺的功能是否良好、是否为抗菌药物相关腹泻等，用等渗、低脂肪、不含乳糖的营养液持续喂养，严格无菌操作，且营养液悬挂时间不要超过4～8小时。

3. 便秘　加强补充水分，选择含有不可溶性膳食纤维营养配方，并注意监测患者的活动能力，与医生一起为患者制定活动计划。必要时予以通便药物、低压灌肠或其他促进排便措施。

4. 管道堵塞　护士须熟悉有关营养液的药理学知识，在给药前后用温水冲洗管道，管饲前摇匀营养液。如胃造瘘管或空肠造瘘管堵塞须更换，切勿用高压冲洗或导丝再通，这样有可能会损坏导管，伤及患者，甚至引发腹膜炎。

知识拓展

检查胃管是否在胃内的方法

检查胃管是否在胃内的传统方法有：抽吸胃液、听气过水声、胃管末端置入水中观察有无气泡溢出。但有时由于无法抽出胃内容物，患者昏迷、反射减弱或消失、肺内渗出液较多等原因，采用传统方法并不能准确确定胃管是否在胃内。以下介绍几种其他方法。

测定胃管内抽出物的pH值：未服用胃酸抑制剂的患者如胃管内抽出物的pH值≤4，可判断在胃内；服用胃酸抑制剂的患者可采用pH值≤6的标准。肉眼观察胃管内抽出物的性状并测定其pH值，可以帮助准确判断胃管是否在胃内。

X线检查：X线检查是确定胃管位置的金标准，但由于接触放射线、经济成本等原因，临床一般不作为常规检查方法。建议盲插的胃管在首次喂养或首次给药前进行X线检查；无法抽出胃内容物或pH试纸判断胃管位置失败时，X线是首选的检查手段方法。

其他方法：机械通气的成人患者，推荐使用CO_2分析仪或比色式CO_2测定CO_2的浓度，以判断胃管是否误入气管；非机械通气的患者，可采用弹簧压力测试仪，以判断胃管是否误入气道；超声波检查可以判断有重力头端的胃管的位置。

二、要素饮食

要素饮食(elemental diet)又称元素膳食，是人工配制的、由符合机体生理需要的各种营养素所合成、不需消化、可被肠道直接吸收的无渣饮食。它的主要成分包括游离氨基酸、单糖、脂肪酸、维生素、无机盐和微量元素等。要素饮食可经口服、鼻饲，或经胃或空肠造瘘等方式摄入。

【目的】

用于临床营养治疗，提高危重患者能量以及氨基酸等营养的摄入，促进伤口愈合，改善患者营养状况，以达到治疗目的。

【适应证】

主要用于危重患者，如各种严重营养不良、严重烧伤、低蛋白血症、大手术后胃肠

笔记

功能紊乱、胃肠道瘘、急性胰腺炎、消化吸收不良、晚期癌症、短肠综合征患者。

【禁忌证】

1. 3个月内的婴儿。

2. 消化道出血患者。

3. 糖尿病患者慎用。

4. 胃切除术后患者大量使用要素饮食会引起倾倒综合征者应慎用。

【使用方法】

1. 口服法初始剂量为50ml/次，渐增至100ml/次，一般每天6～8次，可添加菜水、肉汤等调味。

2. 分次注入将配置好的要素饮食用注射器通过鼻饲管注入，每天4～6次，每次250～400ml。此法操作方便，费用低廉，但易引起恶心、呕吐、腹胀、腹泻等消化道症状。

3. 间歇滴注将配置好的要素饮食放入输液吊瓶内，经输注管缓慢注入，每天4～6次，每次400～500ml，每次输注持续时间约为30～60分钟。此法反应少，多数患者能接受。

4. 连续滴注装置与间歇滴注相同，在12～24小时内持续滴入。浓度遵循由低到高的原则，速度开始以40～60ml/h逐渐递增至120ml/h，最多可达150ml/h。多用于经空肠造瘘喂食的患者。连续滴注建议使用肠内营养输注泵匀速控制滴速。

知识链接

肠内营养输注泵

肠内营养输注泵采用微电脑自控系统使滴速控制范围更宽、更精确；自动报警装置，安全可靠。使用时将营养液放于营养泵专用的容器内，其输注管嵌入输液泵内，滴注端接胃管（图12-3）。适用于严重创伤患者、大型手术后患者等。

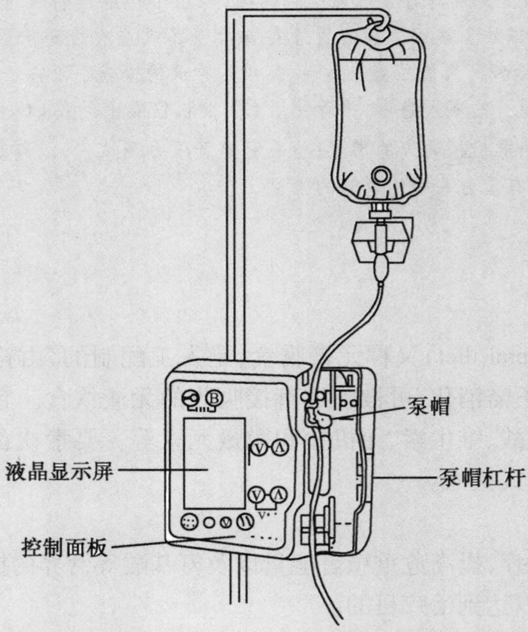

图12-3 胃肠营养泵

笔记

【注意事项】

1. 根据患者的具体病情配制合适的浓度和剂量。应用一般是从浓度低、剂量小、速度慢开始，待患者能耐受后，再稳定配餐标准、用量和速度。

2. 严格按无菌操作程序配制要素饮食。配制用具均需进行消毒灭菌。配制好的溶液应放在4℃的冰箱中保存，并在24小时内用完，以防止放置时间过长被细菌污染而变质。

3. 滴注前后应用温开水冲净管腔，以防食物积滞在管腔中发生腐败变质。

4. 要素饮食的口服温度为37℃，鼻饲、经造瘘口注入的温度为41～42℃。

5. 滴注过程中经常观察患者各种反应。如胃肠道反应、低血糖反应。

6. 应用期间加强疗效观察，并及时做好护理记录。

7. 拟停用要素饮食时须逐渐减量，防止骤停引起低血糖反应。

8. 要素饮食不能用于婴幼儿和消化道出血者；消化道瘘和短肠综合征患者宜先采用几天全胃肠外营养逐渐过渡到要素饮食。

知识拓展

肠内营养配方的选择

肠内营养配方的选择取决于对营养配方成分的了解以及对营养支持目标的确认。

胃肠功能正常患者：首选整蛋白标准配方，有条件时选用含有膳食纤维的整蛋白标准配方。

消化或吸收功能障碍患者：选用短肽型或氨基酸型配方。

便秘患者：选用含不溶性膳食纤维配方。

限制液体入量患者：选用高能量密度配方。

糖尿病或血糖增高患者：有条件时选用糖尿病适用型配方。

高脂血症或血脂增高患者：选用优化脂肪配方。

低蛋白血症患者：选用高蛋白配方。

糖尿病或血糖增高合并低蛋白血症患者：选用糖尿病适用型配方或高蛋白配方（缓慢泵注）。

外伤或选择性上消化道手术患者：选用含免疫调节剂（精氨酸、核苷酸、ω-3脂肪酸）的配方。

烧伤患者：选用添加谷氨酰胺的配方。

病情复杂患者：根据主要临床问题进行营养配方选择。

三、胃肠外营养

（一）定义

胃肠外营养（parenteral nutrition，PN）是指通过胃肠外途径提供机体代谢过程所需全部营养素的营养支持方法，目前采用的主要途径是经静脉输入，故又称静脉营养（intra-venous nutrition）。如完全胃肠外营养（total parenteral nutrition，TPN）是指当患者被禁食后，营养物质全部通过静脉途径提供。

（二）种类

1. 碳水化合物　碳水化合物是非蛋白质热量的主要部分，临床常用的是葡萄糖、

笔记

果糖、木糖醇和山梨糖醇等。其主要功能是供给热能。

2. 脂肪乳剂　临床上常用的脂肪乳剂有长链甘油三酯、中链甘油三酯。应用脂肪乳剂的主要目的是供能及提供必需的脂肪酸（亚油酸、亚麻酸）。成人需要量为1.0～1.5g/kg。

3. 氨基酸　氨基酸是蛋白质的基本结构。现多由结晶L氨基酸按一定的氨基酸组成模式配制成静脉输注的氨基酸液，含有各种必需的氨基酸（EAA）及非必需的氨基酸（NEAA）。每天氨基酸补充量为1.0～1.4g/kg，氮的补充量为0.25～0.35g/kg。

4. 电解质　成人电解质的每天需要量为：钠100～126mmol（4～9g）、钾60～80mmol（2～5g）、镁7.5～12.5mmol、钙5～10mmol、磷酸盐10mmol。

5. 微量元素　微量元素的每天需要量有多种推荐方案：如铁50μmol、锰40μmol、氟50μmol、锌20μmol、铜5μmol、碘1μmol。现已有复方微量元素制剂，含量达到每天推荐量，只需每天1支加入营养液或补液中，如格力福斯针、21金维他施尔康、维存。

6. 维生素　维生素的每天需要量有多种推荐方案，目前临床上有多种水溶性维生素制剂和脂溶性维生素制剂，这些制剂每支中的维生素含量可满足成人每天的需要量，如欣维2支/天或维佳林2支/天等。

（三）适应证

1. 高代谢的患者，如严重创伤、严重烧伤、败血症患者。
2. 胃肠道不能进食超过5天以上的患者，如急性胰腺炎、肠瘘患者。
3. 肺部疾病应用机械辅助呼吸的患者。
4. 胃肠道功能减退、食欲差、进食量不足超过1周的患者。
5. 既往存在营养不良，如肝脏疾病、心力衰竭或肾功能不全等导致营养不良，又合并急性病变的患者。

（四）营养支持的时机

患者循环稳定，水、电解质与酸碱失衡得到初步纠正后，为了维持细胞代谢与器官功能，防止进一步的营养耗损，应及早给予营养支持。一般在初期治疗后24～48小时开始。

（五）并发症的预防与护理

胃肠外营养的并发症可分为导管相关并发症和代谢相关并发症两大类。

1. 导管相关并发症

（1）气胸、血胸：大血管损伤、空气栓塞、臂丛神经损伤等：静脉穿刺可造成动脉、静脉、胸膜、肺脏等损伤或导管扭曲和折断。护士应熟悉穿刺部位的解剖结构，熟练掌握正确的穿刺技术，并在滴注过程中加强巡视，及时发现异常情况。

（2）导管栓塞与静脉栓塞：在输液缓慢、导管扭曲、高凝状态等情况下，导管尖端及周围可形成血栓。另外，因为营养液多为高渗物，长时间输注可使静脉壁受刺激而发生静脉炎及血栓形成。因此护士要注意巡视，发现异常及时处理。

（3）导管相关性感染：由于导管与外界相通，因此容易使病原菌进入人体产生导管相关性感染，严重时可导致败血症的发生。因此当发现患者突然发热而无明显诱因时，应立即更换输液器和营养液，同时分别抽血和取营养液作细菌培养，若无缓解，则

笔记

应拔去导管，更换穿刺部位，同时剪下一小段原静脉内导管作培养，作为选用抗生素的参考。

2. 代谢并发症

（1）糖代谢紊乱：临床表现为高血糖症、高渗性非酮症糖尿病昏迷、低血糖。

高血糖症早期可无临床表现，血糖大于 11.1mmol/L；后期临床可出现尿糖、恶心、呕吐、腹泻、反应迟钝、意识障碍、头痛、嗜睡等；严重者出现抽搐、昏迷甚至死亡。

高渗性非酮症糖尿病昏迷则出现神经精神症状，表现为嗜睡、幻觉、定向障碍、偏盲、偏瘫等，最后陷入昏迷；尿糖强阳性，血糖值高至 33.3mmol/L，无或有轻的酮症；血尿素氮及肌酐改变。

低血糖时表现为饥饿感、心慌、出冷汗、心动过速、头晕及四肢无力或颤抖，一过性黑蒙，意识障碍甚至昏迷，血糖小于 2.8mmol/L.

因此，静滴的高渗液体应均匀分配在 24 小时内输入，少量开始，视血糖、尿糖波动逐步调整；标准静脉营养液以 125ml/h 的时速输入，一般不超过 200ml/h；严密观察导管是否通畅，输注结束时用生理盐水/稀肝素正压封管，肠外营养输注导管内不宜输血、抽取血标本，严格交接班；切忌突然换用无糖溶液，当需停止 TPN 治疗时，应在 48 小时内逐渐减量换用；糖尿病患者应及时给予足量的外源性胰岛素，可防止高渗性非酮症糖尿病昏迷。

处理：当血糖高于 22.2mmol/L，尿量大于 100ml/h 时需纠正失水；已发生高渗性非酮症糖尿病昏迷时，以纠正脱水为主，降低血糖为辅，给大量低渗盐水纠正高渗透压状态，加用适量的胰岛素；发生低血糖时，查找原因，如营养液速度过慢，立即加快输液速度，迅速补充葡萄糖，如胰岛素使用过量，则调整胰岛素用量。

（2）必需脂肪酸缺乏：主要表现为口唇呈樱桃红，呼吸深快，心率较快，心音较弱，血压偏低，头痛头晕，嗜睡等，严重者可发生昏迷。为此，在配制全营养混合液时，注意成分配比，脂肪和糖 1∶1，血脂偏高者降低脂肪占有比例；持续输注葡萄糖时予小剂量胰岛素，促进糖的利用。静脉营养中注意给予补充脂肪乳，脂肪乳每周 500～1000ml。

（3）代谢性酸中毒：主要表现为婴幼儿可见到皮肤脱屑、毛发稀疏、免疫力下降、血小板减少，成人血中出现甘油三烯酸、三烯酸与花生四烯酸的比值升高。所以护士要密切监测水电解质及酸碱平衡；纠正水、电解质紊乱，恢复有效循环血量。严重酸中毒时要及时予以碱性药物治疗；酸中毒伴有高钾血症，可静脉输入高渗葡萄糖液及胰岛素，使钾离子随糖原合成进入细胞。

（4）电解质紊乱：主要表现为肌肉软弱无力，肠道功能减弱，心动过速，心悸，血压下降；低磷血症时四肢无力及关节痛，区域性或肢端麻木，言语模糊，神志不清，昏迷；低钙血症时表现为下肢肌肉痉挛或抽搐。因此应动态监测电解质、血糖、血微量元素的变化。并根据机体的丢失状况及时予以摄取和补充。使用 TPN 过程中可能会出现低磷血症等，应适时补充磷酸盐、浓维生素 A、葡萄糖酸钙等；应准确记录 24 小时出入量。

笔记

学习小结

1. 学习内容

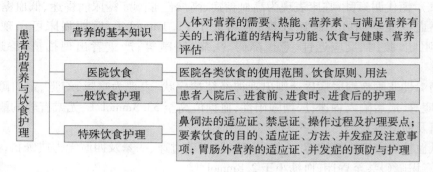

- 患者的营养与饮食护理
  - 营养的基本知识：人体对营养的需要、热能、营养素、与满足营养有关的上消化道的结构与功能、饮食与健康、营养评估
  - 医院饮食：医院各类饮食的使用范围、饮食原则、用法
  - 一般饮食护理：患者入院后、进食前、进食时、进食后的护理
  - 特殊饮食护理：鼻饲法的适应证、禁忌证、操作过程及护理要点；要素饮食的目的、适应证、方法、并发症及注意事项；胃肠外营养的适应证、并发症的预防与护理

2. 学习方法

（1）通过归纳法学习人体主要营养素的基本功能及其正常供给量，理解要素饮食的目的、适应证、并发症及注意事项，鼻饲法的适应证、禁忌证及护理要点。

（2）运用对比分析法学习医院各类饮食的使用范围、饮食原则和用法。

（3）结合实训课和见习课，熟练掌握鼻饲法。

3. 风险防范

（1）预防误咽性肺炎！

吞咽障碍发生时，可使本来应进入食管的食物误入气管，称为误咽。由于误咽导致细菌污染到气管或肺时，可引起吸入性肺炎，加重病情。

误咽可表现为呛咳、喘鸣、湿性沙哑、氧饱和度低下等。应注意观察患者进食中有无呛咳、在餐后测定患者的氧饱和度等，因为也可能发生不呛咳的误咽，所以应综合判断。

还应注意观察有无肺炎的典型症状之一（发热症状）。

若患者的咽壁感觉下降、不随意运动反射迟钝，可导致食物在咽喉部滞留，随着呼吸运动即可发生误咽。

（2）预防胃肠营养液误注入深静脉穿刺管！

临床上患者由于疾病的影响，不能从口腔进食，而放置空肠造瘘管，灌注胃肠营养液，同时也有深静脉置管，输注药物治疗，两路管道容易混淆，护理人员在操作中如查对不仔细，误将胃肠营养灌入静脉管道，带来的后果十分严重！

（马小琴　王莹）

复习思考题

1. 患者，男性，48岁，体重65kg，身高1.71m，请问其每日应摄取的营养素应有哪些？各为多少为宜？

2. 患者，男性，42岁，因胃溃疡并发上消化道出血入院，出血已控制，Hb为1.4mmol/L（9g/dl），面色苍白，拟于3天后行硬化剂治疗，请为该患者制定一份饮食计划。

3. 如何为下列患者制定合适的饮食并说明理由：胆囊炎、肝性脑病伴水肿、高血

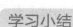

笔记

压、冠心病、伤寒恢复期。

4. 护士应怎样做好饮食护理工作?

5. 当你遇到一位不愿意遵从治疗饮食原则的患者,你将怎么办?

6. 比较管饲饮食、要素饮食与胃肠外营养,能正确说出它们之间各自的适应证、禁忌证、使用方法及护理要点。

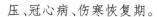

笔 记

第十三章

患者排泄的护理

学习目的

学生通过本章的学习，能掌握排尿、排便的有关知识和技能，以便在将来的临床实习和日后临床护理工作中及时准确评估患者的排泄功能，选择适宜的护理措施，帮助患者维持正常的排泄活动，满足患者排泄的基本生理需要。

学习要点

影响正常排泄的因素，异常排尿的评估，尿潴留、尿失禁患者的护理，导尿术、留置导尿术、膀胱冲洗术的操作方法；异常排便的评估，便秘、腹泻、大便失禁、肠胀气患者的护理，大量不保留灌肠、小量不保留灌肠、保留灌肠的操作方法。

案例导入

案例1

王某，女性，28岁，足月顺产。产后4小时仍未排尿，主诉下腹胀痛，排尿困难，体检见耻骨上膨隆，有囊样包块，叩诊浊音，有压痛。请问：

(1) 该患者发生了什么问题？

(2) 如何对该患者实施护理？

案例2

患者，女，28岁，怀孕6个月时曾发生便秘，因其他方法无效，护士遵医嘱给予灌肠通便。现患者已经进入产程，在宫缩疼痛的间隙，护士遵医嘱再次给予灌肠，所用液体量多于上次。请问：该患者两次灌肠有何异同？

排泄是机体将新陈代谢所产生的终末产物排出体外的过程。是人体基本生理需要和维持生命的必要条件之一。人体排泄终末产物的途径有皮肤、呼吸道、消化道、泌尿道。其中主要排泄途径是泌尿道和消化道，主要的排泄活动方式是排尿和排便。正常的排尿、排便活动对维持机体内环境相对稳定、保证机体正常生命活动起着很大作用，但许多健康问题会直接或间接地影响人体的排尿、排便功能，尿液和粪便的质与量也相应发生异常变化。因此，护士应掌握与排泄有关的护理知识和技术，帮助或指导患者维持正常的排泄功能，促进其身心健康。

笔记

第一节　排尿护理

泌尿系统由肾、输尿管、膀胱、尿道组成。肾脏是产生尿液的器官，尿液经过输尿管输送至膀胱，膀胱是贮尿器官，尿液在膀胱内存到一定量时，在神经系统的支配下经尿道排出体外。

一、与排尿有关的解剖与生理

（一）与排尿有关的解剖

泌尿系统由肾脏、输尿管、膀胱及尿道组成。

1. 肾脏

（1）肾脏的解剖：肾脏（kidney）是成对的实质性器官，呈蚕豆状。肾脏位于脊柱的两侧，第12胸椎和第3腰椎之间，紧贴腹后壁。肾脏的实质是由170万～240万个肾单位组成，每个肾单位由肾小体、肾小管组成，肾小体又由肾小球、肾小囊组成。血液通过肾小球作用生成原尿，再通过肾小管、集合管重吸收和分泌作用生成终尿，经肾盂排向输尿管。

（2）肾脏的主要生理功能：①产生尿液，排泄人体代谢的终末产物、过剩盐类、有毒物质、药物。②调节水、电解质平衡及酸碱平衡。③分泌功能，分泌促红细胞生成素、前列腺素、激肽类物质等。

2. 输尿管

（1）输尿管的解剖：输尿管（ureter）为连接肾脏和膀胱的细长肌性管道，左右各一。成人输尿管全长25～30cm，管径为0.5～1cm。输尿管有三个狭窄，分别位于起始部、跨骨盆入口处、穿膀胱壁处。这三个狭窄常是输尿管结石嵌顿处。

（2）输尿管的生理功能：输送尿液，通过输尿管平滑肌的蠕动和重力，尿液由肾脏到膀胱，此时尿液是无菌的。

3. 膀胱

（1）膀胱的解剖：膀胱（bladder）为一贮存尿液的有伸展性的囊状肌性器官，位于小骨盆内、耻骨联合的后方。其形状、位置、大小均随尿液充盈的程度而变化。空虚时，其顶部不超过耻骨联合上缘；充盈时，膀胱体部与顶部上升，腹膜随之上移，膀胱前壁与腹前壁相贴，可在耻骨上作膀胱的腹膜外手术或耻骨上膀胱穿刺。一般膀胱内贮存尿液300～500ml，才会产生尿意。膀胱的肌层由三层纵横交错的平滑肌组成，称膀胱逼尿肌，排尿时需靠此肌肉收缩来协助完成。

（2）膀胱的生理功能：贮存尿液，排泄尿液。

4. 尿道

（1）尿道的解剖：尿道（urethra）是尿液排出体外的通道。起自膀胱内的尿道内口，末端开口于体表到尿道外口。尿道内口周围有平滑肌环绕，形成膀胱括约肌（内括约肌），尿道穿过尿生殖膈处有横纹肌环绕，形成尿道括约肌（外括约肌），随意志控制尿道开闭。

男性尿道长且有两个弯曲、三个狭窄。男性尿道长18～20cm，管径平均为0.5～0.7cm；两个弯曲：耻骨下弯和耻骨前弯；三个狭窄：尿道内口、尿道膜部、尿道外口。

笔记

耻骨下弯固定无变化，位于耻骨联合下方，凸向后下方；耻骨前弯有变化，位于耻骨联合前下方，阴茎根部与阴茎体部之间。阴茎勃起或阴茎向上提起，耻骨前弯可消失。女性尿道长4～5cm，管径0.8cm，较男性尿道短、直、粗，尿道外口位于阴蒂下方，与阴道口、肛门相邻，易发生感染。

（2）尿道的生理功能：排尿，男性还与生殖有密切关系。

（二）排尿的生理

肾脏生成尿液是一个连续不断的过程，而膀胱排尿则是间歇进行的。排尿活动是受大脑皮层控制的反射活动，当膀胱的尿量充盈时，即成人尿量400～500ml，小儿尿量50～200ml或膀胱内压力达到0.98kPa（$10cmH_2O$）时，刺激膀胱壁上的牵张感受器，兴奋经盆神经传入骶部脊髓排尿反射初级中枢，同时上传到脑干和大脑皮层的排尿反射高级中枢，产生尿意。如果环境许可，排尿反射继续进行，冲动沿盆神经传出，逼尿肌收缩，内括约肌松弛，尿液进入后尿道，刺激后尿道感受器，冲动沿阴部神经再次传至骶部脊髓排尿初级中枢，加强排尿，反射性抑制阴部神经，膀胱外括约肌松弛，尿液在膀胱内强大压力作用下排出体外。排尿时，腹肌、膈肌、尿道海绵体肌收缩均有助于尿液的排出。小儿大脑发育不完善，对初级排尿中枢控制能力较弱，所以小儿排尿次数多，且易发生夜间遗尿现象，一般到2～3岁才可随意志排尿。

二、排尿的评估

（一）影响正常排尿的因素

正常情况下，排尿受意识支配，无障碍、无痛苦，可自主随意进行。但下列因素可影响排尿的正常进行，因此，护士应观察患者具体情况，有针对性的采取护理措施解除患者痛苦。

1. 心理因素　心理因素对正常排尿有很大影响，压力会影响会阴部肌肉和膀胱括约肌的放松或收缩。当个体处于紧张、焦虑、恐惧的状态下，往往会出现尿频、尿急、尿潴留的现象。另外排尿还受暗示的影响，如听觉、视觉、其他身体感觉的刺激也可诱发排尿。

2. 排尿习惯　大多数人潜意识里会建立一些排尿的习惯，如有些人早晨起床后和晚上就寝前都要排空膀胱；有些人搭乘长途车和看演出前也要排空膀胱。儿童期的排尿训练对成年后的排尿习惯的养成具有一定的影响。

3. 社会文化因素　社会文化的影响会形成人的一定行为规范，排尿应在隐蔽的场所进行。个体在缺乏隐蔽的环境中会产生许多精神压力，而影响正常的排尿。

4. 液体和饮食的摄入　在其他影响体液平衡的因素不变的情况下，液体量和液体种类将直接影响尿量多少和排尿的频率。液体摄入多，尿量就多；液体种类如咖啡、茶、酒、糖类饮料有利尿作用。另外摄入食物的种类也会影响排尿，如含水量较多水果、蔬菜可增加液体摄入，尿量增加；含盐分较高的食物会造成水钠潴留，尿量减少。

5. 气候因素　夏季炎热，汗多使体内水分减少，血浆晶体渗透压增加，抗利尿激素分泌增加，促进肾脏重吸收增加，尿液浓缩、减少。冬天寒冷，外周血管收缩致使循环血量增加，体内水分增加，反射性抑制抗利尿激素分泌，尿量增加。

6. 治疗及检查　手术、外伤均导致失血、失液，如果不及时补液或补液不足会导致机体脱水，尿量减少；手术中使用麻醉剂，可干扰排尿反射导致尿潴留；当输尿管、膀

笔记

胱、尿道肌肉损伤，不能控制排尿也可导致尿潴留、尿失禁；诊断性检查需禁食、禁水也导致排尿减少；有些检查可造成尿道损伤、水肿、不适等，影响排尿形态改变；某些药物直接影响排尿，如利尿剂导致尿量增加，止痛剂、镇静剂影响神经传导可干扰排尿。

7. 疾病因素　当机体发生疾病时排尿功能会受到影响，如神经系统的损伤和病变可使排尿反射的神经传导及排尿意识控制障碍，从而导致尿失禁；肾脏病变可使尿液生成障碍，导致少尿、无尿；泌尿系统的肿瘤、结石、狭窄均可导致排尿障碍。

8. 年龄和性别　婴儿大脑发育不完善导致排尿不受意识控制，3 岁以后才能自我控制；老年人膀胱肌肉张力下降导致尿频；老年男性前列腺肥大压迫尿道导致排尿困难；妇女妊娠，子宫增大压迫膀胱，排尿次数增加。

（二）排尿活动的评估

肾脏尿液生成包括：肾小球的滤过；肾小管、集合管的重吸收；肾小管、集合管的分泌。肾小球的滤过是尿液生成的第一步，当血液流经肾小球时，血浆中的水和小分子物质滤入肾小囊的过程，称为滤过。由肾小球滤入到肾小囊的液体，称为原尿。肾小球滤过量是很大的，一天 24 小时可达 180L，而正常人一天 24 小时尿量只有 1～2L，说明滤液在流经肾小管时，99% 以上都被重吸收。而在异常情况下排尿活动会发生下列改变：

1. 多尿（polyuria）　指 24 小时尿量超过 2500ml 者。常见原因：①正常情况下饮用大量液体。②妊娠。③病理情况下的尿量增多，多见于糖尿病、尿崩症、急性肾功能不全（多尿期）的患者，多由于内分泌障碍、肾小管浓缩功能不全等引起。

2. 少尿（oliguria）　指 24 小时尿量少于 400ml 或每小时尿量少于 17ml 者。少尿可因肾前性（如血容量不足或肾血管痉挛等）、肾性（急、慢性肾衰竭等）以及肾后性（如尿路梗阻等）因素引起。见于发热、液体摄入过少、休克和心脏、肾脏、肝脏功能衰竭的患者。

3. 无尿（anuria）或尿闭（urodialysis）　指 24 小时尿量少于 100ml 或 12 小时内无尿者。见于严重循环血量不足导致肾小球滤过率明显降低者。如：严重休克、急性肾衰竭、药物中毒的患者。

4. 尿潴留（retention of urine）　指尿液大量存留在膀胱内而不能自主排出。当严重尿潴留时，膀胱容积可致 3000～4000ml，膀胱高度膨胀可到脐部，主诉下腹胀痛，排尿困难。体检可见耻骨上膨隆，扪及囊样包块，叩诊呈浊音。引起尿潴留的原因有：

（1）机械性梗阻：见于膀胱颈部或尿道有梗阻性病变，如前列腺肥大或肿瘤压迫尿道导致排尿受阻。

（2）动力性梗阻：由于排尿功能障碍引起，而膀胱、尿道并无器质性梗阻病变。如外伤、疾病或使用麻醉剂所致脊髓初级排尿中枢活动障碍或抑制，导致不能形成排尿反射。

（3）其他：各种原因引起不能用力排尿或不习惯卧床排尿，包括某些心理因素，如焦虑、窘迫使得排尿不能及时进行。

5. 尿失禁（incontinence of urine）　指排尿失去意识控制或不受意识控制，尿液不由自主流出。尿失禁可分为：

（1）真性尿失禁（完全性尿失禁）：膀胱稍有一些尿便会不由自主地流出，膀胱处于空虚状态。其原因见于：①脊髓初级排尿中枢与大脑皮层之间联系受损，如昏迷、截

笔记

瘫者因排尿反射活动失去大脑皮层的控制,导致膀胱逼尿肌出现无抑制性收缩。②手术、分娩者膀胱括约肌损伤或支配括约肌神经受损,导致膀胱括约肌功能障碍。③膀胱与阴道之间有瘘管。

(2) 假性尿失禁(充盈性尿失禁):当膀胱内尿液充盈达到一定压力时,即可不由自主地溢出少量尿液。当膀胱内压力降低时,排尿立即停止,但膀胱仍呈胀满状态,尿液不能排空。常见原因有:脊髓初级排尿中枢活动受抑制、前列腺肥大、膀胱充满尿液致使膀胱内压增加,迫使少量尿液流出。

(3) 压力性尿失禁:当腹肌收缩,腹内压增加时,即有少量尿液不自主的排出。如在咳嗽、打喷嚏、运动时。原因是膀胱括约肌张力下降,骨盆底部肌肉、韧带松弛或肥胖者,多见于中老年女性。

6. 膀胱刺激征　主要表现为尿频、尿急、尿痛。其常见原因是膀胱及尿道感染、机械性刺激。

尿频(frequent micturition)指单位时间内排尿次数增加,成人排尿次数昼夜≥8次,夜间≥2次,平均每次尿量<200ml。是由膀胱炎症或机械性刺激所致。

尿急(urgent micturition)指患者突然有强烈尿意,不能控制需立即排尿。主要是由于膀胱三角或尿道的刺激,造成排尿反射活动特别强烈,有时也与精神因素有关。

尿痛(dysuria)指患者排尿时膀胱区及尿道产生疼痛,主要由于病损区域受刺激所致,有膀胱刺激征常伴有血尿。

(三)尿液的评估

1. 尿量及次数　一般情况下成人白天排尿3~5次,夜间0~1次。每次尿量200~400ml,24h尿量约1000~2000ml,平均1500ml。

2. 颜色　正常新鲜的尿液呈淡黄色或深黄色,由尿胆原和尿色素所致。尿液浓缩时可致尿量少、色深。尿液稀释时可致尿量多、色浅。尿液颜色还受某些食物、药物的影响,如进食大量胡萝卜或服用核黄素,尿液颜色呈深黄色。病理情况下,尿液的颜色有下列变化:

(1) 血尿:尿液呈淡红色像洗肉水样,提示每升尿液中血量超过1ml,出血严重时尿液可呈血液状。血尿常见于急性肾小球肾炎、输尿管结石、泌尿系统肿瘤及感染。

(2) 血红蛋白尿:大量红细胞在血管内破坏,形成血红蛋白尿,尿液呈浓茶色或酱油色,隐血试验阳性。常见于溶血、恶性疟疾、阵发性睡眠性血红蛋白尿。

(3) 胆红素尿:尿液呈深黄或黄褐色,振荡尿液后泡沫也呈黄色。见于阻塞性黄疸、肝细胞性黄疸。

(4) 乳糜尿:因尿液中含有淋巴液,故尿呈乳白色。见于丝虫病。

3. 透明度　正常新鲜尿液清澈透明,放置后可出现微量絮状沉淀物,系黏蛋白、核蛋白、盐类及上皮细胞凝结而成。蛋白尿不影响尿液的透明度;但振荡时可产生较多且不易消失的泡沫。新鲜尿液发生浑浊有以下原因:

(1) 正常情况下:尿液含有大量尿盐时,尿液冷却后可出现微量絮状沉淀物,但加热、加酸、加碱后,尿盐溶解,尿液可澄清。

(2) 异常情况下:尿液中含有大量脓细胞、红细胞、上皮细胞、细菌或炎性渗出物,排出的新鲜尿液呈白色絮状浑浊,在加热、加酸、加碱后,尿液浑浊度不变,见于泌尿系感染。

笔记

4. 气味　正常尿液的气味来自尿内的挥发性酸,尿液久置后因尿酸分解产生氨,故有氨臭味。若新鲜尿有氨臭味,疑有泌尿系感染。糖尿病酮症酸中毒时,因尿中含有丙酮而呈烂苹果味,有机磷农药中毒者尿液有大蒜臭味。此外,某些食物和药物也可使尿液呈特殊气味。

5. 酸碱反应　正常人尿液呈弱酸性,pH 为 4.5～7.5,平均为 6。食物的种类和疾病可影响尿液酸碱性,如进食大量蔬菜尿液可呈碱性;进食大量肉类尿液可呈酸性;酸中毒患者尿液可呈强酸性;严重呕吐患者尿液可呈强碱性。

6. 比重　尿比重取决于肾脏浓缩功能,尿比重与尿量成反比。正常情况下,尿比重在 1.015～1.025 之间,若尿比重经常为 1.010,则提示肾功能严重障碍。

三、排尿异常的护理

(一)尿潴留患者的护理

尿潴留患者表现为痛苦面容,应及时解除患者的痛苦。首先应分析和了解尿潴留的原因,如属机械性梗阻,需在治疗原发病的基础上,给予对症处理。如系其他原因引起的尿潴留,可采用以下护理措施:

1. 心理护理　安慰患者,消除或缓解焦虑、紧张情绪。

2. 提供排尿环境　关门窗、屏风或围帘遮挡,让无关人员回避,以便患者安心排尿。

3. 调整体位与姿势　协助患者取适当体位,病情允许应尽量以习惯姿势排尿,如扶助患者坐起或抬高上身。对需绝对卧床休息或某些手术的患者,事先应有计划的训练其床上排尿,以避免术后不适应排尿姿势的改变而造成尿潴留,增加患者痛苦。

4. 诱导排尿　利用条件反射,如听流水声,或用温水冲洗会阴,以诱导排尿。

5. 热敷、按摩　可放松肌肉促进排尿,如病情允许,可将手置于患者下腹部膀胱膨隆处,向左右轻轻按摩腹部 10～20 次,促使腹肌松弛。然后,一手掌自患者膀胱底部向下推移按压,用力均匀,由轻到重,逐渐加大压力,切勿用力过猛,避免损伤膀胱,按压持续时间一般为 1～3 分钟。

6. 药物或针灸　根据医嘱肌内注射卡巴胆碱。利用针灸治疗,如针刺中极、曲骨、三阴交等穴位刺激排尿。

7. 健康教育　指导患者养成及时、定时排尿的习惯,教会患者自我放松的正确方法。

8. 上述处理无效,可采用导尿术。

(二)尿失禁患者的护理

无论是哪一种原因导致的尿失禁,都会给患者造成很大的精神压力,一方面患者常会感到羞涩、自卑;另一方面尿失禁也会给患者生活带来诸多不便。所以对于尿失禁患者除进行对症治疗外,还应注重如下护理:

1. 心理护理　任何原因造成的尿失禁,患者都会产生很大的心理压力,护士应理解、尊重患者,热情的提供必要的帮助,以消除患者紧张、羞涩、焦虑、自卑等情绪。

2. 皮肤护理　保持患者会阴部清洁干燥。床上加铺橡胶单和中单或使用尿垫;勤更换床单、尿垫、衣裤等;会阴部经常用温水冲洗;定时按摩受压部位,预防压疮发生。

笔记

3. 设法接尿　应用接尿装置，女患者可用女士尿壶紧贴外阴接取尿液，男患者可将尿壶放在合适部位接尿，或用阴茎套连接集尿袋，接取尿液，但此法不宜长期使用。

4. 留置导尿管引流　长期尿失禁患者，必要时用留置导尿管引流，可持续导尿或定时放尿。

5. 室内环境　定时打开门窗通风换气，以除去不良气味，保持空气清新。

6. 健康教育　重建正常排尿功能

（1）摄入适当液体：在病情允许的情况下，指导患者每日白天摄入 2000～3000ml 液体，以促进排尿反射，预防泌尿系统感染。入睡前可适当限制饮水量，以减少夜间尿量，以免影响患者休息。

（2）训练膀胱功能：向患者及家属做好解释工作，以取得其合作。定时使用便器，开始白天每隔 1～2 小时送一次便器，以训练有意识的排尿。排尿时指导患者用手轻按膀胱，并向尿道方向压迫，使尿液被动排空。以后，逐渐延长送便器时间，促进排尿功能的恢复。

（3）训练肌肉力量：指导患者进行收缩和放松盆底肌肉的锻炼，以增强控制排尿的能力。方法是：患者取坐位、立位或卧位，试做排尿（排便）动作，先慢慢收紧盆底肌肉，再缓缓放松，每次 10 秒左右，连续 10 遍，每日 5～10 次，以患者不感到疲乏为宜。

四、与排尿有关的护理技术

（一）导尿术

导尿术（catheterization）是在严格无菌操作下，将导尿管经尿道插入膀胱引出尿液的方法。

【目的】

1. 为尿潴留患者引流尿液，以解除患者痛苦。

2. 协助临床诊断，如留取无菌尿标本，做细菌培养；测量膀胱容量、压力及残余尿量；进行膀胱和尿道造影等。

3. 为膀胱肿瘤患者行膀胱内化疗。

【评估】

1. 患者的病情、临床诊断、导尿的目的。

2. 患者的意识状态、生命体征、心理状况。

3. 患者的合作理解程度。

4. 膀胱充盈度及局部皮肤情况。

【准备】

1. 护士准备　衣帽整洁，修剪指甲，洗手，戴口罩。

2. 用物准备　治疗盘内备一次性无菌导尿包（内有治疗碗 2 只、弯盘 1 个、镊子 2 把、5% 消毒棉球 2 袋、石蜡油棉球 1 袋、手套 2 双、导尿管 2 根、洞巾 1 块、纱布、无菌标本瓶）、一次性治疗巾、弯盘，必要时备屏风、便盆、浴巾。

3. 环境准备　酌情关闭门窗，屏风或围帘遮挡。

4. 患者准备　患者和家属了解导尿的目的、意义、过程和注意事项，并学会如何配合操作，如患者不能配合时，协助取适当的姿势。

笔记

【实施】

步　　骤	要点与注意事项
1. 女患者导尿术	
(1)核对解释:核对床号、姓名,评估患者情况,向患者解释并做好准备。根据季节关门窗,用屏风或围帘遮挡。协助患者清洗外阴(自理患者可自行清洗)	• 可通过核对床头(尾)卡、腕带或询问患者等方法,确认患者。解释导尿目的、注意事项等消除患者紧张和窘迫的心理,以取得配合
(2)洗手备物:洗手,戴口罩。备齐用物携至患者床旁,将治疗盘放在床旁桌上,再次核对并向患者说明以取得合作	• 检查无菌导尿包是否在有效期内、有无漏气、破损、潮湿,确保无菌物品合格,预防尿路感染
(3)安置体位:松开床尾盖被,协助患者脱对侧裤腿盖在近侧腿上,盖上浴巾,将盖被斜盖在对侧腿上。协助患者仰卧屈膝,双腿外展,露出外阴。将一次性治疗巾垫于臀下,放弯盘于会阴处	• 尽量少暴露患者,以减少患者的窘迫感,注意保暖
(4)初次消毒:打开无菌导尿包外层,将初次消毒碗放于两腿之间。将消毒棉球倒入碗内,左手戴手套。右手用镊子取棉球擦洗阴阜、对侧大阴唇、近侧大阴唇;左手拇、食指分开大阴唇,擦洗对侧小阴唇、近侧小阴唇、尿道口。污棉球放在弯盘内。脱手套放入弯盘内与治疗碗一并移至床尾(或放入治疗车下层)	• 消毒原则是由外向内、自上而下。每个棉球限用一次
(5)再次消毒:在患者两腿之间打开无菌导尿包,戴无菌手套,铺好洞巾,使洞巾和包布内层形成一个无菌区,置弯盘于会阴部。检查导尿管气囊是否漏气,打开石蜡油棉球袋,润滑导尿管前端。打开消毒棉球袋,左手拇、食指分开小阴唇,右手用镊子取棉球依次消毒尿道口、对侧小阴唇、近侧小阴唇、尿道口	• 消毒原则是自上而下、由内向外。每只棉球只用一次。消毒尿道口时停留片刻,使消毒液与尿道口黏膜接触,达到消毒目的。成人选 10 ~ 12 号导尿管,小儿选 8 ~ 10 号导尿管。导尿管过粗易损伤尿道黏膜,过细尿液自尿道口漏出。润滑导尿管,便于插入尿道,减少刺激和损伤
(6)插管导尿:嘱患者放松,张口呼吸。右手将无菌治疗碗或弯盘移至洞巾旁,右手用另一镊子持导尿管对准尿道口轻轻插入尿道 4 ~ 6cm,见尿液流出后再插入 1 ~ 2cm。松开左手,下移固定导尿管,将尿液引流于弯盘(需要时可留取尿标本)(图 13-1)	• 插管时,患者张口呼吸,减轻腹肌和尿道括约肌的紧张,有助于插管。插管动作要轻柔,避免损伤尿道黏膜。老年女性尿道口回缩,插管时应仔细辨认。如果导尿管误插入阴道,应更换导尿管重新插入
(7)拔管整理:导尿毕,夹住导尿管,嘱患者屏气,拔出尿管置于弯盘内,用纱布擦净尿道口,撤下洞巾,脱手套,撤去用物,放于治疗车下层。协助患者穿好裤子,整理床单位。询问患者需要,酌情开窗通风,撤去屏风	• 对膀胱高度膨胀且又极度虚弱的患者,第一次放尿量不应超过 1000ml,因为大量放尿,使腹腔内压突然降低,血液大量滞留于腹腔血管内,可导致血压下降而虚脱;膀胱内突然减压,会导致膀胱黏膜急剧充血发生血尿

笔记

续表

步 骤	要点与注意事项
(8)记录送检:处理用物,洗手,取口罩。记录导尿时间、尿量、颜色、性质以及患者反应等情况。如有标本及时送检	
2. 男患者导尿术	
(1)步骤1～3:同女患者导尿术	• 尿培养标本须及时送检
(2)初次消毒:打开无菌导尿包外层,将初次消毒碗放于两腿之间。将消毒棉球倒入碗内,左手戴手套,右手用镊子取消毒液棉球进行初步消毒,依次为阴阜、阴茎、阴囊、尿道口,在擦洗尿道口时用纱布包裹阴茎将包皮向后推,暴露尿道口,旋转擦拭消毒尿道口、龟头及冠状沟,污棉球放在弯盘内,脱手套放入弯盘内与治疗碗一并移至床尾(或放入治疗车下层)	• 男性尿道长而弯曲,必须根据解剖特点进行导尿,以免造成尿道的损伤和导尿失败 • 包皮和冠状沟易留有污垢,应注意擦拭干净。每只棉球限用一次,确保消毒部位不受污染
(3)再次消毒:将治疗盘放于两腿之间,打开无菌导尿包。戴手套,铺好洞巾,置弯盘于会阴部。打开石蜡油棉球袋,润滑导尿管前端。打开消毒棉球袋,用纱布包住阴茎将包皮向后推,暴露尿道口。用消毒棉球再次消毒尿道口、龟头及冠状沟	• 嘱患者勿移动肢体,保持原有体位,以免污染无菌区
(4)插管导尿:移近治疗碗,固定阴茎并提起,使之与腹壁成60°角,嘱患者张口呼吸,用另一血管钳夹持导尿管对准尿道口轻轻插入尿道20～22cm,见尿液流出再插入1～2cm,将尿液引流入弯盘内(需要时可留取尿标本)(图13-2)	• 男性尿道长,又有3个狭窄处,插管时会略有阻力。当插管有阻力时,应稍停片刻嘱患者深呼吸,再徐徐插入导尿管;切忌用力过猛而损伤尿道。当阴茎上提时,尿道的耻骨前弯可被拉直,便于插管
(5)拔管整理:同女患者导尿术	
(6)记录送检:同女患者导尿术	

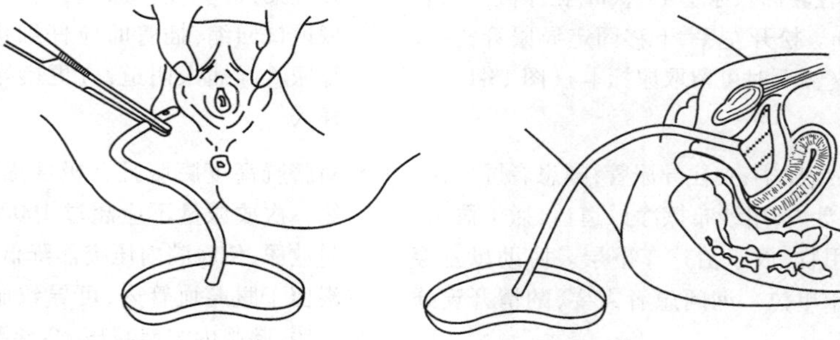

图13-1 女患者导尿术

笔记

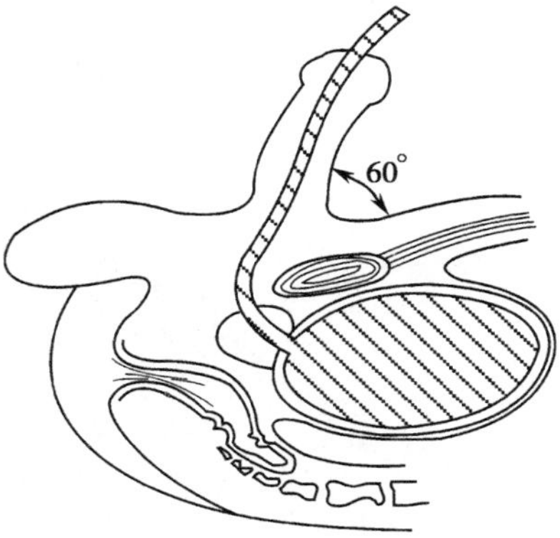

图 13-2　男患者导尿术

◇ 导尿术操作流程：
核对解释→洗手备物→安置体位→初步消毒→再次消毒→插管导尿→拔管整理→记录送检

【评价】

1. 操作程序规范，符合无菌技术操作原则。
2. 患者痛苦减轻，感觉舒适和安全。
3. 护患沟通有效，患者配合得当。

（二）留置导尿术

留置导尿术（retention catheterization）是在导尿后，将导尿管保留在膀胱内，引流尿液的方法。

【目的】

1. 抢救危重、休克患者时，正确记录每小时尿量、测量尿比重，观察肾功能。
2. 为盆腔手术患者排空膀胱，使膀胱持续保持空虚状态，避免术中误伤。
3. 某些泌尿系统疾病患者留置导尿管，便于引流和冲洗，并减轻手术切口的张力，促进切口的愈合。
4. 为尿失禁或会阴部有伤口的患者引流尿液，保持会阴部的清洁干燥。
5. 为尿失禁患者行膀胱功能训练。

【评估】

1. 患者的病情、临床诊断、留置导尿的目的。
2. 患者的意识状态、生命体征、心理状况。
3. 患者的合作理解程度。
4. 膀胱充盈度及局部皮肤情况。

【准备】

1. 护士准备　衣帽整洁，修剪指甲，洗手，戴口罩。
2. 用物准备　根据留置导尿的目的准备尿管，无菌硅胶导尿管可分为双腔气囊导尿管、三腔气囊导尿管、三腔双气囊导尿管。

（1）单纯留置导尿可选用双腔气囊导尿管（图 13-3）。

笔记

（2）膀胱冲洗可选用三腔气囊导尿管（图 13-4）。

（3）前列腺摘除手术后止血导尿可选用三腔双气囊导尿管（图 13-5）。

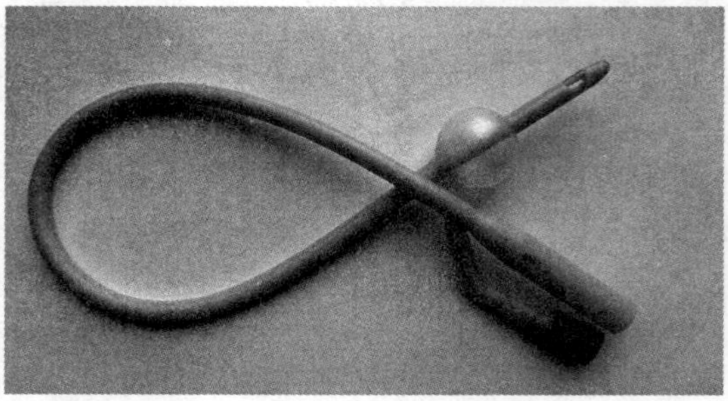

图 13-3 双腔气囊导尿管

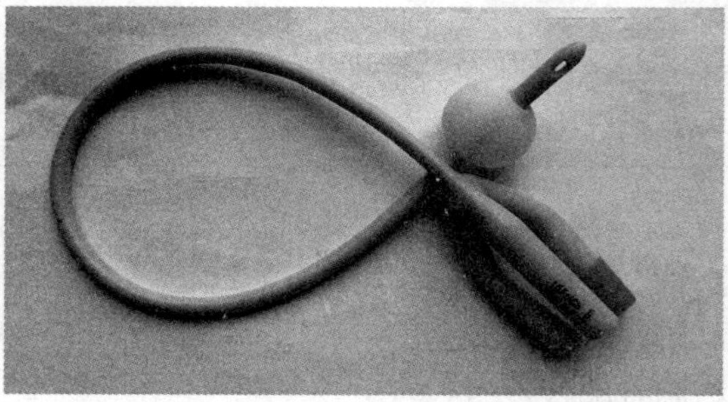

图 13-4 三腔气囊导尿管

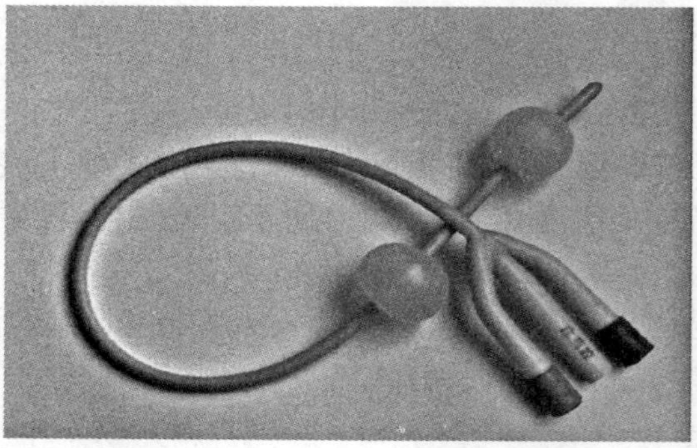

图 13-5 三腔双气囊导尿管

治疗盘内备无菌导尿包（内有治疗碗 2 个、弯盘 1 个、镊子 2 把、5% 消毒棉球 2 袋、石蜡油棉球 1 袋、手套 2 双、硅胶气囊导尿管 2 根、洞巾 1 块、一次性注射器内盛生理盐水 10ml、纱布、集尿袋、无菌标本瓶），一次性治疗巾、弯盘，必要时备屏风、浴巾。

3. 环境准备 酌情关闭门窗，屏风或围帘遮挡。

4. 患者准备 患者和家属了解导尿的目的、意义、过程和注意事项，并学会如何配合操作，如患者不能配合时，协助取适当的姿势。

笔记

【实施】

步　　骤	要点与注意事项
1. 消毒插管　（消毒、插管方法同导尿术，在第二次消毒前检查导尿管气囊有无漏气）消毒后，插入导尿管，排出尿液后，夹住导尿管尾端，脱去手套	• 严格无菌操作
2. 固定导尿管　带气囊的导尿管插入膀胱后，见尿液流出后再插入 5～7cm，然后向气囊内注入生理盐水 8～10ml，轻拉导尿管有阻力感，即证实导尿管已固定在膀胱内（图 13-6）	• 硅胶导尿管与组织有较好的相容性，留置期间可减轻对组织的刺激；双腔管的一个腔可注入空气或液体至前端的气囊内，使导尿管固定存留于膀胱内，不致滑出 • 膨胀的气囊不宜卡在尿道内口，应向内推约 2cm，以免气囊压迫造成损伤和不适
3. 连接集尿袋　将集尿袋与导尿管末端开口相连，集尿袋从大腿下穿出，固定在低于膀胱的高度处。固定时引流管应留出适当的长度，防止牵拉和折叠。（图 13-7、图 13-8、图 13-9）	• 保持留置导尿管通畅，妥善固定导尿管、避免导尿管及连接管扭曲折叠，并注意观察尿液引流情况 • 每日定时更换集尿袋，尿管的更换频率通常根据导尿管的材质决定，一般为 1～4 周更换 1 次
4. 整理记录　处理用物，洗手，取口罩。记录尿量、颜色及性状	

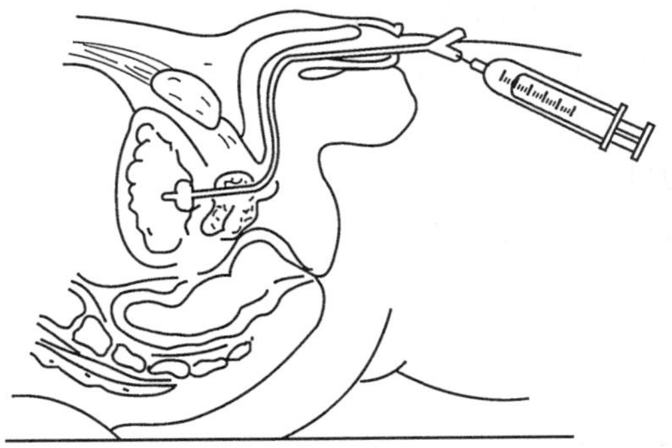

图 13-6　双腔气囊导尿管固定法

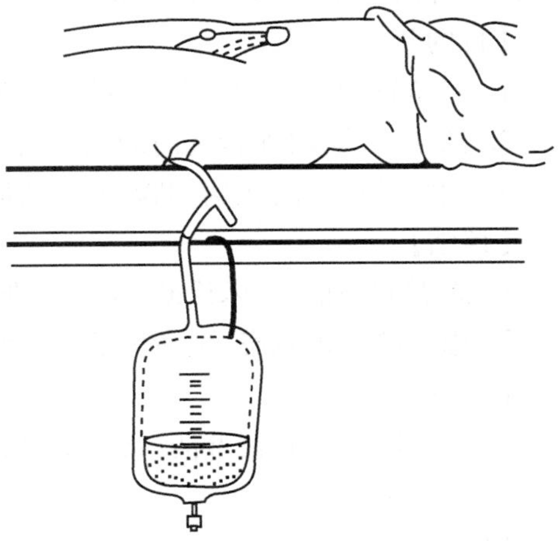

图 13-7　集尿袋固定法

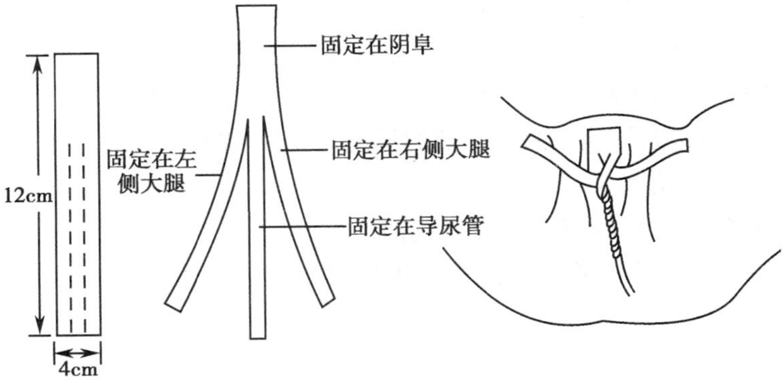

图 13-8　女患者胶布固定法

笔记

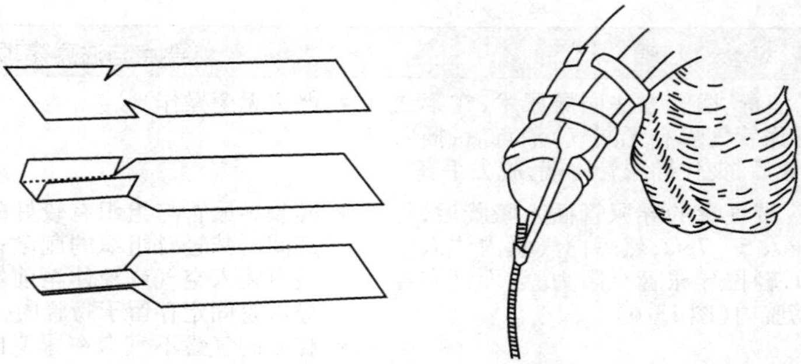

图 13-9　男性患者胶布固定法

◇ 留置导尿术操作流程： 消毒插管→固定导尿管→连接集尿袋→整理记录

（三）膀胱冲洗术

膀胱冲洗（bladder irrigation）是利用三通的导尿管，将溶液灌入到膀胱内，再利用虹吸原理将灌入的液体引流出来的方法。

【目的】

1. 对留置导尿管的患者，保持其尿液引流通畅。

2. 清洁膀胱，清除膀胱内的血凝块、黏液、细菌等异物，预防感染。

3. 治疗某些膀胱疾病如膀胱炎，膀胱肿瘤等。

【评估】

1. 患者的病情、临床诊断、膀胱冲洗的目的。

2. 患者的意识状态、生命体征、心理状况、合作理解程度。

【准备】

1. 护士准备　衣帽整洁，修剪指甲，洗手，戴口罩。

2. 用物准备。

（1）治疗盘内备：治疗碗（内盛消毒液棉球数个，镊子 1 把）、纱布 2 块、冲洗溶液、启瓶器、无菌膀胱冲洗器 1 套（用三腔导尿管的患者准备输液架）、血管钳 1 把、一次性治疗巾 1 块、无菌巾 1 块、一次性无菌手套、弯盘。

（2）输液架 1 个，治疗车下层放置便器及便器巾，酌情备屏风。

（3）遵医嘱准备冲洗溶液：常用冲洗溶液有生理盐水、0.02% 呋喃西林溶液、3% 硼酸溶液、0.1% 新霉素溶液。灌入溶液的温度为 38～40℃。若为前列腺肥大摘除术后患者用冰生理盐水灌洗。

3. 环境准备　酌情关闭门窗，屏风遮挡。

4. 患者准备　患者和家属了解膀胱冲洗的目的、过程、注意事项和配合要点。

笔记

【实施】

步　骤	要点与注意事项
1. 核对解释　核对医嘱，备齐用物。核对患者床号、姓名、解释，取得配合。垫一次性中单于患者臀下	• 确认患者，取得配合。仔细检查冲洗液有无混浊、沉淀或絮状物。除特殊需要外，冲洗液应加温至 38～40℃，以防低温刺激膀胱
2. 挂液排气　核对冲洗液并倒挂于输液架上（瓶内液面距离床面 60cm）排气	• 冲洗液瓶内液面距床面约 60cm，以产生一定的压力，以利液体流入
3. 准备冲洗　戴手套，关闭导尿管引流，分开导尿管与尿袋引流管接头连接处，消毒导尿管口和引流管接头，将导尿管和引流管分别与 Y 形管的两个分管相连接。Y 形管的主管连接冲洗导管，将引流管的接头用无菌纱布包裹（图 13-10）	
4. 冲洗膀胱　打开冲洗管，夹闭引流管，根据医嘱调节冲洗速度（60～80 滴/分钟），待患者有尿意或滴入 200～300ml 溶液后，关闭冲洗管，开放引流管。将冲洗液全部引出后，再关闭引流管。持续冲洗过程中，观察患者的反应及冲洗液的量及颜色。评估冲洗液入量和出量，膀胱有无憋胀感，按需要反复冲洗	• 冲洗速度根据流出液的颜色进行调节。一般为 60～80 滴/分钟；如果滴入药液，须在膀胱内保留 15～30 分钟后再引流出体外，或根据需要延长保留时间 • 冲洗时若患者感觉不适，应减缓冲洗速度及量，必要时停止冲洗，密切观察，若患者感到腹部剧痛或引流液中有鲜血时，应停止冲洗，通知医生处理
5. 冲后处理　冲洗完毕，取下冲洗管，消毒导尿管口，接集尿袋，妥善固定，位置低于膀胱，以利引流尿液，清洁外阴部。脱手套、助患者取舒适卧位，整理床单位，处理用物	
6. 洗手记录	

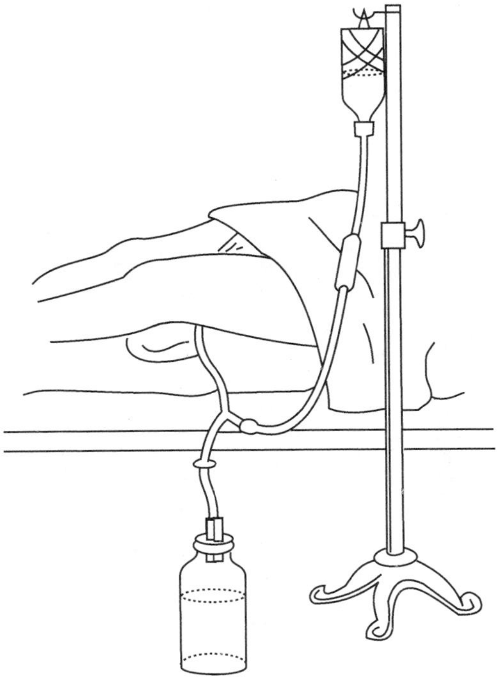

图 13-10　膀胱冲洗术

笔记

◇ 膀胱冲洗术操作流程：

核对解释→挂液排气→准备冲洗→冲洗膀胱→冲后处理→洗手记录

【评价】

1. 操作正确、熟练，严格遵守无菌操作原则。
2. 达到治疗目的。
3. 保护患者隐私，护患沟通有效。

第二节　排便护理

排便是人体排泄废物的主要途径之一，是人体基本的生理需要。因此，护士应掌握与排便有关的护理知识和技术，帮助或指导患者维持正常的排便功能，满足患者排便的基本生理需要，促进其身心健康。

一、与排便有关的解剖与生理

（一）大肠的解剖

人体参与排便活动的主要器官是大肠，大肠全长1.5～1.8m，略成方框形，围绕在空、回肠的周围（图13-11）。大肠起自回肠末端，止于肛门，分为盲肠、结肠、直肠、肛管。其中结肠又分为升结肠、横结肠、降结肠、乙状结肠四个部分。直肠全长12～15cm，在矢状面上有两个弯曲：上方的弯曲与骶骨盆面的弯曲一致，凸向后，称为直肠骶曲；下方的弯曲绕过尾骨尖的前方，凸向前，称为直肠会阴曲。在临床上做直肠、乙状结肠镜检时，应注意这些弯曲，以免损伤肠壁。肛管全长4cm，在盆膈处续于直肠，向下终止于肛门。肛管为肛门内外括约肌所包绕，肛门内括约肌为平滑肌，有协助排便作用，肛门外括约肌为骨骼肌，是控制排便的重要肌束。

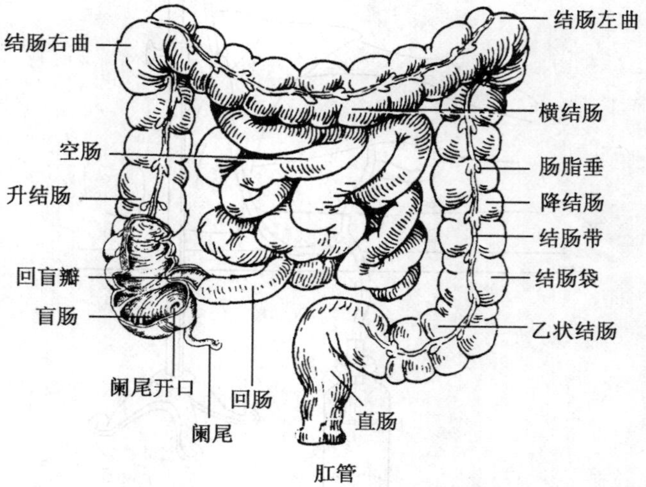

图13-11　大肠

笔记

（二）大肠的生理功能

1. 吸收水分、电解质、维生素。

2. 形成和暂时储存粪便，并排出体外。

3. 利用肠内细菌制造维生素（结肠微生物产生维生素 B、维生素 K）。

（三）大肠的运动

大肠的运动少而慢，对刺激的反应较迟缓，其运动形式有：

1. 袋状往返运动　袋状往返运动在空腹时多见，主要由环形肌无规律的收缩所致，使结肠袋中的内容物向前向后两个方向作短距离位移，并不向前推进。这种运动可使肠内容物得到充分混合。

2. 分节或多袋状推进运动　分节或多袋状推进运动是进食后较多的一种运动形式，由一个结肠袋或一段结肠收缩，将肠内容物推移至下一段肠管。

3. 蠕动　蠕动是一种推进运动，由一些稳定的收缩波组成，收缩波前面的肌肉舒张，波后面的肌肉则收缩，使肠管闭合排空，蠕动对肠道排泄起重要作用。

4. 集团蠕动　集团蠕动是一种进行速度很快，向前推进距离很远的强烈蠕动，通常始于横结肠，可将肠内容物直接推至乙状结肠或直肠。此蠕动每天发生 3～4 次，最常发生在早餐后 1 小时内，一般由两种反射刺激引起，即胃-结肠反射和十二指肠-结肠反射。当食物进入胃、十二指肠后，通过内在神经丛的传递，反射性地引起结肠的集团蠕动，从而推动大肠内容物至乙状结肠和直肠，引发排便反射。

（四）排便的生理

1. 粪便的形成　当食物由口进入胃和小肠进行充分消化和吸收后，形成的食物残渣在大肠内停留可达 10 小时以上，其中大部分水分被大肠黏膜所吸收，同时经过大肠内细菌的发酵和腐败作用，最后形成粪便。粪便除食物残渣外，还包括脱落的肠上皮细胞、粪胆色素、大量细菌、盐类等。

2. 排便　粪便一般贮存在乙状结肠内，一般情况下，正常人的直肠内是空的。当肠蠕动将粪便推移至直肠时会刺激直肠壁内感受器，其兴奋冲动沿盆神经、腹下神经传至脊髓腰骶段的初级排便中枢，同时上传至大脑皮层，产生便意，引发排便反射。此时传出冲动沿盆神经到降结肠、乙状结肠和直肠，使其收缩，肛门内括约肌舒张。同时阴部神经冲动减少，导致肛门外括约肌舒张，使粪便排出体外。膈肌、腹肌收缩使腹内压升高，协助排便活动。

排便活动受大脑皮层控制，意识可加强或抑制排便，正常人的直肠对粪便的压力刺激有一定的阈值，达到此阈值便可以产生一定的便意。如果个体经常有意识遏制便意，直肠逐渐失去对粪便压力的敏感性，加之粪便在大肠内停留过久，水分吸收过多而干结，造成排便困难，是导致便秘常见原因之一。

二、排便的评估

（一）影响排便的因素

1. 心理因素　是影响排便的重要因素。精神抑郁者身体活动减少，肠蠕动减慢导致便秘；情绪紧张、焦虑可使自主神经功能失调，迷走神经兴奋，肠蠕动增加，引起消化吸收不良，导致腹泻。

2. 社会文化因素　社会文化因素影响个人的排便观念和习惯。排便是个人的隐

笔记

私,当个体因排便需要医务人员或他人帮助而丧失隐私时,可能造成压抑排便而引起排便异常。

3. 年龄 年龄可影响人对排便的控制。2~3岁以下的婴幼儿,神经肌肉系统发育不全,不能控制排便;老年人因腹壁肌肉张力减低,胃肠蠕动减慢,肛门括约肌松弛,导致肠道控制能力下降,导致排便功能异常。

4. 食物与液体的摄入 均衡饮食与摄入足量液体是维持正常排便的首要条件。富含纤维的食物,如粗粮、蔬菜、水果等可增加粪便的容积,加速食糜通过肠道,减少水分在大肠内再吸收,使大便柔软易排出;足量液体可液化肠内容物,使食物顺利通过肠道而排出;当摄食量少、食物中缺少纤维或水分不足时,因无法产生足够的粪便容积和液化食糜,食糜通过肠道速度减慢,时间延长,水分再吸收增加,从而导致粪便变硬,排便减少而便秘。

5. 活动 活动可维持肌肉张力,刺激肠道蠕动,维持正常排便。各种原因所致长期卧床,缺乏活动的患者,可导致便秘。

6. 个人习惯 日常生活中,许多人有固定的排便时间和习惯,由于环境的改变,也会影响正常排便活动。

7. 疾病因素 肠道本身的疾病和其他系统的病变,均会影响正常排便。如结肠炎、菌痢可致排便次数增加;脊髓损伤、脑卒中可致排便失禁;长期卧床可导致便秘。

8. 药物因素 有些药物能治疗或预防便秘与腹泻。缓泻剂可刺激肠蠕动,减少肠道水分吸收,促使排便;止泻剂可减少肠蠕动;长时间服用抗生素,可抑制肠道正常菌群而导致腹泻;麻醉剂、止痛剂可使肠道运动减弱,导致便秘。

9. 治疗与检查 某些治疗和检查可影响个体的排便活动,如腹部、肛门手术因肠壁肌肉暂时麻痹,伤口疼痛导致排便困难;胃肠X线检查,常需灌肠或服用钡剂,影响排便。

(二)排便活动的评估

1. 便秘(constipation) 是指正常的排便形态改变,排便次数减少,排出过干过硬的粪便,且排便不畅、困难。在某些情况下便秘可能给患者带来危险,如心脏病患者用力排便时可能诱发心绞痛和心肌梗死;长期慢性便秘可致粪便嵌塞。

知识拓展

功能性便秘的罗马Ⅲ诊断标准

2006年,来自18个国家87名国际学者发布罗马Ⅲ诊断标准,成为用于诊断功能性便秘的全球性标准:

1. 必须包括以下2项或2项以上 ①至少25%的排便感到费力;②至少25%的排便为球状便或硬便;③至少25%的排便有不尽感;④至少25%的排便有肛门直肠梗阻感或阻塞感;⑤至少25%的排便需要手法帮助;⑥排便次数<3次/周。

2. 在不使用泻药时很少出现稀便。

3. 没有足够的证据诊断IBS(便秘型肠易激惹综合征)

(1)原因:某些器质性病变,如营养不良,甲状腺功能减退;肠道黏膜炎症;年老体弱,胃肠蠕动减慢,肌张力下降;排便习惯不良;中枢神经系统功能障碍如瘫痪、神经官能症等;排便时间或活动受限制;强烈的情绪反应;各类直肠肛门手术;某些药物使

笔记

用不合理；饮食结构不合理、饮水量不足；滥用缓泻剂、栓剂、灌肠术；长期卧床或活动减少等，均可抑制肠道活动导致便秘的发生。

（2）症状与体征：腹痛、腹胀、消化不良、乏力、食欲不佳、舌苔变厚、粪便干硬；触诊腹部较硬实且紧张，有时可触及包块，肛诊可触及粪块。全身症状有：头痛、头昏、全身无力等。

2. 腹泻（diarrhea）　是指正常排便形态改变，频繁排出不成形、稀薄的粪便，甚至水样便，是消化道消化、吸收和分泌功能紊乱的表现。任何原因引起的肠蠕动增加，肠内容物迅速通过肠道，水分和营养物质不能及时在肠道内被吸收；同时由于肠道激惹，肠液分泌增加，均可使粪便变得稀薄。短时间的腹泻可帮助机体排出刺激物质和有害物质，是一种保护性反应；长期腹泻可使机体无法吸收营养，导致营养不良；持续严重的腹泻可使体内水分和大量胃肠液丧失，导致水、电解质和酸碱平衡紊乱。

（1）原因：食物中毒或饮食不当；使用泻剂不当；情绪紧张焦虑；消化系统发育不完善；胃肠道疾患；内分泌疾患；药物的不良反应等。

（2）症状和体征：腹痛、肠痉挛、恶心、呕吐，肠鸣音活跃、亢进，有急于排便的需要和难以控制的感觉，粪便松散，呈液体样。

3. 大便失禁（fecal incontinence）　是指肛门括约肌不受意识的控制，而不由自主地排便。

（1）原因：导致大便失禁有两方面原因：生理方面：多见于神经肌肉系统的病变或损伤、严重腹泻等；心理方面：多见于情绪失调、精神障碍等。

（2）症状与体征：不由自主地排便。

4. 肠胀气（flatulence）　是指胃肠道内有过量气体积聚，不能排出。一般情况下，胃肠道内气体只有150ml左右，胃内的气体通过口腔嗝出，肠道内的气体部分在小肠被吸收，其余可通过肛门排出，不会导致不适。

（1）原因：吞入大量空气或食入产气性食物过多、肠蠕动减少、肠道梗阻及肠道手术后。

（2）症状及体征：患者表现为腹部膨胀，叩诊呈鼓音，腹胀、痉挛性疼痛，呃逆，肛门排气过多，当肠胀气压迫膈肌和胸腔时，可出现气急和呼吸困难。

5. 粪便嵌塞（fecal impaction）　指粪便持久滞留堆积在直肠内，坚硬不能排出。常见于难以缓解的慢性便秘者。

（1）原因：便秘未能及时解除，粪便滞留在直肠内，水分被持续吸收，粪便变得坚硬，而从乙状结肠排下来的粪便又不断加入，最终粪便变得又大又硬不能排出。

（2）症状和体征：患者有排便冲动，但却不能排出粪便，常伴有食欲差，腹部腹痛，直肠肛门疼痛，典型体征是少量粪水从肛门渗出。直肠指检可触及粪块。

（三）粪便的评估

1. 排便次数　排便是人体基本生理需要，排便次数因人而异。一般成人每天排便1～3次，婴幼儿每天排便3～5次。成人排便每天超过3次或每周少于3次，婴幼儿排便每天超过6次或每1～2天排便少于1次，都应视为排便异常。

2. 排便量　排便量与膳食种类、数量、摄入液体量、大便次数及消化器官的功能有关。正常成人每天排便量约100～300g；进食纤维少、高蛋白质等精细食物者粪便量少而细腻；进食大量蔬菜、水果、粗粮可使粪便增加；当消化器官工作紊乱时，也会出现排便量的改变。

笔记

3. 形状与软硬度　粪便的软硬度分为四种：硬便、软便、稀便、水样便。形状可分为成形、不成形等。正常人的粪便为成形软便；便秘时粪便坚硬、呈栗子样；消化不良或急性肠炎可为稀便及水样便；肠道部分梗阻或直肠狭窄，粪便常呈扁条形或带状。

4. 颜色　正常成人的粪便颜色呈黄褐色或棕黄色，婴儿的粪便呈黄色或金黄色。正常粪便因含胆色素而呈黄褐色，久置后由于粪便中胆色素原被氧化可致颜色加深。由于摄入食物或药物种类不同，粪便颜色也会发生变化：如食用叶绿素丰富的蔬菜，粪便可呈暗绿色；摄入血、肝类食物或服用含铁剂的药物，粪便呈无光样黑色；服钡剂后粪便呈灰白色。病理情况时，粪便颜色可有如下变化：

（1）柏油样便：粪便呈暗褐色或黑色，质软富有光泽，宛如柏油。因上消化道出血，红细胞被胃肠液消化破坏后变为正铁血红素、卟啉及硫化铁，故粪便呈暗褐色或黑色。而粪便质软富有光泽，宛如柏油则是因刺激小肠分泌过多黏液所致。上消化道出血50～75ml，粪便即可呈暗褐色，此时隐血试验呈强阳性反应。如见柏油便持续2～3天，说明出血量大于500ml。服用动物血、肝、铁剂等之后，也可排黑色便，但无光泽且隐血试验阴性。

（2）暗红色便：多见于下消化道出血。

（3）脓血便：脓液及脓血便说明下段肠道有病变，常见于痢疾、溃疡性结肠炎、局限性肠炎、结肠或直肠癌。脓或血的多少取决于炎症的类型及其程度，在阿米巴痢疾时，以血为主，粪便呈暗红色稀果酱样便；细菌性痢疾粪便则以黏液及脓液为主。

（4）鲜血便：粪便因痔疮或肛裂出血呈鲜红色，前者滴落于排便之后，肛裂时鲜血附着于粪便的表面。

（5）米泔样便：呈白色淘米水样，内含黏液片块，见于霍乱、副霍乱患者。其产生原因主要为霍乱毒素作用于肠道杯状细胞，使大量黏液微粒出现于粪便中，形成米泔水样便。

（6）白色陶土样便：由于胆汁分泌减少或缺如，以致粪胆素相应减少所致，见于阻塞性黄疸。行钡餐造影术后，亦可因排出硫酸钡粪便而呈黄白色。

5. 内容物　粪便内容物主要为食物残渣、脱落的大量肠上皮细胞，细菌以及机体代谢后的废物，如胆色素衍生物和钙、镁、汞等盐类。正常粪便中混入少量黏液，肉眼不易看见。小肠炎症时，增多的黏液均匀混入粪便中；大肠病变时，黏液因粪便成形而附着在粪便表面；若粪便中混入或粪便表面附有血液、脓液、肉眼可见的黏液，提示消化道有感染或出血的发生；肠道寄生虫感染患者的粪便中，可查见蛔虫、蛲虫等。

6. 气味　粪便中的气味是由食物残渣与结肠中细菌发酵而产生，并与食物种类及肠道疾病有关。正常粪便因含有蛋白质分解产物靛基质及粪臭素等而有臭味。正常时粪便的气味因膳食种类而异，强度由腐败菌的活动性及动物蛋白质的量而定。肉食者味重，素食者味轻。病理情况下，严重腹泻患者因未消化的蛋白质与腐败菌作用，粪便呈碱性反应，气味极臭；下消化道溃疡、恶性肿瘤患者粪便呈腐败臭；上消化道出血的柏油便有腥臭味；消化不良、乳儿因糖类未充分消化或吸收脂肪酸产生气体，粪便呈酸性反应，气味呈酸败臭。

三、排便异常的护理

（一）便秘患者的护理

1. 健康教育　帮助患者和家属认识维持正常排便习惯的重要意义及获得排便的

笔记

有关知识。

2. 帮助患者建立正常的排便习惯　指导患者选择适合其自身排便的时间，一般以早餐后为宜，此时胃-结肠反射最强，每天固定在此时间排便，并长期坚持，不随意使用缓泻剂及灌肠术等方法。因为使用缓泻剂虽可暂时解除便秘，但长期使用或滥用又常成为导致慢性便秘的主要原因。

3. 合理安排膳食　多摄取可促进排便的食物和饮料，指导患者多食蔬菜、水果、粗粮等高纤维食物；餐前提供开水、柠檬汁等热饮料，以促进肠蠕动，刺激排便反射；适当提供轻泻食物如梅子汁等，促进排便；适当食用油脂类食物；鼓励患者饮水，在病情允许情况下，每天液体摄入量不少于2000ml。

4. 鼓励患者适当运动　根据患者的病情和个体需要制订运动计划并协助完成，如散步、做操、打太极拳等，卧床患者可进行床上运动。此外可指导患者进行增强腹肌和盆底肌肉的运动，以增强肠蠕动和肌张力，促进排便。

5. 提供适当的排便环境　给患者提供单独隐蔽的环境和充裕的排便时间，避开查房、治疗护理和进餐时间。

6. 选取适当排便姿势　床上使用便盆时除非有特殊禁忌，最好采取坐姿或抬高床头，利用重力作用增加腹内压，以促进排便。病情许可让患者下床上厕所排便。手术患者术前应有计划训练床上使用便器排便。

7. 腹部环形按摩　排便时用手自右沿结肠解剖位置向左环行按摩，促进降结肠内容物向下移动，增加腹内压促进排便。此外指端轻压肛门后端也可促进排便。

8. 遵医嘱给予口服缓泻药物　缓泻剂可使粪便中的水分含量增加，刺激肠蠕动，加速肠内容物运行，起到导泻作用。老人、小孩应选择缓和的泻剂，可根据便秘轻重，有针对性地选择。慢性便秘以膨胀性泻剂为宜，仅在必要时选择刺激性泻剂（如蓖麻油、番泻叶、酚酞、大黄）。急性便秘可以选择盐类泻剂（如硫酸镁）、刺激性泻剂及润滑剂，但时间不要超过一周。长期使用容易造成依赖，也是慢性便秘发生的主要原因。

9. 以上方法均无效时，遵医嘱给予灌肠术。

（二）腹泻患者的护理

1. 去除原因　如为肠道感染者，可遵医嘱给予抗生素治疗；若为食物不洁导致腹泻者，应立即停止食用。

2. 卧床休息　嘱患者卧床休息以减慢肠蠕动，注意腹部保暖。对不能自理患者及时给予便盆，消除焦虑不安情绪，使之达到身心舒适。

3. 调理膳食　鼓励患者多饮水，酌情给予清淡的流质或半流质食物，避免油腻、辛辣、高纤维食物。严重腹泻时可暂禁食。

4. 防止水、电解质紊乱　遵医嘱给予止泻剂，口服补盐液或静脉输液。

5. 皮肤护理　做好肛周皮肤护理，特别是年老体弱、婴幼儿，便后应用软纸轻擦肛门，温水清洗，并在肛门周围涂油膏保护局部皮肤。

6. 密切观察病情　灌肠并记录排便的性质、次数等，必要时留取标本送检。病情危重者注意生命体征变化。若疑为传染病应按肠道隔离原则护理。

7. 心理支持　主动关心患者，给予心理支持和安慰。因粪便异味或玷污的衣裤、床单、被套、便盆均会给患者带来不适，因此要及时协助患者清洗沐浴、更换衣裤，便盆

笔记

清洗干净后，放于患者易取之处。

8. 健康教育 宣讲腹泻知识，注意饮食卫生，养成良好卫生习惯。

（三）大便失禁患者的护理

1. 心理护理 大便失禁患者心情紧张而窘迫，常感到自卑、忧郁，期望得到理解和帮助。护理人员应尊重理解患者，给予心理安慰与支持，帮助其树立信心，配合治疗与护理。

2. 保护皮肤 床上垫一次性中单或一次性尿垫，每次便后温水洗净肛门周围皮肤，必要时涂擦软膏，注意观察骶尾部皮肤，定时按摩，预防压疮。保持床褥、衣服清洁，及时更换污染潮湿的衣裤被单等。

3. 帮助患者重建排便的能力 了解患者排便时间，掌握规律，定时给予便盆，促使患者按时排便。遵医嘱定时应用导泻剂或栓剂，以刺激定时排便，并教会患者进行肛门括约肌及盆底部肌肉收缩训练。指导患者取立位、坐位或卧位，让其试做排便动作，先慢慢收缩肌肉，然后慢慢放松，每次 10 秒左右，连续 10 次，每次锻炼 20～30 分钟，每日数次，以患者感觉不疲劳为宜。

4. 如无禁忌，保证患者每天摄入足够液体。

5. 保持室内空气清新，定时开窗通风。

6. 协助患者实施排便的功能训练计划。

（四）肠胀气患者的护理

1. 指导患者养成细嚼慢咽的良好饮食习惯。

2. 去除原因 勿食产气食物和饮料，治疗肠道疾患。

3. 鼓励患者适当活动 鼓励卧床患者做床上运动或变换体位，以促进肠蠕动。

4. 解除肠胀气 轻微胀气时，可行腹部热敷、按摩或针刺疗法。严重胀气时，可使用药物治疗，如用中药大黄等敷于脐部、四磨汤口服、肌注新斯的明或肛管排气等。

（五）粪便嵌塞患者的护理

1. 早期可使用栓剂、口服缓泻剂来润肠通便。

2. 必要时，先行油类保留灌肠，2～3 小时后再做清洁灌肠。

3. 灌肠无效非条件反射中进行人工取便。由于人工取便易刺激迷走神经，心脏病、脊椎受损者应慎用。若患者出现心悸、头昏，应立刻停止操作。

4. 健康教育 向患者及家属讲解有关排便的知识，形成合理的饮食结构。协助患者建立并维持正常的排便习惯，防止便秘的发生。

四、与排便有关的护理技术

（一）灌肠术

灌肠术（enema）是将一定量的液体由肛门经直肠灌入结肠，以帮助患者清洁肠道、排便、排气或由肠道供给药物，达到确定诊断和治疗目的的方法。根据灌肠目的可分为保留灌肠（retention enema）、不保留灌肠（non-retention enema）两种。不保留灌肠又分为大量不保留灌肠（large volume non-retention enema）和小量不保留灌肠（small volume non-retention enema）。大量不保留灌肠反复使用称为清洁灌肠（cleansing enema）。

笔记

大量不保留灌肠术

【目的】

1. 刺激肠蠕动，软化和清除粪便，排除肠内积气，减轻腹胀。
2. 清洁肠道，为手术、检查和分娩做准备。
3. 稀释和清除肠内有害物质、减轻中毒。
4. 灌入低温液体，为高热患者降温。

【评估】

1. 患者的年龄、病情、意识状态、肛门部位皮肤、黏膜情况。
2. 患者的自理能力、合作、耐受程度及排便习惯。
3. 患者的心理反应。
4. 环境是否隐蔽。

【准备】

1. 护士准备　衣帽整洁，修剪指甲，洗手，戴口罩。
2. 用物准备

（1）治疗盘：内备消毒灌肠筒或一次性灌肠袋1套、24～26号肛管1根、卵圆钳、弯盘、润滑剂，棉签、卫生纸、治疗巾或一次性中单、水温计、量杯（大小各1个）、手套1双。另备：输液架、屏风，必要时备便盆、便盆巾。

（2）灌肠溶液：0.1%～0.2%肥皂溶液或生理盐水。溶液量：成人每次用量为500～1000ml；小儿每次用量为200～500ml；1岁以下小儿每次用量为50～100ml。溶液温度：一般为39～41℃；降温时用28～32℃生理盐水；中暑者用4℃生理盐水。

3. 环境准备　关闭门窗，用屏风或围帘遮挡。
4. 患者准备　了解灌肠的目的、过程和注意事项，并配合操作。

【实施】

步　骤	要点与注意事项
1. 核对解释　核对床号、姓名，评估患者情况，向患者或家属做好解释。必要时准备便盆	• 确认患者，避免差错；消除紧张、恐惧心理，取得配合。禁忌证为：妊娠、急腹症、消化道出血、严重心血管疾病
2. 洗手备物　在治疗室配制灌肠液，测量水温。检查灌肠筒消毒日期，倒入灌肠液。备齐用物携至患者床旁，再次核对床号、姓名。向患者解释，以取得合作。关门，酌情关窗，用屏风遮挡患者	• 肝性脑病患者禁用肥皂液灌肠；充血性心力衰竭、水钠潴留患者禁用生理盐水灌肠 • 保护患者隐私，使之精神松弛
3. 安置体位　松床尾盖被，协助患者取左侧卧位，双膝屈曲，脱裤至膝部暴露臀部，臀部移至床沿。垫治疗巾或一次性中单于臀下，置弯盘于臀边。盖好被子，只暴露患者臀部	• 左侧卧位使乙状结肠、降结肠处于下方，利用重力作用使灌肠液顺利流入乙状结肠和降结肠 • 防止患者受凉，维护患者自尊
4. 挂筒排气　戴手套，将灌肠筒或一次性灌肠袋挂于输液架上，筒内液面高于肛门40～60cm。连接肛管，润滑肛管前端，排气，用止血钳夹紧肛管	• 伤寒患者灌肠时，筒内液面不得高于肛门30cm，选用等渗盐水，液体量不得超过500ml • 使肛管易于插入，避免引起直肠的疼痛和损伤 • 排尽气后插管防止气体进入直肠

续表

步　　骤	要点与注意事项
5. 插管灌液　一手分开臀部显露肛门，嘱患者深呼吸，另一手将肛管轻轻插入直肠，成人 7～10cm（小儿 3～6cm）。松钳，扶住肛管，使液体缓缓流入（图 13-12）	• 深呼吸可使肛门外括约肌放松，转移注意力，便于插入肛管 • 插管时应顺应直肠生理弯曲，勿用强力，以防损伤肠黏膜，如插入受阻，可退出少许，旋转肛管再插 • 密切观察灌肠筒内液面情况及患者有无病情变化。如液体流入受阻，可前后旋转移动肛管或挤捏肛管；如患者感到腹胀或有便意，可告知患者是正常感觉，嘱患者张口深慢呼吸，放松腹肌并适当降低灌肠筒的高度，减慢流速或夹管，暂停灌肠 30 秒，再缓慢进行灌肠。如患者出现面色苍白、出冷汗、剧烈腹痛、心慌气急、脉速，应立即停止灌肠。与医生联系给予处理 • 降温灌肠，液体应保留 30 分钟，排便 30 分钟后，测量体温并记录
6. 拔管处理　待灌肠液即将流尽时夹管，用卫生纸包裹肛管轻轻拔出，分离肛管放入弯盘内，擦净肛门。撤去弯盘，脱手套	
7. 排便记录　协助患者取舒适卧位，嘱其尽量将灌肠液在体内保留 5～10 分钟后再排便。不能下床的患者给予便盆，将卫生纸及呼叫装置放于易取处。排便后擦净肛门，及时取出便盆及一次性治疗巾，协助患者穿裤。观察大便性质、颜色及量。处理用物，洗手，摘下口罩。整理床单位，嘱患者卧床休息。在体温单大便栏内记录灌肠结果	

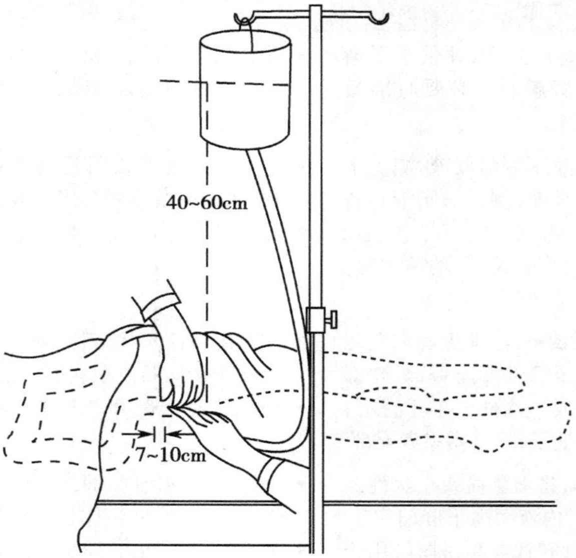

图 13-12　大量不保留灌肠术

笔记

◇ 大量不保留灌肠术操作流程：
核对解释→洗手备物→安置体位→挂筒排气→润滑肛管→插管灌液→拔管处理→排便记录

【评价】

1. 操作方法和步骤正确、熟练。
2. 灌肠液选择正确，灌肠筒的高度及肛管插入深度适宜。
3. 达到灌肠目的，减轻患者不适。
4. 护患沟通有效，患者能够配合。

小量不保留灌肠术

适用于腹部或盆腔手术后患者及危重患者、年老体弱、小儿及孕妇等。

【目的】

1. 软化粪便，解除便秘。
2. 排出肠道内的气体，减轻腹胀。

【评估】

1. 患者的病情、临床诊断、灌肠的目的。
2. 患者的意识状态、生命体征、心理状况和排便状况。
3. 患者的自理能力及合作理解程度。
4. 患者的肛门皮肤、黏膜的情况。

【准备】

1. 护士准备　衣帽整洁，修剪指甲，洗手，戴口罩。

2. 用物准备

（1）治疗盘：内备消毒灌注器（图13-13）或小量灌肠筒1个、22～24号肛管1根、血管钳1把、弯盘、润滑剂，棉签、卫生纸、治疗巾或一次性中单、水温计、量杯、温开水5～10ml、手套1双。另备：输液架、屏风，必要时备便盆、便盆巾。

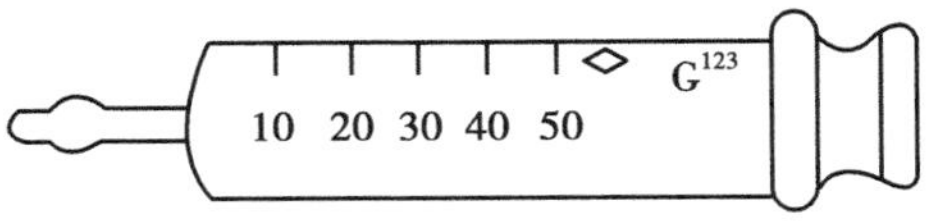

图13-13　灌洗器

（2）灌肠溶液："1、2、3"溶液（50%硫酸镁30ml、甘油60ml、温开水90ml）；甘油或液状石蜡50ml加等量温开水；各种植物油120～180ml。溶液温度：一般为38℃。

3. 环境准备　关闭门窗，屏风或围帘遮挡。

4. 患者准备　了解灌肠的目的、过程和注意事项，并配合操作。

笔记

【实施】

步　骤	要点与注意事项
1. 核对解释　核对床号、姓名，评估患者情况，向患者做好解释。必要时准备便盆	• 确认患者，避免差错；消除紧张、恐惧心理，取得配合
2. 洗手备物　洗手，戴口罩。在治疗室配制灌肠液，测量水温。检查灌肠筒消毒日期，倒入灌肠液。备齐用物携至患者床旁，再次核对床号、姓名。向患者解释，以取得合作。关门，酌情关窗，用屏风遮挡患者	• 保护患者隐私，使之精神松弛
3. 安置体位　松床尾盖被，协助患者取左侧卧位，双膝屈曲，脱裤至膝部暴露臀部，臀部移至床沿。垫治疗巾或一次性中单于臀下，置弯盘于臀边。盖好被子，只暴露患者臀部	• 左侧卧位使乙状结肠、降结肠处于下方，利用重力作用使灌肠液顺利流入乙状结肠和降结肠 • 防止患者受凉，维护患者自尊
4. 抽液排气　用注洗器抽吸药液，连接肛管，润滑肛管前端，排气夹管(若为小量灌肠筒，则同大量不保留灌肠术)	• 排尽气后插管防止气体进入直肠 • 使肛管易于插入，避免引起直肠的疼痛和损伤
5. 插管灌液　戴手套，一手分开臀裂显露肛门，嘱患者深呼吸，一手将肛管轻轻插入直肠7～10cm，松钳，扶住肛管，缓缓注入液体(图13-14A)。注毕，夹管，取下注洗器再吸取溶液，松钳后再行灌注，如此反复，直至溶液注完为止，在灌注过程中密切观察患者病情变化	• 注入速度不得过快过猛，以免刺激肠黏膜，引起排便反射，造成溶液难以保留 • 更换注洗器时，要防止空气进入肠道 • 如用小容量灌肠筒，液面距肛门低于30cm(图13-14B)
6. 拔管处理　注入温开水5～10ml并抬高肛管尾端，使管内溶液全部灌入，夹紧或反折肛管，按大量不保留灌肠术拔除肛管，擦净肛门。并嘱患者保留10～20分钟再排便	• 防止空气进入肠道，引起腹胀
7. 排便记录　协助患者取舒适卧位，嘱其尽量将灌肠液在体内保留10～20分钟后再排便。不能下床的患者给予便盆，将卫生纸及呼叫装置放于易取处。排便后擦净肛门，及时取出便盆及一次性治疗巾，协助患者穿裤。观察大便性质、颜色及量。处理用物，洗手，摘下口罩。整理床单位，嘱患者卧床休息。在体温单大便栏内记录灌肠结果	• 使灌肠液有足够的作用时间，以软化粪便

笔记

◇ 小量不保留灌肠术操作流程：
核对解释→洗手备物→安置体位→抽液排气→润滑肛管→插管灌液→拔管处理→排便记录

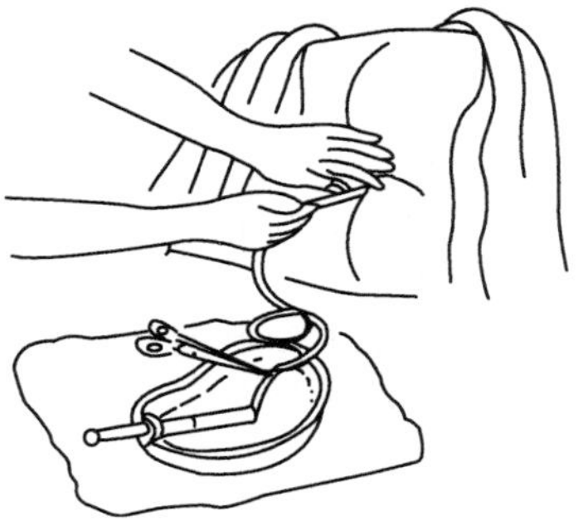

A

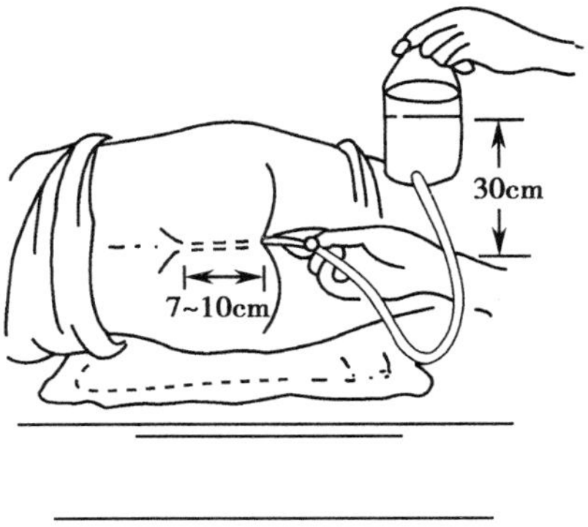

B

图 13-14　小量不保留灌肠

【评价】

同大量不保留灌肠术。

保留灌肠术

将药液灌入到直肠或结肠内，通过肠黏膜吸收达到治疗的目的。

【目的】

1. 镇静、催眠和治疗肠道感染。
2. 慢性盆腔炎症，可用中药保留灌肠。

【评估】

1. 患者的病情、肠道及盆腔病变部位、临床诊断。
2. 患者的意识状态，生命体征、心理状况。
3. 患者的自理能力和合作理解程度。

【准备】

1. 护士准备　衣帽整洁，修剪指甲，洗手，戴口罩。
2. 用物准备　同小量不保留灌肠，选择较细的肛管（20 号以下）。

根据治疗目的不同可有多种药物及剂量，遵医嘱准备灌肠溶。

（1）镇静催眠用 10% 水合氯醛。

（2）肠道抗感染用 2% 小檗碱，0.5% ～1% 新霉素或其他抗生素溶液。

（3）中药汤剂。

溶液量：200ml 溶液以内。溶液温度：一般为 38℃。

3. 环境准备　关闭门窗，屏风或围帘遮挡。
4. 患者准备　了解灌肠的目的、过程和注意事项，并配合操作。

笔记

【实施】

步　　骤	要点与注意事项
1. 核对解释　同大量不保留灌肠，嘱患者在灌肠前排便排尿	• 肛门、直肠、结肠等手术后及大便失禁的患者，不宜做保留灌肠。肠道、盆腔疾病在晚间睡眠前进行为宜 • 排便排尿以减轻腹压，清洁肠道，利于药物保留。排便后休息 30～60 分钟，再行灌肠
2. 洗手备物　同大量不保留灌肠	
3. 安置体位　根据病情为患者安置不同的卧位，并将臀部抬高 10cm	• 慢性细菌性痢疾病变多在直肠或乙状结肠，取左侧卧位；阿米巴痢疾病变多在回盲部，取右侧卧位。 • 左侧卧位使乙状结肠、降结肠处于下方，利用重力作用使灌肠液顺利流入乙状结肠和降结肠。 • 抬高臀部可防止药液溢出，利于药物保留，提高疗效
4. 挂筒排气　戴手套，将灌肠筒或一次性灌肠袋挂于输液架上，筒内液面与肛门的距离应低于 30cm。连接肛管，润滑肛管前端，排气，夹管	
5. 插管灌液　一手分开臀裂显露肛门，嘱患者深呼吸，另一手将肛管轻轻插入直肠 15～20cm，松钳，扶住肛管，缓缓灌入液体（图 13-15）。灌毕，夹管，在灌注过程中密切观察患者病情变化	• 为保留药液、减少刺激，应做到肛管细、插入深、注入药液速度慢、量少，液面距肛门的高度不超过 30cm
6. 拔管处理　夹紧或反折肛管，按大量不保留灌肠拔除肛管，擦净肛门。并嘱患者尽量保留 1 小时再排便	• 使药液充分被吸收
7. 排便记录　同大量不保留灌肠术	

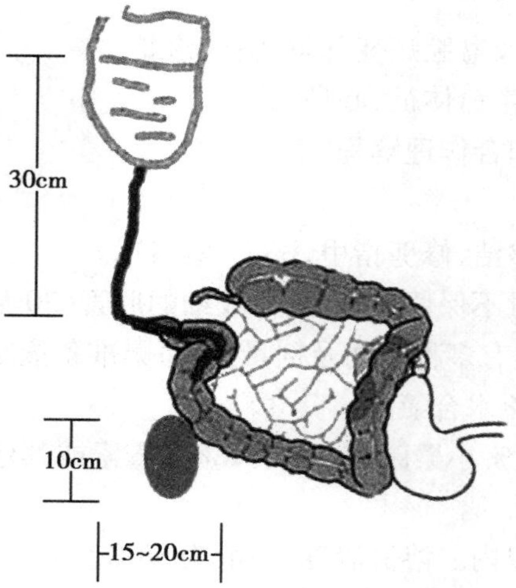

图 13-15　保留灌肠术

笔记

◇ 保留灌肠术操作流程：
核对解释→洗手备物→安置体位→挂筒排气→润滑肛管→插管灌液→拔管处理→排便记录

【评价】

同大量不保留灌肠术。

（二）口服高渗溶液清洁肠道

通过口服高渗溶液，在肠道内造成高渗环境，使肠道内水分大量增加，从而软化粪便，刺激肠蠕动，加速排便，达到清洁肠道的目的。适用于直肠、结肠检查和手术前肠道准备。

【常用溶液】

甘露醇、硫酸镁、聚乙二醇电解质溶液。

【方法】

1. 甘露醇法　患者在术前3日进半流质饮食，术前1日进流质饮食，术前1日下午2:00～4:00口服甘露醇溶液1500ml（20%甘露醇500ml+5%葡萄糖1000ml混匀）。一般服用后15～20分钟反复自行排便。

2. 硫酸镁法　患者术前3日进半流质饮食，每晚口服50%硫酸镁10～30ml。术前1日进流质饮食，术前1日下午2:00～4:00口服25%硫酸镁200ml（50%硫酸镁100ml+5%葡萄糖盐水100ml），然后再口服温开水1000ml。一般服后15～30分钟，即可反复自行排便，2～3小时内可排便2～5次。

3. 聚乙二醇电解质溶液法　检查前2小时口服聚乙二醇电解质溶液1.5升（每升含聚乙二醇40g，氯化钠2.92g，氯化钾0.38g，碳酸氢钠1.45g）。渗透压为300mmol/L，pH值7.48。以500ml/8～10分钟的速度服完，排尽大便后行检查。

使用上述溶液清洁肠道，护士应观察患者的一般情况、排便次数及粪便的性状，评估是否达到清洁肠道的目的，并记录。

（三）简便通便法

是一种采用通便剂协助患者排便的简单易行、经济有效的技术。其目的是通过简便、经济有效的措施，帮助患者解除便秘。适用于老年、小儿、体弱和久病卧床便秘者。

【评估】

1. 患者的病情、临床诊断及排便情况。
2. 患者的意识状态、生命体征、心理状况。
3. 患者的合作理解程度。

【实施】

1. 开塞露法　开塞露是用甘油或山梨醇制成，装在塑料容器中，使用时将封口端剪去，先挤出少许液体润滑开口处，患者取左侧卧位，放松肛门外括约肌，将开塞露的前端轻轻插入肛门后再将药液全部挤入直肠内，尽量保留5～10分钟后排便（图13-16）。

2. 甘油栓法　甘油栓是用甘油和明胶制成的栓剂。使用时手垫纱布或戴手套，捏住甘油栓底部，由肛门轻轻插入至直肠内，抵住肛门处轻轻按摩，保留5～10分钟排便（图13-17）。

3. 肥皂栓法　将普通肥皂削成圆锥形（底部直径约1cm、长约3～4cm），使用时

笔记

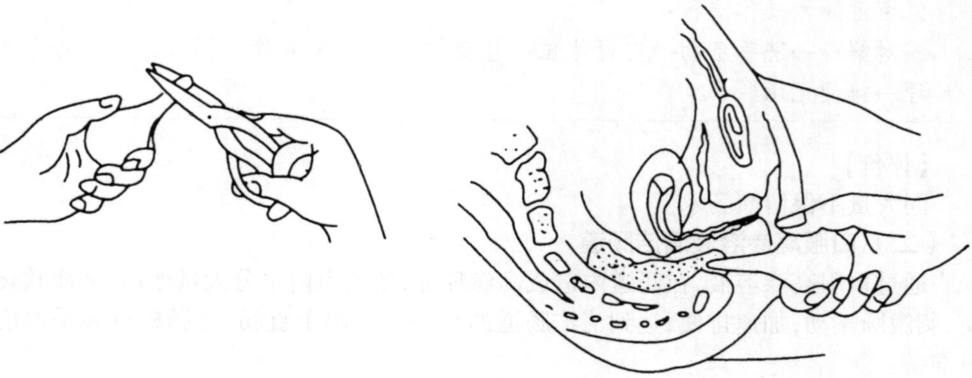

图 13-16　开塞露简易通便术

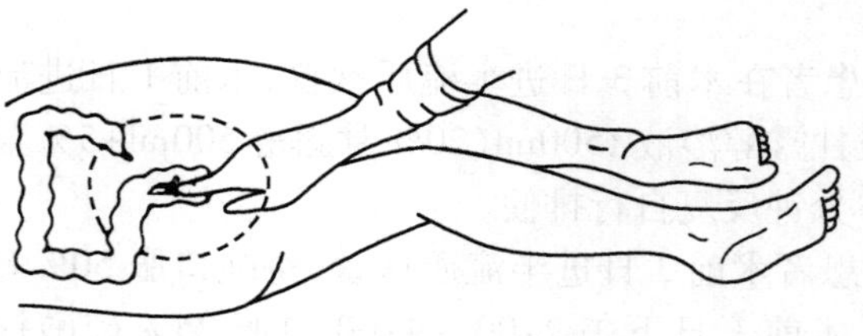

图 13-17　甘油栓简易通便术

手垫纱布或戴手套，将肥皂栓蘸热水后轻轻插入直肠内。注意有肛门黏膜溃疡、肛裂及肛门剧烈疼痛者，不宜使用肥皂栓通便。

（四）按摩通便术

【目的】

通过按摩腹部，刺激肠蠕动，促进排便。

【实施】

用示、中和无名指稍用力按压腹部，从右下腹盲肠部开始，顺着结肠蠕动方向，经升结肠、横结肠、降结肠、乙状结肠作环形按摩，或在乙状结肠处向下按摩，每次 5 ~ 10 分钟，每日两次，可由护士操作或指导患者自己进行。

（五）人工取便术

人工取便术（digital removal of fecal impaction）是指将手指插入直肠，破碎并取出嵌顿粪便的方法。常用于粪便嵌塞患者采用灌肠等通便术无效时使用，以帮助患者排便，解除患者痛苦。

【目的】

用人工的方法将嵌塞在肛门的粪便破碎取出，以缓解患者痛苦。

【评估】

1. 患者的意识状态、自理能力。

2. 患者的心理状况及配合程度。

【准备】

1. 护士准备　衣帽整洁，修剪指甲，洗手，戴口罩。

笔记

2. 用物准备　治疗盘内备：手套1双，润滑剂适量，弯盘1个，卫生纸、治疗巾或一次性尿垫、便盆、屏风。

3. 环境准备　关闭门窗，屏风或围帘遮挡。

4. 患者准备　了解操作目的、过程和注意事项，并配合操作。

【实施】

步　骤	要点与注意事项
1. 核对解释　核对患者床号、姓名，解释操作目的，以取得患者配合。关闭门窗，用屏风或围帘遮挡患者	• 确认患者，避免差错。注意保暖，维护患者自尊，使之精神松弛 • 有肛门黏膜溃疡，肛裂及肛门剧烈疼痛者禁用
2. 洗手备物　洗手，备齐用物携至床旁	
3. 安置体位　帮助患者左侧卧位，双腿弯曲，背向护士。用毛毯遮盖患者，暴露肛门。臀下垫治疗巾或一次性尿垫，便盆放于床旁	
4. 润滑手指　带上清洁手套，右手示指倒上1～2ml利多卡因，插入肛门停留5分钟，以减轻肛门疼痛。右手示指手套外涂上润滑油	
5. 插肛取便　嘱患者张口呼吸，用右手示指轻轻插入肛门，沿着直肠壁进入直肠，手指轻轻摩擦，碾松粪块，取出粪块，放入便器，反复进行（图13-18）	• 勿用器械掏取粪便，以免损伤肠道黏膜
6. 观察病情　取便过程中注意观察患者的生命体征和反应，如发现患者面色苍白，出汗等表现，应暂停，休息片刻	
7. 便毕处理　取便毕，清洗且擦干肛门和臀部，病情允许可行热水坐浴	
8. 洗手记录　整理消毒用物，洗手并记录	

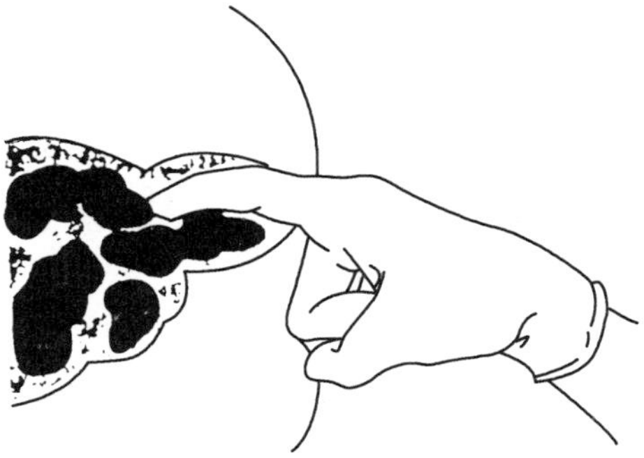

图13-18　人工取便术

◇ 人工取便术操作流程：

核对解释→洗手备物→安置体位→润滑手指→插肛取便→观察病情→便毕处理→洗手记录

笔记

【评价】

1. 注意维护患者自尊，患者精神放松。

2. 动作轻柔，未损伤肠道黏膜或引起肛周水肿。

3. 患者感觉舒适。

五、肛管排气术

肛管排气术(flatulence decreasing through the rectal tube)是指将肛管从肛门插入直肠，以排除肠腔内积气的方法。

【评估】

1. 患者的腹胀情况、临床诊断。

2. 患者的意识状态、生命体征、心理状况。

3. 患者合作理解程度。

【准备】

1. 护士准备　衣帽整洁，修剪指甲，洗手，戴口罩。

2. 用物准备　治疗盘内备：消毒肛管(26号)，橡胶管，玻璃接头，玻璃瓶(内盛水3/4满，瓶口系带)，手套1双，棉签，胶布，润滑剂适量，弯盘1个，卫生纸、治疗巾或一次性尿垫，便盆、屏风。

3. 环境准备　关闭门窗，屏风或围帘遮挡。

4. 患者准备　了解操作目的、过程和注意事项，并配合操作。

【实施】

步　骤	要点与注意事项
1. 核对解释　核对患者床号、姓名，解释操作目的，以取得患者配合。关闭门窗，用屏风或围帘遮挡患者	• 确认患者，避免差错。注意保暖，维护患者自尊，使之精神松弛
2. 洗手备物　洗手，戴口罩，备齐用物携至患者床旁，再次核对床号、姓名	
3. 安置体位　帮助患者仰卧或左侧卧位	
4. 插管排气　将瓶系于床边，橡胶管一端插入水中，玻璃接头与肛管连接，臀下垫治疗巾或一次性尿垫，润滑肛管前端后插入直肠15～18cm，以胶布交叉固定于臀部，橡胶管须留出足够长度，供患者翻身	• 减少肛管对直肠黏膜的刺激，使肛门括约肌松弛
5. 观察排气　观察有无气泡排出，如排气不畅，可帮助患者转换体位、按摩腹部，以助气体排出(图13-19)	• 气体排出时，可见瓶内液面下有气泡逸出
6. 保留肛管　保留肛管一般不超过20分钟	• 长时间留置肛管，会降低肛门括约肌的反应，甚至导致肛门括约肌永久松弛。必要时2～3小时再行肛管排气
7. 拔管处理　拔管后，清洁肛门，处理用物	
8. 洗手记录	

笔记

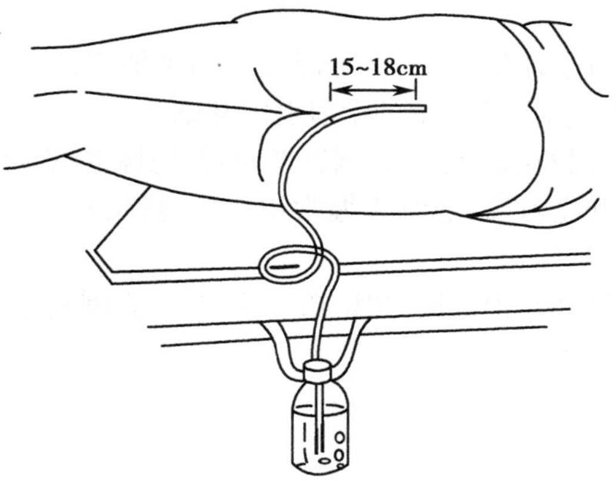

图 13-19　肛管排气术

> ◇ 肛管排气术操作流程：
> 核对解释→洗手备物→安置卧位→插管排气→观察排气→保留肛管→拔管处理→洗手记录

【评价】

1. 操作方法和步骤正确、熟练。
2. 肛管插入的深度合适，留置时间正确。
3. 完成操作后患者感觉舒适。

学习小结

1. 学习内容

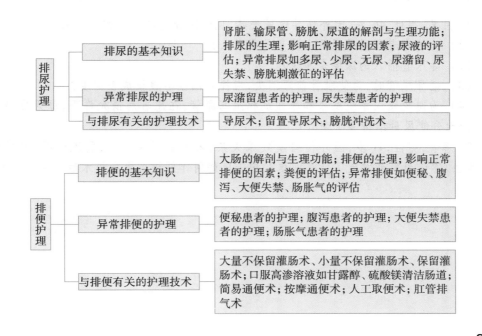

- 排尿护理
  - 排尿的基本知识：肾脏、输尿管、膀胱、尿道的解剖与生理功能；排尿的生理；影响正常排尿的因素；尿液的评估；异常排尿如多尿、少尿、无尿、尿潴留、尿失禁、膀胱刺激征的评估
  - 异常排尿的护理：尿潴留患者的护理；尿失禁患者的护理
  - 与排尿有关的护理技术：导尿术；留置导尿术；膀胱冲洗术
- 排便护理
  - 排便的基本知识：大肠的解剖与生理功能；排便的生理；影响正常排便的因素；粪便的评估；异常排便如便秘、腹泻、大便失禁、肠胀气的评估
  - 异常排便的护理：便秘患者的护理；腹泻患者的护理；大便失禁患者的护理；肠胀气患者的护理
  - 与排便有关的护理技术：大量不保留灌肠术、小量不保留灌肠术、保留灌肠术；口服高渗溶液如甘露醇、硫酸镁清洁肠道；简易通便术；按摩通便术；人工取便术；肛管排气术

笔记

2. 学习方法

（1）课前通过复习生理学、解剖学等课程的相关知识，掌握泌尿系统、消化道的解剖及生理等前期知识体系，为本章的学习奠定基础。

（2）重视课堂学习和互动，结合案例思考问题，把握重、难点。

（3）结合实训课和见习课，熟练掌握常用排尿、排便技术，在操作中重视护理评估，体现以患者为中心。

（4）课后结合兴趣和知识链接、知识拓展等内容，查阅新进展，拓展知识视野，培养科研思维和评判性思维。

3. 风险防范

（1）预防尿路感染！

尿路感染约占医院感染36%～40%，其中80%～90%尿路感染与尿管插入有关。一次性导尿后尿路感染率为1%～3%，留置尿管3天尿路感染率31%，5天以上感染率74%。因此，在进行导尿术过程中应严格遵守无菌操作原则，把握插管指征和留置时间，并作好留置后护理，防止尿路感染的发生。

（2）预防肠穿孔！

大量不保留灌肠术是临床常用的护理技术，能为患者清洁肠道、解除便秘、排毒降温等，但在实施此项操作过程中，对颅脑疾患、心脏病、老年及儿童患者压力要低，流速要缓慢；伤寒患者因病变在肠黏膜上，灌肠液面不得高于肛门30cm，液量不得超过500ml，并选用等渗盐水，以免造成肠穿孔。

（刘永芬　马淑丽）

复习思考题

1. 简述尿潴留患者的护理。

2. 请比较男、女患者导尿的异同点？

3. 比较各种灌肠术的异同点。

4. 吕某，男性，46岁，因外伤导致尿失禁，现遵医嘱为其进行留置导尿。

（1）为该患者留置导尿的主要目的是什么？

（2）导尿管插入的深度是多少？

（3）插导尿管时，为使耻骨前弯消失，应提起阴茎与腹壁成多少度？

（4）为避免泌尿系统感染和尿盐沉积阻塞尿管，在患者病情允许下，每天应摄入足够的水分使尿量维持多少毫升？

5. 患者，男性，41岁，因外伤瘫痪致尿失禁，采用留置导尿术，引流通畅，但尿色黄、浑浊，你认为患者发生了什么问题？护士应如何作好该留置导尿术后患者的护理？

笔记

第十四章

药物疗法

学习目的

学生通过本章的学习，能掌握正确的给药方法和技术，掌握药物过敏试验方法及抢救知识。使其具备根据患者的不同情况采用合适途径和正确给药方法的技能，以确保患者用药合理、准确、安全、有效，使患者获得最佳的药物治疗效果。

学习要点

给药的基本知识、口服给药法、常用注射法、雾化吸入法、其他给药方法。药物过敏试验及抢救知识等。

案例导入

案例1

张某，男性，38岁。以午后低热、咳嗽、咳痰、咯血为主诉入院，查体：T37.6℃，P 86次/分，R18次/分，BP120/80mmHg。诊断为"结核病"。医嘱：链霉素0.5g，im，bid。请问：

1. "im"和"bid"的中文译意是什么？
2. 首选的注射部位为哪些？应如何定位？
3. 请从患者和护士角度分析如何做到无痛注射？

案例2

赵某，男性，55岁。因肺部感染，咳痰一周入院，入院时：T 38.6℃，P 80次/分，R 20次/分，BP 122/75mmHg。医嘱予以抗感染治疗，护士在给其进行青霉素皮试后，患者出现面色苍白，脉搏细速，烦躁不安，出冷汗，血压下降为72/55mmHg，继而陷入昏迷。请问：

1. 该患者出现了何种情况？
2. 根据患者的病情，应如何实施抢救？

给药即药物治疗，是临床最常用的一种治疗方法。临床护理工作中，护士在备药、给药、观察患者用药后的疗效与反应及药品的管理等方面承担着重要的职责。通过给药可以达到预防疾病、协助诊断、减轻不适、维持机体正常生理功能和治疗疾病的目的。

笔记

第一节 给药的基本知识

护理人员在实施药物治疗过程中扮演着十分重要的角色，为了确保合理、准确、安全、有效地给药，护理人员必须掌握丰富的药物治疗知识与熟练的操作技能，准确评估患者用药后的疗效与反应，指导患者安全接受药物治疗。

一、药物的种类、领取和保管

（一）药物的种类

根据药物的性质和给药的途径不同可分为：

1. 内服药 分为固体剂型与液体剂型，固体剂型包括片剂、散剂、丸剂、胶囊等；液体剂型包括溶液、合剂、酊剂等。

2. 外用药 包括软膏、溶液、酊剂、粉剂、搽剂、洗剂、滴剂、栓剂、涂膜剂等。

3. 注射药 包括溶液、油剂、混悬液、结晶、粉剂等。

4. 其他剂型 包括粘贴敷片、植入慢溶药片、胰岛素泵等。

（二）药物的领取

药物的领取必须凭医生的处方执行。门诊患者凭医生处方在门诊药房自行领取；住院患者药物的领取各医院规定有所不同，一般包括：

1. 病区内设有药柜，备有一定数量的常用药物，由专人负责管理，按期补充。

2. 贵重药物与特殊药物凭医生的处方领取。剧毒药与麻醉药，病区内有固定数量，使用后凭医生的处方和空安瓿领取补充。

3. 有的医院设有中心药房，每天的医嘱经处理查对后通过医院的局域网络发送至中心药房，中心药房的人员负责摆药，病区护士核对并取回，按时给患者服用，或中心药房对各病区实施集中配药统一送到各科室，病区仅存少量备用药物。

（三）药物的保管

1. 药柜放置 药柜应放在通风、干燥、光线明亮处，避免阳光直射，保持整洁，专人负责，定期检查药品质量及有效期。

2. 分类放置 药品应按内服、外用、注射、剧毒、麻药等分类放置，贵重药、剧毒药、麻醉药应有明显标记，加锁保管，专人负责，使用专门登记本，并实行严格交班制度。

3. 标签明显 药瓶上应贴有明显标签，注明药名、浓度、剂量。一般内服药标签为蓝色边，外用药为红色边，剧毒药为黑色边。

4. 定期检查 药物应定期检查，如发现药物有沉淀、浑浊、异味、潮解、霉变等现象，或标签脱落、辨认不清，应立即停止使用。

5. 妥善保存 根据药物的性质不同，采取相应的保存方法（表 14-1）。

二、给药的原则

给药原则是一切用药的总则，在执行给药工作中必须严格遵守。

1. 根据医嘱准确给药 给药属于非独立性的护理操作，护士必须严格根据医嘱给药；护士对有疑问的医嘱，应及时向医生提出，不可盲目执行，也不得擅自更改医嘱。

笔记

表 14-1　药物保存

药物性质分类	举　例	保存方法
受热易被破坏的生物制品、生化制品	如抗毒血清、疫苗、胎盘球蛋白、青霉素皮试液等	应置于 2～10℃环境中冷藏保存
易燃易爆的药物	如乙醇、乙醚、环氧乙烷等	应单独存放，密封瓶盖置于阴凉处保存，并远离明火
易挥发、潮解、风化的药物	如乙醇、糖衣片、酵母片、甘草片等	应瓶装、盖紧瓶盖保存
易氧化和遇光变质的药物	如氨茶碱、维生素 C、盐酸肾上腺素等	应装在有色瓶中并盖紧，针剂应放在有黑纸的纸盒内，置于阴凉处
易过期的药物	如各种抗生素、胰岛素等	应按有效期先后，有计划地使用，避免浪费
各类中药		应置于阴凉干燥处，芳香类药物须盖紧瓶盖保存
个人专用药物		应单独存放，并注明床号、姓名

2. 严格执行查对制度　严格执行“三查七对一注意”，才能做到“五个准确”，即将准确的药物，按准确的剂量，用准确的途径，在准确的时间，给予准确的患者。

三查：操作前、操作中、操作后查（查七对的内容）。

七对：对床号、姓名、药名、浓度、剂量、用法、时间。

一注意：注意用药后反应。

护士在执行药疗时，应认真检查药物的质量，对疑有变质或已超过有效期的药物，不可使用。

3. 安全正确给药　准确掌握给药剂量、浓度、方法和时间，药物备好后及时分发使用。给药前向患者解释，以取得合作，并给予相应的用药指导，提高患者自我合理用药的能力。对易发生过敏反应的药物，使用前应了解过敏史，必要时做过敏试验，结果阴性方可使用，使用过程中加强观察。

4. 密切观察用药后的反应　用药后护士应注意观察药物的治疗作用与不良反应，持续评估并做好记录，以便为临床护理及调整治疗计划提供重要依据。

5. 指导患者合理用药　护士应评估患者对所用药物的认知程度，对药物的信赖程度及情绪反应，有无药物依赖、滥用或不遵医嘱行为，有针对性地向患者说明药物的作用、用法及药物可能引起的不良反应，并予以相应的指导。

三、给药的途径与时间

根据药物的性质、剂型、机体组织对药物的吸收情况与治疗需要，选择不同的给药途径。常用的给药途径有口服、舌下含服、注射（皮内、皮下、肌内、静脉注射）、吸入、皮肤黏膜及直肠给药等。除动、静脉注射药液直接进入血液循环外，其他给药途径均有一个吸收过程，吸收速度由快至慢顺序依次为：吸入>舌下含服>肌内注射>皮下注射>直肠>口服>皮肤。有些药物不同的给药途径可产生不同的药物效应，如硫酸镁，

笔记

口服产生导泻、利胆作用，注射产生镇静、降压作用，而局部湿热敷则产生消炎、去肿作用。

给药的时间取决于药物的半衰期，以能维持有效血药浓度和发挥最大药效为最佳选择，同时考虑药物的特性与人体的生理节奏。医院常用给药的外文缩写（表 14-2）。

表 14-2 医院常用给药的外文缩写与中文译意

外文缩写	中文译意	外文缩写	中文译意
qd	每日 1 次	Liq.	液体
bid	每日 2 次	mist.	合剂
tid	每日 3 次	sup.	栓剂
qid	每日 4 次	pulv.	粉剂
qod	隔日 1 次	syr.	糖浆剂
biw	每周 2 次	tr.	酊剂
qm	每晨 1 次	caps.	胶囊
qn	每晚 1 次	tab.	片剂
qh	每 1 小时 1 次	pil.	丸剂
q2h	每 2 小时 1 次	ung.	软膏
q3h	每 3 小时 1 次	ext.	浸膏
q4h	每 4 小时 1 次	lot.	洗剂
q6h	每 6 小时 1 次	aa.	各
am	上午	gtt.	滴，滴剂
pm	下午	ad.	加至
12n	中午 12 点	Rp，R	处方
12mn	午夜 12 点	Inj.	注射
a. c.	饭前	p. o.	口服
p. c.	饭后	O. D.	右眼
h. s.	睡前	O. S.	左眼
st.	立即	O. U.	双眼
p. r. n.	需要时（长期）	A. D.	右耳
s. o. s.	必要时（限用 1 次，12 小时内有效）	A. S.	左耳
Dc	停止	A. U.	双耳
Co	复方	IU，iu	国际单位

笔记

第二节 口服给药法

口服给药(administering oral medication)是临床上最常用、方便、经济、安全、适用范围广的给药方法,药物经胃肠道黏膜吸收,达到局部或全身治疗的目的。但由于口服给药吸收较慢且不规则,易受胃肠功能及胃肠内容物的影响,药物产生疗效的时间较长,故不适用于急救、意识不清、呕吐频繁、禁食等患者。

【目的】

协助患者安全、正确地服用药物,达到减轻症状、治疗疾病、维持正常生理功能、协助诊断、预防疾病的目的。

【评估】

1. 患者的身体状况　患者的病情、年龄、意识状态、治疗情况及自理能力等。

2. 患者的吞咽能力　患者有无口腔或食管疾患以及恶心、呕吐等问题,程度如何。

3. 患者的合作程度　患者对治疗的态度,对所用药物的认知程度、配合程度等。

4. 药物的评估　药物的质量、批号、有效期等。

【计划】

1. 护士准备　衣帽整齐,修剪指甲,洗手,戴口罩。

2. 环境准备　环境整洁、安静、明亮。

3. 用物准备　发药车、药物、服药本、小药卡、药盘、药匙、药杯、水壶(内盛温开水)、饮水管、研钵、量杯、湿纱布、滴管、小毛巾。

4. 患者准备　了解用药的目的、注意事项及配合要点。

【实施】

步　骤	要点与注意事项
1. 备药	
(1)检查操作物品是否齐全	
(2)洗手、戴口罩,将所需物品放于适宜的位置	
(3)核对服药本和小药卡,按床号顺序将小药卡插入药盘内,放好药杯	• 严格执行查对制度
(4)对照服药本上床号、姓名、药名、浓度、剂量、时间进行摆药	• 先将一位患者的药物摆好,再摆下一位患者的药
(5)根据药物剂型的不同,采用不同的取药方法:	• 先备固体药,再备液体药
1) 固体药(片、丸、胶囊):一只手持药瓶,瓶签向自己,另一只手用药匙取出所需药量,放入药杯内,注意取药前、中、后核对	• 粉剂、含化片用纸包好放入药杯内 • 药物有锡纸等外包装,应去除外包装,以免患者误服发生危险
2) 液体药:应用量杯或滴管量取,具体方法为:	
①检查药液质量	• 若有变质,应立即更换
②将药液摇匀	• 以免药液内溶质沉淀而影响给药浓度

续表

步 骤	要点与注意事项
③一只手持量杯，拇指置于所需刻度，举起量杯，使所需刻度与视线平；另一只手将药瓶有标签的一面朝上，倒药液至所需刻度（图 14-1）	• 不同的药液应倒入不同的药杯内，配另一种药液时，洗净量杯，以免药物之间发生化学反应
④油剂、按滴计算的药液或药量不足 1ml 时，先在药杯内倒入少许温开水，用滴管吸取所需药液量，滴管尖与药液水平面呈 45°，将药液滴入药杯内	• 一般情况下以 15 滴/ml 计算 • 以免药液黏附于杯壁，影响服用剂量 • 若药液不宜稀释时，可将药液滴于面包或饼干上，嘱患者及时服下
⑤用湿纱布擦净瓶口，将药瓶放回原处	
2. 对药　摆药完毕，将物品归还原处，并根据服药本再核对一遍，盖上治疗巾	• 发药前须经另一人核对，方可发给患者，确保备药准确无误
3. 发药	
（1）洗手，在规定时间携带服药本、发药盘、温开水，送药至患者床前	• 若患者不在或因特殊检查、手术须禁食者，暂不发药，应将药物带回保管，适时再发或交班 • 若患者发生呕吐，应查明原因后再行处理
（2）核对床号、姓名、药名、浓度、剂量、时间、方法，并让患者自己说出姓名，配戴腕带者可核对腕带，或扫描条形码，核对无误后方可发药	• 同一患者的药物应一次取出，不同患者的药物不可同时取出，以免发生差错
（3）协助患者取舒适体位，解释用药的目的与注意事项	• 取得合作，并建立安全感
（4）倒温开水或使用饮水管，协助患者服药，确认服下，再次核对后方可离开	• 宜 40～60℃温开水送服，不用茶、牛奶、果汁替代 • 增加或停用某药物时，应及时告知患者；如患者提出疑问，应虚心听取，重新核对后再发药 • 对危重与不能自行服药的患者应喂药；鼻饲患者应将药物碾碎，用水溶解后，从胃管注入，再以少量温开水冲洗胃管
（5）根据药物特性进行用药指导	• 健胃药与增进食欲的药物宜饭前服用 • 助消化药及对胃黏膜有刺激性的药物宜饭后服用 • 催眠药在睡前服，驱虫药宜在空腹或半空腹时服用 • 止咳糖浆对呼吸道黏膜起安抚作用，服用后不宜立即饮水，如同时服用多种药物，应最后服止咳糖浆 • 对牙齿有腐蚀作用的药物如酸类或铁剂，或使牙齿染色的药物，应用吸水管吸服，服药后及时漱口以保护牙齿 • 服用强心苷类药物前应先测脉率（心率）与节律，脉率低于 60 次/分或节律不齐时，应暂停服用并报告医生 • 缓释片、肠溶片、胶囊吞服时不可嚼碎 • 磺胺类药物，服用后应嘱患者多饮水，以免因尿少析出结晶，导致肾小管堵塞

笔记

续表

步骤	要点与注意事项
4. 发药后处理	
(1)协助患者取舒适卧位,整理床单位	
(2)整理、清洁药盘,药杯按要求分类处理	• 防止交叉感染
(3)洗手,观察患者服药后的反应,必要时记录	• 若有异常,及时与医生联系,酌情处理

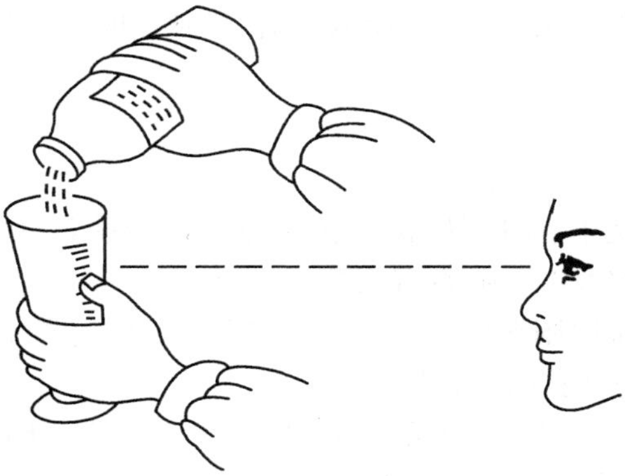

图 14-1 倒药液法

◇ 口服给药操作流程:

遵医嘱备药→核对药物→发药→整理记录

【评价】

1. 护患沟通有效,患者情绪稳定,配合护士操作。
2. 患者或家属了解药物的相关知识,能说出药物的服用方法及注意事项。
3. 给药准确,达到效果。

知识链接

全自动摆药机

随着计算机网络系统的发展,医药学领域的自动化管理也有了长足的进步,尤其是在医院住院部药房中引进的全自动片剂摆药机代替人工摆药,能够按照医嘱自动分药、打印、封装成单位剂量的口服药袋,大大提高了摆药时的卫生化、准确化、高效化的特性。摆药机控制系统接收到服务器传送的信息后,自动操控摆药机开始摆药。将患者 1 次服用的药品包入一个袋中,并在药袋上打印出患者的姓名、病历号、药品名称、药品规格、包装的药量和服用时间等信息。

第三节 注射给药法

注射给药法(injection)是将一定量的无菌药液或生物制剂注入体内,达到预防、诊断与治疗目的的给药方法。注射给药特点是药物吸收快,血药浓度迅速升高,剂量准确,因而适用于需要药物迅速发挥作用或因各种原因不能经口服给药的患者。但注射给药可能会造成一定程度的组织损伤,引起疼痛、产生感染等并发症,又由于药物吸收快,某些药物的不良反应出现迅速,处理相对困难,故应密切观察和及时处理。常用的注射给药法有皮内注射、皮下注射、肌内注射、静脉注射及动脉注射。

一、注射原则

(一)严格遵守无菌操作原则

1. 护士　操作前洗手、戴口罩,衣帽整洁,必要时戴手套。

2. 环境　清洁,无尘埃飞扬,符合无菌操作要求。

3. 注射器　按无菌原则夹取或拿取无菌注射器。注射器空筒内壁、活塞、乳头与针头的针尖、针梗及针栓内壁必须保持无菌。

4. 注射部位　按要求进行注射部位的皮肤消毒,并保持无菌。

皮肤消毒方法:取无菌棉签蘸取2%碘酊,以注射点为中心,由内向外螺旋式涂擦,消毒直径应大于5cm,待干后,用75%乙醇以同样方法脱碘,待干后即可注射。

安尔碘原液或0.5%碘伏消毒法:取无菌棉签蘸取安尔碘原液或0.5%碘伏,以注射点为中心,由内向外螺旋式均匀涂擦2遍,待干后即可注射。

(二)严格执行查对制度

1. 严格执行"三查七对",并观察患者用药后的反应;对某些易引起过敏反应的药物,用药前应先询问过敏史,然后作过敏试验,以确保安全。

2. 按医嘱正确准备注射药物,仔细检查药物质量,如发现药液有变质、沉淀、浑浊、药物超过有效期,安瓿或密封瓶有裂痕,密封瓶盖有松动等现象,则不可使用。

3. 同时注射数种药物时,应注意药物有无配伍禁忌。

(三)严格执行消毒隔离制度

1. 注射时做到一人一针,一人一垫枕,一人一止血带。

2. 所有用物及一次性物品,按消毒隔离制度和医疗废物处理规范处置,不可随意丢弃。

(四)选择合适的注射器和针头

根据药液量、黏稠度和刺激性的强弱选择合适的注射器和针头。注射器应完整无裂缝,不漏气;针头应锐利,型号合适,无钩,无弯曲;注射器和针头的衔接必须紧密;一次性注射器的包装应密封并在有效期内。

(五)选择合适的注射部位

1. 注射部位应避开神经、血管(动、静脉注射除外)处,不可在炎症、硬结、瘢痕及患皮肤病处进针。

2. 对需长期注射的患者,应经常更换注射部位。

3. 静脉注射时选择血管应从远心端到近心端。

笔记

（六）注射药液现配现用

药液在规定注射时间临时抽取，即时注射，以防放置时间过长，药物被污染或药物效价降低。

（七）注射前排尽空气

注射前应排尽注射器内空气，以防空气进入血管形成空气栓塞。排气时防止浪费药液。

（八）掌握合适的进针角度和深度

1. 各种注射法有不同的进针角度和深度，要求护士熟练掌握。

2. 进针时不可将针梗全部刺入注射部位，以防不慎断针时增加处理难度。

（九）注药前检查回血

1. 进针后，注射药液前，应抽动活塞，检查有无回血。

2. 动、静脉注射必须见有回血后方可注入药液。

3. 皮下、肌内注射，如发现有回血，应拔出针头重新进针，不可将药液注入血管内。

（十）应用无痛注射技术

1. 做好解释，解除患者思想顾虑，分散其注意力。

2. 指导患者取舒适体位，使肌肉松弛，便于进针。

3. 注射时做到"二快一慢加匀速"，即进针快、拔针快，推药速度缓慢并均匀。

4. 注射刺激性较强的药物时，应选用细长针头，且进针要深，以免引起疼痛和硬结。如需同时注射几种药物时，一般应先注射无刺激性或刺激性弱的药物，再注射刺激性强的药物，以减轻疼痛。

二、注射前准备

（一）用物准备

1. 注射盘

（1）皮肤消毒液：安尔碘、0.5%碘伏或2%碘酊、75%乙醇。

（2）无菌持物镊：放于无菌持物罐内。

（3）无菌棉签、砂轮（如为易折安瓿可不备）、弯盘、启瓶器、小垫枕等。

2. 注射器和针头（图14-2）

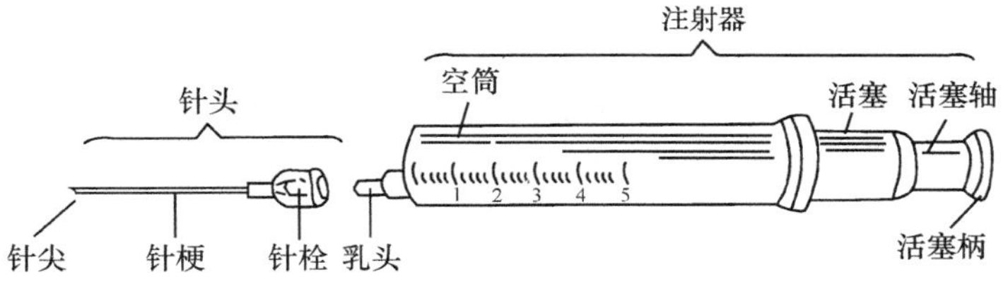

图14-2 注射器及针头的构造

（1）注射器：注射器由空筒和活塞两部分组成。空筒前端为乳头，空筒上有刻度，活塞后部为活塞轴、活塞柄。注射器规格及主要用途（表14-3）。

（2）针头：针头由针尖、针梗和针栓三部分组成。针头规格及主要用途（表

14-4）。

（3）一次性注射器要包装严密并在有效期内（注射器及针头置于无菌容器内高压蒸气灭菌后使用）。

表 14-3 注射器规格及主要用途

规格	主要用途
1ml	皮内试验、注射小剂量药液
2ml、5ml	肌内注射、皮下注射、静脉采血
10ml、20ml、30ml、50ml、100ml	静脉注射、各种穿刺

表 14-4 针头规格及主要用途

规格	主要用途
4½号	皮内注射
5 号	皮内注射、皮下注射
6 号、7 号	肌内注射、静脉注射
8 号、9 号	静脉注射
12 号	静脉输血、采血及进行各种穿刺
16 号	静脉输血、采血及进行各种穿刺

3. 注射药物　根据医嘱准备。

4. 注射本或注射单（卡）　根据医嘱准备注射本或注射单，作为注射给药的依据。

5. 其他　速干手消毒剂，治疗车下层准备锐器盒、生活垃圾桶和医疗垃圾桶各1个。

（二）药液抽吸法

【目的】

从安瓿或密闭瓶中抽吸药液，为注射做准备。

【评估】

药物名称、有效期、外包装、有无沉淀、浑浊、变色等现象。

【计划】

1. 护士准备　衣帽整洁，修剪指甲，洗手，戴口罩。

2. 环境准备　环境整洁、安静，符合无菌操作原则要求。

3. 用物准备　注射盘、一次性无菌注射器、注射本或注射单（卡）、药物。

【实施】

步骤	要点与注意事项
1. 洗手、戴口罩，核对药物	• 严格执行查对制度，认真核对药物名称、浓度、剂量、有效期及药品质量
2. 铺无菌盘	• 在治疗盘内铺无菌治疗巾，保持抽吸药液的注射器不被污染

笔记

续表

步 骤	要点与注意事项
3. 吸取药液	
(1)自安瓿内吸取药液	
1)消毒及折断安瓿:将安瓿尖端药液弹至体部,在安瓿颈部划一锯痕,用消毒液棉球或棉签消毒后折断安瓿	• 安瓿颈部若有蓝色标记,则不须划痕,用消毒液棉球或棉签消毒颈部后折断
2)抽吸药液:选择合适的注射器,并检查。持注射器,将针头斜面向下置入安瓿内的药液中,手持活塞柄,抽动活塞,吸取药液(图 14-3)	• 针头不可触及安瓿外口,针尖斜面向下,利于吸药 • 抽药时不可触及活塞体部,以免污染药液
(2)自密封瓶内吸取药液	
1)消毒:用启瓶器除去铝盖中心部分,常规消毒瓶塞,待干	
2)注气:选择合适的注射器,并检查。注射器内吸入与所需药液等量的空气,将针头插入瓶内,注入空气	• 以增加瓶内压力,利于吸药
3)抽吸药液:倒转药瓶,使针头在液面下,吸取药液至所需剂量,转正药瓶,以示指固定针栓,拔出针头(图 14-4)	• 吸取结晶、粉剂药物时,用无菌生理盐水、注射用水或专用溶媒将其充分溶解后吸取;混悬剂摇匀后立即吸取;油剂可稍加温或双手对搓药瓶(药液易被热破坏者除外)后,用稍粗针头吸取 • 药液应现用现抽吸,以免药液污染及效价降低
4. 排尽空气 将针头垂直向上,轻拉活塞,使针头中的药液流入注射器,并使气泡集于乳头口,轻推活塞,驱出气体	• 排气时不可浪费药液,以免影响药量的准确性 • 如注射器乳头偏向一侧,排气时,使注射器乳头向上倾斜,使气泡集中于乳头根部,驱出气体
5. 保持无菌 排气毕,将空安瓿或药瓶套在针头上,再次核对无误后放入无菌巾内备用。也可套上针头套,但须将安瓿或药瓶放于一边,以便查对	
6. 洗手	

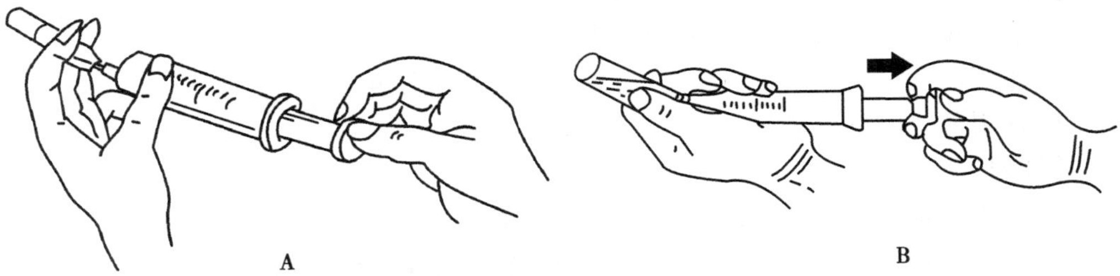

图 14-3 安瓿内吸取药液
A. 自小安瓿内吸取药液;B. 自大安瓿内吸取药液

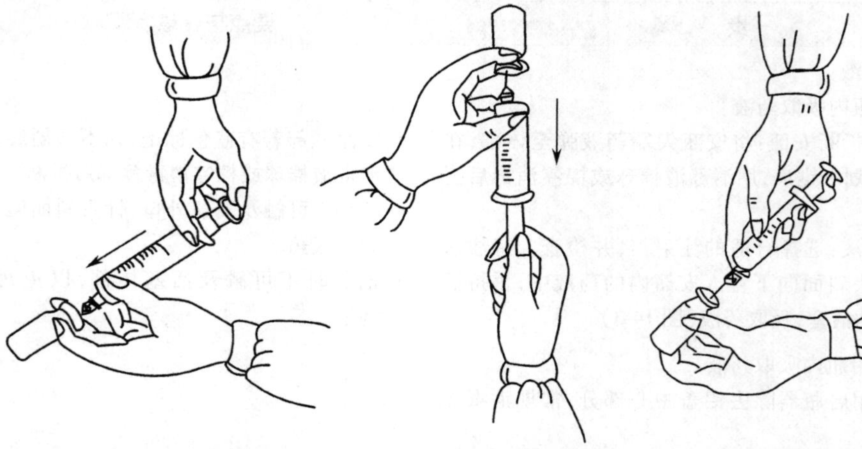

图 14-4　自密封瓶内吸取药液

◇ 药液抽吸操作流程：
核对药物→铺无菌盘→吸取药液→排尽空气→保持无菌→洗手

【评价】

1. 严格执行查对制度和无菌操作原则。

2. 药物剂量准确、无浪费，无差错。

三、常用注射法

（一）皮内注射法

皮内注射法（intradermic injection，ID）是将少量药液或生物制品注射于表皮与真皮之间的方法。

【目的】

1. 进行药物过敏试验，以观察有无过敏反应。

2. 预防接种。

3. 局部麻醉的起始步骤。

【评估】

1. 患者用药史、药物过敏史及家族史。

2. 患者的病情、年龄、意识状态、心理状况及合作程度。

3. 注射部位的皮肤状况。

【计划】

1. 护士准备　衣帽整洁，修剪指甲，洗手，戴口罩。

2. 环境准备　环境整洁、安静，光线适宜，符合无菌操作原则要求。

3. 用物准备　注射盘、1ml 注射器、4½号针头、注射卡、医嘱用药物。如为药物过敏试验，应另备 0.1% 盐酸肾上腺素，2ml 一次性注射器一支。

笔记

4. 患者准备

（1）向患者和家属解释皮内注射的目的、操作过程及相关知识，取得配合。

（2）根据病情取适宜体位并暴露注射部位。

【常用注射部位】

1. 皮内试验　常选用前臂掌侧下段，因此处皮肤较薄易于注射；且肤色较淡，易于辨认局部反应。

2. 预防接种　常选用上臂三角肌下缘部位注射。

3. 局部麻醉　需实施局部麻醉处的局部皮肤。

【实施】

步　骤	要点与注意事项
1. 按医嘱吸取药液　在治疗室内铺无菌盘，核对注射卡，按医嘱吸取药液，放入无菌盘内	• 严格执行查对制度和无菌操作原则
2. 核对患者　携用物至患者床旁，核对患者床号、姓名，必要时通过腕带核对患者信息；向患者解释目的和方法	• 操作前查对，确认患者；建立信任与安全感，以取得合作
3. 选择注射部位　根据治疗目的选择注射部位，以75%乙醇消毒皮肤	• 忌用碘类消毒剂，以免影响局部反应的观察
4. 二次核对、排气　二次核对患者，并排尽注射器内空气	• 操作中查对，安全给药
5. 穿刺、推药　左手绷紧局部皮肤，右手以平执式持注射器，针尖斜面向上，与皮肤呈5°刺入皮内，待针尖斜面全部进入皮内后，放平注射器，用左手拇指固定针栓，右手缓慢推注药液0.1ml，使局部隆起形成一皮丘（图14-5）	• 进针角度不能过大，否则易刺入皮下 • 注入剂量须准确 • 皮丘呈半球状，皮肤变白并显露毛孔 • 若需作对照试验，则用另一注射器及针头，在另一侧前臂相应部位注入0.1ml生理盐水，20分钟后对照结果
6. 拔针　注射完毕，迅速拔针，勿按压针眼，看表计时	• 嘱患者勿按揉或搔抓注射部位、以免影响结果的观察，且20分钟内勿离开病房，如有不适及时报告
7. 再次核对	• 操作后查对，确保无误
8. 操作后处理 （1）协助患者取舒适体位，整理床单位 （2）清理用物	 • 按消毒隔离原则处理用物
9. 观察结果　20分钟后观察结果，洗手，记录结果，签全名	• 将过敏试验结果记录在病历等相关医疗文件上，阴性用蓝笔标记“-”，阳性用红笔标记“+”

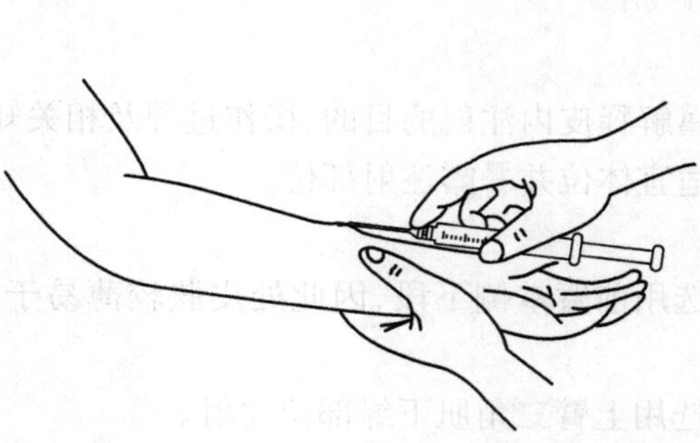

图 14-5　皮内注射

> ◇ 皮内注射操作流程：
> 评估解释→核对备药→核对患者→选择部位→核对排气→穿刺推药→拔针→再次核对→清洁整理→观察记录

【评价】

1. 护患沟通有效，患者情绪稳定，愿意接受并积极配合。
2. 患者或家属能说出药物的相关知识、治疗目的、注意事项等。
3. 注射过程中严格遵守注射原则，未发生感染。

（二）皮下注射法

皮下注射法（subcutaneous injection，SC）是将小量药液或生物制品注入皮下组织的方法。

【目的】

1. 需在一定时间内产生疗效，且不能或不宜经口服给药时。
2. 预防接种。
3. 局部麻醉用药。

【评估】

1. 患者的病情、年龄、意识状态及肢体活动能力。
2. 注射部位的皮肤状况。
3. 患者的治疗情况，对皮下给药的认识程度及合作程度。

【计划】

1. 护士准备　衣帽整洁，修剪指甲，洗手，戴口罩。
2. 环境准备　环境整洁、安静，光线适宜，符合无菌操作原则要求。
3. 用物准备　注射盘、1～2ml 一次性无菌注射器、5½～6 号针头、注射卡、医嘱用药物。
4. 患者准备

（1）向患者和家属解释皮下注射的目的、操作过程及相关知识，取得配合。

（2）根据病情取适宜体位并暴露注射部位。

【常用注射部位】

常选择上臂三角肌下缘，亦可选择腹部、后背、大腿前侧和外侧（图 14-6）。

笔记

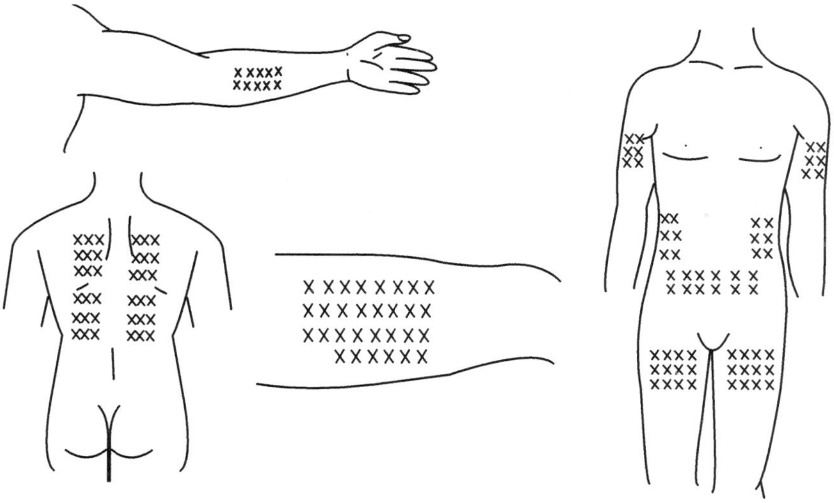

图 14-6 皮下注射部位

【实施】

步 骤	要点与注意事项
1. 按医嘱吸取药液 在治疗室内铺无菌盘，核对注射卡，按医嘱吸取药液，放入无菌盘内	• 严格执行查对制度和无菌操作原则 • 药液少于 1ml，须选用 1ml 注射器 • 对皮肤有刺激作用的药物一般不作皮下注射
2. 核对患者 携用物至患者床旁，核对患者床号、姓名，必要时通过腕带核对患者信息；向患者解释目的和方法	• 操作前查对，确认患者；建立信任与安全感，以取得合作
3. 选择注射部位 根据治疗目的选择合适的注射部位，常规消毒皮肤，待干	
4. 二次核对、排气 二次核对患者，并排尽注射器内空气	• 操作中查对，安全给药
5. 穿刺、推药 左手绷紧局部皮肤，右手以平执式持注射器，示指固定针栓，针尖斜面向上，与皮肤呈 30～40°，快速刺入皮下，松开绷紧皮肤的手，抽动活塞，如无回血，缓慢推注药液（图 14-7）	• 进针不宜过深，以防刺入肌层 • 一般将针梗的 1/2～2/3 刺入皮下，勿全部刺入，以免不慎断针增加处理的难度 • 对过于消瘦者，可捏起局部组织，适当减小穿刺角度，进针角度不宜超过 45°，以免刺入肌层 • 对需长期注射者，应有计划轮流交替注射部位，以促进药液充分吸收
6. 拔针、按压 注射毕，快速拔针，用无菌干棉签轻压针刺处	• 压迫至不出血为止
7. 再次核对	• 操作后查对，确保无误
8. 操作后处理 （1）协助患者取舒适体位，整理床单位 （2）清理用物 （3）洗手、记录，签全名	 • 按消毒隔离原则处理用物 • 记录注射时间、药物名称、浓度、剂量、患者全身及局部情况

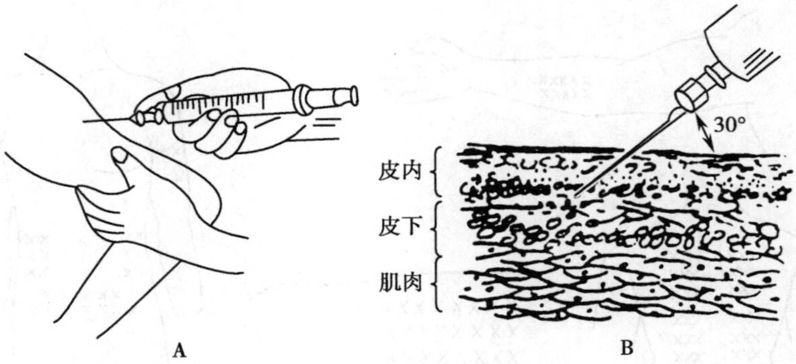

图 14-7　皮下注射
A. 绷紧皮肤注射；B. 皮下注射进针角度

◇ 皮下注射操作流程：
评估解释→核对备药→核对患者→选择部位→核对排气→穿刺推药→拔针按压→核对观察→整理记录

【评价】

1. 护患沟通有效，患者情绪稳定，愿意接受并积极配合。
2. 患者或家属能说出药物的相关知识、治疗目的、注意事项等。
3. 进针角度及操作方法正确，无危险发生。
4. 注射过程中严格遵守注射原则，未发生感染。

（三）肌内注射法

肌内注射法（intramuscular injection，IM）是将一定量的药液注入肌肉组织的方法。

【目的】

1. 药物不宜或不能口服或静脉注射，而又要求比皮下注射更迅速发挥药效时采用。
2. 注射刺激性较强或剂量较大的药物。

【评估】

1. 患者的病情、年龄、意识状态及肢体活动能力。
2. 注射部位的皮肤状况。
3. 患者的治疗情况，对肌内注射给药的认识程度及合作程度。

【计划】

1. 护士准备　衣帽整洁，修剪指甲，洗手，戴口罩。

2. 环境准备　环境整洁、安静，温度适宜，光线明亮，符合无菌操作原则要求，必要时备屏风或拉帘遮挡。

3. 用物准备　注射盘、2～5ml 一次性无菌注射器、6～7 号针头、注射卡、医嘱用药物。

4. 患者准备

（1）向患者和家属解释肌内注射的目的、操作过程及相关知识，取得配合。

（2）根据病情取适宜体位并暴露注射部位。

1）侧卧位：上腿伸直、放松，下腿稍弯曲。

2）俯卧位：足尖相对，足跟分开，头偏向一侧。

3）仰卧位：身体自然放松，双腿伸直。常用于危重及不能翻身的患者。

4）坐位：为门诊患者接受注射时常用体位，可供上臂三角肌和臀部肌内注射，臀部注射时患者要稍坐高一些，便于操作。

【常用注射部位】

一般选择肌肉丰厚且距大血管与神经较远处。其中最常用的部位为臀大肌，其次为臀中肌、臀小肌、股外侧肌及上臂三角肌。

1. 臀大肌注射定位法　臀大肌起自髂后上棘与尾骨尖之间，肌纤维平行向外下方止于股骨上部。坐骨神经起自骶丛神经，自梨状肌下孔出骨盆至臀部，在臀大肌深部，约在坐骨结节与大转子之间中点处下降至股部。其体表投影为：自大转子尖至坐骨结节中点向下至腘窝，注射时注意避免损伤坐骨神经。臀大肌定位方法有两种：

（1）十字法：从臀裂顶点向左或右侧划一水平线，然后从髂嵴最高点作一垂线，将一侧臀部分为四个象限，其外上象限并避开内角（髂后上棘与股骨大转子连线）即为注射区（图 14-8A）。

（2）连线法：髂前上棘与尾骨连线的外上 1/3 处为注射部位（图 14-8B）。

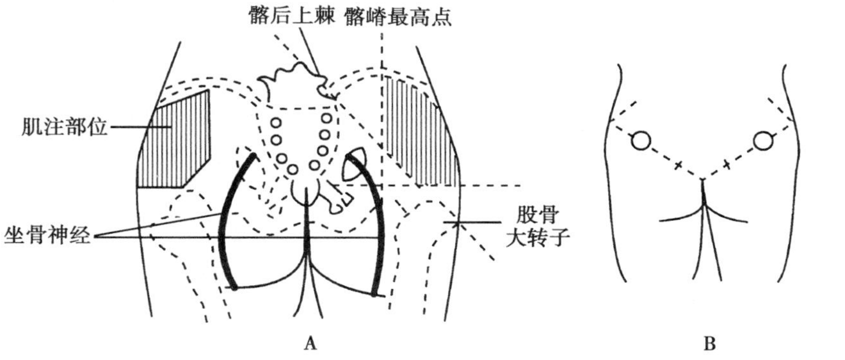

图 14-8　臀大肌注射定位法

A. 十字法；B. 连线法

2. 臀中肌、臀小肌注射定位法

（1）构角法：以示指尖和中指尖分别置于髂前上棘和髂嵴下缘处，这样在髂嵴、示指、中指之间构成一个三角形区域，此区域即为注射部位（图 14-9）。

（2）三横指法：髂前上棘外侧三横指处（以患者自己的手指宽度为准）。

3. 股外侧肌注射定位法　大腿中段外侧。一般成人可取髋关节下 10cm，膝关节上 10cm，宽约 7.5cm 的范围。此处大血管、神经干很少通过，且注射范围较广，可供多次注射，尤其 2 岁以下幼儿注射（图 14-10）。

4. 上臂三角肌注射定位法　上臂外侧，肩峰下 2～3 横指处（图 14-11）。此处肌肉较薄，只可作小剂量注射。

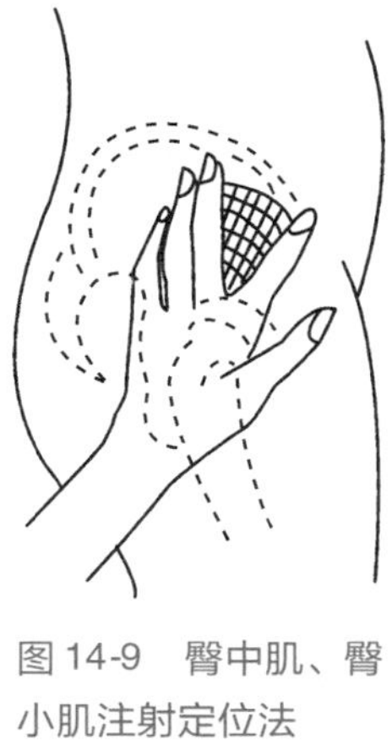

图 14-9　臀中肌、臀小肌注射定位法

笔记

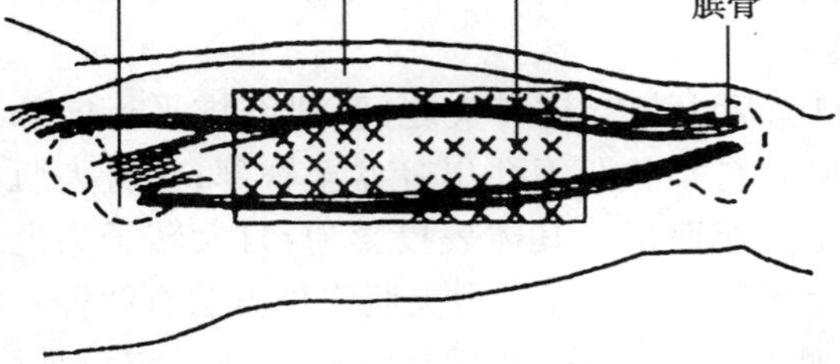

图 14-10　股外侧肌注射定位法

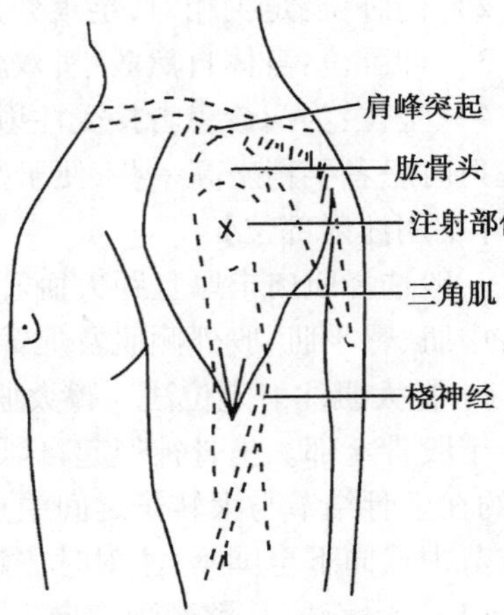

图 14-11　上臂三角肌注射定位法

【实施】

步　骤	要点与注意事项
1. 按医嘱吸取药液　在治疗室内铺无菌盘，核对注射卡，按医嘱吸取药液，放入无菌盘内	• 严格执行查对制度和无菌操作原则
2. 核对患者　携用物至患者床旁，核对患者床号、姓名，必要时通过腕带核对患者信息；向患者解释目的和方法	• 操作前查对，确认患者；建立信任与安全感，以取得合作
3. 选择注射部位　拉隔帘，协助患者取舒适卧位，选择注射部位且定位正确，常规消毒皮肤，待干	• 提供私密环境 • 2 岁以下婴幼儿不宜选用臀大肌注射，因其臀大肌尚未发育好，注射时有损伤坐骨神经的危险，应选用臀中肌、臀小肌及股外侧肌注射
4. 二次核对、排气　二次核对患者，并排尽注射器内空气	• 操作中查对，安全给药
5. 穿刺、推药　左手拇指、示指绷紧局部皮肤，右手持注射器如持笔式，以中指固定针栓，用手臂带动腕部力量，将针头迅速垂直刺入，松开绷紧皮肤的手，抽动活塞，如无回血，缓慢推注药液	• 切勿将针梗全部刺入，以防针梗从根部衔接处折断，难以取出 • 若针头折断，应先稳定患者情绪，并嘱患者保持局部与肢体不动，以防断针移位，同时尽快用无菌止血钳夹住断端取出；如断端全部埋入肌肉，须请外科医生诊治 • 消瘦者及患儿进针深度酌减 • 两种药液同时注射时，应注意配伍禁忌
6. 拔针、按压　注射毕，快速拔针，用无菌干棉签轻压针刺处，按压片刻（图 14-12）	• 压迫至不出血为止
7. 再次核对	• 操作后查对，确保无误

笔记

续表

步　　骤	要点与注意事项
8. 操作后处理	
(1)协助患者取舒适体位,整理床单位	• 对需长期注射者,应有计划交替更换注射部位,并选用细长针头,以避免或减少硬结的发生。如因长期多次注射局部出现硬结时,可采用热敷、理疗或外敷活血化瘀中药如金黄散等方法予以处理
(2)清理用物	• 按消毒隔离原则处理用物
(3)洗手、记录,签全名	• 记录注射时间、药物名称、浓度、剂量、患者全身及局部情况

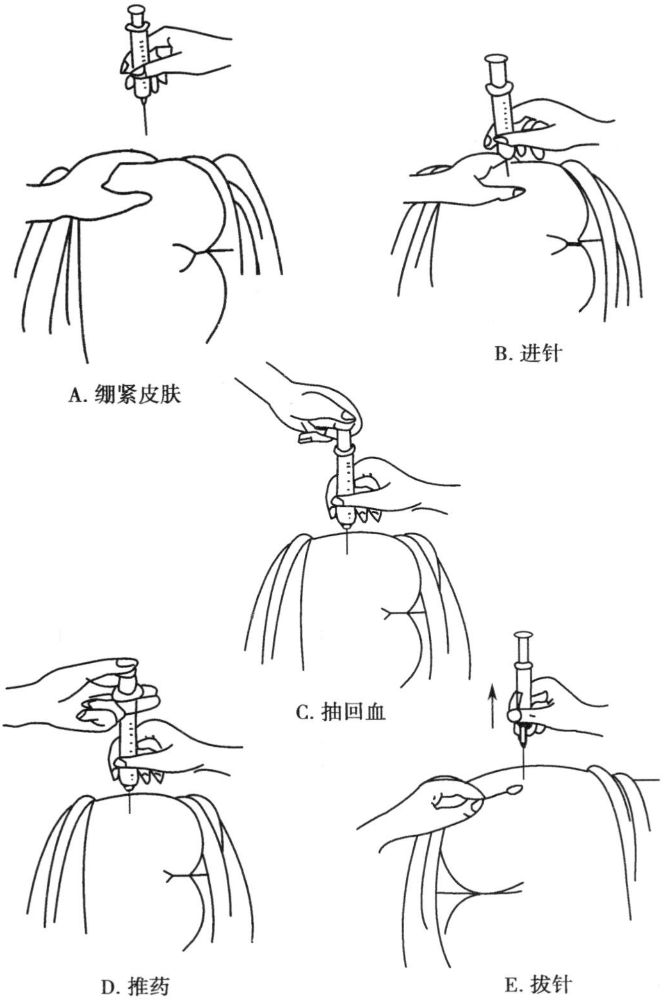

图 14-12　肌内注射

◇ 肌内注射操作流程：
评估解释→核对备药→核对患者→选择体位→确定部位→消毒皮肤→核对排气→穿刺推药→拔针按压→核对观察→整理记录

【评价】

1. 护患沟通有效，患者情绪稳定，愿意接受治疗并积极配合。
2. 患者或家属能说出药物的相关知识、治疗目的、注意事项等。
3. 注射过程中严格遵守注射原则，未发生感染。
4. 护士熟练掌握技术，无过失，无危险发生。

（四）静脉注射法

静脉注射法（intravenous injection，IV）是自静脉注入无菌药液的方法。

【目的】

1. 用于药物不宜口服、皮下注射、肌内注射，或需迅速发挥药效时。
2. 用于特殊的诊断和检查。
3. 用于静脉输液、输血和营养治疗。

【评估】

1. 患者的年龄、病情及治疗情况。
2. 患者意识状态、肢体活动能力，对静脉注射给药的认识程度及合作程度。
3. 穿刺部位的皮肤状况、静脉充盈度及管壁弹性。

【计划】

1. 护士准备　衣帽整洁，修剪指甲，洗手，戴口罩。
2. 环境准备　环境整洁、安静，温度适宜，光线明亮，符合无菌操作原则要求。
3. 用物准备　注射盘、注射器（按药量备）、针头或头皮针头（6～9号）、止血带、一次性治疗巾、小垫枕、注射卡或医嘱本、医嘱用药液、必要时备胶布（输液贴）。
4. 患者准备

（1）向患者和家属解释静脉注射的目的、操作过程及相关知识，取得配合。

（2）根据病情取适宜卧位。

【常用注射部位】

1. 四肢浅静脉　上肢常用肘部浅静脉（贵要静脉、肘正中静脉、头静脉）、腕部及手背静脉；下肢常用大隐静脉、小隐静脉及足背静脉（图 14-13）。

2. 头皮静脉　小儿头皮静脉极为丰富，分支甚多，互相沟通交错成网且静脉表浅易见，易于固定，方便患儿肢体活动，故患儿静脉注射多采用头皮静脉，常用额静脉、颞浅静脉、耳后静脉、枕静脉（图 14-14）。

3. 股静脉　位于股三角区，在股神经和股动脉内侧（图 14-15）。

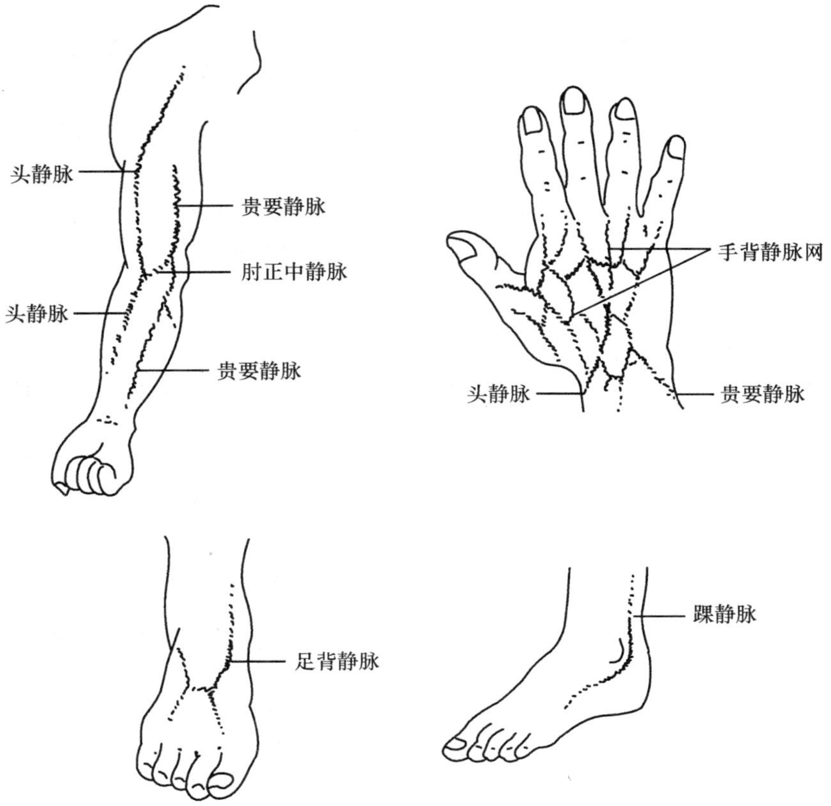

图 14-13 四肢浅静脉

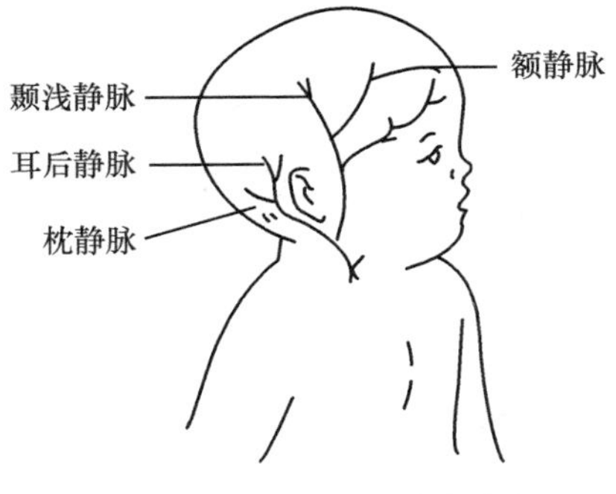

图 14-14 小儿头皮静脉分布

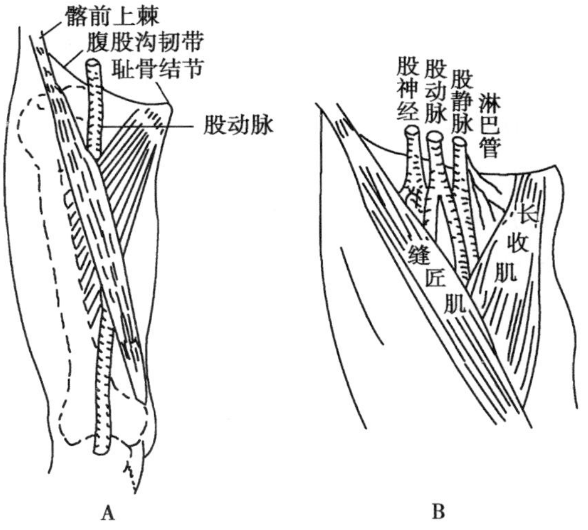

图 14-15 股动脉、股静脉的解剖位置

【实施】

步骤	要点与注意事项
1. 四肢静脉注射	
(1)按医嘱吸取药液:在治疗室内铺无菌盘,核对注射卡,按医嘱吸取药液,放入无菌盘内	• 严格执行查对制度和无菌操作原则
(2)核对患者:携用物至患者床旁,核对患者床号、姓名,必要时通过腕带核对患者信息;向患者解释目的和方法	• 操作前查对,确认患者;建立信任与安全感,以取得合作
(3)选择血管:选择合适静脉,以手指探明静脉方向及深浅。在穿刺部位下方垫小枕,在穿刺部位上方(近心端)约6cm处扎止血带,常规消毒皮肤,待干,嘱患者握拳,使静脉充盈	• 选择粗直、弹性好,易于固定的静脉,避开关节与静脉瓣 • 需长期静脉给药者,应有计划地由小到大,由远心端到近心端选择静脉 • 止血带末端向上,以防污染无菌区域
(4)二次核对、排气:二次核对患者,并排尽注射器内空气	• 操作中查对,安全给药
(5)穿刺:左手拇指绷紧静脉下端皮肤,使其固定,右手持注射器,示指固定针栓,针尖斜面向上,与皮肤呈15°~30°自静脉上方或侧方刺入皮下,再沿静脉走向滑行刺入静脉(图14-16)	• 穿刺时应沉着,切勿乱刺,一旦出现局部血肿,应立即拔出针头,按压局部,更换针头,另选其他静脉重新穿刺
(6)推药:见回血,可再顺静脉进针少许。松开止血带,嘱患者松拳,固定针头(如为头皮针,用胶布或输液贴固定),缓慢注入药液(图14-17)	• 对组织有强烈刺激性的药物,应另备抽有生理盐水的注射器和头皮针,注射穿刺成功后,先注入少量生理盐水,证实针头确在静脉内,再换上抽有药液的注射器进行推药,以免药液外溢而致组织坏死 • 根据患者年龄、病情及药物性质,掌握注入药液的速度,并随时听取患者主诉,观察注射局部情况及病情变化
(7)拔针、按压:注射毕,用无菌干棉签置于穿刺点上方,快速拔出针头,按压片刻或嘱患者屈肘	• 压迫至不出血为止
(8)再次核对	• 操作后查对,确保无误
(9)操作后处理	
1)协助患者取舒适体位,整理床单位	
2)清理用物	• 按消毒隔离原则处理用物
3)洗手、记录,签全名	• 记录注射时间、药物名称、浓度、剂量、患者全身及局部情况
2. 小儿头皮静脉注射	
(1)同四肢静脉注射(1)~(2)	
(2)选择静脉:选择合适静脉,常规消毒皮肤,待干	• 患儿取仰卧或侧卧位,必须剃去注射部位头发 • 婴幼儿用75%乙醇消毒2次或者用碘伏消毒即可

续表

步　骤	要点与注意事项
(3)同四肢静脉注射(4)	
(4)穿刺、推药:由助手固定患儿头部,术者一手拇、示指固定静脉两端,一手持头皮针小柄,沿静脉向心方向平行刺入,见回血后推药少许,如无异常,用输液贴固定针头,缓慢推注药液	• 注药过程中注意约束患儿,防止其抓拽注射部位 • 注药过程中要试抽回血,以检查针头是否仍在静脉内。如有局部疼痛或肿胀隆起,回抽无回血,提示针头滑出静脉,应拔出针头,更换部位重新穿刺 • 头皮静脉注射时,注意与头皮动脉的鉴别(表 14-5)
(5)拔针、按压:注射毕,拔出针头,按压局部	• 压迫至不出血为止
(6)同四肢静脉注射(8)~(9)	
3. 股静脉注射	
(1)同四肢静脉注射(1)~(2)	
(2)体位:协助患者取仰卧位,下肢伸直略外展外旋	
(3)消毒:常规消毒局部皮肤,待干,同时消毒术者左手示指和中指	
(4)同四肢静脉注射(4)	
(5)穿刺、推药:用左手示指于腹股沟扪及股动脉搏动最明显部位并予固定,右手持注射器,针头和皮肤呈 90°或 45°,在股动脉内侧 0.5cm 处刺入,抽动活塞见有暗红色血,提示针头已进入股静脉,固定针头,注入药液	• 如抽出鲜红色血液,提示刺入股动脉,应立即拔出针头,用无菌纱布紧压穿刺处 5~10 分钟,直至无出血为止
(6)拔针、按压:注射毕,拔出针头,局部用无菌纱布加压止血 3~5 分钟,然后用胶布固定	• 以免引起出血或形成血肿
(7)同四肢静脉注射(8)~(9)	

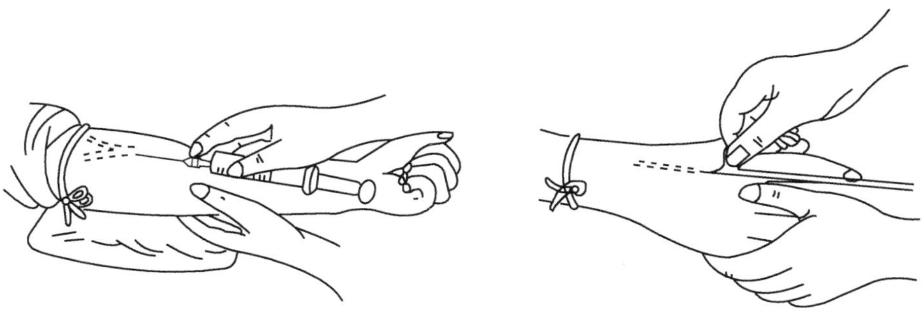

A　　　　B

图 14-16

A. 注射器进针法;B. 头皮针进针法

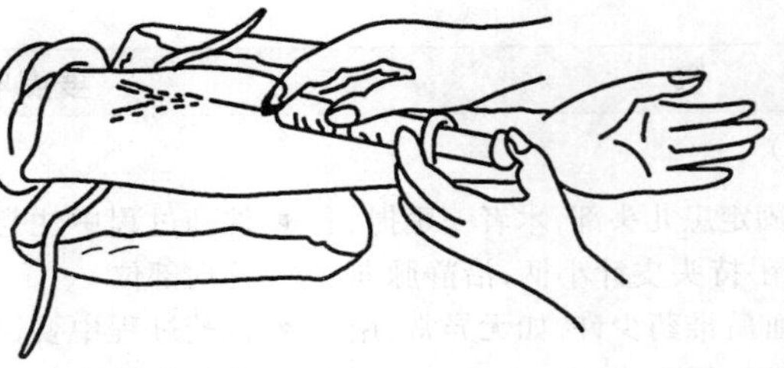

图 14-17 静脉注射

◇静脉注射操作流程：

评估解释→核对备药→核对患者→选择血管→消毒皮肤→核对排气→穿刺推药→拔针按压→核对观察→整理记录

表 14-5 头皮静脉与动脉的鉴别

特征	头皮静脉	头皮动脉
颜色	微蓝色	皮肤颜色或淡红色
管壁	薄、易压瘪	厚、不易压瘪
搏动	无	有
活动度	不易滑动	易滑动
血流方向	向心	离心
回血颜色	暗红	鲜红
注药	阻力小	阻力大，局部血管呈树枝状突起，颜色苍白

【特殊患者的静脉穿刺要点】

1. 肥胖患者 皮下脂肪多，静脉位置较深，表面不明显，但相对固定，穿刺时，可消毒手指，摸清血管走向后由静脉上方进针，进针角度稍加大（30°~40°）。

2. 消瘦患者 皮下脂肪少，静脉较易滑动，但静脉较明显，穿刺时可固定静脉的上下端，从正面或侧面刺入。

3. 水肿患者 由于水肿，静脉不明显，穿刺时可沿静脉走行的解剖位置，用手按揉局部，以暂时驱散皮下水分，使静脉充分显露后再行穿刺。

4. 脱水患者 静脉萎陷，充盈不良，可作局部热敷、按摩，待血管扩张充盈后再穿刺。

5. 老年患者 皮肤松弛，静脉多硬化，血管较脆且易滑动，针头难以刺入或易穿破血管。穿刺时，可用手指分别固定穿刺段静脉上下两端，在静脉上方直接刺入。

【静脉注射失败的常见原因】

1. 针头未刺入血管内 针头刺入太浅，或因静脉滑动，针头未刺入血管内，表现为抽吸无回血，推注药液局部隆起并有痛感。

2. 针头(尖)未完全进入血管内 针尖斜面部分在血管内,部分尚在皮下,表现为抽吸有回血,但推注药液时溢至皮下,局部隆起并有痛感。

3. 针头(尖)穿破对侧血管壁 针尖斜面一半穿破对侧血管壁,抽吸有回血,推注少量药液,局部可无隆起,但因部分药液溢出至深层组织,患者有痛感。

4. 针头(尖)穿透对侧血管壁 针头刺入过深,穿透对侧血管壁,表现为抽吸无回血(图 14-18)。

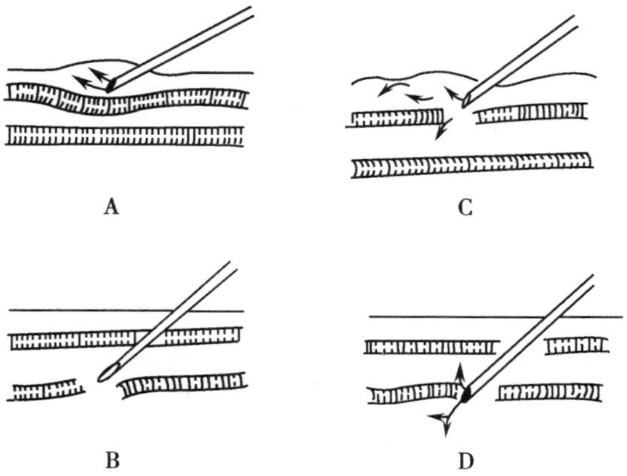

图 14-18 静脉注射失败的常见原因

(五)动脉注射法

动脉注射法(arterial injection)是将无菌药液加压注入动脉的方法。

【目的】

1. 用于抢救重度休克,尤其是创伤性休克患者。通过动脉(通常为股动脉)加压输入高渗葡萄糖溶液及血液,以增加冠状动脉与颈动脉血液量,从而使心及脑部血流改善,使血压回升。

2. 施行某些特殊检查,如脑血管造影、下肢动脉造影等。

3. 注射抗癌药物作区域性化疗。

【评估】

1. 患者的年龄、病情及治疗情况。

2. 患者意识状态、肢体活动能力,对动脉注射给药的认识程度及合作程度。

3. 患者穿刺部位的皮肤及血管状况。

【计划】

1. 护士准备 衣帽整齐,修剪指甲,洗手,戴口罩。

2. 环境准备 环境整洁、安静,温度适宜,光线明亮,符合无菌操作原则要求。

3. 用物准备 注射盘、按需要准备合适的注射器及针头、注射卡或注射本、医嘱用药液、无菌纱布、无菌手套(必要时)。

4. 患者准备

(1)向患者和家属解释动脉注射的目的、操作过程及相关知识,取得配合。

(2)取仰卧位,显露注射部位。股动脉为最常用部位,患者大腿稍分开,穿刺侧大腿外展,以砂袋垫高穿刺处,使腹股沟展平,显露注射部位。新生儿股动脉垂直进针易损伤髋关节，而常选用桡动脉。

【常用注射部位】

常用动脉有股动脉、桡动脉、颈总动脉、锁骨下动脉。

【实施】

步　骤	要点与注意事项
1. 按医嘱吸取药液　在治疗室内铺无菌盘，核对注射卡，按医嘱吸取药液，放入无菌盘内	• 严格执行查对制度和无菌操作原则
2. 核对患者　携用物至患者床旁，核对患者床号、姓名，必要时通过腕带核对患者信息；向患者解释目的和方法	• 操作前查对，确认患者；建立信任与安全感，以取得合作
3. 体位　协助患者取舒适体位，暴露注射部位	• 桡动脉穿刺点为前臂掌侧腕关节上 2cm，动脉搏动明显处；股动脉穿刺点在腹股沟动脉搏动明显处
4. 消毒　常规消毒局部皮肤，消毒范围大于 5cm，待干，同时消毒术者左手示指和中指	• 保证穿刺点及周围皮肤的无菌状态，防止感染
5. 二次核对、排气　二次核对患者，并排尽注射器内空气	• 操作中查对，安全给药
6. 穿刺、推药　消毒好的左手示指和中指或带无菌手套扪及股动脉搏动最明显处并固定，右手持注射器在两指间垂直或与动脉走向呈 40°刺入动脉，见有鲜红色回血，缓慢推注药液	• 推注时注意询问及观察局部情况及病情变化 • 有出血倾向的患者，慎用动脉注射
7. 拔针、按压　注射毕，拔出针头，局部用无菌纱布加压按压 5～10 分钟	• 防止出血或血肿
8. 再次核对	• 操作后查对，确保无误
9. 操作后处理	
(1)协助患者取舒适体位，整理床单位	
(2)清理用物	• 按消毒隔离原则处理用物
(3)洗手、记录，签全名	• 记录注射时间、药物名称、浓度、剂量、患者全身及局部情况

◇ 动脉注射操作流程：

评估解释→核对备药→核对患者→安置体位→消毒皮肤→核对排气→穿刺推药→拔针按压→核对观察→整理记录

【评价】

1. 护患沟通有效，患者情绪稳定，愿意接受治疗并积极配合。
2. 患者或家属能说出药物的相关知识、治疗目的、注意事项等。
3. 严格遵守注射原则，未发生感染。
4. 达到预期效果，患者无不良反应。

笔记

第四节　雾化吸入法

雾化吸入法（inhalation）是利用雾化装置将药液形成细小雾滴，通过鼻或口腔吸入呼吸道，达到湿化气道，预防和治疗相关疾病目的的给药方法。由于吸入给药具有局部及全身的疗效，并且有奏效快、剂量小、不良反应少等优点，故临床上应用广泛。常用的雾化吸入方法有超声波雾化吸入法、氧气雾化吸入法、压缩雾化吸入法、手压式雾化吸入法四种。

一、超声波雾化吸入法

超声波雾化吸入法（ultrasonic atomizing inhalation）是应用超声波声能，使药液变成细微的气雾（直径在5μm），通过导管跟随患者呼吸吸入的方法。药液可随深而慢的吸气到达终末支气管和肺泡，治疗效果好。

【目的】

1. 湿化呼吸道　常用于呼吸道湿化不足、呼吸道黏膜干燥者，也是气管切开术后患者的常规治疗方法。

2. 稀释和松解分泌物　常用于痰液黏稠、气道不通畅者，通过雾化吸入药物可稀释痰液，帮助痰液咳出。

3. 解除支气管痉挛　保持气道通畅，常用于支气管哮喘等患者。

4. 减轻呼吸道炎症反应　预防和治疗呼吸道感染，消除炎症，减轻呼吸道黏膜水肿，常用于胸部手术前后的患者。

【评估】

1. 患者病情，呼吸道是否通畅，有无感染，口腔黏膜状况。

2. 患者的意识，对雾化吸入治疗的认知，患者的心理反应、自理能力、合作程度。

3. 雾化吸入药物的性质、作用、禁忌证和不良反应。

4. 患者的用药史和过敏史。

【计划】

1. 护士准备　衣帽整洁，修剪指甲，洗手，戴口罩。

2. 环境准备　清洁、安全、光线明亮。

3. 患者准备　患者理解雾化吸入的目的，能积极配合，取舒适卧位，将一次性治疗巾铺于患者颈前。

4. 用物准备　超声雾化吸入器、水温计、药液、冷蒸馏水。

（1）常用药物

1）抗生素：消除炎症，控制呼吸道感染，常用卡那霉素、庆大霉素。

2）解痉平喘药：可扩张支气管，缓解支气管痉挛，改善呼吸，如氨茶碱、沙丁胺醇。

3）祛痰药：稀释痰液，帮助祛痰，如α-糜蛋白酶、乙酰半胱氨酸等。

4）糖皮质激素：减轻呼吸道黏膜水肿，改善通气，如地塞米松等，常与抗生素联合使用增强抗炎效果。

笔记

(2) 超声波雾化吸入器(图 14-19)

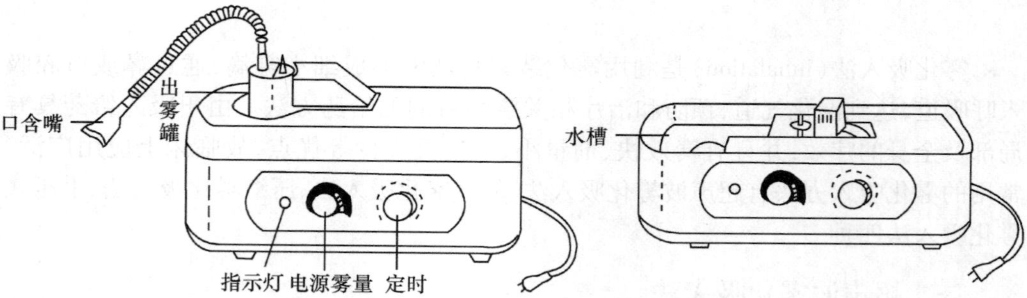

图 14-19 超声波雾化吸入器

1) 结构:①操作面板上有电源、雾量调节开关、指示灯和定时器;②超声波发生器:通电后可输出高频电能;③水槽与晶体换能器:水槽盛冷蒸馏水,其底部的晶体换能器接受发生器输入的高频电能,使其转化为超声波声能;④雾化罐与透声膜:雾化灌盛药液,底部是一半透明的透声膜,声能透过此膜作用于罐内药液产生雾滴喷出;⑤螺纹管和口含嘴(或面罩)。

2) 原理:超声波发生器通电后输出的高频电能使水槽底部的晶体换能器转换成超声波声能,声能震动并透过雾化罐底部的透声膜作用于罐内药液,破坏药液表面的张力形成细微雾滴,经由通道导管随患者深吸气进入呼吸道。

【实施】

步 骤	要点与注意事项
1. 评估解释 评估患者的病情、治疗情况及合作程度等。向患者解释目的和注意事项以取得合作	• 确认患者并做好解释工作
2. 检查连接 检查雾化器,连接雾化器主件与附件	• 使用前检查雾化器各部件是否完好,有无松动、脱落等异常情况
3. 加水 水槽内加冷蒸馏水,水量视不同类型的雾化器而定,浸没雾化罐底部的透声膜	• 水槽底部的晶体换能器和雾化罐底部的透声膜薄而质脆,易破碎,操作中注意不要损坏
4. 加药 药液用生理盐水稀释至 30 ~ 50ml 倒入雾化罐内,检查无漏水后,将雾化罐放入水槽,盖紧水槽盖	
5. 核对解释 用物携至患者床旁,核对患者床号、姓名、药名、浓度、剂量、给药时间、给药方法等。并做好解释工作	
6. 选择体位 协助患者取坐位、半坐位或侧卧位,患者颌下铺治疗巾	
7. 调节雾量 打开电源开关(指示灯亮),预热 3 ~ 5 分钟,调整定时开关至所需时间	• 一般每次治疗时间为 15 ~ 20 分钟

笔记

续表

步 骤	要点与注意事项
8. 雾化吸入 协助患者将口含管或面罩位置放好，面罩应遮住患者口鼻，口含管放入患者口中	● 水槽内要保持足够的冷水，如水温超过50℃或者水量过少，应关机更换或者加冷蒸馏水
9. 治疗结束 下口含嘴，关雾化开关，再关电源开关	● 注意要关雾化开关，再关电源开关
10. 整理记录 擦净患者面部，协助其取舒适卧位，整理床单位及用物，倒掉水槽内的水，擦干水槽，将口含嘴、雾化罐、螺纹管浸泡于消毒液内1小时，再洗净晾干备用	● 记录雾化时间以及患者的反应和治疗效果

◇ 超声波雾化吸入操作流程：
评估解释→检查连接→加水→加药→核对解释→选择体位→调节雾量→雾化吸入→治疗结束→整理记录

【评价】

1. 护患有效沟通，患者积极配合。
2. 护士操作正确，患者症状减轻。
3. 患者能够学会深呼吸的方法及用深呼吸配合雾化的方法。

二、氧气雾化吸入法

氧气雾化吸入法(oxygen atomization inhalation)是借助高速氧气气流，使药液形成气雾状，随吸气进入呼吸道以达到治疗目的的方法。

【目的】

1. 预防、控制、治疗呼吸道感染，消除炎症。
2. 稀释痰液以利于排出。
3. 解除支气管痉挛，改善通气功能。

【评估】

同超声雾化吸入法。

【计划】

1. 护士准备 衣帽整洁，修剪指甲，洗手，戴口罩。
2. 环境准备 清洁、安全、安静、光线明亮。
3. 患者准备 同超声雾化吸入法。
4. 用物准备 氧气雾化吸入器(图14-20)、吸氧装置一套、弯盘、药液。

常用药物同超声雾化吸入法。

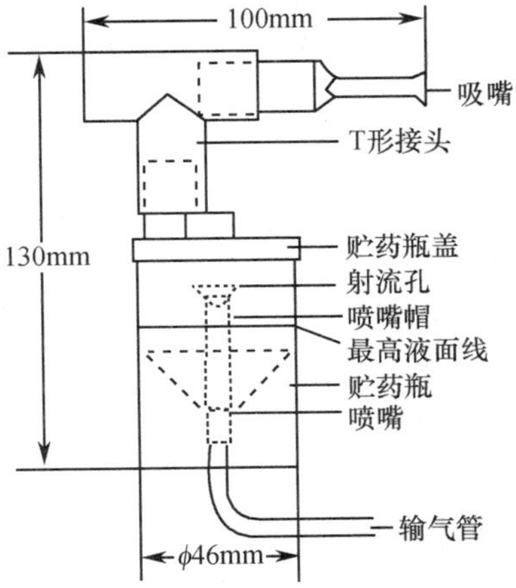

图14-20 氧气雾化吸入器

【实施】

步　骤	要点与注意事项
1. 评估解释　评估患者的病情、治疗情况及合作程度等。向患者解释目的和注意事项以取得合作	• 确认患者并做好解释工作
2. 注药连接　核对药液并将所需的药液注入储药瓶内，T形管、吸入嘴安装好，连接氧气输气管与雾化器底部的进气口	• 使用前确保雾化吸入器连接紧密，无漏气
3. 调节流量　取下氧气装置上的湿化瓶，调整氧气流量	• 氧流量一般为6～8L/min
4. 核对解释　携用物至患者床旁，核对患者床号、姓名、药名、浓度、剂量、给药时间、给药方法等	• 认真执行“三查七对”制度
5. 吸入药液　协助患者取合适体位并漱口清洁口腔，指导其手持雾化器，把吸入嘴放入口中，紧闭口唇深吸气，用鼻呼气，如此反复进行，直至药液雾化吸入完毕	• 教会患者深吸气，使药液充分到达肺内，屏气1～2秒，再慢慢呼气。使用过程中注意远离烟火和易燃品
6. 治疗结束　先移去雾化器，再关闭氧气开关	
7. 观察反应	• 协助患者漱口，取舒适卧位，观察并记录治疗效果与反应
8. 整理记录　整理用物，清洁雾化器，并在消毒液中浸泡30分钟后，冲净擦干备用。观察并记录	• 按规定消毒处理备用。记录雾化时间以及患者的反应和治疗效果

◇ 氧气雾化吸入操作流程：
评估解释→注药连接→调节流量→核对解释→吸入药液→治疗结束→观察反应→整理记录

【评价】

1. 治疗后达到顶期目标，无不良反应。
2. 患者理解氧气雾化吸入的目的，愿意接受并正确配合雾化吸入。
3. 护士操作正确，患者感觉轻松、缓解。

三、压缩雾化吸入法

压缩雾化吸入法（compression atomizing inhalation）是将空气压缩使其作用于药液，将药液变成细微的雾粒（直径在3μm以下），随吸气进入呼吸道的治疗方法。

【目的】

同超声雾化吸入法。

【评估】

同超声雾化吸入法。

【计划】

1. 护士准备　衣帽整洁，修剪指甲，洗手，戴口罩。
2. 环境准备　清洁、安全、安静、光线明亮。

笔记

3. 患者准备　同超声雾化吸入术。

4. 用物准备　压缩雾化吸入器、药液、纱布、弯盘、治疗巾、电源插座。

常用药物同超声雾化吸入法。

（1）压缩雾化吸入器：

1）构造：①压缩机：其面板上有电源开关、过滤器、空气导管接口等，接通电源后可将空气压缩；②喷雾器：包括空气导管接口可与压缩机相连、进气活瓣、带有呼气活瓣的口含嘴、中间部分为药皿用以盛放药液。

2）作用原理：利用压缩机将空气压缩形成较强气流，冲击喷雾器内的药液，使其表面张力遭到破坏而形成细微气雾，通过面罩或口含嘴随患者的呼吸进入呼吸道。

【实施】

步　骤	要点与注意事项
1. 评估解释　评估患者的病情、治疗情况及合作程度等。向患者解释目的和注意事项以取得合作	• 确认患者并做好解释工作
2. 注药连接　检查压缩雾化吸入器；取下喷雾器上半部分及进气活瓣，遵医嘱注入药液（药量不超过规定刻度）后再安装好；安装口含嘴或面罩；连接压缩机和喷雾器。若使用面罩，则不安装进气活瓣	• 使用前确保雾化吸入器连接紧密，无漏气
3. 核对解释　携用物至患者床旁，核对患者床号、姓名、药名、浓度、剂量、给药时间、给药方法等	• 认真执行“三查七对”制度
4. 雾化吸入　协助患者取合适体位，铺治疗巾于患者颌下，接通电源，打开压缩机，调节雾量，将口含嘴放入患者口中或将面罩妥善固定，指导患者做深呼吸	• 通常治疗 10～15 分钟。指导患者学会用鼻深吸气，确保药液充分吸入
5. 治疗结束　治疗结束，取下口含嘴或面罩	• 先关雾化开关再关闭电源开关
6. 观察反应　协助患者漱口，取舒适卧位，观察反应	
7. 整理记录　整理用物，拆下压缩雾化器配件清洗，并在消毒液中浸泡 1 小时后，冲净擦干备用。记录雾化时间、患者反应及治疗效果	

◇ 压缩雾化吸入操作流程：
评估解释→注药连接→核对患者→雾化吸入→治疗结束→观察反应→整理记录

【评价】

1. 护患沟通有效，患者积极正确地配合治疗，达到治疗效果，无不良反应。

2. 护士操作正确。

3. 患者感觉舒适，症状减轻。

笔记

四、手压式雾化吸入法

手压式雾化器(hand pressure atomizer)(图14-21)是药液预置于雾化器内的送雾器中,用拇指按压雾化器顶部,使药液从喷嘴喷出,形成雾滴,随吸气作用于口腔及咽部气管、支气管黏膜的治疗方法。

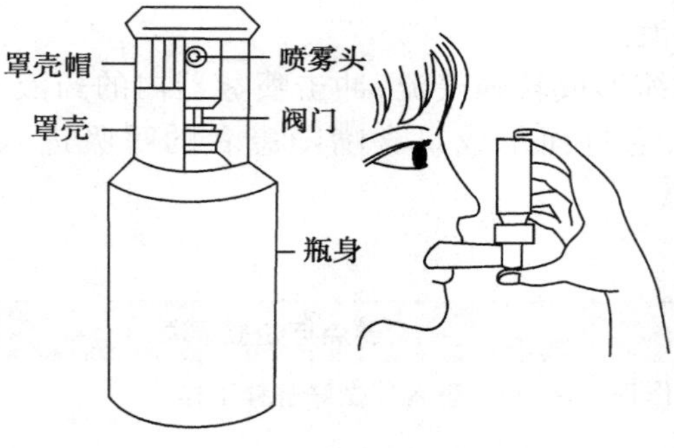

图14-21　手压式雾化器

【目的】

此给药法主要用于吸入拟肾上腺素类药、氨茶碱或沙丁胺醇等支气管解痉药,解除支气管痉挛,用于支气管哮喘和喘息性支气管炎的对症治疗。

【评估】

1. 患者目前的病情与治疗情况、意识状态、呼吸道通气情况以及口腔局部黏膜情况。

2. 患者的自理程度及合作程度。

3. 患者对有关知识的认识和理解程度,有无紧张、焦虑等心理反应。

4. 药物的性能。

【计划】

1. 护士准备　衣帽整洁,修剪指甲,洗手,戴口罩。

2. 环境准备　清洁、安全、安静、光线明亮。

3. 患者准备　同超声雾化吸入法。

4. 用物准备　手压式雾化器,按医嘱准备如拟肾上腺素类药、氨茶碱或沙丁胺醇等支气管解痉药。

【实施】

步　骤	要点与注意事项
1. 评估解释　评估患者的病情、治疗情况及合作程度等。向患者解释目的和注意事项以取得合作	• 确认患者并做好解释工作
2. 准备药液	
3. 核对解释　携用物至患者床旁,核对患者床号、姓名、药名、浓度、剂量、给药时间、给药方法等	• 认真执行"三查七对"制度
4. 吸入药液　协助患者取合适体位,教会患者使用。取下雾化器保护盖,充分摇匀药液。将雾化器倒置,接口端放入双唇间,平静呼气;吸气开始时按压气雾瓶顶部,每次喷1~2下,尽可能延长屏气(最好能坚持10秒左右),然后呼气	• 根据医嘱准备用物和药液。嘱患者闭紧双唇,尽可能延长屏气时间,然后再呼气
5. 观察反应　协助患者漱口,取舒适卧位,观察反应	
6. 整理记录　整理用物,喷雾剂使用后塑料外壳用温水清洁后放在阴凉处保存。记录雾化时间、患者反应及治疗效果	

笔记

◇ 手压式雾化器操作流程：
评估解释→核对备药→核对患者→安置体位→雾化吸入→观察记录→整理用物

【评价】

1. 护患有效沟通，患者或家属清楚治疗目的及注意事项，学会使用雾化器。
2. 护士操作正确，患者感觉舒适。
3. 治疗后达到预期目标，无不良反应。患者症状减轻。

第五节 其他给药方法

一、栓剂给药法

栓剂是将药物与适宜的基质制成的供腔道给药的固体制剂，其溶点约37℃，放入体内后可慢慢融化发挥药效。常用栓剂包括直肠栓剂和阴道栓剂。

（一）直肠栓剂置入法

直肠栓剂置入法是将药物直接插入直肠腔道内，由黏膜吸收，达到局部或全身的治疗效果。

【目的】

1. 解热镇痛　如解热镇痛栓剂。
2. 软化粪便，以利排出　如直肠甘油栓剂。

【评估】

1. 患者目前的病情和治疗情况、意识状况及配合程度、肛门及肛周皮肤情况。
2. 患者有无紧张、焦虑、害羞等情况。

【计划】

1. 护士准备　衣帽整洁，修剪指甲，洗手，戴口罩。
2. 环境准备　病室整洁安静明亮，温度适宜。必要时需用屏风遮挡。
3. 用物准备　直肠栓剂、指套或手套、手纸，必要时备屏风。
4. 患者准备

（1）向患者和家属解释直肠栓剂法的目的、操作过程及相关知识，取得配合。

（2）取侧卧位，膝部弯曲，暴露出肛门括约肌。

【实施】

步　骤	要点与注意事项
1. 评估解释　评估患者的病情、治疗情况及合作程度等。让患者明确用药的作用和方法	• 确认患者
2. 核对患者　备齐用物携至床旁，核对患者床号、姓名、药名、浓度、剂量、给药时间、给药方法等	• 认真执行“三查七对”制度
3. 准备体位　协助患者取侧卧位，膝部弯曲，充分暴露肛门，注意保护患者，避免着凉	• 使肛门括约肌松弛

笔记

续表

步　　骤	要点与注意事项
4. 置入栓剂　戴上指套或手套,嘱患者张口深呼吸,尽量放松,将栓剂插入肛门,并用示指将栓剂沿直肠壁向脐部方向送入 6 ~7cm(图 14-22)	• 避免栓剂滑脱,确保药效
5. 保留栓剂　置入栓剂后,嘱患者保持侧卧位 15 分钟,以防药物栓剂滑脱或融化后渗出肛门外	
6. 观察处理　整理用物,观察药效。洗手,必要时记录	• 不能下床者将便器及纸巾放于患者易取用处。注意观察药效

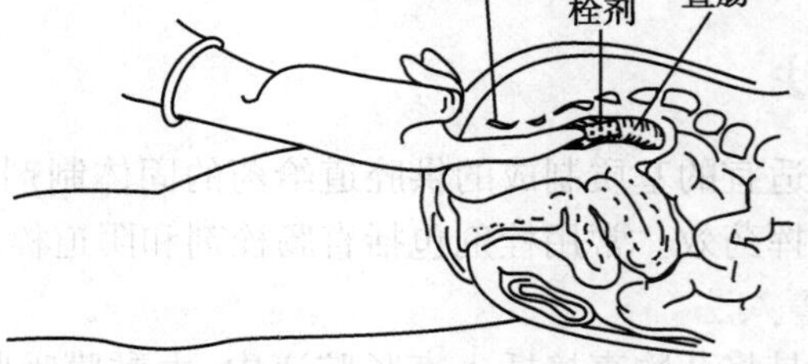

图 14-22　直肠栓剂插入法

> ◇ 直肠栓剂置入操作流程:
> 评估解释→核对患者→安置体位→置入栓剂→保留栓剂→观察整理

【评价】

1. 护患有效沟通,患者积极配合工作。

2. 给药方法正确,达到预期药效,患者感觉舒适,症状减轻。

（二）阴道栓剂置入法

【目的】

自阴道插入栓剂,起到局部治疗的作用。

【评估】

1. 患者的病情及用药情况。

2. 患者对阴道置入方法的认识程度及合作程度。

【计划】

1. 护士准备　衣帽整洁,修剪指甲,洗手,戴口罩。

2. 环境准备　病室整洁,温度适宜。必要时需用屏风遮挡。

3. 用物准备　阴道栓剂、栓剂置入器或手套、卫生棉垫,必要时备屏风。

4. 患者准备

(1) 向患者和家属解释阴道栓剂置入法的目的、操作过程及相关知识,取得配合。

(2) 取仰卧位,两腿分开,屈膝略外展或躺在检查床上,支起双腿。

笔记

【实施】

步 骤	要点与注意事项
1. 评估解释 评估患者的病情、治疗情况及合作程度等。让患者明确用药的作用、方法和注意事项以取得合作	• 确认患者
2. 核对患者 备齐用物携至床旁，核对患者床号、姓名、药名、浓度、剂量、给药时间、给药方法等	• 认真执行“三查七对”制度
3. 安置体位 协助患者取仰卧位，两腿分开，屈膝外展暴露会阴部，铺橡胶单及治疗巾于会阴下。注意保暖。避免着凉	
4. 置入栓剂 术者一手戴手套或用栓剂置入器将阴道栓剂沿阴道下后方向轻轻送入，达到阴道穹窿（图 14-23）。注意保护患者隐私，操作轻柔，以免引起患者疼痛	• 避免污染手指 • 避免误入尿道 • 成年女性须置入 5cm 以上深度，以防滑出
5. 保留栓剂 置入后，嘱患者平卧 15 分钟以上，外阴部可垫卫生棉垫	• 确保用药效果 • 指导患者治疗期间避免性生活
6. 整理记录 整理用物，观察药效。洗手，必要时记录	• 观察用药后的效果，了解阴道分泌物的性状及患者的主观感觉等 • 如患者愿意自己操作，可教其自行操作

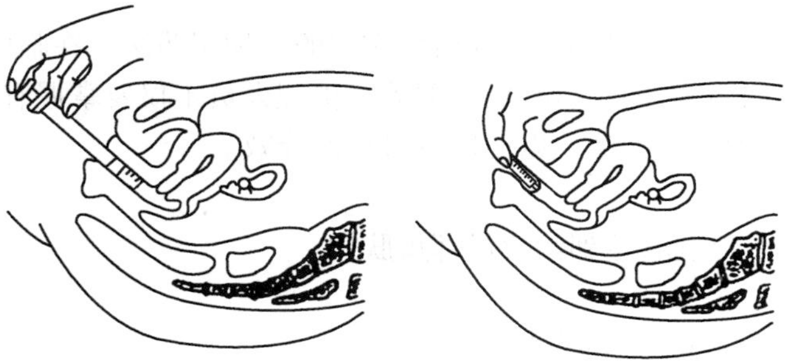

图 14-23 阴道栓剂插入法

◇ 阴道栓剂置入操作流程：
评估解释→核对患者→安置体位→置入栓剂→保留栓剂→整理记录

【评价】

1. 护患有效沟通，患者积极配合工作。
2. 给药方法正确，患者感觉舒适，症状减轻。

二、舌下给药法

【目的】

舌下给药法是药物通过舌下口腔黏膜丰富的毛细血管吸收，可避免胃肠刺激、吸收不全以及首过消除作用，且生效快。

【评估】

1. 患者的目前病情和治疗情况。

2. 患者对舌下给药的认识及自行用药情况。

【计划】

1. 护士准备 衣帽整洁，修剪指甲，洗手，戴口罩。

2. 环境准备 病室整洁安静，温度适宜。

3. 用物准备 舌下含服药，目前最常用的是硝酸甘油片剂。

4. 患者准备 向患者和家属解释舌下给药的目的、操作过程及相关知识，取得配合。

【实施】

将药片放入舌下，使药片自然溶解。一般教会患者自行用药。

◇ 舌下给药操作流程： 评估解释→核对患者→安置体位→置入药物→观察整理

【评价】

1. 护患有效沟通，患者积极配合工作。

2. 给药方法正确，达到预期药效，患者感觉舒适，症状减轻。

三、皮肤用药

将药物直接涂于皮肤，以起到局部治疗作用的一种用药法。在临床应用的皮肤用药的剂型有多种，如溶液、油膏、粉剂、糊剂等。护理人员不仅要掌握有关用药的原则，还需指导患者正确使用的方法．以便取得最佳的疗效。

【目的】

将药物直接涂于皮肤，达到治疗局部皮肤病。

【评估】

1. 患者全身及局部皮肤的完整性。

2. 患者对治疗的态度、心理反应及需求。

【计划】

1. 护士准备 衣帽整洁，修剪指甲，洗手，戴口罩。

2. 环境准备 病室整洁安静，温度适宜。必要时备屏风或围帘遮挡。

3. 用物准备

（1）皮肤用药、棉签、弯盘，必要时备清洁皮肤用物。

（2）根据病情及医嘱选用皮肤药。

4. 患者准备

（1）向患者和家属解释皮肤用药的目的，相应剂型用药的注意事项，取得配合。

（2）涂搽前先用温水和中性肥皂清洁皮肤，如皮炎仅用清水清洁即可，如无破损可指导患者自行清洁。

（3）根据需要采取合适体位，暴露局部皮肤，必要时用屏风遮挡保护。

笔记

【实施】

皮肤用药的剂型有多种，如溶液、油膏、糊剂、粉剂等。药物剂型不同涂药及护理方法也不同。中医上还可用中草药汁液直接敷于皮肤表面或者通过中药熏蒸作用于体表以达到治疗的目的。

溶液：通常为非挥发性药物的水溶液，如3%硼酸溶液、依沙吖啶溶液等。用于清洁，收敛，消炎。主要针对急性皮炎伴有大量渗液或脓液者。主要使用方法为用油布、治疗巾垫于患处下面，将药液浸湿棉球，用钳子夹持棉球洗抹患部，清洁后用干棉球抹干。亦可用湿敷法。

糊剂：含有多量粉末的半固体制剂，如氧化锌糊、甲紫糊等，针对亚急性皮炎，有少量渗液或轻度糜烂者，用于保护皮损、吸收渗液和消炎。用时将棉签蘸药糊直接涂于患处，药糊不宜涂得太厚，亦可先将糊剂涂在纱布上，然后贴于皮损处，外加包扎。

软膏：药物与适宜基质制成的适当稠度的膏状制剂，如硼酸软膏、硫黄软膏，针对慢性增厚性皮损，用于保护、润滑和软化痂皮。用搽药棒或棉签蘸软膏涂于患处，不需过厚，如为角化过度的皮损，需略加摩擦，除用于溃疡或大片糜烂皮损外，一般不需包扎。有携带方便，贮存简单的优点。

乳膏剂：为药物与乳剂型基质制成的软膏。分霜剂和脂剂两种，如樟脑霜、尿素脂，禁用于渗出较多的急性皮炎，用于止痒、保护、消除轻度炎症。这类药贮存简单。用棉签将乳膏剂涂于患处。

酊剂和醑剂：不挥发性药物的乙醇溶液为酊剂，挥发性药物的乙醇溶液为醑剂，如碘酊、樟脑醑，针对慢性皮肤患者的苔藓样变。因药物有刺激性，不宜用于有糜烂面的急性皮炎，黏膜以及眼、口的周围。用于杀菌、消毒、止痒。用棉签蘸药液直接涂于患处。

粉剂：一种或数种药物的细粉均匀混合制成的干燥粉末样制剂，如滑石粉、痱子粉等，针对急性或亚急性皮炎而无糜烂渗液的皮损，用于干燥、保护皮肤。便于携带，吸收较快，较为节省药材。将药粉均匀地扑撒在皮损上。注意粉剂多次应用后常有粉块形成，可用温生理盐水湿润后去除。

【评价】

1. 护患有效沟通，患者积极配合工作。
2. 给药方法正确，达到预期药效，患者感觉舒适，症状减轻。

第六节　药物过敏试验

临床上使用某些药物时，常可引起不同程度的药物过敏反应（anaphylactic reaction），有的少数甚至发生过敏性休克（allergic shock），危及生命。一般发生于再次使用药物的过程中。首次用药后药物会刺激机体产生特异性抗体，使其处于致敏阶段，再次用药时抗原抗体相结合则发生过敏反应。因此，药物过敏反应一般不会发生在首次用药。对药物过敏者，不论药物剂量或给药途径，均可发生过敏反应。过敏反应与正常药理反应或者毒性反应无关，药物过敏反应是在用法、用量都正常的情况下而发生的，其临床表现与正常用药后的药理反应或者毒性反应无关，而与人的体质有关。因此，过敏反应是一些特异体质的人对某些药物“质”的过敏而不是“量”的中毒。因此，在使用某些药物之前，除须详细询问其用药史、过敏史、家族史外，还必须要做药物

笔记

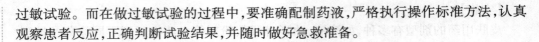

过敏试验。而在做过敏试验的过程中，要准确配制药液，严格执行操作标准方法，认真观察患者反应，正确判断试验结果，并随时做好急救准备。

一、青霉素过敏试验

青霉素是目前经常使用的抗生素之一，具有疗效高、毒性低的优点，但易发生不同程度的过敏反应。临床上青霉素主要用于敏感的革兰阳性球菌、阴性球菌和螺旋体感染。其过敏反应的发生率在各种抗生素中最高，约3%～6%，并且各种类型的变态反应(Ⅰ、Ⅱ、Ⅲ、Ⅳ型)都有可能出现，但以皮肤过敏反应和血清样反应较常见。皮肤过敏反应主要表现为荨麻疹，严重时会发生剥脱性皮炎；血清样反应一般会于用药后7～14天出现，其临床表现与血清病相似，有发热、荨麻疹、关节肿痛、腹痛、淋巴结肿大等症状。上述反应经常多不严重，停药或者使用H_1受体阻断剂后即可恢复。而属Ⅰ型变态反应的过敏性休克临床中虽然少见，但是发生迅猛，患者多因抢救不及时而死于呼吸困难和循环衰竭。

(一) 青霉素过敏反应的原因

青霉素过敏反应系抗原和抗体在致敏细胞上相互作用而引起的。青霉素本身不具有抗原性，其制剂中所含有的高分子聚合体(6-氨基青霉烷酸)、青霉素降解产物(青霉烯酸、青霉噻唑酸等)作为半抗原进入机体后可与蛋白质或多糖、多肽类分子结合而形成全抗原，使T淋巴细胞致敏，继而刺激B淋巴细胞分化增殖而产生特异性抗体IgE。IgE着附于某些组织如皮肤、鼻、支气管黏膜、声带等处的微血管壁周围的肥大细胞和血液中的嗜碱性粒细胞表面上，使机体处于致敏状态。当机体再次接受类似的变应原刺激时，抗原即与上述细胞表面的特异性抗体IgE相结合，导致细胞破裂，释放组胺、白三烯、缓激肽、慢反应物质、5-羟色胺等血管活性物质，当这些物质分别作用于效应器官时，引起平滑肌收缩，毛细血管扩张、血管壁通透性增高、腺体分泌增多，从而产生一系列过敏反应的临床表现，如荨麻疹、哮喘、喉头水肿、休克等。因此在使用各种青霉素制剂前，必须先做过敏试验，且试验为阴性时方可用药。(如图14-24)

(二) 青霉素过敏试验法

青霉素过敏试验使用试验液行皮内注射，根据皮丘变化以及患者的全身反应来判断试验的结果，过敏试验结果为阴性方可使用。

【目的】

通过青霉素过敏试验，确定患者的过敏性，保证患者用药安全，预防青霉素过敏性休克的发生。

【评估】

1. 患者的用药史、过敏史及家族过敏史，如有青霉素过敏史者则停止该项试验。
2. 是否停药3天后再次使用者，或是否在使用过程中更换生产批号。
3. 患者的局部皮肤情况，患者的意识状态及心理状态，对青霉素过敏试验的认识及合作程度。

【计划】

1. 护士准备　衣帽整洁，修剪指甲，洗手，戴口罩。
2. 环境准备　整洁、安静，光线适宜，符合无菌原则要求。
3. 用物准备　治疗盘、1ml、2～5ml注射器、4½～5号针头、注射卡、80万单位青

笔记

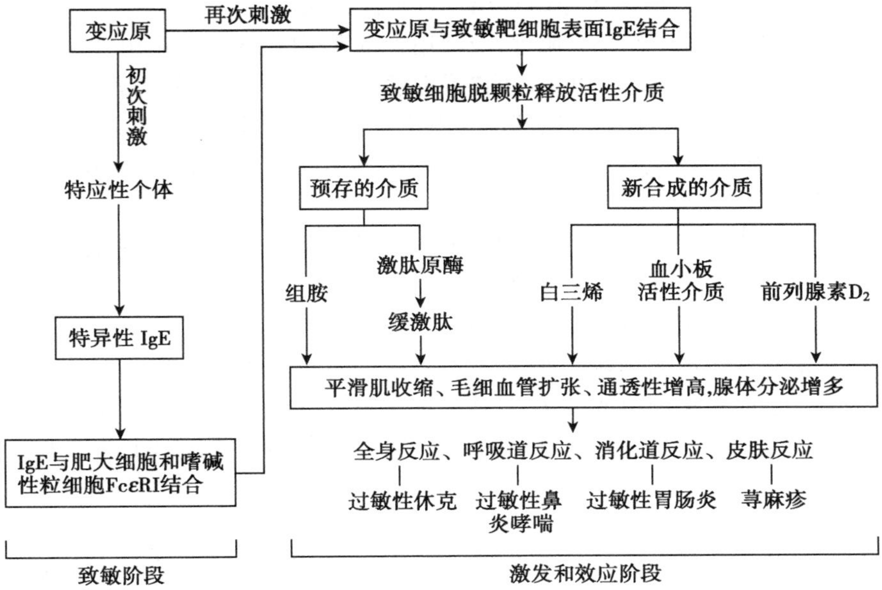

图 14-24　青霉素过敏反应（Ⅰ型）原理

霉素、生理盐水。另备好各种急救用物。

4. 患者准备

(1) 皮试前不宜空腹,以免个别患者空腹时出现头晕、恶心,易与过敏反应相混淆。

(2) 让患者了解皮试的目的、方法及过敏时可能出现的症状。

【实施】

1. 试验液的配制　青霉素试验液以每毫升含青霉素 200～500U 的皮试液为标准,注入剂量为 20～50U(0.1ml)。配制方法如下(表 14-6)。

表 14-6　青霉素试验液的配制方法

青霉素钠	加0.9%生理盐水（ml）	青霉素钠含量（U/ml）	要点与说明
80 万 U	4	20 万	• 溶解
取 0.1ml 上液	0.9	2 万	• 混匀
取 0.1ml 上液	0.9	2000	• 混匀
取 0.1ml 或 0.25ml 上液	0.9 或 0.75	200～500	• 混匀后换接 4½号针头,妥善放置

2. 试验方法　按皮内注射法在患者前臂掌侧下段注射青霉素试验液 0.1ml(含青霉素 20U～50U),20 分钟后观察结果,判断并记录。

3. 试验结果判断

(1) 阴性:皮丘大小无改变,周围无红肿,无红晕,无自觉症状,无不适表现。

(2) 阳性:局部皮丘隆起增大,出现红晕硬结,直径大于 1cm,或周围有伪足、伴痒感。可有头晕、心慌、恶心，严重时可出现过敏性休克。

4. 记录结果　如试验结果为阳性，应禁用青霉素；并记录在体温单、医嘱单、病例、床头卡、门诊单、注射卡，要求用红笔标明“青霉素阳性”；将结果告知患者及家属。对可疑阳性患者，应在对侧手臂皮肤相同部位皮内注射 0.1ml 生理盐水以作对照，20 分钟后观察如出现同样结果，则说明不是阳性。须确认青霉素结果为阴性后方可用药。

【注意事项】

1. 试验前一定要详细询问患者的用药史、过敏史及家族过敏史，如有青霉素过敏史应禁做皮试，并与医生联系更换药物。

2. 皮试液应现配现用，保证配制浓度、剂量准确。

3. 皮试液注入皮内的剂量应准确，并在规定的时间内观察结果。

4. 消毒皮肤时忌用碘酊或碘伏，且注射部位不可按揉摩擦，以免影响结果观察。

5. 皮肤试验期间皮丘注意不可搔抓或按揉，20 分钟内不可随意走动外出，如有不适时立即告知医护人员。

（三）过敏反应的临床表现

1. 过敏性休克　属Ⅰ型过敏反应，多在注射后 5～20 分钟内发生。特点是：反应迅猛、强烈，有时呈闪电式，消退也快。还有极少数患者发生在连续用药的过程中。主要表现如下：

（1）呼吸系统症状：由喉头水肿、肺水肿、支气管痉挛引起，表现为胸闷、气促、哮喘、伴窒息感、呼吸困难。

（2）循环系统症状：由于周围血管扩张，而导致有效循环血量不足，表现为面色苍白、发绀、出冷汗、脉搏细弱、血压下降、尿少。

（3）中枢神经系统症状：由脑组织缺氧所致，可表现为头晕、四肢麻木、烦躁不安、抽搐、意识丧失、大小便失禁等。

2. 血清病型反应　一般发生于用药后 7～12 天，属于Ⅲ型过敏反应。表现为荨麻疹、淋巴结肿大、腹痛、发热、关节肿痛、皮肤瘙痒。

3. 器官或组织的过敏反应

（1）皮肤过敏反应：可出现瘙痒、荨麻疹，严重时可发生剥脱性皮炎。

（2）呼吸道过敏反应；可引起过敏性哮喘或促发原有的哮喘发作。

（3）消化道过敏反应：可引起过敏性胃肠炎。以腹痛和便血为主要症状。

（四）过敏性休克的处理

1. 立即停药，协助患者平卧，就地抢救，也可采用中凹卧位。

2. 立即皮下注射 0.1% 盐酸肾上腺素 1ml，患儿酌情减量。如症状不缓解，可每隔半小时再皮下或静脉注射 0.5ml，直至脱离危险期。盐酸肾上腺素是抢救过敏性休克的首选药物，具有收缩血管、提高血压、兴奋心肌、松弛支气管平滑肌等作用。

3. 给予氧气吸入，改善缺氧症状。当呼吸受抑制时，应立即进行口对口人工呼吸，并肌内注射尼可刹米或洛贝林等呼吸兴奋剂。喉头水肿导致窒息时，应立即行气管插管控制呼吸或配合施行气管切开术。

4. 根据医嘱立即静脉注射地塞米松 5～10mg，或将氢化可的松 200～400mg 加入 5%～10% 葡萄糖溶液 500ml 内静脉滴注；纠正酸中毒；给予抗组胺类药，如肌内注射盐酸异丙嗪 25～50mg 或苯海拉明 40mg。

笔记

5. 及时静脉滴注 10% 葡萄糖溶液或平衡溶液以扩充血容量，如血压仍不回升，可遵医嘱给予多巴胺或去甲肾上腺素静脉滴注。

6. 如发生心跳呼吸骤停，立即施行体外心脏按压，同时施行人工呼吸等急救措施。

7. 密切观察患者的神志、生命体征、尿量及其他病情变化，并做好病情动态记录。不断评价治疗和护理效果。患者未脱离危险期间，不宜搬动。

知识链接

青霉素的发现

1928 年，英国细菌学家亚历山大·弗莱明（Alexallder Fleming，1881～1955）发现青霉素是微生物学研究中偶然性的经典事例。弗莱明 1881 年 8 月 6 日出生于苏格兰西南部艾尔郡，1906 年从伦敦圣玛丽医学院毕业后，进入圣玛丽医院担任外科医生，后来进入圣玛丽医院的细菌实验室工作。1913 年第一次世界大战爆发，由于没有有效治疗病菌感染的药物，导致许多士兵因简单的细菌感染引发败血症死亡。这让弗莱明下定决心要找出一种新药来消灭病菌。1928 年弗莱明在研究金黄色葡萄球菌的菌落形态时，偶然发现青霉菌落周围的金黄色葡萄球菌菌落被明显溶解。而后他有意识地在金黄色葡萄球菌和其他细菌平板上接种这种特异青霉菌，证实了特异青霉菌对葡萄球菌的许多细菌均有裂解作用。他进一步研究发现，不仅这种青霉菌具有强烈的杀菌作用，而且过滤除菌后的特异青霉菌培养液也有较好的杀菌能力。1929 年，弗莱明在《英国实验病理学杂志》上发表了自己的发现。此后，随着磺胺类药物的出现，人们普遍对青霉素的报告不再感兴趣。青霉素因此被埋没了 10 年。而青霉素真正被运用于临床治疗是在 20 世纪 40 年代。后来他对青霉素进行提取和纯化，最终得到了 100mg 纯度可满足人体肌肉注射的黄色粉末状的青霉素。弗莱明因为在青霉素研究方面的杰出贡献获得了诺贝尔生理学或医学奖。

二、链霉素过敏试验法

链霉素自身便具有毒性作用，主要损害第八对脑神经，也可导致发热、荨麻疹、皮疹等过敏反应。临床上链霉素主要用于抗革兰阴性细菌及结核杆菌。其过敏性休克发生率虽较青霉素较低，但死亡率很高，因此在使用前务必确保皮肤过敏试验为阴性。

（一）链霉素过敏试验法

【目的】

同青霉素过敏试验。

【评估】

1. 患者的用药史、过敏史、家族过敏史。

2. 患者的局部皮肤情况，患者的意识状态及心理状态，对链霉素过敏试验的认识及合作程度。

【计划】

1. 护士准备　衣帽整洁，修剪指甲，洗手，戴口罩。

2. 环境准备　整洁、安静，光线适宜，符合无菌原则要求。

3. 用物准备　同青霉素过敏试验用物，另备链霉素制剂 1 支，5% 氯化钙或 10% 葡萄糖酸钙。

4. 患者准备

（1）皮试前不宜空腹。

（2）让患者了解皮试的目的，方法及过敏时可能出现的症状，清楚皮试观察期间不可随意离开病房，如有不适时立即告知医护人员。

【实施】

1. 试验液配制　以每毫升含链霉素 2500U 的生理盐水为标准配制。以链霉素 1 瓶为 1g（100 万 U）为例，具体配制方法如下（表 14-7）。

表 14-7　链霉素试验液配制方法

链霉素	加生理盐水（ml）	链霉素含量（U/ml）	要点与说明
100 万 U	3.5	25 万	• 溶解
取 0.1ml 上液	0.9	2.5 万	• 混匀
取 0.1ml 上液	0.9	2500	• 混匀后换接 4½号针头，妥善放置

2. 试验方法　按皮内注射法在患者前臂掌侧下段注射链霉素试验液 0.1ml（含链霉素 250U），20 分钟后观察结果，判断并记录。

3. 结果判断

（1）阴性：皮丘大小无改变，周围无红肿，无红晕，无自觉症状，无不适表现。

（2）阳性：局部皮丘隆起增大，出现红晕硬结，直径大于 1cm，或周围有伪足、伴痒感。可有头晕、心慌、恶心，严重时可出现过敏性休克。

（二）链霉素过敏反应及处理

1. 过敏反应　过敏反应表现与青霉素过敏反应大致相同，但较少见。链霉素的毒性反应比过敏反应更常见和严重。患者可出现全身麻木，肌肉无力，耳鸣耳聋等症状。

2. 处理　发生过敏反应时，可遵医嘱静脉注射 10% 葡萄糖酸钙或 5% 氯化钙。患者若出现肌肉无力，呼吸困难，可遵医嘱使用新斯的明注射。其他处理同青霉素过敏反应。

三、破伤风抗毒素过敏试验及脱敏注射法

破伤风抗毒素（tetanus antitoxin，TAT）是破伤风类毒素马的免疫血清，对人体是一种异种蛋白，具有抗原性，注射后易出现过敏反应，故用药前必须做过敏试验。若皮试结果为阴性，可一次性将所需剂量注射完。若皮试结果为阳性时，需采用脱敏疗法或者注射人破伤风免疫球蛋白。注射过程需全程密切观察。临床常用于潜在的有破伤风危险的外伤伤员，作为被动免疫的预防注射或者用于救治破伤风患者，以控制病情发展。若患者以前曾注射过 TAT，但停药时间超过 1 周的，需重新做过敏试验。

（一）破伤风抗毒素过敏试验法

【目的】

同青霉素过敏试验。

笔记

【评估】

1. 患者的用药史、过敏史及家族过敏史。

2. 患者以前注射 TAT 的情况。

3. 患者的局部皮肤情况，患者的意识状态及心理状态，对过敏试验的认识及合作程度。

【计划】

1. 护士准备　衣帽整洁，修剪指甲，洗手，戴口罩。

2. 环境准备　整洁、安静，光线适宜，符合无菌原则要求。

3. 用物准备　同青霉素过敏试验用物，另备 TAT 制剂。

4. 患者准备　同青霉素过敏试验。

【实施】

1. 试验液的配制　取每毫升含 TAT1500U 的药液 0.1ml，加生理盐水稀释至 1ml（每毫升含 TAT150U），即为皮试试验液。

2. 试验方法　皮内注射 TAT 0.1ml（内含 TAT15U），20 分钟后判断皮试结果。

3. 结果判定

（1）阴性：局部无变化，全身无异常反应。

（2）阳性：局部皮丘红肿有硬结，硬结直径大于 1.5cm，红晕范围直径超过 4cm，有时出现伪足、有痒感。全身反应同青霉素过敏反应相类似。

如皮试结果为阴性，可把所需剂量一次性注射完。如皮试结果为阳性，需采用脱敏注射法。

（二）TAT 脱敏注射法

脱敏注射法是当患者试验结果为阳性，但又必须注射时，可采用少量、短时间、连续多次注射，注射时剂量逐渐增加，直至治疗量。小剂量注射可致生物活性介质的释放量减少，不会引发临床症状；短时间内多次注射可以渐渐消耗体内已产生的 IgE，保证过程中不会发病。机体逐渐适应后，即可不发生严重过敏反应。脱敏注射步骤如下（表 14-8）。

表 14-8　破伤风抗毒素脱敏注射法

次数	抗毒血清（ml）	加生理盐水（ml）	注射途径
1	0.1	0.9	肌内注射
2	0.2	0.8	肌内注射
3	0.3	0.7	肌内注射
4	余量	稀释至 1ml	肌内注射

每隔 20 分钟注射 TAT 一次，注射后密切观察，直至完成全部注射。如发现患者有面色苍白、气促、发绀、头晕、荨麻疹等不适或发生过敏性休克时，应立即停止注射并配合医生进行抢救。如反应轻微，待症状消退后，可酌情减少注射剂量、增加注射次数，全程密切观察，保证脱敏顺利。

四、普鲁卡因过敏试验法

普鲁卡因（Procaine）是一种常用的局部麻醉药，多用于浸润麻醉、传导麻醉、腰椎

笔记

麻醉等局部麻醉，极少数患者可突然出现胸闷、休克等过敏反应。偶可引起轻重不一的过敏反应。凡首次应用普鲁卡因或注射普鲁卡因青霉素者均须做过敏试验，确定为阴性后方可使用。

1. 普鲁卡因过敏试验方法 0.25%普鲁卡因溶液0.1ml皮内注射，20分钟后观察结果并记录。

2. 结果的判断和过敏反应的处理同青霉素过敏试验判断和过敏反应的处理。

五、头孢菌素类药物过敏试验法

头孢菌素类药物是一类抗菌谱广、低毒、杀菌力强而应用广泛的抗生素。又称先锋霉素类药物。临床主要用于耐药金黄色葡萄球菌、肺炎球菌、溶血性链球菌等细菌感染，可引起过敏反应，临床常见有荨麻疹、皮疹、药物热等表现，偶可发生过敏性休克，故用药前需做皮肤过敏试验。另外，头孢菌素类和青霉素之间可有交叉过敏反应，对青霉素过敏者约有10%～30%对头孢菌素过敏，而对头孢菌素过敏者绝大多数对青霉素过敏。

【目的】

同青霉素过敏试验。

【评估】

1. 患者的用药史、过敏史及家族过敏史。

2. 是否曾使用过头孢菌素类药物，是否已停药3天后再次使用者，或是否在使用过程中更换生产批号。

3. 患者的局部皮肤情况，患者的意识状态及心理状态，对过敏试验的认识及合作程度。

【计划】

1. 护士准备 衣帽整洁，修剪指甲，洗手，戴口罩。

2. 环境准备 整洁、安静，光线适宜，符合无菌原则要求。

3. 用物准备 同青霉素过敏试验用物，另备头孢菌素类药物。

4. 患者准备 同青霉素过敏试验。

【实施】

1. 试验液配制 现以先锋霉素Ⅵ为例配制皮试液。先锋霉素Ⅵ皮试液以每毫升含500μg先锋霉素Ⅵ的生理盐水溶液为标准，皮试注入剂量0.1ml(含50μg先锋霉素Ⅵ)。具体配制如下(表14-9)

表14-9 先锋霉素Ⅵ皮试液配制法

先锋霉素Ⅵ钠	加入生理盐水(ml)	浓度单位	要点与说明
0.5g	2	250mg/ml	• 溶解
取上液0.2ml	0.8	50mg/ml	• 混匀
取上液0.1ml(排出0.9ml)	0.9	5mg/ml	• 混匀
取上液0.1ml(排出0.9ml)	0.9	500μg/ml	• 混匀后换接4½号针头，妥善放置

笔记

2. 试验方法　按皮内注射法在患者前臂掌侧下段注射先锋霉素Ⅵ试验液 0.1ml（含先锋霉素Ⅵ 50μg），30 分钟后观察结果，判断并记录。

有关皮试的注意事项及过敏反应的处理，参阅青霉素过敏反应判断及处理有关内容。

学习小结

1. 学习内容

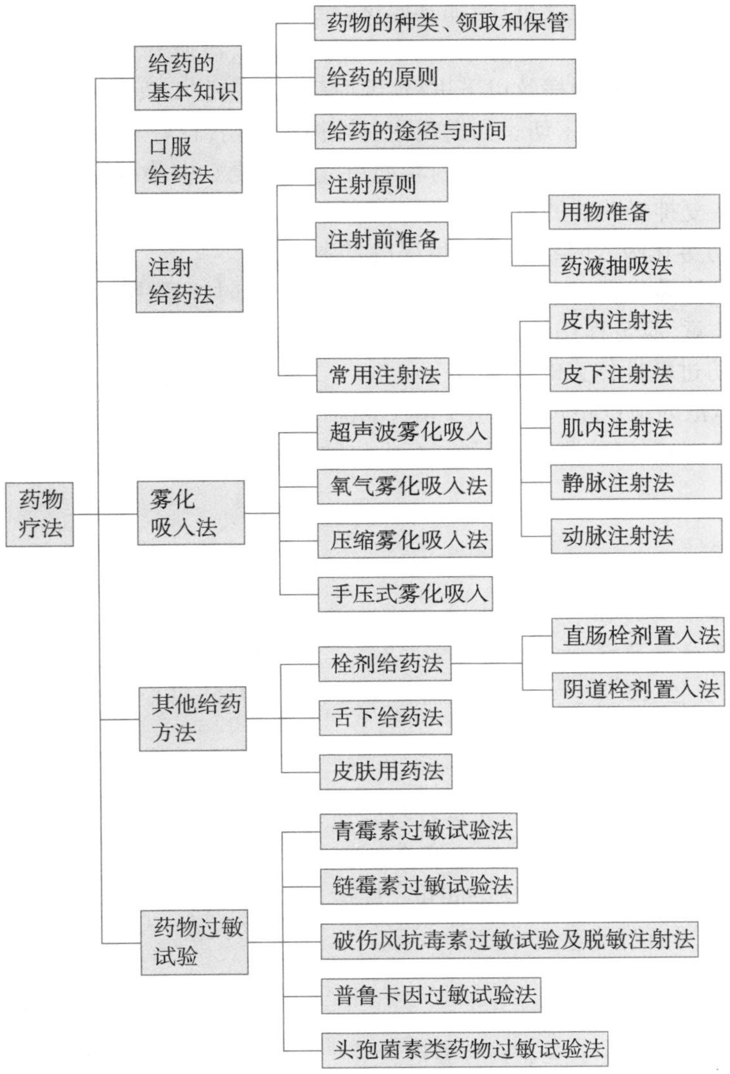

2. 学习方法

（1）课前通过复习解剖学、药理学、免疫学等课程的相关知识，掌握常用注射部位的解剖定位、药物代谢、变态反应等前期知识体系，为本章的学习奠定基础。

（2）重视课堂学习和互动，结合案例思考问题，把握重、难点。

（3）根据本章节的学习目的与要求，结合实验课和见习课，熟练掌握各种给药法，在操作中重视护理评估，体现以患者为中心。

(4) 课后查阅与给药相关的临床应用新进展，拓展知识视野，培养科研思维和评判性思维。

3. 风险防范

(1) 注射性神经损伤的防范！

预防神经损伤应从两方面着手：①掌握熟练的操作技术，严格遵守护理操作常规。②熟悉常用肌内注射和静脉注射部位的局部解剖关系，如臀部注射要坚持选择在臀部外上1/4区的原则，对不同性别、年龄、体型的患者均应注意这一点，以避开坐骨神经，婴幼儿注射时可将臀肌捏起，以增加其厚度，也可选择股外侧肌。最好不在三角肌区注射，如必须在此区注射，要选择在中、下1/3区中部，以避开坐骨神经。肘部静脉注射的高度应严格控制在肘横纹以下进行，因肘横纹以上肱二头肌内侧沟处的正中神经位置表浅，且与静脉关系密切。如出现注射性神经损伤，轻者采取保守疗法，促进药物吸收，保护神经，通常在数天至数周内功能可完全恢复。中等程度以上的损伤只有手术治疗才有恢复神经功能的可能。

(2) 预防雾化吸入时各种危险情况的发生！

很多方式的雾化吸入会用到电源或者氧气，使用时注意用电、用氧安全。尤其针对老人或者儿童，应全程在监护下使用。以保证达到雾化的期望疗效。

(3) 预防过敏性休克的发生！

配置皮试液时应严格按照操作标准，准确控制剂量浓度。给患者进行皮试时按照标准推注药液，并严密监测，密切观察有无过敏反应，提前备好各种抢救物品。

(肖洪玲 郑丽维)

复习思考题

1. 在口服给药过程中，作为护士如何做到安全、有效、准确给药？

2. 特殊患者静脉穿刺的要点有哪些？

3. 患者，女性，56岁。一周来发热伴恶心、食欲下降，门诊拟发热待查入院。护士遵医嘱给予肌内注射。请问：

(1) 臀大肌注射的定位方法有哪些？

(2) 注射过程中，如何与该患者进行沟通减轻其紧张、焦虑？

4. 刘某，男性，32岁，因咽喉疼痛3日余入院治疗，入院时查体：T38.3℃，P110次/分钟，R22次/分钟，BP115/75mmHg。医生诊断为“急性扁桃体炎”，医嘱予以抗炎治疗，护士遵医嘱行青霉素皮试。

请问：

(1) 如何配置青霉素皮试液？

(2) 如何预防患者发生过敏反应？

(3) 假如皮试后5分钟，患者出现胸闷气促，面色苍白出冷汗，脉搏细速，血压下降，收缩压低于80mmHg。考虑该患者出现了什么情况？护士应及时采取什么抢救措施？

第十五章

静脉输液与输血的护理

学习目的

学生通过本章的学习，能掌握临床补液的原则、静脉输液与输血的方法、常见输液故障的处理、常见输液反应和输血反应的识别和护理，熟悉静脉输液与输血的目的、静脉输液和静脉输血的基本知识，了解体液平衡的基本知识，以便在将来治疗疾病、保证患者安全和挽救患者生命的过程中发挥积极、有效的作用。

学习要点

静脉输液与输血的目的，临床补液的原则，常用静脉输液与输血法，输液滴速的调节与时间计算，常见输液故障与排除方法，常见的输液反应与输血反应及其护理等。

案例导入

刘某，男性，49岁，因车祸致腹部挤压伤收入院。刘先生30分钟前驾驶一辆小轿车在高速上行驶，不幸与前车发生追尾，被卡在驾驶室内，腹部受伤，后被消防人员解救，送入医院。入院时，患者神志清，脸色苍白，四肢湿冷，主诉腹痛。查体：T 36.5℃，P 115次/分，R 26次/分，BP 86/54mmHg。处理原则：密切注意患者病情变化，补液抗休克治疗，必要时手术治疗。医嘱予以心电监护、输血、输液、抗休克治疗，积极术前准备。请思考：

1. 为该患者补液的主要目的是什么？如何选择输液途径？
2. 患者接受输血治疗，你作为护士该对此患者进行哪些输血前健康教育？输血前应做好哪些准备？
3. 输液过程中，如何评估患者的体液需求情况？

静脉输液和输血是临床用于纠正人体内水、电解质及酸碱平衡失调，恢复内环境稳定并维持机体正常生理功能的重要措施。通过静脉输注药物，还可达到治疗疾病的目的等。因此，护理人员必须熟练掌握有关静脉输液和输血的理论知识及操作技能，以便在治疗疾病、保证患者安全和挽救患者生命的过程中发挥积极、有效的作用。

第一节　体液平衡的基本知识

体内的水及溶于水的无机盐、有机物等构成的水溶液称为体液。体液是细胞生活

笔记

的内环境，也是细胞内物质代谢的主要场所。体液中的无机盐、蛋白质和有机酸等常以离子状态存在，故称为电解质。正常情况下，人体内水、电解质、酸碱度均保持在恒定的范围内，以维持机体内环境的相对平衡状态，保证机体正常的生理功能。但在疾病和创伤时，水、电解质及酸碱平衡会发生紊乱，对机体产生各种不利影响，严重时可危及生命。

一、水分与电解质

（一）水分

1. 水的含量与分布　以细胞膜为界，体液可分为细胞内液和细胞外液两大部分。细胞外液又分为血浆和细胞间液，细胞间液又称为组织间液（包括淋巴液）。正常成年人体液总量约占体重的60%，其中细胞外液占20%（血浆占5%，细胞间液占15%），细胞内液占40%。

人体内的含水量随着年龄、性别和胖瘦的不同而存在差异。年龄越小，体液占体重的百分比越大，新生儿期时约占体重的80%，婴儿期时约占70%～75%，学龄期时约占65%。而老年人体液总量则降至体重的50%。人体不同组织的水分含量差别也很大，比如肌组织含水量为75%～80%，而脂肪组织含水量较少，仅为10%～30%。

2. 水的代谢

（1）水的摄入：人体每天所需的水量约为2500ml，主要来源于饮水、食物水、代谢水（也叫内生水）。

（2）水的排出

1）肾排水：正常成人每天尿量约为1000～1500ml，但尿量受饮水量和其他途径排水量影响较大。

2）消化道排水：各种消化腺分泌进入胃肠道的消化液，平均每天约800ml，其中含有大量水分和电解质。正常情况下，这些消化液大部分被肠道重吸收，只有150ml左右随粪便排出体外。

3）肺排水：肺呼吸时以水蒸气的形式排出水，成人每天由肺蒸发的水约350ml。肺排水量变化取决于呼吸的深度和频率，如高热时呼吸加深、加快，排水量增多。

4）皮肤排水：皮肤排水有两种形式：一是非显性出汗，即体表水分的蒸发，成人每天蒸发水约500ml；二是显性出汗，为皮肤汗腺活动分泌的汗液。

由此可见，正常成人每天水的进出量大致相等，约为2000～2500ml（表15-1）。

表15-1　正常成人24小时出入水量

摄入水的途径	摄入量（ml）	排出水的途径	每天排出水量（ml）
饮水	1000～1500	肾	1000～1500
食物水	700	粪	150
代谢水	300	呼吸蒸发	350
		皮肤蒸发	500
合计	2000～2500		2000～2500

笔记

3. 水的生理功能　水不仅是人体组织和细胞不可缺少的组成成分，而且在运输代谢物质、调节生理功能以促进体内化学反应上均有重要的作用。

（1）构成组织的重要成分：水在维持组织器官一定形状、硬度和弹性上起着重要作用。大部分是与蛋白质、黏多糖等结合的形式存在。因此，体内某些组织含水量虽多（如心脏含水量约79%），但仍具有坚实的形状。

（2）调节和维持体温的恒定：水的比热值大，1g 水从 15℃升高至 16℃需 4.2kJ 热量。比同量固体或液体需要的热量多。水蒸发热大，1g 水在 37℃时完全蒸发需要吸收热 2.4kJ，需要失去或获得较多的热能才能使水的温度明显下降或升高，因而体温不易因外界温度的变化而有显著的改变，不断循环的血液能使全身各部分温度维持均匀。

（3）参与体内物质代谢和运输养份：水可直接参与体内的水解反应（如淀粉、蛋白质及脂类等的水解）和加水反应（如 H_2O 与 CO_2 结合生成 H_2CO_3 等）。水是良好的溶剂，溶解能力强，流动性大。体内许多物质都能溶于水中，因此，便于养料消化、吸收运输及代谢废物的运送。由于溶解的物质较易起化学反应，故水对体内的许多化学变化具有促进作用。

（4）润滑作用：水在体内有良好的润滑作用。如关节内的滑液，能减少活动时的摩擦；口腔内的唾液可使食物易于吞咽；眼睛内的泪液有润滑眼球、防止眼球干燥的功能；胸膜腔和腹膜腔内的浆液、呼吸道和胃肠道的黏液都有良好的润滑作用。

（二）电解质

1. 电解质的含量与分布　体液中电解质主要包括：阳离子 Na^+、K^+、Ca^{2+}、Mg^{2+} 等；阴离子 Cl^-、HCO_3^-、HPO_4^{2-}、蛋白质负离子等。电解质在维持体液分布和动态平衡上起着重要作用。细胞内外液主要电解质分布概况（表 15-2）。

（1）钠、氯：人体内钠含量为 40～50mmol/kg（0.9～1.1g/kg）体重。其中约 40% 结合于骨骼的基质，约 50% 存在于细胞外液，约 10% 存在于细胞内液。血清钠浓度平均为 142mmol/L。氯主要存在于细胞外液，血清氯浓度平均为 103mmol/L。

（2）钾：人体内钾的含量为 31～57mmol/kg（1.2～2.29g/kg）体重。其中约 98% 分布于细胞内，约 2% 存在于细胞外液。血清钾浓度为 3.5～5.5mmol/L，细胞内液钾浓度为 150mmol/L。Na^+、K^+ 在细胞内、外分布极不均匀，主要是由于细胞膜上钠泵的作用。此外，还受物质代谢和酸碱平衡等的影响。

表 15-2　主要电解质分布

项目	阳离子	阴离子
细胞内液	K^+（占总量 98%）	HPO_4^{2-}、蛋白质
细胞外液	Na^+（占总量 90%）	Cl^-、HCO_3^-、蛋白质

2. 电解质的代谢

（1）钠、氯代谢：人体的钠与氯主要来自食盐（NaCl），成人每天 NaCl 的需要量为 4.5～9.0g；低盐饮食 NaCl 每天的摄入量也不应少于 0.5～1.0g；Na^+、Cl^- 主要经肾随尿排出；肾对 Na^+ 排出有很强的调控能力，即“多吃多排，少吃少排，不吃不排”。此外，汗液和粪便亦可排出极少量的 Na^+、Cl^-，但如大量出汗或腹泻，丢失的 Na^+、Cl^- 也不

笔记

容忽视。

（2）钾代谢：体内钾主要来自食物，90%被消化道吸收，未被吸收部分随粪便排出体外。约80%～90%的钾经肾由尿排出，肾对钾的排泄特点是“多吃多排，少吃少排，不吃也排”。此外，汗液也可排出少量钾。

3. 电解质的生理功能

（1）构成组织与体液的成分：钙和磷构成的骨盐是骨骼和牙齿中的主要无机盐。所有的组织细胞中都含有无机盐的成分，体液无机盐的重要组分是 Na^+、K^+、Cl^-、HPO_4^{2-}、HCO_3^-等。

（2）维持体液的渗透压：Na^+、Cl^-是维持细胞外液渗透压的主要离子；K^+、HPO_4^{2-}是维持细胞内液渗透压的主要离子。当体液中的电解质浓度发生改变时，细胞内、外液的渗透压也发生变化，进而影响水的分布以及细胞的功能。

（3）维持体液的酸碱平衡：体液中的电解质（如 HCO_3^-、HPO_4^{2-}等）及其相应的酸类可形成缓冲对，是维持体液酸碱平衡的重要物质。

（4）维持神经、肌肉的兴奋性：神经、肌肉兴奋性的维持，与体液中多种无机离子的浓度和比例有关。其关系式如下：

$$\text{神经、肌肉兴奋性} \propto \frac{[Na^+]+[K^+]+[OH^-]}{[Ca^{2+}]+[Mg^{2+}]+[H^+]}$$

心肌的应激性也与上述离子有关，但效应不同，其关系如下：

$$\text{心肌的兴奋性} \propto \frac{[Na^+]+[Ca^{2+}]+[OH^-]}{[K^+]+[Mg^{2+}]+[H^+]}$$

心肌的应激性与 K^+、Na^+、Ca^{2+}关系密切。Na^+、Ca^{2+}浓度增加使心肌应激性增高；K^+、Mg^{2+}、H^+浓度增加使心肌应激性降低。血钾过高时，由于 K^+对心脏的抑制作用，可出现心率过缓、传导阻滞和收缩力减弱，严重时心跳可停止在舒张期；血钾过低时，可导致心律紊乱，易产生期前收缩，严重时心跳可停止在收缩期。血钙升高时，心肌收缩力加强；反之，心肌收缩力减弱。

（5）参与物质代谢：某些无机盐是酶的辅助因子或激活剂，以维持酶的活性，从而影响体内物质代谢，如 Na^+参与小肠对葡萄糖的吸收。有些无机盐参与组成体内有特殊功能的化合物，如碘参与甲状腺素的组成。

（三）水与电解质代谢的调节

水与电解质代谢的调节主要是在中枢神经系统的控制下，通过神经-内分泌和肾脏进行调节。体液失衡时，多先通过下丘脑-垂体-抗利尿激素系统恢复和维持体液的正常渗透压，然后再通过肾素-血管紧张素-醛固酮系统恢复和维持血容量。但在血容量锐减时，人体将优先保证和恢复血容量，使重要器官的灌注得到保证。

二、体液失衡

（一）体液失衡的常见类型

在临床常见的体液失衡有：脱水、水肿、低血钾、高血钾、低钙血症和高钙血症。

1. 脱水（dehydration）　水和钠从体内丢失的现象称为脱水。根据水和钠丢失的比例不同，可将脱水分为3种类型：

笔记

（1）高渗性脱水（hypertonic dehydration）：体液中水的丢失大于盐的丢失，致使血浆渗透压高于正常，称为高渗性脱水，又称缺水性脱水。主要原因是进水量不足或排水量过多。如大量出汗、严重呕吐或腹泻导致高渗性脱水。

（2）低渗性脱水（hypotonic dehydration）：体液中失盐多于失水，致使血浆渗透压低于正常。称为低渗性脱水，又称缺盐性脱水。主要原因是在严重腹泻、呕吐、大面积烧伤等情况下，只补充水而未及时补盐。

（3）等渗性脱水（isotonic dehydration）：又称混合性脱水，体液中盐和水成比例丢失。主要由于剧烈呕吐或腹泻引起。

2. 水肿（edema）　体液在组织间隙过多地潴留称为水肿。主要原因是心力衰竭时，毛细血管压力增大，组织间液回流障碍，发生水肿；肾病综合征患者由于大量蛋白尿导致低蛋白血症而发生水肿；严重肝病患者，血浆清蛋白合成减少，使血浆胶体渗透压降低，导致细胞间液回流减少而发生水肿。

3. 低血钾与高血钾

（1）低血钾（hypokalemia）：血钾浓度低于3.5mmol/L时，称为低血钾。主要原因是钾的摄入不足，见于禁食、摄食障碍；严重呕吐或腹泻致使钾的排出量过多；某些原因引起细胞外钾大量移入细胞内等。低血钾时可出现四肢无力、腱反射减弱或消失、倦怠、反应迟钝、心律紊乱等症状，甚至导致心力衰竭。

（2）高血钾（hyperkalemia）：血钾浓度高于5.5mmol/L时，称为高血钾。主要原因是静脉输入含钾的溶液过多或过快；肾排钾障碍，如肾衰竭；细胞内的钾不正常地向细胞外转移，如酸中毒。高血钾时可出现极度疲乏、肌肉酸痛、嗜睡、心动过缓等症状，严重时心跳可停止于舒张期。

4. 低钙血症和高钙血症

（1）低钙血症（hypocalcemia）：血清钙低于2.25mmol/L表示有低钙血症。一般血清钙低于1.7mmol/L时出现临床表现。主要表现为神经-肌肉兴奋性增强；口周、手脚麻木，易激动，继之手足抽搐，严重时有喉头痉挛和呼吸困难等。

（2）高钙血症（hypercalcemia）：血清钙高于2.75mmol/L表示有高钙血症。早期症状有疲乏、四肢无力、厌食、恶心、呕吐和体重下降。病情较重时可出现严重头痛、背和四肢疼痛、口渴和多尿等。

（二）体液失衡的评估

1. 健康史　患者年龄、体重、生活习惯、疾病史及治疗史等；有无腹泻、呕吐、高热、饮食差等引起脱水、电解质紊乱、低钾、低钙发生的因素或诱因；有无慢性疾病、糖尿病、消化道梗阻等病史。

2. 身体状况　口渴、皮肤黏膜、生命体征、尿量、意识、体重及出入量等方面的情况；有无局部外伤、腹痛、皮肤弹性降低、口唇干燥、肢体乏力、腱反射减低或亢进、痉挛、抽搐等发生；有无体温升高、血压不稳、精神异常、感觉异常、呼吸节律或方式改变等；有无血液浓缩、电解质异常等。

3. 辅助检查　了解血液浓缩或稀释的程度；血清钠、氯、钾浓度和渗透压的改变；血液酸碱度等；心电图检查结果等。

4. 心理社会状况　了解患者和家属对疾病及其伴随症状的认知程度，评估其心理承受能力和心理反应情况。

笔记

第二节 静脉输液

静脉输液(intravenous infusion)是利用大气压和液体静压形成的输液系统内压高于人体静脉压的原理,将一定量的无菌溶液或药液直接输入静脉的技术。是临床上快速救治患者的重要措施之一。

一、静脉输液的基本知识

(一)静脉输液的目的

1. 补充水分及电解质,纠正水、电解质和酸碱失衡。常用于各种原因引起的脱水、代谢紊乱,或因某些原因不能进食者,如禁食、剧烈呕吐、严重腹泻、大手术前后等。

2. 增加血容量,维持血压,改善微循环。常用于严重烧伤、大出血、休克等患者。

3. 输入药物,治疗疾病。常用于各种感染、组织水肿,以及各种需经静脉输入药物而达到治疗目的的患者,如严重感染、脑水肿、癌症化疗等患者。

4. 补充营养,供给热量,促进组织修复,增加体重,维持正氮平衡。常用于慢性消耗性疾病,胃肠道吸收障碍及不能经口进食者,如昏迷、口腔疾病、晚期癌症等患者。

(二)静脉输液的原理及条件

静脉输液是利用大气压和液体静压形成的输液系统内压高于人体静脉压的原理,将一定量的无菌溶液或药液直接输入静脉。无菌溶液或药液自输液容器经输液管通过穿刺针输入静脉内应具备的条件包括:

1. 液体必须有一定的高度,即需要具有一定的水柱压。

2. 液面上方必须与大气相通(除液体软包装袋),是液面受大气压作用,当大气压强高于静脉压时,液体向压力低的方向流动。

3. 输液管道通畅,不扭曲,不受压,针头不堵塞,并确保穿刺针在静脉血管内。

(三)静脉输液常用溶液的种类及作用

临床常用的液体种类较多,应根据病情需要选择补液的种类。

1. 晶体溶液 晶体溶液(crystal solution)的分子量小,在血管内存留时间短,对维持细胞内外水分的相对平衡,纠正体内的水、电解质失调效果显著。

(1) 葡萄糖溶液:用于补充水分和热量,减少组织分解,防止酮体产生,减少蛋白消耗及促进钠(钾)离子进入细胞内。每克葡萄糖在体内氧化可产生16.480kJ(4kcal)的热量。葡萄糖进入人体后迅速分解,一般不产生高渗和利尿作用,常用作静脉给药的载体和稀释剂。临床常用5%葡萄糖溶液和10%葡萄糖溶液。

(2) 等渗电解质溶液:用于补充水分和电解质,维持体液和渗透压平衡。体液丢失时常伴有电解质的紊乱,血液中钠离子水平与血浆容量密切相关,钠离子缺少时,血浆容量也下降。因此,补液时应兼顾水与电解质的平衡。临床常用0.9%氯化钠溶液、复方氯化钠溶液(林格等渗溶液)及5%葡萄糖氯化钠溶液。

(3) 碱性溶液:用于纠正酸中毒,维持酸碱平衡。

1) 碳酸氢钠溶液:碳酸氢钠进入人体后,解离成钠离子和碳酸氢根离子,碳酸氢根离子可接受体液中过剩的氢离子生成碳酸,最终以二氧化碳和水的形式排出体外。此外,碳酸氢钠还可直接提高血中二氧化碳结合力。其优点为补碱迅速,且不易加重乳酸血症。但碳酸氢钠在中和酸以后生成的碳酸,须以二氧化碳形式经肺呼出,因此

笔记

对呼吸功能不全的患者不宜使用。临床常用5%碳酸氢钠溶液和1.4%碳酸氢钠溶液。

2）乳酸钠溶液：乳酸钠进入人体后，可解离为钠离子和乳酸根离子，钠离子在血液中与碳酸氢根离子结合形成碳酸氢钠。乳酸根离子可接收氢离子生成乳酸。但休克、肝功能不全、缺氧、右心衰竭的患者或新生儿，由于对乳酸的利用能力差，易加重乳酸血症，故不宜使用。临床常用11.2%乳酸钠溶液及1.84%乳酸钠溶液。

（4）高渗溶液：用于利尿脱水，可迅速提高血浆渗透压、回收组织水分进入血管内，消除水肿；同时可降低颅内压，改善中枢神经系统的功能。临床常用20%甘露醇、25%山梨醇及25%～50%葡萄糖溶液。

2. 胶体溶液　胶体溶液（colloid solution）的分子量大，在血管内存留时间长，能有效维持血浆胶体渗透压，增加血容量，改善微循环，提高血压。

（1）右旋糖酐：为水溶性多糖类高分子聚合物，临床常用中分子右旋糖酐（平均相对分子量为7.5万左右）和低分子右旋糖酐（平均相对分子量为4万左右）。中分子右旋糖酐能提高血浆胶体渗透压，扩充血容量；低分子右旋糖酐能降低血液黏稠度，减少红细胞凝聚，改善血液循环和组织灌注量，防止血栓形成。

（2）羟乙基淀粉（706代血浆）：为化学合成的多糖类聚合物，作用与低分子右旋糖酐相似，扩容作用良好，输入后使循环血量和心输出量增加，在体内停留时间较右旋糖酐长，且过敏反应少，急性大出血时可与全血共用。

（3）明胶类代血浆：是由各种明胶与电解质组合的血浆代用品，分子量为1万左右，能有效增加血浆容量，改善微循环，防止组织水肿，由于其具有良好的血液相容性，即使大量输注也不影响凝血机制和纤维蛋白溶解系统，故安全性超过右旋糖酐。临床常用尿联明胶与琥珀明胶。

（4）血液制品：能提高胶体渗透压，增加循环血容量（1g蛋白约吸收20～25ml的水），补充蛋白质和抗体，有助于组织修复和增强机体免疫力。常用的有5%白蛋白和血浆蛋白等。

3. 静脉高营养溶液　凡不能经消化道供给营养或营养摄入不足者，均可用静脉插管输注静脉高营养溶液（parenteral nutrition solutions）的方法来维持营养的供给。高营养溶液能供给热量，补充蛋白质，维持正氮平衡，且能补充各种维生素和矿物质。其成分主要由氨基酸、脂肪酸、维生素、矿物质、高浓度葡萄糖或右旋糖酐以及水组成。制剂根据患者的不同需要新鲜配制，配制时必须严格执行无菌技术操作，且在溶液内不得添加与营养素无关的物质。临床常用复方氨基酸、脂肪乳等。

（四）静脉补液的原则

根据患者体液失衡的程度制定补液计划，一般遵照“先盐后糖”、“先晶后胶”、“先快后慢”、“宁少勿多”、“见尿补钾”的原则。

1. 先盐后糖，先晶后胶　溶液中的糖经体内代谢后成为低渗液，其扩容作用相对减小，故应先输入盐类溶液。输入晶体溶液，使血液适当稀释，能迅速达到扩充血容量的效果，但扩容作用持续时间较短；胶体溶液分子量大、不易透过血管壁，比普通电解质溶液扩容作用持久，故在输入晶体溶液后再输入胶体溶液，能更好地达到扩容的作用。若在缺水状态下，输入胶体溶液，可使血液黏稠度增加，容易形成微血栓，不利于微循环；且在体液不足的情况下如先输入胶体溶液，其产生的胶体渗透压可吸收水分入血，进一步加重组织缺水。因此，在补液过程中一般按先盐后糖，先晶后胶的原则。

笔记

2. 先快后慢 为及时纠正体液失衡，早期阶段输液宜快，待病情基本稳定后逐步减慢。一般在开始4～8小时内输入补液总量的1/3～1/2，余量在24～48小时内补足。根据药物的性质、患者的病情、年龄以及心肺肾功能调节输液速度。

3. 宁少勿多，见尿补钾 无论何种水、电解质和酸碱平衡失调，都不可能一次准确补足。一般先初步纠正已经丢失量，然后在1～2天内继续补液直至完全纠正。观察记录每小时尿量及测量尿比重，可作为估计补液量是否足够的指标之一。尿量在30～40ml/小时、尿比重在1.018，一般表示补液量恰当，并应适当补钾。

4. 补钾四不宜 输液时，注意补钾的"四不宜"原则，即：不宜过早（见尿后补钾）；不宜过浓（浓度不超过0.3%）；不宜过快（成人30～40滴/分，小儿酌减）；不宜过多（依据血钾水平，一般成人每天不超过5g，小儿每天不超过0.1～0.3g/kg）。

（五）静脉输液部位

静脉输液时，应根据患者病情缓急、所输药物的性质和量、病程长短、患者的年龄、神志、体位、即将进行的手术部位及合作程度等情况选择合适的静脉输液部位。对于长时间需输液的患者，应先从四肢远心端静脉开始穿刺，逐渐向近心端移动，有计划地选择静脉穿刺部位。常用的输液部位有：

1. 周围浅静脉

（1）上肢浅静脉：常用的有肘正中静脉、头静脉、贵要静脉、手背静脉网。其中，手背静脉网是成人患者输液时的首选部位，肘正中静脉、头静脉和贵要静脉可以用来采集血标本、静脉推注药液或作为经外周中心静脉插管（PICC）的穿刺部位。

（2）下肢浅静脉：常用的有大隐静脉、小隐静脉和足背静脉网。因下肢静脉有静脉瓣，容易形成血栓，有增加静脉栓塞和血栓性静脉炎的危险，故下肢浅静脉不作为静脉输液时的首选部位。

2. 头皮静脉 小儿头皮静脉分支甚多，互相沟通，交错成网，且表浅易见，不易滑动，便于固定，因此，常用于小儿静脉输液。较大的头皮静脉有颞浅静脉、额静脉、耳后静脉及枕静脉。

3. 颈内、外静脉、锁骨下静脉 需要长期持续输液或需要静脉高营养的患者多选择此部位。此静脉管径粗大、不宜塌陷，硅胶管插入后保留时间长。

二、常用静脉输液方法

静脉输液按照输入的液体是否与大气相通，可分为开放式静脉输液法和密闭式静脉输液法；按照血管通路器材所到达的位置，可分为周围静脉输液法和中心静脉输液法。

开放式静脉输液法是将药液倒入开放式输液瓶内进行输液的方法。其优点是能灵活更换液体的种类和数量，并可随时添加药物；缺点是药液易被污染且不可加压输液，现临床已较少应用。密闭式静脉输液法是将无菌输液器插入原装密封输液瓶或输液袋中进行输液的方法，因其密闭污染机会显著减少，目前临床广泛应用。

周围静脉输液法包括：一次性静脉输液法和外周静脉留置针输液法。中心静脉输液法包括：颈外静脉穿刺置管输液法、锁骨下静脉穿刺置管输液法、经外周静脉置入中心静脉导管输液法、植入式静脉输液港输液法等。

（一）密闭式周围静脉输液法

【目的】

同静脉输液目的。

笔记

【评估】

1. 患者的年龄、病情、心肺功能、过敏史、用药情况、意识状态及营养状况等。

2. 患者的心理状态及配合程度。

3. 穿刺部位的皮肤、血管状况及肢体活动度。

【计划】

1. 护士准备 服装整洁,修剪指甲,洗手,戴口罩。

2. 环境准备 环境整洁、安静、舒适、安全、光线充足,必要时关闭门窗。

3. 用物准备 一次性无菌注射器、输液器、输液贴、透明敷贴、药物及溶液(按医嘱)、皮肤消毒液、无菌棉签、止血带、弯盘、砂轮、启瓶器、小垫枕、瓶套(吊篮)、输液卡、输液巡视卡、笔及治疗本、手表、手消毒剂;污物桶、锐器盒;输液架。必要时备夹板、绷带、棉垫、输液泵。

采用静脉留置针输液法需另备外周静脉留置针(满足治疗需要的前提下尽量选择小号)、无菌透明敷贴、封管液(无菌生理盐水或稀释肝素溶液)。

4. 患者准备

(1) 了解静脉输液的目的、方法、注意事项及配合要点。

(2) 输液前排尿或排便。

(3) 取舒适卧位。

【实施】

步 骤	要点与注意事项
1. 一次性静脉输液法	
(1)核对检查:根据医嘱,核对药物名称、浓度、剂量、给药时间、给药方法;检查药物是否在有效期内,瓶盖有无松动,瓶身有无裂痕;将输液瓶上下摇动,对光检查药液有无混浊、沉淀及絮状物等;核查输液器、注射器包装有无破损,是否在有效期内	• 根据医嘱严格执行查对制度,严防差错
(2)填写、粘贴输液卡:填写输液卡,并双人核对;将填写好的输液卡倒贴于输液瓶上	• 输液卡勿覆盖原输液瓶标签
(3)配制药物:开启输液瓶中心部分,常规消毒瓶塞。按医嘱加入药物,加药后摇匀,再次检查输液瓶内溶液的澄明度,有无混浊、颗粒等。检查完毕签全名	• 静脉药物的配置应在洁净的环境中完成 • 配置药物时注意配伍禁忌 • 根据病情、治疗原则和药物性质,合理安排输液
(4)连接输液器:再次消毒瓶塞,检查输液器质量,无问题后取出,插入密闭式输液器,并关闭调节器	• 连接时避免污染,保持无菌。连接后关闭调节器
(5)操作前核对:备齐物品携至患者床前,核对床号、姓名,再次核对所用药液、给药时间及给药方法。向患者解释。消毒手,备输液贴	• 严格执行患者身份识别,可通过核对床头(尾)卡、治疗卡、腕带、询问患者(能有效沟通者)等方法 • 解释输液目的、过程及注意事项,消除患者顾虑,取得配合 • 检查输液贴外包装及有效期

续表

步　　骤	要点与注意事项
(6)排气:倒置茂菲滴管,上举,打开调节器开关,使药液平面达茂菲氏滴管 1/2～2/3 满时,迅速转正滴管,使液平面缓缓下降,直至排尽输液导管内空气至头皮针,使液体保持在头皮针内(图 15-1),关闭调节器。将输液管末端放入输液器包装袋内,置于治疗盘中	• 排尽空气,防止发生空气栓塞。如茂菲滴管下端的输液管内有气泡,可轻弹输液管,使气泡上浮至茂菲滴管内 • 避免输液装置被污染
(7)选择静脉:将小垫枕置于穿刺肢体下,铺治疗巾,在穿刺部位上方 6cm 处扎止血带(图 15-2),根据选择静脉的原则选择静脉	• 扎止血带时尾端向上、松紧适宜,以能阻断静脉血流但不阻断动脉血流为宜 • 如静脉充盈不良,可采用嘱患者反复握、松拳几次,按摩或轻拍血管处,敷温毛巾于皮肤表面等方法 • 宜选择上肢静脉作为穿刺部位,避开静脉瓣、关节部位以及有瘢痕、炎症、硬结等处的静脉;成年人和老年人不宜选择下肢静脉进行穿刺;小儿不宜首选头皮静脉;接受乳房根治术和腋下淋巴结清扫术的患者应选健侧肢体进行穿刺
(8)消毒皮肤:常规消毒皮肤,消毒范围直径在 5cm 以上,待干	• 待消毒液自然干燥后再进行穿刺,保证穿刺点及周围区域无菌
(9)操作中核对:待干过程中核对患者床号、姓名、药名、浓度、剂量、给药时间、给药方法	
(10)静脉穿刺:再次排气,确保输液管内无气泡;嘱患者握拳,取下针帽,左手绷紧皮肤,右手持针,以 15°～30°沿静脉走向进针,见回血后将针头与皮肤平行再进入少许,使针头斜面全部进入血管内(图 15-3)	• 再次排气时注意保持针头无菌。穿刺前务必确保茂菲滴管液面以下的输液管内无气泡 • 握拳可使静脉充盈
(11)三松:用大拇指固定针柄,然后松止血带、嘱患者松拳、打开调节器	• 使静脉血流恢复通畅
(12)固定:见输液通畅、患者无不适后固定。先固定针柄,再用敷贴覆盖针眼,然后将针头附近的输液管环绕后固定(图 15-4),避开针头及血管走向,必要时外固定或物理制动	• 敷贴覆盖穿刺部位可防止污染 • 对意识障碍等不合作患者,可行物理制动,制动后应保证肢体血液循环,并且不影响输液方式、速度和导管固定。记录制动原因、种类、部位、患者反应、有无并发症
(13)调节滴速:根据病情、年龄、药物性质调节滴速	• 输液速度一般成人约 40～60 滴/分,儿童 20～40 滴/分。如果采用输液器的点滴系数是 20,输液速度一般成人约 53～80 滴/分。对心、肺、肾疾病的患者、老年患者、婴幼儿以及输注高渗溶液,含钾或升压药液的患者,务必谨慎,速度宜慢;对严重脱水,心肺功能良好者速度可适当加快

笔记

续表

步　骤	要点与注意事项
(14)操作后核对:核对患者床号、姓名、药名、浓度、剂量、给药时间、给药方法	• 三查七对,避免差错事故的发生
(15)操作后处理:协助患者取舒适卧位,对患者进行健康教育,嘱不可随意调节滴速,对输液部位注意保护,将呼叫器置于患者易取处,并告知如有肿胀、疼痛等异常或不适,及时使用呼叫器。整理床单位及用物。用物分类处理,洗手记录	• 输液过程中加强巡视,观察输液是否通畅、穿刺部位情况及有无输液反应,一旦发生异常,及时处理 • 不可从静脉输液处及输液的肢体采取血液标本;不可在输液侧肢体测量血压 • 记录输液开始时间、药物、滴速、患者反应,并签全名
(16)更换液体:输液中加强巡视,需更换液体时,常规消毒瓶塞后,从第一瓶中拔出输液管插入第二瓶中,检查滴管高度合适、输液管内无气泡,输液通畅,在输液记录卡上记录第二瓶输液内容、液量、滴速并签名后方可离去	• 注意及时更换液体,防止空气栓塞;更换时严格无菌操作,防止污染 • 对于 24 小时持续输液者,每日更换输液器,如怀疑被污染或完整性受损时立即更换
(17)拔针及用物处置:核对确认患者输液已完毕,关闭输液器,轻揭输液贴,轻压敷贴穿刺点,快速拔针,按压 1～2 分钟至不出血。协助患者取舒适体位,整理床单位,处置用物,洗手记录	• 拔针时轻压穿刺点,以免引起疼痛和损伤血管,拔针后按压,防止皮下出血。嘱患者切忌按揉穿刺部位 • 记录输液结束时间,输入液总量,用药疗效及患者反应

◇ 一次性静脉输液操作流程:

核对检查→填写、粘贴输液卡→配制药物→连接输液器→操作前核对→排气→选择静脉→消毒皮肤→操作中核对→静脉穿刺→三松→固定→调节滴速→操作后核对→操作后处理→更换液体→拔针及用物处置

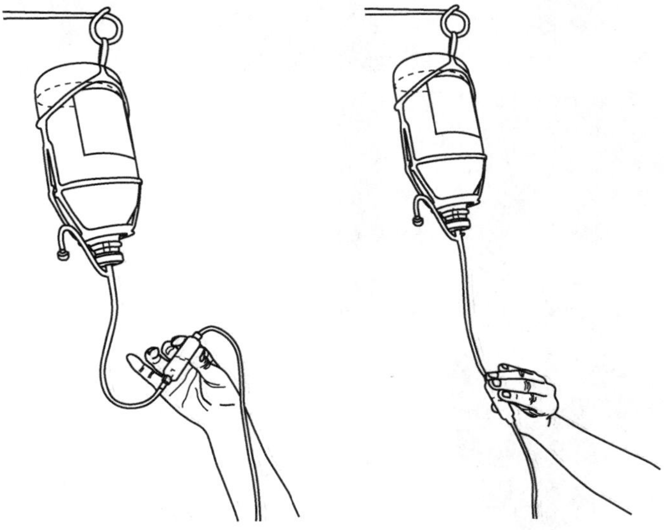

A. 倒置茂菲滴管　　　B. 转正茂菲滴管

图 15-1　静脉输液排气法

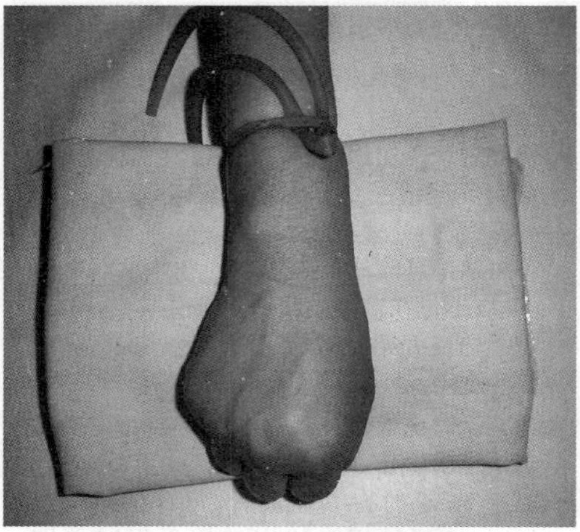

图 15-2 扎止血带

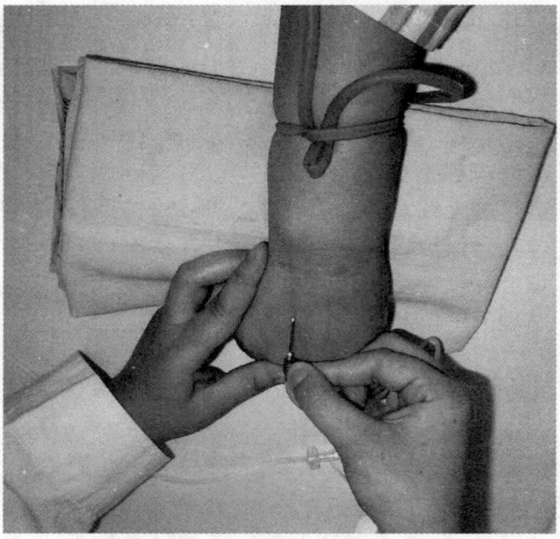

图 15-3 静脉穿刺

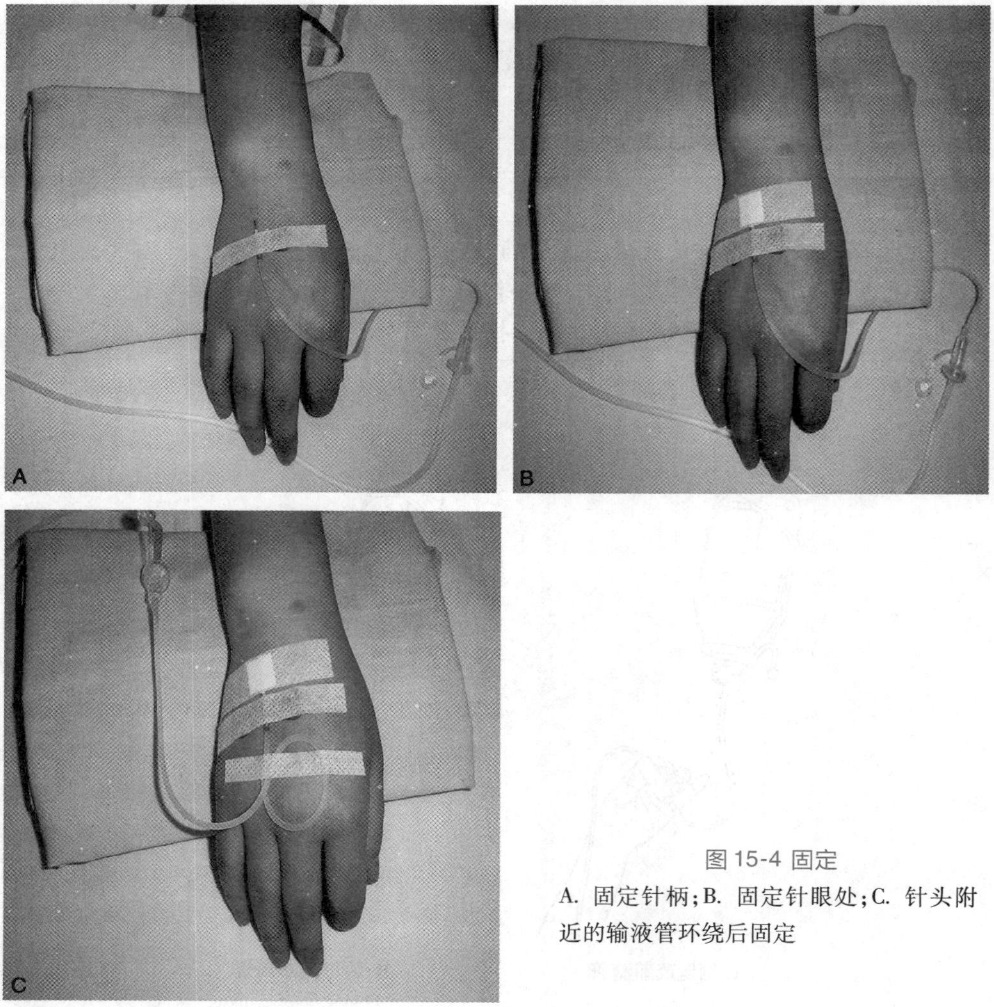

图 15-4 固定

A. 固定针柄；B. 固定针眼处；C. 针头附近的输液管环绕后固定

笔记

步　骤	要点与注意事项
2. 外周静脉留置针输液法	
(1)同一次性静脉输液法步骤(1)~(6)	• 准备输液贴及无菌透明敷贴
(2)连接:检查并打开静脉留置针及肝素帽或可来福接头外包装,手持外包装将肝素帽或可来福接头对接在留置针的侧管上,将输液器连接于肝素帽或可来福接头上,将留置针放回原针盒内	• 检查留置针有效日期及包装质量后打开外包装,检查针头斜面有无倒钩,导管边缘是否粗糙 • 连接时避免污染
(3)选择静脉:将小垫枕置于穿刺肢体下,铺治疗巾,在穿刺点上方10cm处扎止血带,根据选择静脉的原则选择静脉	• 选择静脉的原则同一次性静脉输液钢针输液法中的要点与注意事项。此外,有血栓史和血管手术史的静脉不应进行置管;长期输液者,注意合理使用和保护静脉,一般从远心端静脉开始穿刺,抢救患者例外
(4)消毒皮肤:常规消毒皮肤,消毒范围直径8cm以上,待干	• 待消毒液自然干燥后再进行穿刺,保证穿刺点及周围区域无菌
(5)操作中核对:同一次性静脉输液法步骤(9)	
(6)静脉穿刺:取下针套,旋转松动外套管(转动针芯)(图15-5),再次排气;嘱患者握拳,左手绷紧皮肤,右手持针,以15°~30°沿静脉走向进针,见回血后压低进针角度,顺静脉走行继续进针0.2cm	• 输注对血管有刺激性的药物时,应先用生理盐水进行静脉穿刺输液,确定针头在血管内且无局部渗出,方可输入药物 • 避免刺破血管,并确保外套管在血管内
(7)送套管:左手持外套管Y型接口处,右手后撤针芯0.5cm,持针座将针芯和外套管一起送入静脉内	
(8)撤针芯:左手固定针座,右手快速撤出针芯,放于锐器收集器中	• 动作轻稳,避免针刺伤
(9)三松:松止血带、嘱患者松拳、打开调节器	
(10)固定:用无菌透明敷贴以穿刺点为中心作密闭式固定,延长管与穿刺血管呈U字型固定,用注明置管日期、时间和置管者姓名的敷贴固定Y接口,再用输液贴固定插入肝素帽内的输液针头及输液管(图15-6)	• 使用无菌透明敷贴能避免穿刺点及周围被污染,且便于观察穿刺点及周围情况 • 作为确认置管时间的依据
(11)同一次性静脉输液法步骤(13)~(16)	• 注意保护穿刺侧肢体,留置期间避免经穿刺侧肢体测量血压,避免长时间下垂,避免提重物等动作,以防血液回流阻塞针头
(12)封管:关闭调节器,将抽有封管液的注射器与输液针头相连,向静脉内缓慢推注封管液,边推注边退针确保正压封管,直至针头完全退出。若使用可来福接头,因其能维持正压状态,不需封管	• 常用封管液为无菌生理盐水或稀释肝素溶液。通过封管,保持输液通道通畅,同时将残留的药液冲入血液,避免刺激局部血管

笔记

续表

步　骤	要点与注意事项
(13)再次输液:打开延长管上的开关,常规消毒肝素帽,将输液针头插入肝素帽内并固定	• 每次输液前后检查有无异常情况:透明敷料固定是否妥善,局部静脉有无红、肿、热、痛及硬化,询问有无不适,如有异常情况及时处理
(14)拔管:先撕下小敷贴,再揭去透明敷贴,用无菌棉签轻压穿刺点,快速拔针,按压至不出血	• 嘱患者切忌按揉穿刺部位 • 外周静脉留置针留置时间一般为3~5天
(15)操作后处理:协助患者取舒适体位,整理床单位,确认患者无其他需要后离开病室。处置用物,洗手记录同头皮针静脉输液法	

◇ 外周静脉留置针输液操作流程:

核对检查→填写、粘贴输液卡→配制药物→连接输液器→操作前核对→连接留置针及肝素帽→排气→选择静脉→消毒皮肤→操作中核对→静脉穿刺→送套管→撤针芯→三松→固定→调节滴速→操作后核对→操作后处理→更换液体→封管→再次输液→拔管

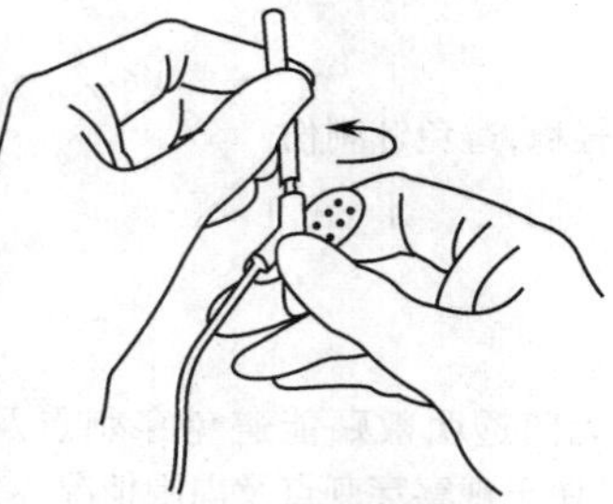

图15-5　松动外套管（转动针芯）

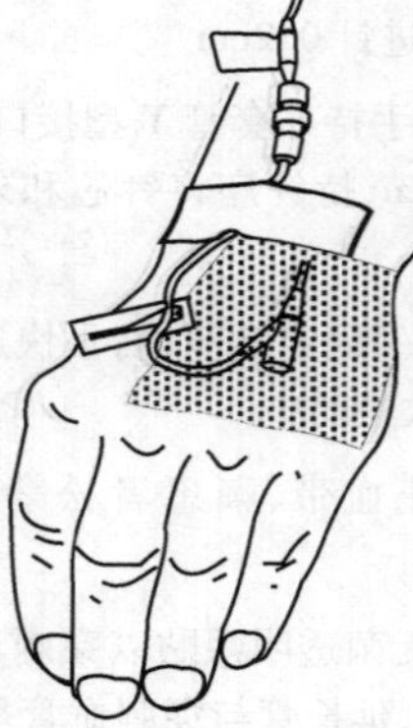

图15-6　静脉留置针固定法

【评价】

1. 操作者无菌观念强,动作轻柔、熟练、准确,输液顺畅。

2. 患者痛感较小,无不良反应。

3. 巡视及时,故障处理正确、有效。

4. 护患沟通有效,患者或家属能理解静脉输液的目的、了解药物的作用,积极配合。

（二）颈外静脉穿刺置管输液法

颈外静脉是颈部最大的浅静脉,在下颌角后方垂直下降,越过胸锁乳突肌后缘,于锁骨上方穿过深筋膜,最后汇入锁骨下静脉,其行径表浅,且位置较固定,易于穿刺。

笔记

颈外静脉穿刺置管(external jugular vein intubation)输液术适用于需长期输液而周围静脉不易穿刺的患者;长期静脉内滴注高浓度、刺激性强的药物,或行静脉内高营养治疗的患者;周围循环衰竭的危重患者,用以测量中心静脉压。

【目的】

1. 同静脉输液目的。

2. 测量中心静脉压。

【评估】

1. 患者的年龄、病情、意识状态及营养状况等。

2. 穿刺部位的皮肤、血管状况及肢体活动度。

【计划】

1. 护士准备 服装整洁,修剪指甲,洗手,戴口罩。

2. 环境准备 环境整洁、安静、舒适、安全、光线充足,必要时关闭门窗。

3. 用物准备

(1) 同一次性静脉输液输液。

(2) 无菌穿刺包:内置穿刺针(长约6.5cm、内径2mm、外径2.6mm)2只、硅胶管(长约25~30cm、内径1.2mm、外径1.6mm)2条、平针头、尖头刀片、5ml、10ml注射器各1支、6号针头、镊子、纱布、洞巾、弯盘。

(3) 另备:利多卡因溶液、0.9%氯化钠溶液、0.4%枸橼酸钠生理盐水或肝素稀释液、无菌手套、肝素帽、无菌透明敷贴。

4. 患者准备

(1) 了解颈外静脉输液的目的、方法、注意事项及配合要点。

(2) 输液前排尿或排便。

【实施】

步骤	要点与注意事项
1. 同一次性静脉输液法步骤(1)~(6)	• 准备输液贴及无菌透明敷贴
2. 安置体位 协助患者取去枕平卧位,头转向对侧,肩下垫一薄枕,使头低肩高,颈部伸直,充分暴露穿刺部位	
3. 准确定位 术者站在患者头端,选择穿刺点并定位,在下颌角与锁骨上缘中点连线的上1/3处,颈外静脉外侧缘(图15-7)	• 准确定位穿刺点,位置不可过高或过低,过高因近下颌角而妨碍操作,过低易损伤锁骨下胸膜及肺尖而导致气胸
4. 消毒皮肤 常规消毒穿刺部位皮肤,范围大于10cm,打开无菌穿刺包,戴无菌手套,铺洞巾	• 铺洞巾布置一个无菌区,便于操作,避免污染
5. 局部麻醉 由助手协助,术者用5ml注射器抽吸利多卡因溶液,在预定穿刺处作局部麻醉	

笔记

续表

步　骤	要点与注意事项
6. 穿刺固定	
(1)用10ml注射器抽吸生理盐水,以平针头连接硅胶管,排尽空气备用 (2)视静脉粗细,选取相应穿刺针,左手拇指绷紧穿刺点上方皮肤,助手用手指按压颈静脉三角处	• 按压颈静脉三角处,阻断血流时静脉充盈,便于穿刺
(3)穿刺前先用刀片尖端刺破穿刺部位皮肤,再手持穿刺针与皮肤呈45°进针,进入皮肤后改为25°沿颈外静脉方向穿刺	• 刺破穿刺部位皮肤做可减少进针时皮肤阻力
(4)见回血后,立即抽出穿刺针内芯,左手拇指用纱布按住针栓孔,右手持备好的硅胶管由针孔插入10cm左右,插管时助手持注射器,一边抽回血一边缓慢注入生理盐水;观察导管是否在血管内,并防止凝血 (5)确定硅胶管确实在血管内后,缓慢退出穿刺针 (6)退出穿刺针后,再次抽回血,注入生理盐水,检查导管是否在血管内,确定无误,撤去洞巾,接上肝素帽及输液器,输入液体	• 插管动作应轻柔,防止盲目插入使硅胶管在血管内打折或硅胶管过硬刺破血管发生意外
(7)用无菌透明敷贴覆盖穿刺点并固定硅胶管、针栓及肝素帽	• 固定牢固,防止硅胶管脱出
7. 同一次性静脉输液法步骤(13)~(16)	• 向患者讲解如何保护穿刺部位及护理要点,如更衣、沐浴时避免导管滑出或折曲等 • 输液过程中应加强巡视,如发现硅胶管内有回血,应及时用生理盐水或肝素稀释液冲注,以免阻塞;如发现滴入不畅,应检查硅胶管是否弯曲或滑出血管外,局部皮肤有无红、肿、热、痛等,发现异常及时处理
8. 暂停输液的处理	
(1)暂停颈外静脉输液时,用无菌生理盐水或肝素稀释液封管,并妥善固定	• 如发现硅胶管内有凝血,应用注射器将凝血块抽出,切忌推入血管造成栓塞
(2)无菌透明敷料应至少每7天更换一次,无菌纱布敷料应至少每2天更换一次。若穿刺部位发生渗血、渗液时应及时更换敷料,敷料发生松动、污染等完整性受损应立即更换。更换时严格无菌操作,用碘伏或0.9%过氧乙酸溶液擦拭消毒硅胶管,常规消毒穿刺点与周围皮肤	• 每日观察穿刺点及周围皮肤的完整性,一旦出现皮肤受损或红、肿、热、痛等炎症表现,及时处理 • 不可用75%乙醇消毒硅胶管,以防硅胶管老化
9. 再次输液　再次输液时,先检查导管是否在静脉内,再常规消毒肝素帽,接上输液装置即可	• 每次输液前要先检查导管是否在静脉内

笔记

续表

步　骤	要点与注意事项
10. 拔管按压 (1)停止输液需拔管时，在硅胶管末端接上注射器，边抽吸边拔管，切忌将血凝块推入血管。拔管后局部加压数分钟，最后用75%乙醇棉签消毒穿刺局部，覆盖无菌纱布 (2)协助患者取舒适卧位，整理床单位，清理用物；洗手、记录	• 拔管后，检查硅胶管的完整性

◇ 颈外静脉穿刺置管输液操作流程：

核对检查→填写、粘贴输液卡→配制药液→连接输液器→核对→排气→安置体位→准确定位→消毒皮肤→局部麻醉→穿刺固定→调节滴速→操作后核对→操作后处理→更换液体→暂停输液的处理→再次输液→拔管按压

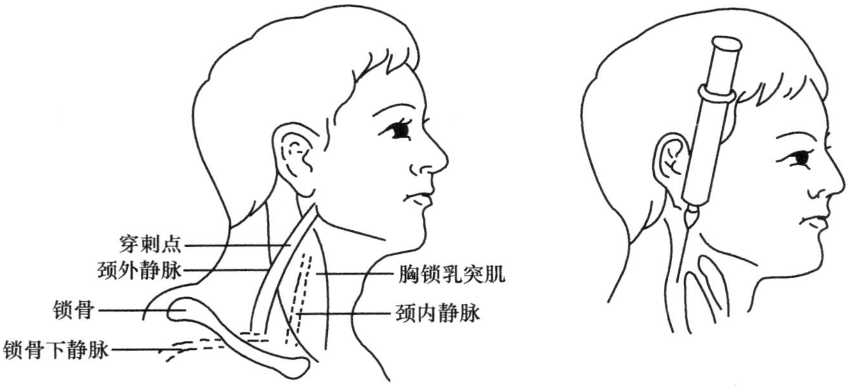

图 15-7　颈外静脉穿刺点定位

【评价】

1. 操作者无菌观念强，动作轻柔、熟练、准确，输液顺畅。

2. 患者痛感较小，无不良反应。

3. 每天常规消毒穿刺点与周围皮肤，保持穿刺点周围皮肤无潮湿。

4. 巡视及时，故障处理正确、有效。

5. 护患沟通有效，患者或家属能理解颈外静脉穿刺置管输液法的目的、了解药物的作用，积极配合。

（三）锁骨下静脉穿刺置管输液法

锁骨下静脉位于胸锁关节的后方与颈内静脉汇合成无名静脉，左右无名静脉汇合成上腔静脉入右心房。此静脉较粗大，成人的管腔直径可达1～2cm，位置虽然不很表浅，但常处于充盈状态，周围又有结缔组织固定，使血管不易塌陷，也较易穿刺，硅胶管插入后，可保留较长时间。另外，锁骨下静脉距离右心房较近，血量多，当输入大量高浓度溶液或刺激性较强的药物时，注入的药物随即被稀释，对血管壁的刺激性较小。

笔记

因此，锁骨下静脉穿刺置管(subclavian vein intubation)输液法适用于长期不能进食或丢失大量液体，需补充大量高热量、高营养液体及电解质的患者；各种原因所致的大出血，需迅速输入大量液体，以纠正血容量不足，提高血压的患者；需较长时间输入刺激性较强的抗癌药物，接受化疗的患者；需紧急放置心内起搏导管或测定中心静脉压的患者。

【目的】

1. 同静脉输液的目的。

2. 测量中心静脉压(CVP)。

3. 紧急放置心内起搏导管。

【评估】

1. 患者的年龄、病情、意识状态及营养状况等。

2. 穿刺部位的皮肤、血管状况及肢体活动度。

【计划】

1. 护士准备　服装整洁，修剪指甲，洗手，戴口罩。

2. 环境准备　环境整洁、安静、舒适、安全、光线充足，必要时关闭门窗。

3. 用物准备

(1) 同一次性静脉输液输液。

(2) 无菌穿刺包：内有穿刺针(20号)2只、硅胶管2条、射管水枪1个、平针头(8~9号)2只、5ml注射器1支、纱布2块、镊子1把、结扎线1卷、弯盘1个、无菌洞巾2块。

(3) 另备：利多卡因溶液、0.4%枸橼酸钠生理盐水、1%甲紫、无菌手套、肝素帽、无菌透明敷贴。

4. 患者准备

(1) 了解锁骨下静脉穿刺置管输液的目的、方法、注意事项及配合要点。

(2) 输液前排尿或排便。

【实施】

步　　骤	要点与注意事项
1. 同一次性静脉输液输液法步骤(1)~(6)	• 操作前先叩诊两侧背部肺下界，并听诊两侧呼吸音，以便在穿刺术后不适时作为对照
2. 安置体位　协助患者取去枕平卧位，将头部移向床边，并转向对侧，肩下垫一薄枕，使头低肩高，充分暴露穿刺部位	
3. 定位、消毒　术者立于床头，选择穿刺点，在胸锁乳突肌的外侧缘与锁骨所形成的夹角的平分线上，距顶点0.5~1cm处(图15-8)，并用1%甲紫标记进针点及胸锁关节；常规消毒皮肤	• 准确定位并标记进针点和方向可避免覆盖洞巾后不易找到原来确定的位置，以提高穿刺成功率并避免因进针方向过度向外偏移而刺破胸膜发生气胸等并发症
4. 开包铺巾　打开无菌穿刺包，戴无菌手套，铺洞巾	

笔记

续表

步　骤	要点与注意事项
5. 备水枪及硅胶管　准备好射管水枪及硅胶管，并抽吸0.4%枸橼酸钠生理盐水，连接穿刺针头（图15-9）	
6. 局部麻醉　由助手协助，术者用5ml注射器抽吸利多卡因溶液，在预定穿刺处作局部麻醉	
7. 穿刺　将针头指向胸锁关节，与皮肤呈30°～40°进针，边进针边抽回血，直至穿刺成功。一般成人进针2.5cm左右达锁骨下静脉	
8. 射管 （1）术者持射管水枪，按试穿方向刺入锁骨下静脉，在穿刺的同时抽取回血，如抽出暗红色血液，表明进入锁骨下静脉 （2）嘱患者屏气，术者一手按住射管水枪上的圆孔和硅胶管末端，另一手快速推动活塞，硅胶管随液体进入锁骨下静脉。一般右侧射入12～15cm，左侧射入16～19cm	• 射管时，一定要用手压住水枪圆孔处及硅胶管末端，以免硅胶管全部射入体内。另外，射管时推注水枪活塞应迅速，使水枪内压力猛增而射出硅管，如果缓慢推注，即使水枪内的液体注完，仍不能射出硅胶管
（3）将射管水枪与穿刺针头分离，术者以左手示指压住穿刺针顶端硅胶管，右手将穿刺针平稳退出；待针头退出皮肤后，左手捏住硅胶管，轻轻从水枪中抽出	• 退针时切忌来回转动针头，以防止针头斜面割断硅胶管
9. 连接输液器　将已备好的输液器导管连接平针头插入硅胶管内，进行静脉输液	• 穿刺针未退出血管时，不可放开按压圆孔处的手指，防止硅胶管吸入
10. 固定　在距穿刺点约1cm处，将硅胶管缝合固定在皮肤上，覆盖无菌透明敷贴	
11. 同颈外静脉穿刺置管输液法步骤7～10	• 如滴入不畅，可用急速负压抽吸，不能用力推注液体，以防将管内血凝块冲入血管形成血栓。输液不畅的可能原因：硅胶管弯曲受压或滑出血管外；头部位置不当；固定硅胶管的缝线结扎过紧 • 其余同颈外静脉穿刺置管输液法7～10的要点与注意事项

◇ 锁骨下静脉穿刺置管输液操作流程：

核对检查→填写、粘贴输液卡→配制药液→连接输液器→核对→排气→安置体位→定位、消毒→开包铺巾→备水枪及硅胶管→局部麻醉→穿刺→射管→连接输液器→固定→调节滴速→操作后核对→操作后处理→更换液体→暂停输液的处理→再次输液→拔管按压

笔记

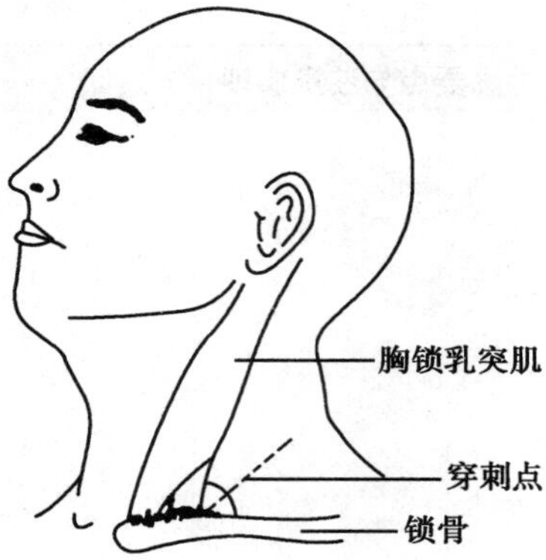

图 15-8 锁骨下静脉穿刺点定位

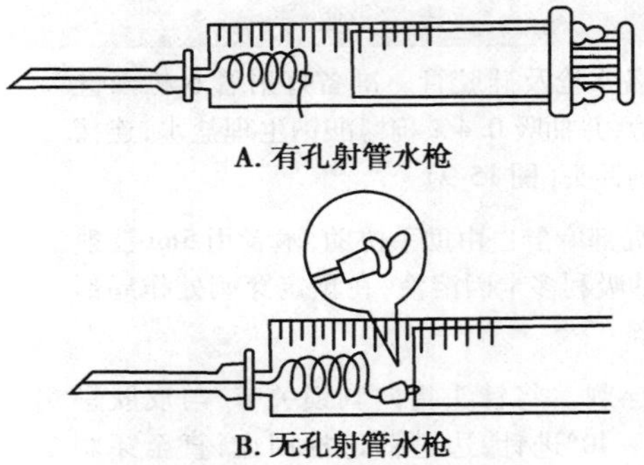

图 15-9 射管水枪

【评价】

1. 操作者无菌观念强，动作轻柔、熟练、准确，射管时推注水枪迅速、准确，输液顺畅。

2. 每天常规消毒穿刺点与周围皮肤，保持穿刺点周围皮肤无潮湿。

3. 巡视及时，故障处理正确、有效。

4. 护患沟通有效，患者或家属能理解锁骨下静脉穿刺置管输液的目的、了解药物的作用，积极配合。

（四）经外周中心静脉置管输液法

经外周中心静脉置管（peripherally inserted central catheter，PICC）输液法，是将输液导管由外周静脉（贵要静脉、肘正中静脉、头静脉）导入至导管末端进入中心静脉的深静脉置管技术。其优点是：①保护患者静脉，避免因反复穿刺而造成血管损伤，减轻患者痛苦；②血管选择的范围较大，不需要手术放置，可在床旁由护士操作，穿刺成功率高，护理相对简单；③保持畅通的静脉通道，适用于不同年龄及各种患者，便于治疗和抢救。

【目的】

1. 适用于不同年龄及各种患者，是重要的急救途径。

2. 为中心静脉压（CVP）监测与完全胃肠外营养（TPN）使用的重要通道。

3. 广泛应用于静脉化疗、长期输入高渗性液体和刺激性药物的患者，可保护血管不受损坏。

【评估】

1. 患者的年龄、病情、意识状态、营养状况、血液循环状况、自理能力、心理状态及治疗情况等。

2. 穿刺部位的皮肤、血管状况及肢体活动度。

【计划】

1. 护士准备　着装整洁，戴好口罩、帽子，洗手，术中戴无菌手套，穿无菌手术衣，熟悉操作程序与要点，了解患者用药史。

2. 环境准备　环境整洁、安静、舒适、安全、光线明亮，符合无菌操作要求。

3. 用物准备

笔记

（1）同一次性静脉输液法。

（2）PICC 穿刺包及穿刺套件、20ml 注射器、0.9% 氯化钠溶液、无菌透明敷帖、皮尺、可来福无针密闭输液接头或肝素帽、无菌手套、无菌脱敏胶布，其余物品视需要准备。

4. 患者准备　向患者及家属充分告知 PICC 输液的目的、优点及可能风险、配合要点等相关事宜，签署知情同意书并做好输液前的准备。

知识链接

不宜进行 PICC 穿刺的情况

患有上腔静脉压迫综合征的患者不宜进行置管；有血栓史、血管手术史的静脉不应进行置管；接受乳房根治术或腋下淋巴结清扫的术侧肢体、锁骨下淋巴结肿大或有肿块侧、安装起搏器侧不宜进行同侧置管；放疗部位不宜进行置管。

【实施】

步　骤	要点与注意事项
1. 同一次性静脉输液输液法步骤(1)~(6)	• PICC 穿刺前除核对置管医嘱外，还应查看相关化验报告，并确认已签署知情同意书
2. 安置体位并选择静脉　协助患者取平卧位，手臂外展呈 90°，选择穿刺静脉，一般首选右侧贵要静脉，其次为肘正中静脉、头静脉	• 宜选择肘部或上臂静脉作为穿刺部位，避开肘窝、感染及有损伤的部位；新生儿还可选择下肢静脉、头部静脉和颈部静脉
3. 测量　用皮尺测量置管侧的预置长度及双侧上臂围(图 15-10)	• 自穿刺点到右胸锁关节，向下至第 3 肋间隙的长度为预置达上腔静脉的长度，此长度减去 2cm 为达锁骨下静脉的长度。上臂围常在肘窝上 9cm 处测量
4. 开包铺巾　打开无菌穿刺包，戴无菌手套，铺治疗巾于手臂下	• 建立最大化无菌屏障
5. 消毒　消毒范围以穿刺点为中心直径≥20cm，两侧至臂缘；先用 75% 乙醇清洁脱脂，待干后，再用碘伏，分别消毒三遍，且每次消毒方向与上次相反。换无菌手套，铺无菌巾	
6. 备管 (1)检查并用无菌生理盐水预冲导管及湿化导丝，撤出导丝至比预计长度短 0.5~1cm 处 (2)按预计导管长度剪去多余部分导管 (3)剥开导管护套 10cm 左右以方便使用 (4)助手扎止血带，使静脉充盈 (5)按需要进行穿刺点局部浸润麻醉	

笔记

续表

步　骤	要点与注意事项
7. 穿刺、送管 (1)去除穿刺针上的保护帽，活动套管，以15°～30°进针，见回血后降低角度，再进针3～6cm，确保导引套管的尖端进入血管 (2)从导引套管内取出穿刺针，左手示指固定导引套管，避免移位，中指压在套管尖端所处的血管上，减少血液流出，松开止血带 (3)用平镊夹住导管尖端，以轻柔匀速的动作将导管逐渐送入静脉 (4)置入导管约10～15cm之后退出针管，指压套管端静脉以固定导管，继续缓慢送导管至预计长度(上腔静脉)，拔出导丝，连接注射器，抽回血，如无回血可退导管2～4cm(置入过长)，见回血通畅以无菌生理盐水冲管，接上可来福无针密闭输液接头或肝素帽	
8. 固定　再次消毒穿刺点及周围皮肤，穿刺点上方放置无菌纱布块，妥善固定导管，无张力覆盖无菌透明敷贴。用已注明日期、时间、操作者签名的胶带固定透明敷贴下缘，再用无菌脱敏胶布固定延长管。最后一次查对	
9. 拍片确认　通过拍摄X线片确定导管尖端位置适宜	• 经X线确认导管在预定位置后方可进行输液
10. 连接输液器、调节滴速　连接输液装置，观察点滴是否通畅后，调节滴速	
11. 整理、记录　协助患者取舒适卧位，整理用物。将相关内容记录	• 记录穿刺者姓名及PICC放置日期、PICC类型、导管型号、导管尖端位置、插入长度及外露长度、臂围、所穿刺静脉名称、操作过程等
12. 封管　输液结束，关闭调节器，将抽有封管液的注射器与输液针头相连，向静脉内缓慢推注封管液，边推注边退针确保正压封管，直至针头完全退出	• 应使用10ml及以上注射器或一次性专用冲洗装置
13. 导管维护　穿刺后每日观察穿刺点及周围皮肤的完整性，第一个24小时更换无菌透明敷料，以后至少每7天更换一次，若穿刺部位发生渗液、渗血时应及时更换敷料；穿刺部位的敷料发生松动、污染等完整性受损时应立即更换。每次导管维护前，先确认导管体外长度，测量双侧上臂围，询问患者有无不适，再抽回血确定导管位置，再将回血注回静脉。消毒以穿刺点为中心直径8～10cm，75%的乙醇和碘伏各消毒三遍	

笔记

续表

步　骤	要点与注意事项
14. 拔管　停止输液时，关闭调节器，揭开胶布和无菌透明敷贴，沿静脉走向轻柔拔出导管，拔出后立即按压穿刺点，局部覆盖无菌敷料，协助患者取舒适卧位，整理床单位，清理用物，洗手、记录	• 拔管时注意预防空气栓塞和静脉炎，指压法压迫穿刺点直至止血，用无菌纱布块覆盖伤口，再用透明敷贴覆盖24小时 • 检查拔出后的导管有无损伤、断裂、缺损

◇ 经外周中心静脉置管输液操作流程：

核对检查→填写、粘贴输液卡→配制药液→连接输液器→核对→排气→安置体位并选择静脉→测量预置长度及臂围→开包铺巾→消毒→备管→穿刺、送管→固定→拍片确认→连接输液器、调节滴速→整理、记录→封管→导管维护→拔管

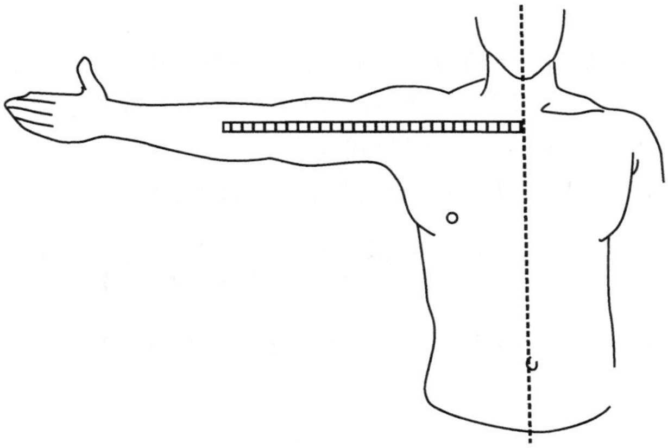

1.

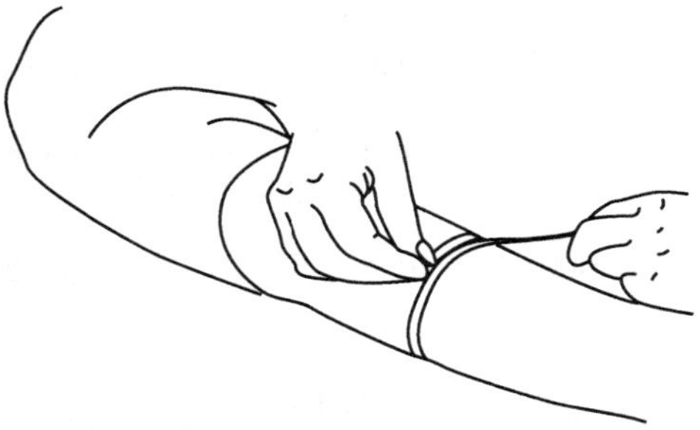

2.

图 15-10　测量 PICC 导管预置长度及上臂围

1. 测量导管预置长度；2. 测量上臂围

知识拓展

植入式静脉输液港

植入式静脉输液港(implantable venous access port,PORT),简称输液港,是一种可植入皮下长期留置在体内的静脉输液装置。主要由供穿刺的注射座和静脉导管系统组成,可用于输注各种药物、补液、营养支持治疗、输血、血样采集等。其优点是减少反复静脉穿刺的痛苦和难度,防止刺激性药物对外周静脉的损伤,留置时间长;增加患者日常生活自由度,不需换药,可以沐浴,提高生活质量;减轻护士的工作量及穿刺难度,保证治疗顺利完成。缺点是价格相对昂贵。

植入方法为:在局部麻醉下用穿刺针自锁骨下缘锁骨中外1/3处进锁骨下静脉,并在导丝的指引下将导管置入血管,导管头端的最佳位置是上腔静脉和右心房的交界处,同时在锁骨下窝的皮下埋置注射座,最后将导管与注射座进行连接。术后密切观察并拍摄X线,以确定静脉导管头端的位置。穿刺输液港的注射座,必须使用无损伤针。

三、输液速度与时间的计算

在输液过程中,每毫升溶液的滴数(滴/毫升)称该输液器的点滴系数。常用静脉输液器的点滴系数有10、15、20三种型号。以生产厂家输液器袋上标明的点滴系数为准。静脉点滴的速度和时间可按下列公式计算。

1. 已知每分钟滴数与液体总量,计算输液所需的时间。

$$输液时间(小时)=\frac{液体总量(毫升)\times点滴系数}{每分钟滴数\times60(分钟)}$$

例如:某患者需输入1000ml液体,每分钟滴数为50滴,所用输液器的点滴系数为15,问需用多长时间输完?

$$输液时间(小时)=\frac{1000\times15}{50\times60}=5(小时)$$

2. 已知输入液体总量与计划需用时间,计算每分钟的滴数。

$$每分钟滴数=\frac{液体总量(毫升)\times点滴系数}{输液时间(分钟)}$$

例如:某患者需输液体1000ml,要求5小时输完,所用输液器的点滴系数为15,问每分钟滴数?

$$每分钟滴数=\frac{1000\times15}{5\times60}=50(滴/分钟)$$

四、常见输液故障及处理方法

(一)液体不滴

1. 针头滑出血管外　患者主诉局部疼痛并能观察到注射局部肿胀,如针头一半滑出血管外,可见回血。处理:将针头拔出,更换针头另选血管重新穿刺。

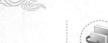

2. 针头斜面紧贴血管壁　患者未诉局部不适,观察注射局部无明显肿胀,有时可

见回血。处理:调整针头位置或适当改变肢体位置,直到输液通畅。

3. 针头阻塞　患者未诉局部不适,用手逆行挤压输液管,松手后未见回血消失,挤压输液管有阻力感,表示针头已阻塞。处理:拔出针头另选静脉穿刺,切忌强行挤压导管或冲洗,以免凝血块进入静脉造成栓塞。

4. 压力过低　患者未诉不适,局部无明显肿胀,将调节器完全开放也未见滴速增快,可见回血。处理:可适当抬高输液瓶或放低患者穿刺部位的肢体位置以增加液体静压。

5. 静脉痉挛　患者主诉局部不适,局部无明显肿胀,有回血,但滴入不畅。可能由于穿刺肢体在冷环境中暴露时间过长或输入液体温度过低所致。处理:局部热敷可缓解痉挛,输液时注意肢体保暖,尤其在冬天。

(二)茂菲滴管液面过高

1. 滴管侧壁有调节孔　夹住滴管上端的输液管,打开调节孔,待滴管内液体降至露出液面,见到点滴时,关闭调节孔,松开上端的输液管即可。

2. 滴管侧壁无调节孔　将输液瓶从输液架上取下,倾斜输液瓶,使瓶内的针头露出液面,但须保持输液管点滴通畅,待滴管内液面缓缓下降,直至滴管露出液面,再将输液瓶挂于输液架上继续输液。

(三)茂菲滴管液面过低

滴管内液面过低可能使滴管下端的输液管中存在空气,导致空气栓塞。可夹住滴管下端的输液管,用手挤压滴管,迫使液体下流至滴管内,当液面升至 1/2 ~ 2/3 高度时,停止挤压,松开滴管下端输液管,检查下端输液皮管中无空气,方可继续输液。

(四)茂菲滴管液面自行下降

输液过程中,若滴管内液面自行下降,应检查滴管上端输液管和滴管的衔接是否松动、有无漏气或裂隙,必要时更换输液器。

(五)茂菲滴管下端输液管内有空气

滴管下端的输液管中如有空气存在,可随液体一起进入患者的血管,如空气量大可造成患者出现空气栓塞的严重不良后果。如是少量空气,可将滴管下端输液管拉直,一手在气泡下端轻弹输液管,使空气向上浮动进入茂菲滴管内,直至排尽输液管内空气(图 15-11);若空气量比较大,可从空气下端用笔或手指缠绕皮管,迫使输液管内空气挤压入滴管内,然后按滴管内液面过低处理(图 15-12);如空气接近输液管下端则松开输液管和针头连接处,直接将空气排出。

五、输液微粒与预防

输液微粒(infusion particles)是指输入液体中的非代谢性颗粒杂质,其直径一般为 1 ~ 15μm,大的可达 50 ~ 300μm,50μm 以上的微粒肉眼可见。输入溶液中微粒的多少决定着液体的透明度,由此可判断液体的质量。输液微粒污染是指在输液过程中,输液微粒随液体进入体内,对机体造成严重危害的过程。据 2005 年版《中国药典》规定,每毫升输液剂中直径大于 10μm 的不溶微粒不能超过 25 个,直径大于 25μm 的不溶微粒不能超过 3 个。输液剂中的微粒有橡胶塞屑、炭粒、碳酸钙、氧化锌、黏土、纸屑、纤维素、玻璃屑、细菌、药物微晶等。

笔记

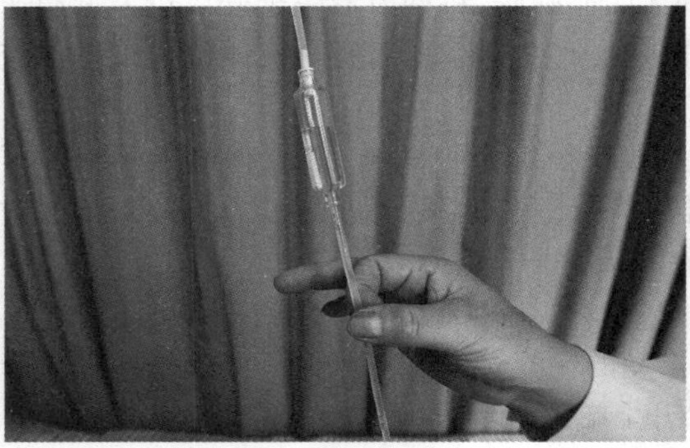

图 15-11　小气泡排气法

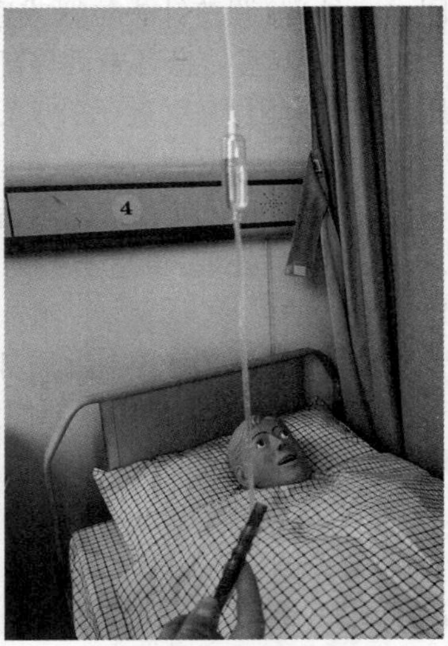

图 15-12　较多空气排气法

（一）输液微粒的来源

1. 药液生产制作工艺环节不完善或管理不严格，使异物与微粒混入，如空气、水、原材料的污染等。

2. 盛装药液容器不洁净或液体存放时间过久，容器内壁和橡胶塞被药液浸泡时间过长，腐蚀剥脱而形成输液微粒。

3. 输液器与注射器不洁净。

4. 输液前准备工作中的污染。如切割安瓿、开瓶塞未除尘除屑，反复穿刺溶液瓶橡胶塞致橡胶塞碎裂及输液环境不洁净等。

（二）输液微粒污染对人体的危害

输液微粒对人体的危害主要取决于微粒的大小、形状、化学性质、阻塞血管的部位、血流阻断的程度及人体对微粒的反应。肺、脑、肝、肾等是最易受损的脏器。

1. 直接堵塞血管，造成局部供血不足、组织缺血、缺氧，甚至坏死。

2. 微粒随液体进入血管后，红细胞聚集在微粒上形成血栓，引起血管栓塞和静脉炎。

3. 微粒本身是抗原，可引起过敏反应和血小板减少症。

4. 微粒进入肺毛细血管，可引起巨噬细胞增殖，包围微粒形成肺内肉芽肿。

5. 微粒刺激组织而产生炎症或形成肿块。

（三）输液微粒污染的防护措施

1. 制剂生产方面　严格控制制剂生产过程中的各个环节，保证出厂制剂合格。如严格遵守制剂生产的操作规程；改善生产车间卫生条件，安装空气净化装置，防止空气中悬浮尘粒与细菌污染；工作人员穿工作服、工作鞋，戴口罩、帽子，必要时戴手套；选用优质原材料；采用先进生产工艺；提高检验技术，确保药液质量。

2. 输液操作方面

（1）选用含过滤器的密闭式一次性医用输液（血）器，可有效防止输液微粒污染，是解决输液微粒危害的理想措施。

笔记

（2）输液前认真检查药液质量，注意药液的瓶签、有效期、透明度、溶液瓶有无裂痕、瓶盖有无松动等。

（3）净化治疗室空气。在治疗室安装空气净化装置，定期消毒，有条件者可在超净工作台进行配药或添加药物。

（4）严格执行无菌技术操作，遵守操作规程，输入的药液应现配现用，避免久置污染。

（5）对监护病房、手术室、产房、婴儿室等应进行空气消毒，或安装空气净化装置，有条件的医院在一般病室内也应安装空气净化装置，以减少病原微生物和尘埃的数量，创造洁净的输液环境。

六、常见输液反应与防治

（一）发热反应（fever reaction）

1. 原因　因输入致热物质（致热原、死菌、游离的菌体蛋白、药物成分不纯等）所致。多由于输液瓶清洁灭菌不彻底，输入的溶液或药物制剂不纯、消毒灭菌保存不良、有效期已过，输液器消毒不严或被污染，输液过程中未能严格遵守无菌技术操作原则等所致。

2. 临床表现　多发生于输液后数分钟至1小时。患者表现为发冷、寒战和高热。轻者体温在38℃左右，停止输液后数小时内体温可自行恢复正常；重者初起寒战，继之高热，体温可达41℃，并伴有头痛、恶心、呕吐、脉速等全身症状。

3. 预防和护理

（1）输液前认真检查药液的标签、有效期、外包装及药液质量；严格检查输液器的生产日期、有效期及外包装有无破损与漏气；严格执行无菌技术操作原则。

（2）发热反应轻者，可减慢点滴速度或停止输液，及时通知医生，并注意保暖；重者应立即停止输液，并保留剩余药液和输液器，以便进行检测，查找反应的原因。

（3）对高热患者给予物理降温，密切观察生命体征的变化，必要时遵医嘱给予抗过敏药物或激素治疗。

（二）循环负荷过重反应（circulatory overload reaction）

1. 原因　因输液速度过快，或患者原有心肺功能不良，尤其是急性左心功能不全者，在短时间内输入过多液体，使循环血容量急剧增加，致使心脏负荷过重而引起。

2. 临床表现　在输液过程中，患者突然出现呼吸困难、胸闷、咳嗽、咯粉红色泡沫样痰，严重时痰液可从口鼻涌出，听诊肺部布满湿啰音，心率快且节律不齐。

3. 预防和护理

（1）输液过程中，密切观察患者情况，严格控制输液速度和输液量，对老年人、婴幼儿及心肺功能不良者更需注意。

（2）一旦出现上述症状，应立即停止输液并通知医生，进行紧急处理。如病情允许，可协助患者取端坐位，双腿下垂，以减少下肢静脉回流，减轻心脏负荷。

（3）给予高流量氧气吸入，一般氧流量为6～8L/min，以提高肺泡内氧分压，增加氧的弥散，改善低氧血症；同时在湿化瓶内盛20%～30%乙醇溶液，以降低肺泡内泡沫的表面张力，使泡沫破裂、消散，从而改善肺部气体交换，减轻缺氧状态。

（4）遵医嘱给予镇静剂，平喘、强心、利尿和扩血管药物，以扩张周围血管，加速

笔记

液体排出，减少回心血量，减轻心脏负荷。

（5）必要时进行四肢轮扎。用止血带或血压计袖带适当加压四肢以阻断静脉血流，但动脉血仍可通过。每5～10分钟轮流放松一个肢体上的止血带，减少回心血量。待症状缓解后，逐渐解除止血带。

（6）也可采用静脉放血以缓解循环超负荷状况，每次放血量为200～300ml，但应慎用。

（7）安慰患者，以解除其紧张情绪。

（三）静脉炎（phlebitis）

1. 原因　因长期输入高浓度、刺激性较强的药液，静脉内放置刺激性大的留置管，或置管时间过长，引起局部静脉壁发生化学炎性反应；也可因输液过程中无菌操作不严，导致局部静脉感染。

2. 临床表现　沿静脉走向出现条索状红线，局部组织发红、肿胀、灼热、疼痛，有时伴有畏寒、发热等全身症状。

3. 预防和护理

（1）严格执行无菌操作，对血管壁有刺激性的药物应充分稀释后再应用，并减慢点滴速度，防止药液溢出血管外；同时注意保护静脉，有计划地更换输液部位；静脉内置管时，应选择无刺激性或刺激性小的导管，留置时间不宜过久。

（2）立即停止在此部位输液，抬高患肢并制动，局部用95%乙醇溶液或50%硫酸镁溶液行湿热敷，每天2次，每次20分钟。

（3）行超短波理疗，每天1次，每次15～20分钟。

（4）可用中药如意金黄散加醋调成糊状，局部外敷，每天2次，达到收敛、消炎及止痛的作用。

（5）如合并感染，根据医嘱予以抗生素治疗。

（四）空气栓塞（air embolism）

1. 原因　因输液前输液管内空气未排尽，输液导管连接不紧密，或有裂缝；连续输液过程中，更换溶液瓶后未排尽空气；加压输液、输血时无人守护，液体输完未及时拔针；拔出较粗的、近胸腔的深静脉导管后，未严密封闭穿刺点等均可导致空气进入静脉，发生空气栓塞。

进入静脉的空气形成气栓，随血流首先进入右心房，然后进入右心室。如空气量少，则随着心脏的收缩被右心室压入肺动脉并分散到肺小动脉内，最后经毛细血管吸收，因而对身体损害较小；如空气量大，则空气在右心室内阻塞肺动脉入口（图15-13），使血液不能进入肺内，气体交换发生障碍，引起机体严重缺氧，甚至导致患者死亡。

2. 临床表现　患者感到胸部异常不适或胸骨后疼痛，随即出现呼吸困难和严重发绀，有濒死感。心前区听诊可闻及响亮、持续的“水泡声”，心电图表现为心肌缺血和急性肺源性心脏病的改变。

3. 预防和护理

（1）输液前应仔细检查输液器的质量，并排尽输液管内的空气。

（2）输液过程中应加强巡视，及时更换输液瓶或添加药物；输液完毕及时拔针；加压输液、输血时，应有专人守护。

笔记

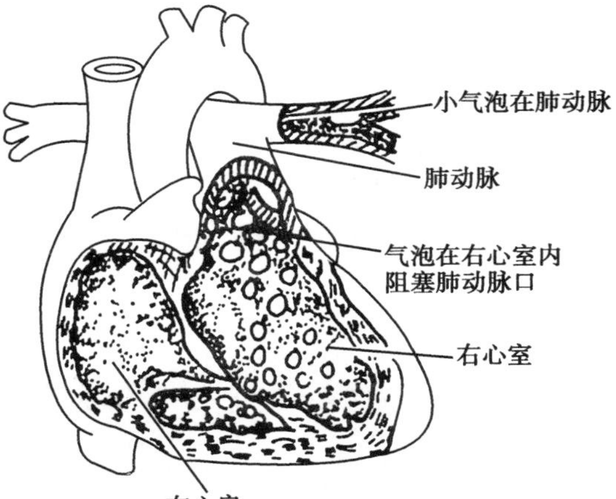

图 15-13　空气在右心室内阻塞肺动脉入口

（3）拔出较粗的、近胸腔的深静脉导管后，必须立即严密封闭穿刺点。

（4）发现上述表现，应立即停止输液，通知医生并配合抢救，置患者于左侧头低足高位。此体位在吸气时可增加胸内压力，减少空气进入静脉，同时使肺动脉的位置处于右心室的下部，利于气泡向上漂移至右心室尖部，避开了肺动脉入口（图 15-14），随着心脏的舒缩，较大的气泡破碎成泡沫，分次小量进入肺动脉内，逐渐被吸收。

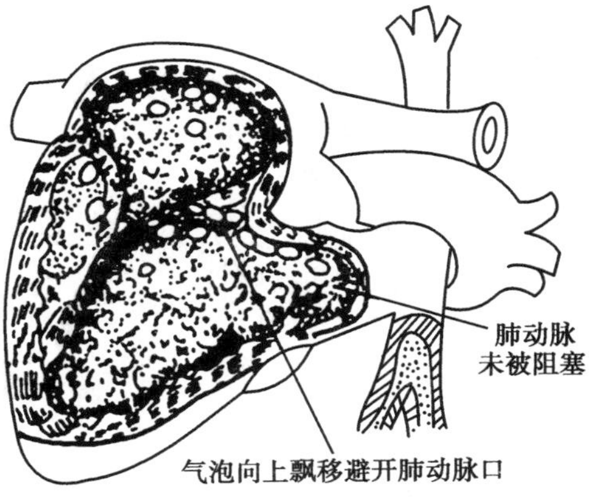

图 15-14　置患者于左侧头低足高位，使气泡避开肺动脉入口

（5）给予高流量氧气吸入，提高患者的血氧浓度，纠正缺氧状态。

（6）严密观察患者病情变化，发现异常及时处理。

（7）有条件者，可通过中心静脉导管抽出空气。

七、输液泵的应用

输液泵（infusion pump）是机械或电子的输液控制装置，通过作用于输液导管达到控制输液速度或输液量的目的。它能将药液均匀、精确、持续地输入患者体内，临床上常用于需严格控制输入液量的患者，如危重患者、心血管疾病患者的抢救与治疗；应用升压药物、抗心律失常药物、婴幼儿静脉输液和静脉麻醉等。

笔记

（一）输液泵的分类与特点

按输液泵的控制原理可将其分为活塞型注射泵和蠕动滚压型输液泵，后者又可分为容积控制型（ml/小时）和滴数控制型（滴/分钟）两种。

1. 活塞型注射泵　又称微量注射泵（图 15-15），其特点是输注药液流速平稳、均衡、精确；调节幅度为 0.1ml/h，且体积小方便携带、充电系统好、便于急救中使用。主要用于危重患者、心血管疾病患者及患儿的抢救与治疗；也应用于需注入避光的、半衰期极短的药物。

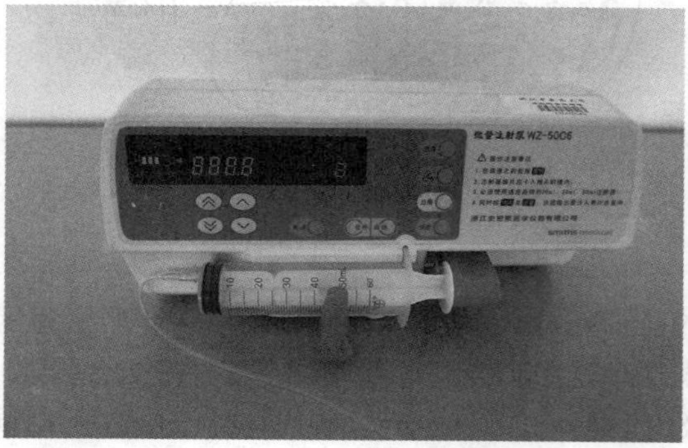

图 15-15　微量注射泵

2. 蠕动滚压型输液泵

（1）容积控制型输液泵（图 15-16）：它只测实际输入的液体量，不受溶液的浓度、黏稠度及导管内径的影响，输注剂量准确。速率调节幅度为 1ml/h，速度控制范围在 1～90ml/h。实际工作中只需选择所需输液总量及每小时的速率，输液泵便自动按设定的方式工作，并能自动进行各参数的监控。

（2）滴数控制型输液泵：是利用控制输液的滴数调整注入的输液量，可以准确计算滴数，但液滴的大小受输注溶液的黏稠度、导管内径的影响，故输入量不够精确。

（二）输液泵的应用方法

输液泵的种类很多，其主要组成和功能大致相同，现对输液泵的应用方法作简单介绍：

1. 将输液泵通过托架固定在输液架上或放置于床旁桌上。

2. 接通电源，打开电源开关。

3. 按密闭式输液法准备液体，排净输液管内的空气。

4. 打开输液泵门，将与之相配套的输液管安装在输液泵的管道槽中，关闭泵门。

5. 遵医嘱设定输液量、速度及所需其他参数。

6. 按输液法穿刺静脉，穿刺成功后，将输液针与输液泵连接。

7. 确认输液泵设置无误后，按压“开始/停止”

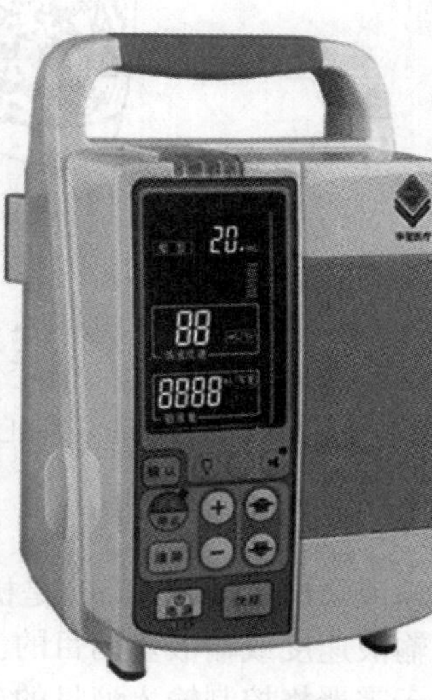

图 15-16　容积控制型输液泵

键，启动输液。

8. 当输液量接近预先设定值时，输液量显示键闪烁，提示输液即将结束。

9. 输液结束时，再次按压“开始/停止”键，停止输液。

10. 按压“开关”键，关闭输液泵，打开泵门，取出输液管。

11. 输液泵清洁消毒，存放于固定地点备用。

（三）应用输液泵的注意事项

1. 护士应了解输液泵的工作原理，熟练掌握其应用方法。

2. 应用输液泵过程中，护士应加强巡视，如输液泵出现报警，应及时查找可能的原因，如有空气、输液管堵塞或输液结束、电量不足、注射器或输液器安装不当等，并能做出相应的处理。

3. 对患者或家属进行正确指导

（1）输液泵出现报警，应及时按信号灯通知护士，以便及时处理出现的问题。

（2）不要随意搬动输液泵，防止输液泵电源线因牵拉而脱落。

（3）输液肢体不要剧烈活动，防止输液管道因牵拉而脱出。

（4）告知患者如需入厕，可按信号灯请护士帮忙，暂时拔掉电源线。

4. 应定期检测输液泵的性能、流量、容量和堵塞压力测试。

知识拓展

被动静脉治疗和主动静脉治疗

被动静脉治疗是采用传统的输液程序，先从手、足、头皮、颈外静脉穿刺，当所有浅静脉都无法继续穿刺时，才选择锁骨下静脉、颈内静脉、股静脉穿刺或选择 PICC、PORT 完成静脉治疗。可见被动静脉治疗未进行早期的、全面的护理评估，此种模式具有习惯性和一定的随意性。

主动静脉治疗是遵循静脉治疗的护理评估流程，在患者入院或接诊 24～48 小时主动完成相应的护理评估，包括患者评估，药物评估，血管通路器材评估，风险评估等，从而选择合理的、适合患者的静脉通路和血管通路器材，同时对患者进行健康教育。主动静脉治疗能有效避免因输液通路而中断治疗的情况，保障药物的疗效和患者的安全，提高患者的满意度，提高护士的工作效率和降低职业风险。

主动静脉治疗要求护士主动学习对患者的评估要点和方法、药物的理化特性、血管通路器材的选择及应用维护等内容，坚持以患者为中心的理念，区别静脉输液和主动静脉治疗，促进主动静脉治疗的有效实施。

第三节　静脉输血

静脉输血（blood transfusion）是将全血或成分血通过静脉输入体内的技术，是急救和疾病治疗的重要手段之一。

近年来，输血理论与技术进展迅速，无论是在血液的保存和管理、血液成分的分离，还是献血员的检测以及输血器材的改进等方面，都有了明显的进步，为临床安全、合理、有效地用血提供了保障。

一、静脉输血的基本知识

（一）静脉输血的目的

1. 补充血容量　增加有效循环血量，改善全身血液灌流与心肌功能，提高血压，促进血液循环。常用于失血、失液导致的血容量减少或休克患者。

2. 补充血红蛋白　提高血液携氧能力，纠正贫血。常用于严重贫血患者。

3. 补充抗体、补体　增加机体免疫力，提高机体抗感染的能力。常用于严重感染的患者。

4. 补充白蛋白　纠正低蛋白血症，维持血浆胶体渗透压，减少组织渗出和水肿。常用于低蛋白血症患者。

5. 补充各种凝血因子和血小板　改善凝血功能，有助于止血，预防及控制出血。常用于凝血功能障碍的患者。

6. 促进骨髓系统和网状内皮系统功能　常用于再生障碍性贫血、白血病等。

7. 排除有害物质　改善组织器官缺氧状况，用于一氧化碳、苯酚等化学物质中毒。此外，溶血性输血反应及重症新生儿溶血病时，可采用换血法；也可采用换血浆法以达到排除血浆中自身抗体的目的。

（二）静脉输血的原则

1. 无论输全血或输成分血，均应选用同型血。

2. 在紧急情况下，如无同型血，则可用O型血输给患者，AB型者可接受其他血型的血液，但要求直接交叉配血试验不凝集，而间接交叉配血试验可以凝集。因为输入的量少，输入的血清中的抗体可被受血者体内大量的血浆稀释，而不足以引起受血者的红细胞凝集，故不出现反应。因此，在这种特殊情况下，必须一次少量输入，最多不超过400ml，且要缓慢输入，但在24小时须输入体内。

3. 患者如果需再次输血，则必须重新做交叉配血试验，以排除机体已产生抗体的情况。

（三）血液制品的种类

1. 全血　是指采集的血液未经任何加工而全部保存备用的血液。全血根据保持时间可分为新鲜血和库存血两类。

（1）新鲜血：指在4℃冰箱内冷藏，保存时间不超过1周的血液，它基本保留了血液中原有的所有成分，可补充各种血细胞、凝血因子和血小板，主要适用于血液病患者。

（2）库存血：指保存在4℃冰箱内，有效期2～3周的血液。库存血虽含有血液的所有成分，但其有效成分随着保存时间的延长而发生变化。其中白细胞、血小板、凝血酶等成分破坏较多，钾离子含量增多，酸性增加，因此，大量输注库存血，可导致高钾血症和酸中毒。主要适用于各种原因引起的大出血。

2. 成分血　常用的成分血有：

（1）血浆：是指全血经分离后所得的液体部分。其主要成分是血浆蛋白，不含血细胞，无凝集原，且保存期较长。输血时无需做血型鉴定和交叉配血试验。

1）新鲜血浆：含正常量的所有凝血因子，适用于凝血因子缺乏的患者。

2）保存血浆：适用于血容量和血浆蛋白较低的患者。

笔记

3）普通冰冻血浆：保存在-30℃低温下，有效期为1年。使用时放于37℃温水中融化，并在6小时内输入。

4）干燥血浆：是冰冻血浆在真空装置下加以干燥制成的，有效期为5年，使用时可加适量的0.9%氯化钠溶液或0.1%枸橼酸钠溶液溶解。

（2）红细胞

1）浓缩红细胞：是新鲜全血去除血浆后余下的部分，仍含有少量血浆，可直接输入。适用于携氧功能缺陷和血容量正常而需补充红细胞的贫血患者。

2）洗涤红细胞：是红细胞经0.9%氯化钠溶液洗涤3次后，再加入适量0.9%氯化钠溶液而成。适用于免疫性溶血性贫血患者、对血浆蛋白有过敏反应的贫血患者、脏器移植术后及需反复输血的患者。

3）红细胞悬液：是全血经离心提取血浆后的红细胞加入等量红细胞保养液制成。适用于战地急救及中小手术患者。

（3）白细胞浓缩悬液：是新鲜全血离心后取其白膜层的白细胞，于4℃环境下保存，48小时内有效。适用于粒细胞缺乏伴严重感染的患者。

（4）血小板浓缩悬液：是新鲜全血离心所得，22℃保存，24小时内有效。适用于血小板减少或血小板功能障碍所致的出血患者。

（5）各种凝血制剂：如凝血酶原复合物、抗血友病因子、浓缩Ⅷ、Ⅺ因子等，适用于各种原因引起的凝血因子缺乏的出血性疾病。

（6）其他血液制品

1）白蛋白液：从血浆中提纯所得，临床上常用的是5%白蛋白液，可提高血浆胶体渗透压，增加血浆蛋白。适用于营养性水肿、肝硬化或其他原因所致的低蛋白血症患者。

2）纤维蛋白原：适用于纤维蛋白缺乏症和弥散性血管内凝血（DIC）患者。

3）抗血友病球蛋白浓缩剂：适用于血友病患者。

（四）静脉输血的适应证与禁忌证

1. 适应证

（1）各种原因引起的大出血：成人一次出血量<500ml时，不需输血；出血量>1000ml时，应及时输血，补充血容量，预防和治疗休克。

（2）贫血或低蛋白血症：血液系统疾病引起的严重贫血、某些慢性消耗性疾病或严重烧伤导致的低蛋白血症等。

（3）严重感染：如细胞或体液免疫缺乏、感染性休克等患者。

（4）凝血功能障碍：各种出血性疾病导致的凝血功能异常，如血友病等。

（5）一氧化碳中毒、苯酚等化学物质中毒。

2. 禁忌证　急性肺水肿、充血性心力衰竭、肺栓塞、恶性高血压、真性红细胞增多症、肾功能极度衰竭及对输血有变态反应者。

（五）血型和交叉配血试验

1. 血型（blood types）　是指红细胞膜上特异性抗原的类型。由于此类抗原能促成红细胞凝集，又称为凝集原（agglutinogen）。根据红细胞所含的凝集原不同，将人的血型分为若干类型。临床上主要应用的是ABO血型系统和Rh血型系统。

（1）ABO血型系统：人的红细胞膜上含有A、B两种类型的凝集原，根据红细胞

笔记

膜上所含凝集原的不同，将血液分为A、B、AB、O四型。A型血的红细胞含有A凝集原；B型血的红细胞含有B凝集原；AB型血的红细胞含有A与B两种凝集原；O型血的红细胞不含A与B凝集原。红细胞中的抗原，在血清中产生相应的抗体，这种抗体通常称为凝集素(agglutinin)。A型血的血清中含有抗B凝集素；B型血的血清中含有抗A凝集素；O型血的血清中含有抗A和抗B两种凝集素；AB型血的血清中不含抗A和抗B两种凝集素(表15-3)。

表15-3　ABO血型系统

血型	红细胞内抗原（凝集原）	血清中抗体（凝集素）
A	A	抗B
B	B	抗A
AB	A和B	无
O	无	抗A和抗B

(2) Rh血型系统

人类红细胞除含有A、B抗原外，还有C、c、D、d、E、e六种抗原，称为Rh抗原(Rh因子)。其中D抗原的抗原性最强，故临床意义最为重要。凡红细胞含有D抗原者称为Rh阳性，汉族人中99%为Rh阳性，1%为Rh阴性。Rh阴性的人输入Rh阳性者的血液，或Rh阳性胎儿的红细胞从胎盘进入Rh阴性的母体，就会使Rh阴性者产生抗Rh抗体，当再次输入Rh阳性血液时，就会出现不同程度的溶血反应。

2. 交叉配血试验　为了确保输血安全，输血前除了做血型鉴定外，还必须将供血者与受血者的血液做交叉配血试验(cross-matching test)。其目的是检查两者之间有无不相容抗体。

(1) 直接交叉配血试验：用供血者红细胞和受血者血清进行配合试验。检查受血者血清中有无破坏供血者红细胞的抗体。

(2) 间接交叉配血试验：用供血者血清和受血者红细胞进行配合试验。检查供血者血清中有无破坏受血者红细胞的抗体。

如果直接交叉与间接交叉配血试验结果均没有凝集反应，即为配血相容，才可进行输血(表15-4)。

表15-4　交叉相容配血试验

	直接交叉配血试验	间接交叉配血试验
供血者	红细胞	血清
受血者	血清	红细胞

二、常用静脉输血方法

(一) 输血前的准备

1. 备血　根据医嘱抽取患者血标本2ml，与填写完整的输血申请单及配血单一起

笔记

送交血库，作血型鉴定和交叉配血相容试验。采血时禁止同时采集两个患者的血标本，以免发生混淆。

2. 取血　根据输血医嘱，护士凭提血单到血库取血，并与血库工作人员共同认真作好“三查八对”，确认无误后护士在交叉配血单上签全名，方可提取使用。

(1) 三查：即查血液的有效期、血液的质量、输血装置是否完好。血液的质量检查应注意：正常库存血分为两层，上层为血浆呈淡黄色，半透明；下层为血细胞呈均匀暗红色，两者界线清楚，且无凝血块。如血浆变红或混浊，血细胞呈暗紫色，两者界线不清，或有明显凝血块等说明血液可能变质，不能输入。

(2) 八对：即核对患者床号、姓名、住院号、血袋（瓶）号、血型、交叉配血试验结果、血液的种类和剂量。

3. 取出后　血液从血库取出后勿剧烈震荡，以免红细胞大量破坏而造成溶血。切勿将血液加温，以免血浆蛋白凝固变性而导致输血反应，如为库存血，可在室温下放置 15 ~20 分钟后再输入。取出后的血液一般应在 4 小时内输完。

4. 核对　输血前，应与另一名护士再次进行核对，确定无误后方可进行输血。

5. 知情同意　输血前，应先取得患者的理解并征求患者的同意，签署知情同意书。

（二）静脉输血法

【目的】

见静脉输血的目的。

【评估】

1. 患者的病情、年龄、心肺功能、治疗情况、心理状态与对输血相关知识的了解程度、活动能力及配合能力。

2. 患者的血型、输血史与过敏史。

3. 穿刺部位皮肤及血管情况。一般采用四肢浅静脉，急症输血时多采用肘静脉，周围循环衰竭时，可采用颈外静脉或锁骨下静脉。

【计划】

1. 护士准备　服装整洁，修剪指甲，洗手，戴口罩。

2. 环境准备　环境清洁、安静、舒适、安全、光线充足。

3. 用物准备

(1) 间接静脉输血法：同密闭式周围静脉输液法，但将一次性输液器换为一次性输血器，另备生理盐水、血液制品。

(2) 直接静脉输血法：同静脉注射法，另备 50ml 一次性无菌注射器及针头数只（根据输血量多少而定）、3.8% 枸橼酸钠溶液、血压计袖带。

4. 患者准备

(1) 向患者解释输血的目的、方法、注意事项及配合要点，以让患者及其家属对执行该操作的知情同意。

(2) 做好输血前准备，如采集血标本，做血型鉴定和交叉配血试验、签署输血知情同意书。

(3) 排空大小便，取舒适体位。

笔记

【实施】

步　骤	要点与注意事项
1. 间接输血法	• 将抽出的血液按静脉输液法输给患者的方法
(1)再次核对、检查:携用物至床旁,与另一名护士一起再次核对、检查	• 输血前需两名护士核对,避免差错事故发生,按取血时“三查八对”的内容逐项进行,确保无误
(2)建立静脉通路:按密闭式周围静脉输液法进行操作,穿刺成功后,先输入少量生理盐水,待滴注通畅后,再开始输血	
(3)摇匀血液:以手腕旋转动作将血袋内血液轻轻摇匀	• 避免剧烈震荡,以防止血细胞破坏
(4)连接血袋:常规消毒或碘伏 2 次消毒贮血袋上长塑料管上套的一段橡胶管,将生理盐水输液瓶上的输血管针头拔出,插入上述已消毒部位,缓慢将血袋挂于输液架上	• 血液内不可随意加入其他药品,如钙剂、酸性及碱性药品、高渗或低渗液体,以防血液凝集或溶解
(5)控制和调节滴速:开始滴入速度宜慢,观察 15 分钟,无不良反应后,再根据病情调节滴数	• 开始滴速不超过 20 滴/分,无不良反应后调节成人一般 40～60 滴/分,小儿酌减。但对年老体弱、严重贫血、心衰等特殊情况,滴速宜慢
(6)操作后核对:再次核对患者床号、姓名、住院号、血袋(瓶)号、血型、交叉配血试验结果、血液的种类和剂量	
(7)操作后处理:对患者及家属进行健康教育,嘱不可自行调节滴速,告知常见输血反应的症状等,并将呼叫器放于易取处,以便不适及时通过呼叫器通知护士;整理床单位,协助患者取舒适卧位	• 输血过程中应加强巡视,密切观察患者有无局部疼痛与输血反应,询问有无不适等。如出现严重输血反应,应立即停止输血,及时通知医生,并保留余血以备检查分析原因 • 加压输血时,必须专人守护,防止空气栓塞
(8)记录:在输血记录卡上记录输血的时间、种类、血量、血型、血袋号(储血号)、滴速、患者的反应等,并签全名	
(9)续血的处理:如需连续输入 2 袋以上血液时,应在上一袋血液即将输完时,输入少量生理盐水加以间隔,然后再按与第一袋血液相同的方法连接血袋继续输血	• 两袋血制品之间输入生理盐水间隔,可避免两袋之间产生反应
(10)输血完毕后处理:输血结束后,继续滴入少量生理盐水,尽可能将输血器内的血液全部输完后拔针,按压至无出血。用物处理同密闭式静脉输液,但需将贮血袋送至输血科保留 24 小时。洗手并记录患者有无输血反应等	• 最后滴入生理盐水使输血器内的血液全部输入体内,保证输血量准确 • 输完血的储血袋要保留 24 小时,以备一旦发生输血反应时查找原因

◇ 间接输血法操作流程:

再次核对、检查→建立静脉通道→摇匀血液→连接血袋→控制和调节滴速→操作后核对→操作后处理→记录→续血的处理→输血完毕后处理

笔记

续表

步　骤	要点与注意事项
2. 直接输血法	
(1)取卧位:请供血者和患者分别卧于相邻的两张床上,露出一侧手臂	• 将供血者的血液抽出后,立即输给患者的一种技术。常用于婴幼儿、少量输血或无血库而患者急需输血者 • 便于操作
(2)核对:认真核对供血者和患者的姓名、血型及交叉配血试验结果	• 严格执行查对制度,避免差错事故发生
(3)抽取抗凝剂:用备好的注射器抽取一定量的抗凝剂	• 避免抽出的血液凝固,一般 50ml 血中需加入 3.8% 枸橼酸钠溶液 5ml
(4)抽、输血液:操作由 3 人共同协作,一人抽血,一人传递,另一人做静脉推注。将血压计袖带缠于供血者上臂并充气,压力维持在 13.3kPa 左右,使静脉充盈,选择穿刺静脉,常规消毒皮肤后用加入抗凝剂的注射器抽取供血者血液,然后立即静脉注射将抽出的血液输给受血者	• 一般选择粗大静脉,常用肘正中静脉 • 从供血者血管内抽血时不可过急、过快,注意观察其面色,血压等变化,并询问有无不适 • 为受血者推注时速度不可过快,随时观察其反应 • 如连续抽血,可更换注射器而不需拔出针头,在抽血间期放松袖带,并用手指压住穿刺点前端静脉,减少出血
(5)输血完毕后处理:输血结束后拔针,按压至无出血。整理床单位,协助患者取舒适卧位。整理用物,洗手并记录	• 记录输血时间、血型、血量,有无输血反应等

◇ 直接输血法操作流程:
◇ 取卧位→核对→抽取抗凝剂→抽、输血液→输血完毕后处理

【评价】

1. 严格执行无菌技术操作原则。
2. 备血、取血、输血过程中严格执行查对制度,无差错出现。
3. 操作规范,穿刺一次成功。
4. 穿刺局部无肿胀、疼痛,未出现并发症。
5. 通过输血,患者达到预期治疗目的。
6. 护患沟通有效,患者理解输血目的,积极配合。

（三）自体输血

自体输血(autologous transfusion)是指采集患者体内血液或手术中收集自体失血,经过洗涤、加工,再回输给患者的方法,即回输自体血。自体输血是最安全的输血方法,其优点是节省血源;无需做血型鉴定和交叉配血相容试验;不会产生任何过敏反应,避免了因输血而引起的疾病传播,不仅减少了发生输血并发症的危险,而且减少甚至消除了输血者对异体输血的需求;对一时无法获得同型血的患者也是唯一血源。

1. 适应证

(1) 胸腔或腹腔内出血,如脾破裂、异位妊娠输卵管破裂出血者。

(2) 估计出血量在 1000ml 以上的大手术,如肝叶切除术。

(3) 手术后引流血液回输。

笔记

（4）体外循环或深低温下进行心内直视手术。

（5）患者血型特殊，难以找到供血员时。

2. 禁忌证

（1）血液受胃肠道内容物、消化液或尿液污染。

（2）血液可能受肿瘤细胞污染。

（3）合并心脏病、阻塞性肺部疾病、肝肾功能不全或原有贫血者。

（4）有脓毒血症和菌血症患者。

（5）凝血因子缺乏者。

（6）胸腹腔开放性损伤达 4 小时以上者。

3. 自体输血形式及方法

（1）预存式自体输血：即术前抽取患者的血液，在血库低温下保存，待手术时再回输给患者。适用于符合自身输血条件的择期手术患者，估计术中出血量较大需要输血者。在术前 1 个月开始采集自体血，每 3～4 天一次，每次 300～400ml，直至手术前 3 天为止，以利机体应对因采血引起的失血，恢复正常的血浆蛋白水平。术前自体血预存者应每天补充铁剂、维生素 C、叶酸和给予营养支持。

（2）稀释式自体输血：指手术开始前从患者一侧静脉采血，同时从另一侧静脉输入采血量 3～4 倍的电解质溶液或适量血浆代用品以维持血容量。采血量取决于患者状况和术中可能的失血量，每次可采 800～1000ml，以血细胞比容不低于 25%、白蛋白 30g/L 以上、血红蛋白 100g/L 左右为限。采血速度约每 5 分钟 200ml 采得的血液备术中回输用。待手术中失血量超过 300ml 即可开始回输自体血。一般应先输最后采的血，因为最先采集的血液中含红细胞和凝血因子的成分最多，宜在最后输入。

（3）回收式自体输血：即术中失血回输，是将收集到的创伤后体腔内积血或手术过程中的失血，经抗凝、滤过、洗涤后再回输给患者。适用于外伤性脾破裂、异位妊娠输卵管破裂等造成的腹腔内出血，大血管、心内直视手术及门脉高压症手术时的失血回输等。目前多采用血液回收机收集失血，经自动处理后去除血浆和有害物质，所得到的浓缩红细胞，然后再回输。

（四）成分输血

1. 概念　成分输血（blood component transfusion）是指输入血液的某种成分。它是根据血液成分比重不同，应用血液分离技术，将新鲜血液快速分离成各种成分，然后根据患者的需要，输注一种或数种成分。由于患者很少需要输入血液的所有成分，因此只输入其身体所需要的血液成分是十分有意义的。这种疗法又称“血液成分疗法”，起到一血多用、减少输血反应的作用。特定的成分血，如红细胞、血小板、血浆、白细胞、白蛋白和凝血制剂等常被用于血液中缺乏这些成分的患者。

2. 血液成分分离方法

（1）连续自动单采分离法：血液从供血者的一侧肢体静脉流出，通过自动分离器把所需的血液成分分离出来，其余部分再从另一侧肢体静脉输回供血者体内，如此反复循环，采集适量成分血保存。这种方法安全可靠，效果好。

（2）非连续手工分离法：采集 200ml 全血后，置于有血液保存液的血袋中，再通

笔记

过分离器，将血液成分分离，并分类保存。

3. 成分输血的特点

（1）成分血中单一成分少而浓度高，除红细胞制品以每袋100ml为1个单位外，其余制品，如白细胞、血小板、凝血因子等每袋规格均以25ml为1个单位。

（2）成分输血每次输入量为200～300ml，即需要8～12单位（袋）的成分血，这意味着一次给患者输入8～12单位供血者的血液。

（3）有的成分血，如白细胞、血小板等，存活期短，为确保成分血的效果，以新鲜血为宜，且应在24小时内输入体内。

4. 成分输血的注意事项

（1）成分输血时，护士应全程守护在患者身边，进行严密监护，不能擅自离开患者，以确保输血安全。

（2）成分输血时，由于一次输入多个供血者的成分血，故在输血前应根据医嘱给予抗过敏药物，以免发生过敏反应。

（3）除血浆和清蛋白制剂外，其他各种成分血在输入之前，均应进行血型鉴定和交叉配血试验。

（4）成分血如白细胞、血小板浓缩液等存活期短，必须使用专用输血器，并在有效期内输完。

（5）若患者在输成分血的同时，还需输全血，则应先输入成分血，再输全血，以保证成分血能发挥最好的效果。

三、输血反应

（一）发热反应（fever reaction）

发热反应是输血反应中最常见的反应。

1. 原因

（1）致热原：血液、保养液、贮血袋或输血器等被致热原污染，导致致热原进入血液，输血后发生发热反应。

（2）细菌污染：输血过程中，操作者违反无菌操作原则，造成血液或血液制品等被细菌污染而引起发热反应。

（3）免疫反应：多次输血后，受血者血液中产生白细胞抗体和（或）血小板抗体，当再次输血时发生抗原抗体反应而引起发热反应。

2. 临床表现　可发生在输血过程中或输血后1～2小时内。开始患者有发冷、寒战，继之出现高热，体温可达38～41℃，持续时间不等，可伴有皮肤潮红、头痛、恶心、呕吐、心悸等全身症状，轻者1～2小时后逐渐缓解，严重者可出现呼吸困难、血压下降、抽搐，甚至昏迷。

3. 预防和处理

（1）预防：去除致热原，严格管理血液制品和输血用具；严格执行无菌技术操作原则，防止污染。

（2）处理

笔记

1）反应轻者，可减慢输血速度或暂停输血，一般症状可自行缓解；反应严重者应立即停止输血，维持静脉通道，及时通知医生，以便处理。

2）给予对症处理，寒战者注意保暖，给予热饮料，或加盖衣被；高热者给予物理降温，必要时根据医嘱给予解热镇痛药、抗过敏药物或肾上腺皮质激素等。

3）严密观察病情，监测生命体征变化。

4）保留余血和输血装置送检，以便查明原因。

（二）过敏反应（allergic reaction）

1. 原因

（1）患者为过敏体质，对输入血液中的某些成分过敏。输入血液中的异体蛋白质与患者机体的蛋白质结合形成全抗原而使机体致敏。

（2）输入的血液中含有致敏物质，如供血者在采血前服用过可致敏的药物或食物等。

（3）因多次输血的患者，体内已产生过敏性抗体，当再次输血时，抗原抗体相互作用而导致过敏反应发生。

（4）供血者血液中的变态反应性抗体输入患者体内，一旦与相应的抗原作用就发生过敏反应。

2. 临床表现　过敏反应多发生于输血后期或即将结束输血时，反应程度轻重不一，通常与症状出现的早晚有关，症状出现越早，反应越严重。轻者表现为局限性或全身性的皮肤瘙痒或荨麻疹；也可出现血管神经性水肿，多见于颜面部，表现为眼睑、口唇水肿；严重者可因喉头水肿、支气管痉挛而导致呼吸困难，两肺听诊可闻及哮鸣音，甚至发生过敏性休克。

3. 预防和处理

（1）预防

1）加强对供血者的选择、管理及教育。如选用无过敏史的供血者；供血者在采血前4小时内，不宜进食富含蛋白质和脂肪的食物，可饮用糖水或少量清淡饮食，且不宜服用易致敏的药物，以免血中含有致敏物质。

2）对有过敏史的患者，输血前根据医嘱给予抗过敏药物。

（2）处理

1）轻者减慢输血速度，密切观察；严重者应立即停止输血，保持静脉通路，及时通知医生。

2）根据医嘱给药，可皮下注射0.1%盐酸肾上腺素0.5～1ml，或给予异丙嗪、苯海拉明、地塞米松、氢化可的松等抗过敏药物。

3）呼吸困难者给予氧气吸入，严重喉头水肿者协助医生行气管切开；出现循环衰竭，应立即进行抗休克治疗。

4）严密观察病情与生命体征变化。

5）保留余血与输血装置送检，以便查明原因。

（三）溶血反应（hemolytic reaction）

溶血反应是输入血中的红细胞或受血者的红细胞发生异常破坏或溶解，引起的一

笔记

系列临床症状，是输血中最严重的一种反应。

1. 原因

（1）输入异型血：即供血者与患者 ABO 血型系统不符而造成的溶血。反应发生快，一般输入 10～15ml 血液即可出现症状，后果严重。

（2）输入变质血：即输血前红细胞已被破坏，发生溶解变质，如血液贮存过久、保存温度过高、血液被剧烈震荡、血液受细菌污染等。

（3）血液中加入高渗或低渗溶液，或能影响血液 pH 的药物，导致红细胞大量破坏溶解。

（4）Rh 血型不合：Rh 阴性的患者首次接受 Rh 阳性的血液不会发生溶血反应，但 2～3 周后其血清中产生抗 Rh 阳性抗体。当再次输入 Rh 阳性的血液时，即可发生溶血反应。因此，Rh 血型不合所致的溶血反应一般发生于输血后几小时至几天，反应较慢，症状较轻，且较少发生。

2. 临床表现　轻重不一，轻者与发热反应相似，重者在输入 10～15ml 血液时即可出现症状，死亡率高。按其临床表现可分为以下三个阶段：

（1）第一阶段：受血者血浆中凝集素和输入血中红细胞的凝集原发生凝集反应，使红细胞凝集成团，阻塞部分小血管，造成组织缺血缺氧。患者出现头部胀痛、四肢麻木、胸闷、心前区压迫感、恶心、呕吐、腰背部剧烈疼痛等症状。

（2）第二阶段：凝集的红细胞发生溶解，大量血红蛋白释放到血浆中，患者出现黄疸和血红蛋白尿（尿呈酱油色），同时伴有寒战、高热、呼吸困难、发绀和血压下降等。

（3）第三阶段：大量的血红蛋白从血浆进入到肾小管中，遇酸性物质后形成结晶，阻塞肾小管。此外，由于抗原抗体的相互作用，又可引起肾小管内皮细胞缺血、缺氧而坏死脱落，进一步加重了肾小管阻塞，导致急性肾衰竭，表现为少尿或无尿、管型尿和蛋白尿、高钾血症、酸中毒，严重者可致死亡。

3. 预防和处理

（1）预防

1）加强责任心，认真做好血型鉴定与交叉配血相容试验。

2）严格执行“三查八对”制度，认真履行操作规程，杜绝差错事故的发生。

3）严格执行血液采集、保存制度，防止血液变质。

（2）处理

1）出现症状应立即停止输血，保留静脉通道，通知医生紧急处理。并保留余血，采集患者血标本，重新做血型鉴定和交叉配血试验。

2）给予氧气吸入；双侧腰部封闭，并用热水袋在双侧肾区进行热敷，以解除肾血管痉挛，保护肾脏。

3）遵医嘱给药。静脉注射碳酸氢钠溶液，以碱化尿液，增加血红蛋白的溶解度，减少结晶，防止阻塞肾小管；给予抗生素，以控制感染。

4）严密观察患者生命体征和尿量的变化，并做好记录，对少尿、无尿者，按急性肾衰竭处理；若出现休克症状，应配合医生进行抗休克治疗。

5）必要时行换血疗法，除去循环血中不合的红细胞、有害物质及抗原抗体复

笔记

合物。

（四）与大量输血有关的反应

大量输血是指24小时内紧急输血量大于或相当于患者的血液总量。常见的有循环负荷过重反应、出血倾向、枸橼酸钠中毒反应、酸中毒及高钾血症。

1. 循环负荷过重　即肺水肿，其原因、临床表现、预防和护理与静脉输液反应相同。

2. 出血倾向

（1）原因：长期反复输入库存血或短时间内输入大量库存血所引起。由于库存血中的血小板已基本破坏、凝血因子不足，使凝血功能障碍，导致出血。

（2）临床表现：患者皮肤、黏膜出现瘀点或瘀斑，穿刺部位、手术切口、伤口处渗血，牙龈出血，严重者出现血尿。

（3）预防和处理

1）预防：如输入大量库存血，应间隔输入新鲜血液、血小板浓缩悬液或凝血因子，以防发生出血。

2）处理：密切观察患者有无出血倾向，尤其注意皮肤黏膜及伤口处有无渗血，同时注意观察生命体征与意识状态的变化。

3. 枸橼酸钠中毒反应

（1）原因：大量输血使枸橼酸钠大量进入体内，如果患者的肝功能受损，枸橼酸钠不能完全氧化与排出，而与血中的游离钙结合，使血钙浓度降低。

（2）临床表现：患者表现手足抽搐，出血倾向、血压下降，心电图显示Q-T间期延长，心率缓慢，心室纤维颤动，甚至发生心脏骤停。

（3）预防和处理

1）预防：在输入库存血1000ml时，可遵医嘱给予10%葡萄糖酸钙10ml或氯化钙10ml静脉注射，以补充钙离子，预防低血钙的发生。

2）处理：密切观察病情变化及患者输血后的反应。

4. 酸中毒和高钾血症

（1）原因：库存血随保留时间的延长，会出现酸性增加，钾离子浓度升高，故大量输入库存血，可导致酸中毒和高钾血症。

（2）临床表现：高血钾有T波高尖、P-R间期延长、QRS波增宽等心电图改变，严重时可诱发心脏骤停。

（3）预防和处理：

1）预防：在条件允许的情况下，尽量选用新鲜血。

2）处理：患者若出现高血钾心电图改变时，应立即停止输血，并静脉注射钙剂；必要时使用5%碳酸氢钠、葡萄糖及胰岛素，并密切观察病情变化。

（五）其他反应

1. 空气栓塞　其原因、临床表现和护理措施与静脉输液反应相同。

2. 细菌污染反应　任何环节不遵守无菌操作规程，均可导致血液被细菌污染。

3. 输血传染的疾病　即供血者的某些疾病通过输血传播给受血者，如病毒性肝炎、疟疾、艾滋病、梅毒等。其主要的防治措施是净化血源，对供血者进行严格筛选与管理，提高检测技术，严格检测血液，以保证血液质量，减少疾病的传播。

笔记

总之，预防上述输血反应的关键措施是加强对采血、贮血和输血操作等环节的管理，层层严格把关，以确保患者输血安全。

知识链接

输血传染白花斑病引起医疗纠纷

患者男性，因呕血伴黑便 2 天入院，既往有高血压和脑血栓，合并脑血栓后遗症。查体：脸色苍白，血压 20mmHg，上腹部剑突下轻度压痛，左下肢活动受限，肌力Ⅱ级，余无异常。辅助检查：红细胞 1.0×10^{12}/L，血红蛋白 30g/L。临床诊断：①上消化道出血，重度贫血；②脑血栓后遗症；③原发性高血压。入院后即予以输全血 700ml，两次输给患者，输入后患者躯干及双下肢出现白花斑，输血过程中患者家属无意中发现血袋上供血者姓名和同病室的的患者姓名相同，遂提出异议。对此，医院及时组织了调查，后经调查才发现，供血者是另一患者，这 700ml 血是其进行血液稀释疗法后废弃的血，且患者的确患有白花斑病，而且白花斑病是可以通过输血传染的，故认定患者的白花斑病是因输血造成的。后经二级医疗事故技术鉴定委员会鉴定，定为三级甲等医疗责任事故。为教育广大医务人员，医院作出决定，将此事故通报全院，给予事故责任者行政记过一次，技术降一级。扣除责任者一个季度的奖金。减免患者住院期间全部医疗费用。按照有关标准赔偿患者各种费用 1.5 万元。

学习小结

1. 学习内容

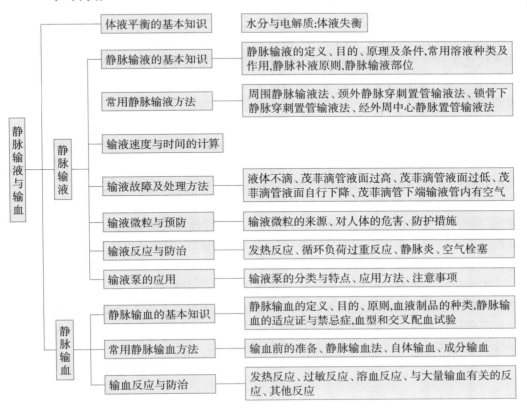

- 静脉输液与输血
  - 体液平衡的基本知识 —— 水分与电解质;体液失衡
  - 静脉输液
    - 静脉输液的基本知识 —— 静脉输液的定义、目的、原理及条件,常用溶液种类及作用,静脉补液原则,静脉输液部位
    - 常用静脉输液方法 —— 周围静脉输液法、颈外静脉穿刺置管输液法、锁骨下静脉穿刺置管输液法、经外周中心静脉置管输液法
    - 输液速度与时间的计算
    - 输液故障及处理方法 —— 液体不滴、茂菲滴管液面过高、茂菲滴管液面过低、茂菲滴管液面自行下降、茂菲滴管下端输液管内有空气
    - 输液微粒与预防 —— 输液微粒的来源、对人体的危害、防护措施
    - 输液反应与防治 —— 发热反应、循环负荷过重反应、静脉炎、空气栓塞
    - 输液泵的应用 —— 输液泵的分类与特点、应用方法、注意事项
  - 静脉输血
    - 静脉输血的基本知识 —— 静脉输血的定义、目的、原则,血液制品的种类,静脉输血的适应证与禁忌症,血型和交叉配血试验
    - 常用静脉输血方法 —— 输血前的准备、静脉输血法、自体输血、成分输血
    - 输血反应与防治 —— 发热反应、过敏反应、溶血反应、与大量输血有关的反应、其他反应

2. 学习方法

（1）课前通过复习生理学、解剖学等课程的相关知识，掌握体液平衡、常用穿刺部位的解剖等前期知识体系，为本章的学习奠定基础。

（2）重视课堂学习和互动，结合案例思考问题，把握重、难点。

（3）结合实训课和见习课，熟练掌握常用静脉输液法和输血法，在操作中重视护理评估，体现以患者为中心。

（4）课后结合兴趣和知识链接、知识拓展等内容，查阅新进展，拓展知识视野，培养科研思维和评判性思维。

3. 风险防范

（1）预防特殊人群的水代谢紊乱！

儿童、孕妇和恢复期患者，需保留部分水作为组织生长、修复的需要，所以他们的摄水量应略大于排水量。婴幼儿新陈代谢旺盛，每天水的需要量大，但其神经、内分泌系统发育尚不健全，调节水、电解质平衡的能力较差，所以更容易发生水、电解质平衡失调。

老年人的水代谢主要是细胞内液的量减少，细胞外液的量变化不大。又加上老年人对口渴的敏感性降低、膀胱萎缩致排尿次数增多。因此老年人饮水应做到定时定量。

（2）严防空气栓塞发生！

确保输液管道内无气泡，输液前排尽输液管及针头内的空气；加强巡视，药液滴尽前要及时更换输液瓶或拔针；加压输液时要有专人守护，严防造成空气栓塞！

（3）预防输血传染疾病发生！

输血是感染乙型肝炎、丙型肝炎、梅毒、艾滋病等感染性疾病的主要途径。这些疾病不仅危害到个人健康和生命，而且给家庭及社会带来不同程度的危害和负担。因此，医护人员严格执行采血、贮血和输血各个环节的操作规程，是预防输血传染疾病发生的关键。

（4）预防药物外渗！

输液过程中，穿刺针头一半在血管内，一半在血管外，或输液过程患者肢体的不恰当活动导致针头从血管内滑出，可导致药物外渗。药物进入血管外组织，不仅不能达到治疗目的，还可引起穿刺部位的疼痛和肿胀，甚至留下严重的后遗症。

外渗药物不同，所产生的后果也不同。血管活性药物发生外渗，局部表现为皮肤肿胀、苍白、缺血、缺氧，甚至坏死；高渗性药物外渗可致细胞严重脱水而死亡；抗肿瘤药物外渗可使细胞中毒而死亡，导致局部组织、神经坏死；阳离子溶液外渗对局部有强烈刺激，可产生剧痛。

护士应高度重视注射药液外渗可能导致的后果。为患者输液前，做好评估工作，选择合适的血管和血管通路装置；掌握穿刺技巧；在输液过程中加强巡视，如患者主诉疼痛应积极查找原因，尽早发现药物外渗；推注药液不宜过快，一旦发现推药有阻力应积极查找原因。一旦发生药物外渗，应积极处理。

（马小琴　王莹）

笔记

复习思考题

1. 患者,男性,73岁。冠心病史15年,因慢性肺源性心脏病来门诊输液。在输液过程中患者突然出现胸闷、气促、发绀,呼吸35次/分,心率125次/分,节律不齐,端坐呼吸,先出现干咳,继而咳出大量粉红色泡沫痰。双肺听诊闻及大量湿性啰音。请分析:

(1) 该患者发生了什么情况?

(2) 出现目前状况其可能的原因是什么?应如何对其进行护理?

2. 患者,男性,39岁。因腹部外伤入院。术中见脾呈粉碎性破裂,紧急行脾切除术,并输A型血400ml。输入约20ml时,患者突然出现全身发冷、发抖、胸闷、腰背酸痛、四肢麻木、脉搏120次/分,血压80/45mmHg,呼吸28次/分。

请分析:

(1) 该患者可能发生了什么反应?

(2) 作为护士的你应该如何处理?

3. 张护士为一失血较多的术后患者输血,患者有其宗教信仰不接受其他人的血液,你作为张护士将怎么办?

笔记

第十六章

标本采集

学习目的

学生通过本章的学习，能掌握各种标本采集的目的及方法，熟悉标本采集的原则，了解标本采集的意义，以保证检验结果的准确性，利于疾病的诊断、治疗措施的制定及预后的判断。

学习要点

标本采集原则，血、尿、粪、痰、呕吐物等各种标本采集的方法及注意事项。

案例导入

林某，男性，35岁，因车祸致颅脑损伤10天。患者近2天体温升高，气管切开处吸出黄脓痰，量多。查体：T 39.2℃，P 96次/分，R 22次/分，BP 120/75mmHg，昏迷，双肺可闻及痰鸣音。医嘱：留取痰培养，抽血查血常规和血培养。请问：

1. 护士在采集标本时应遵循哪些原则？
2. 如何正确留取痰培养和血培养标本？

在疾病诊断和治疗过程中，需要采集患者的血液、体液、分泌物、排泄物及组织细胞等标本进行检验，结合临床症状、体征进行综合分析，以判断病情发展。标本采集属于护士的工作内容，因此，作为护士必须掌握标本采集的方法及注意事项等。

第一节　标本采集的意义和原则

一、标本采集的意义

采集患者少许的血液、排泄物（尿、粪）、分泌物（痰、鼻腔分泌物）、呕吐物、体液（胸水、腹水）和脱落细胞（食管、阴道）等标本送验，采用物理、化学和生物学实验室技术和方法进行检验，判断患者有无异常，在一定程度上能反映出机体正常的生理现象和病理改变。

正确的检验结果对了解疾病性质及病情的进展情况，协助疾病诊断，制定治疗措施和疾病预后的判断具有重要的意义，而检验结果与标本采集的质量关系密切，因此，护士

笔记

必须了解各种标本采集的基本知识，掌握正确的采集方法，以保证检验结果的准确性。

二、标本采集的原则

标本采集应严格遵照医嘱，在充分准备和严格查对后，做到正确采集和及时送检。在采集各种检验标本时，应遵循以下基本原则：

（一）遵照医嘱

各种标本的采集均应按照医嘱执行。医生填写检验申请单时，字迹要清楚，目的要明确，并应签全名。护士如对申请单有疑问，应及时核实清楚后方可执行。

（二）充分准备

1. 采集标本前应明确检验目的、标本采集量、采集方法及注意事项。
2. 采集标本前应认真评估病情，耐心向患者解释检验目的和要求，取得患者的信任和合作。
3. 根据检验目的选择合适的容器，在容器外贴上带有条形码的标签。
4. 护士操作前作好自身准备，如剪短指甲，洗手，戴口罩、手套等。

（三）严格查对

严格执行查对制度以保证标本采集正确无误。采集前应认真查对医嘱，仔细逐项核对患者姓名、床号、住院号、申请项目、申请时间等。采集中、采集完毕及送检前应分别重复查对。

（四）正确采集

护士在标本采集时须掌握正确的采集方法，选择合适的容器，及时采集，采集标本量准确，保证检验标本的质量。如采集细菌培养标本时，应选择无菌容器，检查容器无裂缝，培养基无浑浊、变质，采集时严格执行无菌操作技术，不可混入消毒剂和其他药物，需在使用抗生素等药物治疗前采集，如已用药，应在血液浓度最低时采集标本，并在检验单上注明。

（五）及时送检

标本采集后及时送检，以免标本污染或变质而影响检验结果。某些特殊的标本还需标明采集时间。

第二节 常用检验标本采集的方法

标本采集包括血、尿、粪、痰、呕吐物、咽拭子等标本。

一、痰标本采集

痰液（sputum）是气管、支气管和肺泡的分泌物，主要由黏液和炎性渗出物组成。采集痰标本的目的是检查痰液内细胞、细菌、寄生虫等，观察其性质、颜色、气味、量，以协助诊断支气管哮喘、肺部感染、肺结核等某些呼吸系统疾病。

临床送检的痰标本包括：常规痰标本、痰培养标本和24小时痰标本三种。

【目的】

1. 常规痰标本　检查痰液的癌细胞、细菌及虫卵等。
2. 痰培养标本　检查痰液中的致病菌，确定病菌的类型并做药物敏感试验，以指导临床用药。

笔记

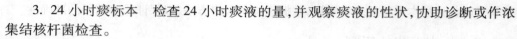

3. 24 小时痰标本　检查 24 小时痰液的量，并观察痰液的性状，协助诊断或作浓集结核杆菌检查。

【评估】

1. 患者的病情、意识及治疗用药情况。

2. 患者的心理状态和合作程度。

【计划】

1. 护士准备　衣帽整洁，洗手、戴口罩，熟悉痰标本采集方法。

2. 用物准备　检验单、标本容器（常规痰标本备集痰盒、24 小时痰标本备广口集痰器、痰培养标本备无菌容器及漱口溶液 200ml）。无法咳痰或不合作者需备集痰器、电动吸引器、吸痰管、生理盐水、手套等。

3. 环境准备　环境整洁、安静，室温、光线适宜。

4. 患者准备　了解采集痰液的目的、方法和注意事项，愿意配合。

【实施】

步　　骤	要点与注意事项
1. 准备容器　核对医嘱，将检验单标签或条形码贴在痰标本容器或集痰器上。24 小时标本容器内应先加少量水，注明留取痰液的起止时间	• 防止发生差错
2. 核对解释　携用物至床旁，核对患者，向患者解释留取痰液的目的、方法	• 取得患者合作，消除患者的紧张情绪
3. 采集痰标本	
（1）常规痰标本	
1）能自行留取痰液的患者：请患者晨起未进食前先漱口，以去除口腔中杂质，经深呼吸数次后用力咳出气管深处的痰液，盛于集痰盒内盖好痰盒	• 去除口腔中的杂质 • 留取痰常规标本，如用于检查癌细胞时，可用 95% 乙醇溶液固定后送检
2）无法咳痰或不合作的患者：协助患者取适当的体位，操作者将手背隆起，手指弯曲，手掌成中空状，由下向上、由外向内轻轻叩击患者背部，戴好手套，将集痰器（图 16-1）开口高的一端连接吸引器，开口低的一端连接吸痰管，按吸痰法将痰液吸入集痰器内，加盖	• 如痰液黏稠不易咳出者可配合雾化吸入等方法
（2）痰培养标本	
1）能自行留取痰液患者：请患者晨起未进食前先用漱口液漱口，再用清水漱口，深呼吸数次后用力咳出气管深处的痰液于无菌容器内	• 留取痰培养标本，使用无菌集痰器时，应严格无菌操作，避免污染标本而影响检验结果
2）无法咳痰或不合作患者：协助患者取适当卧位，操作者将手背隆起，手指弯曲，手掌成中空状，由下向上、由外向内轻轻叩击患者背部协助排痰，戴好无菌手套，将无菌集痰器开口高的一端连接吸引器，开口低的一端连接吸痰管，按吸痰法将痰吸入无菌集痰器内，及时加盖	
（3）24 小时痰标本：从晨起未进食前漱口后第一口痰液开始留取，至次日晨未进食前漱口后第一口痰液作为结束，将 24 小时全部痰液吐入广口集痰器内	• 留取 24 小时痰标本时，应扣除预先加入容器中的水量

续表

步骤	要点与注意事项
4. 漱口　根据需要协助患者漱口或给予口腔护理	
5. 再次核对 6. 整理用物	• 留取各种标本时均不可将唾液、漱口水、鼻涕等混入痰液内
7. 观察记录　观察并记录痰的外观和性状，记录24小时痰标本总量	
8. 标本送检　按要求及时送检标本	• 标本不能及时送检者，可暂存4℃冰箱内4～6小时

◇ 痰标本采集操作流程：
准备容器→核对解释→采集痰标本→漱口→再次核对→整理用物→观察记录→送检标本

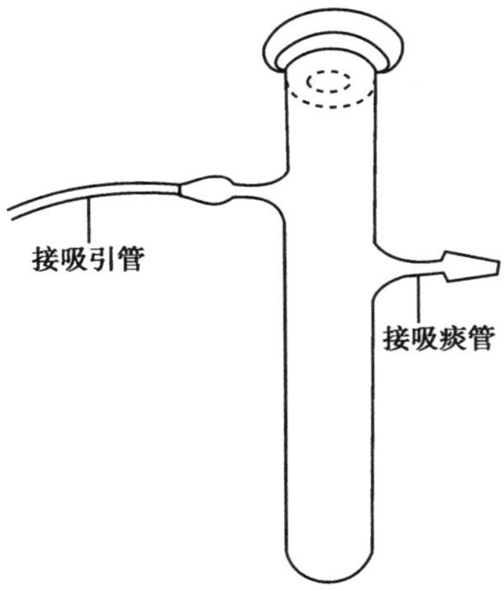

图16-1　集痰器

【评价】

1. 患者及家属了解留取痰标本的相关知识，并愿意配合。

2. 留取痰标本方法正确，送检及时。

二、咽拭子标本采集

【目的】

从咽部或扁桃体采取分泌物做细菌培养或病毒分离，以协助诊断。

【评估】

1. 患者一般情况（如年龄、意识）、心理状态及合作程度。

2. 患者病情和目前治疗情况。

3. 患者口咽部情况、有无分泌物及进食时间，宜在进食后2小时取标本，避免呕吐。

【计划】

1. 护士准备　洗手、戴口罩，熟悉咽拭子标本采集方法。

2. 用物准备　检验申请单、无菌咽拭子培养管、压舌板、电筒、酒精灯、火柴或打火机。

3. 环境准备　病室安静、整洁、光线明亮、通风。

4. 患者准备　了解咽拭子标本培养的目的、方法和配合要点，进食2小时后再留取标本。

【实施】

步　骤	要点与注意事项
1. 容器准备　核对检验单，将检验单附联贴于咽拭子培养管外	• 防止发生差错
2. 核对解释　携用物至床旁，核对患者，解释留取咽拭子培养标本的目的、方法和配合要点，以取得合作	• 取得患者合作，消除患者的紧张情绪
3. 采集痰标本　点燃酒精灯，打开电筒，嘱患者张口发“啊”音（必要时用压舌板压舌），暴露咽喉，用培养管内的长棉签蘸取适量无菌生理盐水，以敏捷而轻柔的动作擦拭两侧腭弓、咽、扁桃体上的分泌物	• 在患者进食2小时后留取标本，防止呕吐 • 采集真菌培养标本时，应在口腔溃疡面上取分泌物
4. 消毒　在酒精灯火焰上消毒管口及棉塞，将棉签插入试管，立即塞紧瓶塞	• 防止污染标本
5. 再次核对	
6. 整理记录　按消毒隔离要求处理用物，洗手、记录	
7. 标本送检　按要求及时送检标本	

◇ 咽拭子标本采集操作流程：
准备容器→核对解释→采集标本→消毒加盖→再次核对→整理记录→送检标本

【评价】

1. 患者及家属了解留取咽拭子标本的相关知识，并愿意配合。
2. 留取标本方法正确，送检及时。

三、呕吐物标本采集

在患者呕吐时或中毒患者洗胃时，用弯盘或痰杯接取呕吐物，观察呕吐物的性质、颜色、气味、次数及量，在容器外贴好标签，立即送检。呕吐物标本留取后，通过观察呕吐物的性质、颜色、气味、次数及量，达到协助诊断的目的，中毒患者的呕吐物送检可明确毒物的性质和种类，以采取针对性的治疗措施。

四、血液标本采集

血液在体内通过循环系统与机体各组织器官密切联系，参与机体功能活动，对维持机体新陈代谢、功能调节和机体内、外环境平衡起着至关重要的作用。组织器官病变可直接或间接地引起血液成分改变，血液系统疾病也可影响全身组织器官。血液检查是临床最常用的检验项目，是判断机体各种功能状态及异常变化的最重要指标之一。血液检查不仅可以协助诊断疾病，也可为病程的判断和疾病治疗提供参考依据。

血液标本采集的方法包括静脉血标本采集法、动脉血标本采集法和毛细血管采集法。

（一）静脉血标本采集法

静脉血标本（intravenous blood）分为三类：全血标本、血清标本和血培养标本。

【目的】

1. 全血标本 用于测定血沉、血常规和测定血液中某些物质的含量，如血糖、肌酐、尿素氮、尿酸、血氨等。

2. 血清标本 用于测定血清酶、脂类、电解质、肝功能等。

3. 血培养标本 用于查找血液中的病原菌，如伤寒杆菌等。

【评估】

1. 患者一般情况（如年龄、意识）、心理状态及合作程度。

2. 患者病情和目前治疗情况。

3. 患者静脉血管情况及局部皮肤状况。

【计划】

1. 护士准备 衣帽整洁，洗手、戴口罩并戴手套。

2. 用物准备 检验申请单、治疗盘内备安尔碘、无菌棉签、止血带、弯盘、无菌手套、一次性注射器及标本容器（抗凝管、干燥试管或血培养瓶）、或备采血针及真空采血试管（图16-2）。采集血培养标本时需另备酒精灯和火柴（或打火机）。

3. 环境准备 病室安静整洁、明亮、通风。

4. 患者准备 了解静脉采血的目的和配合要点，并作好采血的准备，如做生化检验时患者需空腹。

【实施】

步骤	要点与注意事项
1. 准备容器 根据申请项目选择合适的标本容器或真空采血管，将化验单标签或条形码贴于试管上	• 防止发生差错，根据不同的检验目的，选择合适的标本容器，并计算所需的采血量，一般血培养采血5ml，亚急性细菌性心内膜炎患者，为提高细菌培养阳性率，采血10～15ml
2. 核对解释 携用物至床旁，核对患者，解释目的、方法和配合要点以取得合作	
3. 选择静脉 选择合适的静脉	
4. 扎止血带 在穿刺部位上方6cm以上扎止血带	
5. 消毒 常规消毒皮肤，嘱患者握拳	
6. 采用不同方法采血 （1）一次性注射器采血法 1）穿刺采血：戴手套，手持一次性注射器，按静脉穿刺法穿刺静脉，见回血后抽动活塞，抽取所需血量，注意抽血速度不宜过快，以免产生大量泡沫或导致溶血 2）松开止血带 3）嘱患者松拳，用棉签轻压穿刺点，迅速拔出针头，嘱患者按压穿刺点1～2分钟	• 采血时应严格执行无菌技术操作，严禁从输液、输血的针头内抽取血标本，应在对侧肢体另行穿刺采血

笔记

续表

步　　骤	要点与注意事项
4）将血液注入已选择好的标本容器 ①血培养标本：注入密封瓶时，先将铝盖中心部除去，严格消毒，更换针头将血液注入瓶内，摇匀送检	• 需同时抽取几个项目的血标本时，如用一次性注射器抽血后，应先注入血培养瓶，再注入抗凝管，最后注入干燥试管，动作要准确迅速
②全血标本：取下针头，将血液沿管壁缓慢注入盛有抗凝剂的试管内，立即轻轻旋转试管，使血液和抗凝剂充分混匀，防止血液凝固	• 采全血标本时，需注意抗凝
③血清标本：取下针头，将血液沿管壁缓慢注入干燥试管内，勿注入泡沫，不可摇动，避免红细胞破裂溶血	• 抽血清标本须用干燥注射器、针头和干燥试管
（2）真空试管采血法 1）穿刺采血：戴手套，手持真空采血针，按静脉穿刺法穿刺静脉，见回血后将真空采血针另一端刺入真空采血试管，利用真空试管内的负压将血液吸入试管内 2）如需采集多管血标本，待真空采血管中压力与静脉压一致时取下试管，再插入另一真空试管 3）拔针按压：当最后1只真空试管血流变慢时，松开止血带，嘱患者松拳，用干棉签轻压穿刺点，迅速拔出针头，嘱患者按压1～2分钟，拔出与试管连接的采血针尾端	• 使用真空采血器采血时不可先将真空试管与采血针相连接，以免试管内负压消失影响采血。真空采血管封口处颜色不同表示不同的化验目的，如生化检测为红色或黄色，黄盖管采血4ml，红盖管采血量为3ml；血常规测定为紫色，采血量为2ml；凝血时间测定为蓝色，采血量为2.7ml；红细胞沉降率测定为黑色，采血量为1.8ml
7. 整理用物　再次核对，检视患者穿刺部位，协助患者取舒适卧位，整理床单位，消毒处理用物	
8. 标本送检　洗手记录，及时送检血标本	

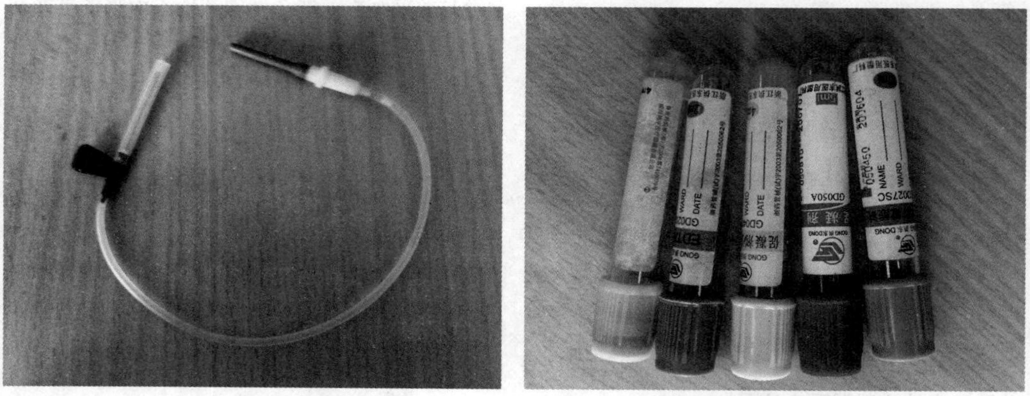

A. 采血针　　B. 各种真空试管

图16-2　采血针及真空采血试管

◇ 静脉血标本采集法操作流程（以一次性注射器采血为例）：

准备容器→核对解释→选择静脉→扎止血带→消毒→穿刺采血→松止血带→拔针按压→再次核对→整理→及时送检

笔记

【评价】

1. 患者及家属了解采集静脉血标本的相关知识,并愿意配合。

2. 血标本采集方法正确,送检及时。

知识拓展

检验诊断技术的信息化

随着检验诊断技术快速的发展,为了进一步提高工作效率,更好地为临床服务,全院的医疗管理实施信息化和数码化。条形码已代替了之前化验单,只要电脑一扫,患者的信息都可以出来,既准确又方便。

(二)动脉血标本采集法(arterial blood sampling)

【目的】

常用做血气分析。

【评估】

1. 患者的一般情况如年龄、意识,心理状态及合作程度。

2. 患者的病情和目前治疗情况。

3. 患者的动脉血管情况及局部皮肤状况。

【计划】

1. 护士准备　衣帽整洁,洗手、戴口罩,必要时戴手套。

2. 用物准备　检验申请单、治疗盘内备安尔碘、无菌棉签、弯盘、小沙袋,2ml 注射器、肝素、无菌纱布、橡胶塞、无菌手套。

3. 环境准备　病室安静、整洁、光线明亮、通风。

4. 患者准备　了解采血的目的和配合要点,并作好采动脉血的准备。

【实施】

步　　骤	要点与注意事项
1. 准备容器　核对检验单,将检验单附联贴于注射器外。穿刺前先抽吸肝素 0.5ml,润滑或湿润注射器管腔后弃去余液,以防血液凝固,或用专用血气分析针筒	● 防止发生差错
2. 核对解释　携用物至床旁,核对患者,向患者及家属解释采动脉血标本的目的、方法和配合要点,以取得合作	● 有出血倾向的患者谨慎采动脉血做血气分析
3. 选择动脉　可选择桡动脉或股动脉,协助患者取适当体位,暴露穿刺部位。如选股动脉须协助患者仰卧,下肢稍屈膝外展,将沙袋垫于腹股沟下	
4. 消毒　常规消毒皮肤,范围大于 5cm	
5. 穿刺采血　戴无菌手套或消毒操作者的左手食、中指,用左手食指与中指摸到动脉,在搏动最明显处固定动脉于两指间,右手持注射器,在两指间与动脉走向呈 45°或 90°进针,见鲜红色血液自动涌入注射器,固定不动,抽取所需血液约 1ml	

笔记

续表

步　骤	要点与注意事项
6. 拔针按压　采血完毕，迅速拔出针头，用无菌纱布按压穿刺点5～10分钟，必要时用沙袋压迫止血	
7. 封闭针头　立即将针头斜面刺入橡胶塞（针头斜面刺入橡胶中即可），以隔绝空气	• 避免血标本与空气接触，采血的注射器使用前应检查有无漏气，注射器内不可有空气，针头需连接紧密，标本采集后立即封闭针头斜面
8. 搓匀　轻轻搓动注射器，使血液与肝素混匀，避免血液凝固	
9. 整理用物　再次核对，协助患者取舒适卧位，整理床单位，清理用物	
10. 标本送检　洗手、记录，将标本及检验单立即送验	

◇ 动脉血标本采集法操作流程：
准备容器→核对解释→选择动脉→消毒→穿刺采血→拔针按压→封闭针头→搓匀→再次核对→整理→标本送检

【评价】

1. 患者及家属了解采集动脉血标本的相关知识，并愿意配合。
2. 血标本采集方法正确，送检及时。

知识拓展

动脉采血器

目前随着科技的发展，有了专用动脉采血器（critical care collection syringes）（图16-3），如BD动脉采血器。具有不良反应少、结果准确，可减少患者的痛苦，并可保护护士的安全等优点。也是临床上动脉采血的一个新的方式。

动脉采血器由贮样器，采血针，密封件组成，主要用于采集、初级保存动脉血样以进行体外诊断试验。采血器的EclipseTM针头带有锁扣式防护罩，具有按压可使EclipseTM针头的针管被固定在凹槽内，防止针尖意外刺伤的特性。

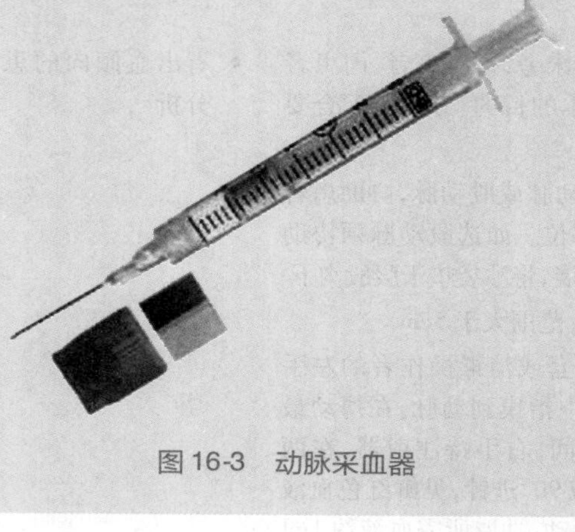

图16-3　动脉采血器

（三）毛细血管采血法

常用于血型、血常规、末梢血糖的检测。

五、尿液标本采集

尿液是机体代谢的终末产物，尿液的组成与性状受泌尿系统疾病及机体各系统功能状态的影响，因此尿液检验结果可反映机体的代谢状况。为了全面了解病情、协助诊断和治疗，临床上常收集尿标本做物理、化学、细菌学和显微镜等检查。

尿标本包括：尿常规标本、尿培养标本及12小时或24小时尿标本三种。

【目的】

1. 尿常规标本　用于检查尿液的色泽、透明度、有无细胞和管型，测定尿比重，做尿蛋白及尿糖定性等。

2. 尿培养标本　用于细菌培养或药物敏感试验。

3. 12小时或24小时尿标本　用于各种尿生化检验及尿的定量检查，如尿钠、钾、氯，尿17-羟类固醇、17-酮类固醇，尿肌酐、肌酸或尿浓缩查结核杆菌等检查。

【评估】

1. 患者一般情况（如年龄、意识）、心理状态及合作程度。

2. 患者病情和目前治疗情况。

3. 患者泌尿系功能、排尿的状态及会阴部的情况。

【准备】

1. 护士准备　衣帽整洁，洗手、戴口罩，必要时戴手套。明确检查项目的名称、目的和注意事项。

2. 用物准备　检验申请单、尿常规标本备集尿器；尿培养标本备消毒外阴用物、无菌手套、无菌试管及长柄试管夹、必要时备导尿用物；12小时或24小时尿标本备清洁广口集尿瓶（容量3000～5000ml）及防腐剂（表16-1）；必要时备便盆或尿壶、屏风等。

3. 环境准备　病室安静、整洁、隐蔽安全（酌情关闭门窗或遮挡患者）。

4. 患者准备　了解留取尿标本的目的和配合要点。

【实施】

步　骤	要点与注意事项
1. 准备容器　核对化验单，选择合适的容器，将化验单附联贴于标本容器外，12小时或24小时标本容器内放入适当防腐剂	• 防止发生差错
2. 核对解释　携用物至床旁，核对患者，向患者及家属解释留取尿标本的目的、方法及配合要点	• 取得患者合作
3. 留取标本	
(1)尿常规标本：可下床活动者，给予集尿器，嘱其将晨起第一次尿液留取30ml左右于容器内，测尿比重者需留取100ml；行动不便者，协助其在床上使用便盆或尿壶，再倒取足量尿液于集尿器中；留置导尿患者，可打开集尿袋下方橡胶塞收集尿液	• 做尿妊娠试验应留取晨尿

笔记

续表

步　骤	要点与注意事项
(2)尿培养标本:可用导尿术或留取中段尿法采集未被污染的尿标本 1)留取中段尿法:①屏风遮挡,协助患者取适宜的体位,放好便盆。②打开导尿包,戴上清洁手套,按导尿术清洁、消毒外阴和尿道口。③请患者持续(不停)排尿,将前段尿液排在便盆内,以试管夹夹住无菌试管,接取5~10ml中段尿液在无菌标本容器内,盖好容器,余尿继续排在便盆内 2)导尿术留取法:按导尿术插入尿管引流出尿液,留取至无菌标本容器内	• 留取尿培养标本时,应注意无菌,防止标本污染。避免月经、会阴部分泌物、粪便等污染尿液,因此女患者月经期不宜留取尿标本,会阴部分泌物过多时,应先进行会阴部清洁或冲洗后再收集尿液
(3)12小时或24小时尿标本采集法: 1)将容器置于阴凉处,注明留取尿液的起止时间 2)留取12小时尿标本时,指导患者于傍晚7时排空膀胱后开始留尿至次日晨7时最后一次尿液。若为留取24小时尿标本,则于晨起7时排空膀胱后留取尿液,至次日晨7时最后一次尿液 3)留取最后一次尿液后,测量总尿量	• 留取12小时或24小时尿标本时,必须在规定的时间内正确留取,集尿瓶应置于阴凉处,按要求加入防腐剂
4. 整理核对　再次核对,清洁外阴,协助患者穿好裤子,整理床单位	
5. 及时送检　用物消毒处理,洗手、记录,及时送检标本	

◇ 尿液标本采集操作流程:

准备容器→核对解释→留取标本→核对整理→及时送检

表16-1　常用防腐剂的用法

名称	作　用	方　法
甲醛	能防止细菌生长和固定尿中的有机成分。用于尿爱迪计数(12小时尿细胞计数)等	每30ml尿液加入40%甲醛1滴
甲苯	能防止细菌污染和延缓尿液中化学成分的分解。常用于尿蛋白定量,尿糖定量检查	第一次排尿后,每100ml尿液中加甲苯2ml,在尿液表面形成薄膜,如果测定尿液中钠、钾、氯、肌酐、肌酸等则需加10ml
浓盐酸	保持尿液在酸性环境中防止尿中激素被氧化。用于内分泌系统的检验,如17-羟类固醇、17-酮类固醇	24小时尿中共加5~10ml

【评价】

1. 患者了解留取尿标本的相关知识,并愿意配合。

笔记

2. 标本留取方法正确、量准确，送检及时。

六、粪便标本采集

临床上常根据粪便标本的检验结果了解消化系统功能，以协助诊断和治疗疾病。粪便标本分为常规标本、培养标本、隐血标本、寄生虫标本四种。

【目的】

1. 常规标本　用于检查粪便的性状、颜色、细胞等。
2. 培养标本　用于检查粪便中的致病菌。
3. 隐血标本　用于检查粪便内肉眼不易观察到的微量血液。
4. 寄生虫标本　用于检查粪便中的寄生虫、幼虫及虫卵计数检查。

【评估】

1. 患者的一般情况如年龄、意识，心理状态及合作程度。
2. 患者的病情和目前治疗情况。
3. 患者的消化系统功能、排便的状态及肛门局部的情况。

【计划】

1. 护士准备　衣帽整洁，洗手、戴口罩，必要时戴手套。
2. 用物准备　检验申请单、手套。根据检验目的另备：

(1) 常规标本：检便盒(内附无菌棉签或检便匙)、清洁便盆。

(2) 培养标本：无菌培养瓶、无菌棉签、消毒便盆。

(3) 隐血标本：检便盒(内附无菌棉签或检便匙)、清洁便盆。

(4) 寄生虫标本：检便盒(内附无菌棉签或检便匙)、透明胶带及载玻片(查找蛲虫)、清洁便盆。

3. 环境准备　病室安静、整洁，酌情关闭门窗或遮挡患者。
4. 患者准备　了解采集标本的目的、方法及配合要点。

【实施】

步　骤	要点与注意事项
1. 准备容器　将化验单附联贴于标本容器外	• 防止发生差错
2. 核对解释　携用物至床旁，核对患者并解释留取粪便的目的、方法及配合要点，以取得合作	
3. 留取粪便标本 (1)常规标本：嘱患者排便于清洁便器内，用检便匙取粪便中央部分或黏液脓血部分约5g(蚕豆大小)，置于检便盒内 (2)培养标本：嘱患者排便于消毒便器内，用无菌棉签取中央部分粪便或脓血黏液部分2～5g，置于无菌培养瓶内，塞紧瓶塞。如患者无便意，可用无菌棉签蘸适量生理盐水，由肛门插入6～7cm顺同一方向轻轻旋转后退出，将棉签置于无菌培养瓶内，塞紧送检	

续表

步骤	要点与注意事项
(3)隐血标本:按潜血试验饮食要求患者,留取方法同常规标本	• 采集隐血标本时,嘱患者在检查前3天禁食肉类、动物血、肝脏及含铁丰富的药物、食物、绿叶蔬菜等,3天后留取大便标本
(4)寄生虫标本 1)检查寄生虫卵:在粪便不同部位取带血或黏液部分5~10g	• 采集寄生虫标本时,如服用驱虫药后或做血吸虫孵化检查时,应留取全部粪便,查取寄生虫的数目
2)检查阿米巴原虫:将便盆用热水加温至接近患者体温,便后连同便盆立即送检	• 检查阿米巴原虫,在采集标本前几天,患者不应服用钡剂、油质或含金属的泻剂,以免金属制剂影响阿米巴虫卵或胞囊的显露 • 腹泻患者应取黏液部分,如为水样便应留取15~20ml盛于容器中送检
3)检查蛲虫:嘱患者在睡觉前或清晨未起床前,将透明胶带贴于肛门周围,取下粘有虫卵的透明胶带,粘贴在玻璃上或将透明带对合,立即送验	
4. 处理用物　清洁、消毒便盆,放回原处	
5. 及时送检　洗手、记录,及时送检	

◇ 粪便标本采集操作流程:
准备容器→核对解释→留取粪标本→处理用物→及时送检

【评价】

1. 患者了解留取粪便标本的相关知识,并愿意配合。
2. 标本留取方法正确、量准确,送检及时。

学习小结

1. 学习内容

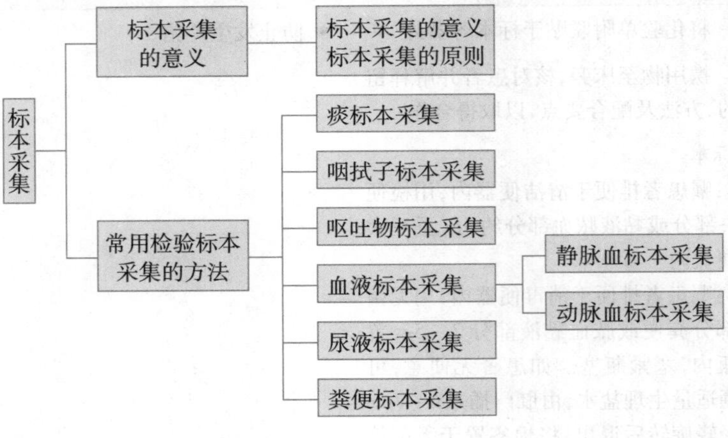

2. 学习方法

(1) 课前通过复习生理学、解剖学等课程的相关知识,掌握采血部位等前期知识体系，为本章的学习奠定基础。

（2）重视课堂学习和互动，结合案例思考问题，把握重点、难点。

（3）结合实训课和见习课，熟练掌握常用标本采集法，在操作中重视护理评估，体现以患者为中心。

（4）课后结合兴趣和知识链接、知识拓展等内容，查阅新进展，拓展知识视野，培养科研思维和评判性思维。

3. 风险防范

动脉采血预防皮下血肿！

患者抽取动脉血后，在穿刺点周围皮下肿大、边界清楚，次日穿刺点周围皮肤青紫，患者感觉局部疼痛。由于反复多次在血管同一部位穿刺或抽血完毕后穿刺部位按压时间及压力不够等原因形成皮下血肿。因此，穿刺时应尽量一次穿刺成功，避免在同一部位反复穿刺，穿刺后需局部加压或用小沙袋压迫止血 10 分钟左右，直到不出血为止，严重凝血机制障碍的患者应避免动脉穿刺。血肿发生后 24 小时内局部冷敷利于止血，24 小时后采用湿热敷促进血肿吸收，给予 50% 硫酸镁湿敷，内服、外用活血化瘀的中药。

（朱建华）

复习思考题

1. 患者，男性，26 岁。近两个月来出现阵发性左下腹疼痛，解大便后缓解，伴低热，怀疑为直肠癌，需采集何种粪便标本？护士应如何正确采集？

2. 患者，女性，52 岁。近 1 周出现原因不明的发热，持续高热 2 天，医嘱需查血常规及血培养。护士应如何正确留取上述标本？采集血标本的注意事项有哪些？

笔记

第十七章

病情观察及危重患者的抢救与护理

学习目的

学生通过本章的学习，能掌握危重患者的抢救和护理要求、护理人员应具备的基本抢救技术和配合抢救的技术。通过学习病情观察的方法、危重患者抢救的基本程序、常用抢救技术，能及时准确地观察或预见患者的病情变化，为危重患者诊断、抢救、治疗、护理提供依据，为掌握临床危重患者的常用抢救技能奠定基础。

学习要点

病情观察的基本知识、抢救工作的基本知识、危重患者的抢救及护理、常用抢救技术(吸痰术、吸氧术、BLS、洗胃术)。

案例导入

患者，男性，68岁。因高血压、脑出血急诊来院就诊。患者呼吸急促，明显听到痰鸣音，检查意识状态，强刺激后醒来，询问患者情况，答非所问，刺激去除又迅速入睡。测量生命体征，T 37.3℃，P 78次/分，R 28次/分，BP 190/100mmHg。双侧瞳孔3mm，等大等圆，对光反应灵敏。请问：

1. 接诊护士需立即对患者做哪些处置？
2. 该患者的意识状况处于哪种程度？
3. 如何保持患者呼吸道通畅？
4. 遵医嘱给患者吸氧，请问宜采用何种吸氧方法？其流量以多少为宜？
5. 如何保证该患者安全？
6. 患者突发呼吸、心跳停止，应如何对其进行急救？

病情观察是护理工作的重要内容，通过及时、细致、准确地观察病情可为临床诊断、治疗、护理疾病提供依据，临床护士应掌握病情观察的内容、方法和技巧。在抢救和护理危重患者的过程中，必须熟悉相应的抢救程序，能及时准确地实施吸痰、吸氧、心肺复苏、洗胃等抢救技术，配合医生以保证抢救工作的有效进行。

第一节　病情观察的基本知识

病情观察是一项系统工程，是护士在掌握了扎实的专业基础理论知识及实践技能的基础上对患者进行仔细查看的过程。对患者的观察应从生理、病理变化和心理反应等方面进行全面细致的观察，并且应贯穿于患者疾病发生、发展及转归的全过程。

一、病情观察的概念及意义

病情观察（clinical observation）是医务人员在诊疗和护理工作中运用感觉器官及辅助工具获得患者信息的过程。在实施病情观察中要求医务人员熟悉观察内容，并应主动及时、全面细致且要突出重点地进行观察，以做出准确的患者病情变化的判断，为临床诊疗及护理提供有价值的依据。

病情观察具有重要的临床意义：①为临床诊断和护理提供依据：机体在患病后会产生各种不同的生理及心理反应，护士通过观察患者的临床表现等，可以准确发现和预见病情变化，为医生诊断疾病和确定治疗方案提供信息，为确定护理问题、制定护理目标与措施提供依据。②及时发现危重症状和并发症：患者在接受治疗、护理过程中，随时可能会出现病情的变化或发生各种严重并发症。护士应严密观察，随时捕捉其先兆表现，及时做出准确的病情判断，并积极配合医生进行抢救和采取各种有效护理措施。③了解治疗效果和药物反应：在疾病的治疗、护理过程中，护士通过病情观察来了解治疗、护理方案实施后的效果，观察患者用药后的治疗效果、药物的不良反应等。④预测疾病的发展趋势和转归：疾病的轻重与患者的病情关系密切，因此病情观察有助于预测疾病的发展趋势和转归，如患者在原有疾病症状与体征的基础上，出现新的或加重的症状与体征，说明病情恶化。

在病情观察过程中护士应具备严谨的工作作风，要做到“五勤”即：勤巡视、勤观察、勤询问、勤思考、勤记录；通过有目的、有计划、认真细致的观察，及时、准确地掌握或预见病情变化，为抢救危重患者赢得时间。

二、病情观察的方法

临床观察患者病情的方法很多，护士可以运用感觉器官（视、触、叩、听、嗅）及与患者、家属及亲友的交流中获得病情信息，必要时还可利用相应的辅助仪器，监测患者病情变化的指标。同时还可以通过交接班、阅读病历、检验报告及会诊报告等方法获得相关病情资料信息。

（一）视诊

视诊（inspection）是最基本的观察方法之一，即用视觉来观察患者局部和全身状态，如观察患者年龄、性别、营养状态等；在患者住院治疗、护理全过程中，通过连续或间断的观察，了解患者的意识状态，面部表情，姿势体位，肢体活动情况，呼吸、循环、皮肤状况，排泄物、分泌物性状，以及患者与疾病相关的症状、体征等一系列情况，并随时观察患者反应及病情变化，调整观察的重点。

（二）触诊

触诊（palpation）是通过手的感觉来感知患者身体某部位有无异常的检查方法。

笔记

如用触觉来了解所触及体表的温度、湿度、光滑度、柔软度、弹性以及脏器的外形、大小、软硬度、移动度和波动感等。

（三）叩诊

叩诊（percussion）是通过手指叩击或手掌拍击被检查部位体表，使之震动而产生音响，根据所震动和听到的音响特点来了解被检查部位脏器的形状、大小、位置及密度，如确定肝下界、肺下界、心界大小、有无腹水等。

（四）听诊

听诊（auscultation）是利用耳直接或借助听诊器或其他仪器听取患者身体各部位发出的声音，分析判断声音所代表的不同含义。如听到咳嗽，可以根据咳嗽的不同声音、音调、剧烈的程度及持续时间等分析患者疾病的状态。借助听诊器可以听到患者心音、呼吸音及肠鸣音等。

（五）嗅诊

嗅诊（smelling）是指利用嗅觉来判断患者的各种气味，并来辨别患者的各种气味与其健康状况的关系。患者的气味可来自于皮肤、黏膜、呼吸道、胃肠道以及呕吐物、分泌物、排泄物等。

三、病情观察的内容

（一）一般情况的观察

1. 发育与体型　发育是否正常，通常以年龄、智力和体格成长状态（身高、体重及第二性征）之间关系来进行判断。正常成人发育状态指标一般为：头长等于身高的1/7～1/8，胸围约等于身高的1/2，双上肢展开的长度约等于身高，坐高等于下肢的长度。体型是身体各部发育的外观表现，包括骨骼、肌肉的成长与脂肪分布的状态等。临床上把成人的体型分为三种类型：①均称型（正力型）：即身体各部分均匀适中；②瘦长型（无力型）：身体瘦长，颈长肩窄，胸廓扁平，腹上角<90°；③矮胖型（超力型）：身短粗壮，颈粗肩宽，胸廓宽厚，腹上角>90°。

2. 饮食与营养　饮食与营养和健康及疾病的关系密切，并且饮食在疾病诊断治疗中占有重要地位。护士应注意观察患者的食欲、食量、饮食习惯和进食后反应等情况。营养状态可以通过观察皮肤的光泽度、弹性，毛发指甲的润泽程度，皮下脂肪的丰满程度和肌肉的发育状况等进行综合判断。营养状态是判断机体健康状态、疾病程度以及转归的重要指标之一，临床上一般分为良好、中等和不良。

3. 皮肤与黏膜　皮肤、黏膜常可反映某些全身疾病的状况。主要观察的内容有颜色、温度、湿度、弹性及有无出血、皮疹、水肿、皮下结节、囊肿等情况。如休克患者皮肤湿冷；严重脱水、甲状腺功能减退患者，皮肤弹性差；心源性水肿，表现为下肢和全身水肿；肾性水肿，多见于晨起眼睑、颜面水肿；肝胆疾病患者常有巩膜黄染；肺心病、心力衰竭等缺氧患者的口唇、面颊、鼻尖等部位发绀；贫血患者的口唇、结膜、指甲苍白。

4. 面容与表情　健康人表情自然、神态安怡，而患病后可表现为痛苦、忧虑、烦躁或疲惫等面容与表情。某些疾病发展到一定程度时，可出现特征性面容与表情，可提示病情轻重缓急和转归。临床上常见的典型面容有：

（1）急性病容：面色潮红、鼻翼扇动、呼吸急促、口唇疱疹、表情痛苦，见于急性热病，如大叶性肺炎患者。

笔记

(2) 慢性病容:面容憔悴、面色灰暗或苍白、目光黯淡,见于慢性消耗性疾病,如恶性肿瘤、肝硬化等患者。

(3) 甲亢面容:面容惊愕、眼裂增大、眼球凸出、兴奋、烦躁等,见于甲状腺功能亢进患者。

(4) 贫血面容:面色苍白、唇舌色淡、表情疲惫乏力,见于各种贫血患者。

(5) 二尖瓣面容:面色晦暗、双颊紫红、口唇轻度发绀,见于风湿性心脏病患者。

(6) 满月面容:面圆如满月、皮肤发红,常伴痤疮和小须,见于肾上腺皮质功能亢进及长期使用肾上腺皮质激素的患者。

(7) 病危面容:面色苍白或铅灰、面容枯槁、表情淡漠、目光无神、眼眶凹陷等,见于大出血、严重休克、急性腹膜炎、脱水及临终患者等。

5. 姿势与体位　姿势是指举止的状态,依靠骨骼、肌肉的紧张度来保持,并受精神状态和健康状态的影响。健康成人躯干端正,肢体活动灵活自如。当患病时可以出现特殊的姿势,如腹痛时患者捧腹而行。人走动时所表现的姿势为步态,年龄及是否受过训练等会影响一个人的步态。某些疾病可导致人的步态发生改变。常见的具有特征性的异常步态有:①蹒跚步态(waddling gait)见于佝偻病、大骨节病及进行性肌营养不良等;②醉酒步态(drinking man gait)见于小脑疾患、酒精中毒或巴比妥中毒;③共济失调步态(ataxic gait)见于脊髓疾病的患者;④慌张步态(festinating gait)见于震颤性麻痹患者;⑤跨阈步态(step page gait)见于腓总神经麻痹患者;⑥剪刀式步态(scissors gait)见于脑性瘫痪与截瘫患者;⑦间歇性跛行(intermittent claudication)见于高血压、动脉硬化患者。

体位是指身体在休息时所处的状态。临床常见的体位有自主体位、被动体位及被迫体位。患者的体位与疾病有着密切联系,不同的疾病可使患者采取不同的体位,可反映病情的轻重缓急,有时对某些疾病的诊断具有一定的意义。如昏迷或极度衰竭的患者,由于不能自行调整或变换肢体位置,呈被动卧位;哮喘患者采取端坐位等。

(二) 生命体征的观察

生命体征是病情观察的重要内容,生命体征是衡量机体身心状况的可靠指标。体温、脉搏、呼吸、血压均受大脑皮层的控制和神经、体液的调节,当机体患病时,生命体征变化最为敏感,有助于对患者进行疾病的诊断及病情轻重的判断。若体温不升多见于大出血休克患者;脉搏节律改变多为严重心脏疾患、药物中毒、电解质紊乱等原因所致;出现周期性呼吸困难多为呼吸中枢兴奋性降低引起;收缩压、舒张压持续升高,应警惕发生高血压危象。详细内容见第六章。

(三) 意识状态的观察

意识状态(consciousness)是大脑功能活动的综合表现,是对内外环境的知觉状态。正常人表现为意识清晰,反应敏捷、准确,语言流畅、准确,思维合理,情感活动正常,对人物、时间、地点的判断力和定向力正常。意识障碍(disturbance of consciousness)是指个体对外界环境刺激缺乏正常反应的一种特殊状态。凡影响大脑功能活动的疾病均会引起不同程度的意识障碍,主要表现为思维紊乱、兴奋不安、情感活动异常、语言表达能力减退或失常、无意识动作增加等。根据意识障碍的程度一般可分为:

1. 嗜睡(somnolence)　是最轻的意识障碍,患者处于持续睡眠状态,能被唤醒,醒

笔记

后能正确回答问题和做出各种反应，刺激去除后很快又入睡。

2. 意识模糊（confusion）　其程度较嗜睡深，表现为思维和语言不连贯，对人物、时间和地点的定向力完全或部分发生障碍，可有躁动不安、错觉、幻觉等。

3. 昏睡（stupor）　患者处于熟睡状态，不易唤醒。压迫眶上神经、摇动身体等强烈刺激可被唤醒，醒后回答问题含糊或答非所问，停止刺激后即又进入熟睡状态。

4. 昏迷（coma）　是最严重的意识障碍，按程度可分为：

（1）浅昏迷：意识大部分丧失，无自主运动，对声、光刺激无反应，对疼痛刺激（如压迫眶上神经）可有痛苦表情及躲避反应。瞳孔对光反射、角膜反射、眼球运动、吞咽反射及咳嗽反射等可存在。呼吸、心率、血压无明显改变，可有大小便失禁或潴留。

（2）深昏迷：意识完全丧失，对各种刺激均无反应。全身肌肉松弛，肢体呈弛缓状态，深浅反射均消失，呼吸不规则、血压可下降，大小便失禁或便秘、尿潴留。

对意识状态的观察，临床上还可以使用格拉斯哥昏迷评分量表（glasgow coma scale，GCS）对患者的意识障碍及其严重程度进行观察与测定，GCS 包括睁眼反应、语言反应、运动反应三个子项目（表 17-1），使用时分别测量三个子项目并统计分值，GCS 量表总分范围为 3～15 分，15 分表示意识清楚，13～14 分为轻度意识障碍；9～12 分为中度意识障碍；3～8 分为重度意识障碍，8 分以下为昏迷，低于 3 分者为深昏迷。

表 17-1　格拉斯哥昏迷评分量表

子项目	状态	分数
睁眼反应	自发性的睁眼反应	4
	声音刺激有睁眼反应	3
	疼痛刺激有睁眼反应	2
	任何刺激均无睁眼反应	1
语言反应	对人物、时间、地点等定向问题清楚	5
	对话混淆不清、不能准确回答有关人物、时间、地点等定向问题	4
	言语不流利，但可分辨字意	3
	言语模糊不清，对字意难以分辨	2
	任何刺激均无语言反应	1
运动反应	可按指令动作	6
	能确定疼痛部位	5
	对疼痛刺激有肢体退缩反应	4
	疼痛刺激时肢体过屈（去皮质强直）	3
	疼痛刺激时肢体过伸（去大脑强直）	2
	疼痛刺激时无反应	1

（四）瞳孔的观察

瞳孔变化是许多疾病病情变化的一个重要指征，特别是处于昏迷状态、药物中毒或患有颅内疾病的患者，需严密观察瞳孔的变化。护士在病情观察时必须注意两侧瞳

笔记

孔的形状、大小、对称性、边缘及对光反应等情况。

1. 瞳孔的形状、大小和对称性　正常情况下，瞳孔呈圆形，两侧等大等圆，位置居中，边缘整齐，在自然光线下直径一般为 2～5mm，对光反射两侧相等。在病理情况下，瞳孔的形状及大小可出现一些变化。

（1）形状改变：常可因眼部疾病引起，如瞳孔呈椭圆形并伴散大，常见于青光眼等；呈不规则形，常见于虹膜粘连。

（2）大小改变：①变小：瞳孔变小指的是直径小于 2mm，如果瞳孔直径小于 1mm 称为针尖样瞳孔。单侧瞳孔缩小常见于同侧小脑幕裂孔疝早期；双侧瞳孔缩小，常见于有机磷农药、吗啡、氯丙嗪等中毒；②变大：瞳孔直径大于 5mm 称为瞳孔散大。一侧瞳孔扩大、固定，常提示同侧颅内血肿或脑肿瘤等颅内病变所致的小脑幕裂孔疝的发生；双侧瞳孔散大，常见于颅内压增高、颅脑损伤、颠茄类药物中毒及濒死状态。

2. 对光反应　正常情况下，瞳孔对光反应灵敏，光亮处瞳孔收缩，昏暗处瞳孔扩大。瞳孔对光反应迟钝或消失，常见于危重或深昏迷患者。

（五）心理状态的观察

注意观察患者的语言与非语言行为，观察患者的感知情况、认知能力、思维能力、情绪状态是否正常，如有无记忆力减退，思维混乱，反应迟钝，言语和行为异常等；有无焦虑、紧张、恐惧、绝望、抑郁等情绪反应。

（六）特殊检查及药物治疗的观察

1. 特殊检查的观察　为明确诊断，临床上常进行一些专科特殊检查，如胃镜、腹腔镜，冠状动脉造影、胆囊造影检查，腰穿、腹穿、胸穿及骨穿等，这些都会产生不同程度的创伤，护士应掌握检查前后的注意事项并对患者进行有针对性的指导，注意观察患者对检查的反应，密切观察生命体征及并发症的发生。

2. 药物治疗的观察　护士应注意观察患者使用药物治疗后的疗效及不良反应。

（七）呕吐物及排泄物的观察

1. 呕吐物　呕吐可将胃内有害物质吐出，因而有一定的保护作用，但剧烈而频繁的呕吐可引起水、电解质紊乱、酸碱平衡失调及营养障碍等。护理人员应注意患者呕吐方式及呕吐物的性状、色、量、味。颅内压增高患者呕吐呈喷射状；一般呕吐物为消化液和食物，呈酸味，量约为 300ml，如呕吐量超过胃容量，应考虑有无幽门梗阻或其他异常情况；急性大出血呕吐物呈鲜红色；陈旧性出血呈咖啡色；胆汁反流呈黄绿色。胃内出血可呈碱味；食物在胃内停留时间较长呈腐臭味；含有大量胆汁呈苦味；低位性肠梗阻时呈粪臭味。

2. 排泄物　包括粪便、尿液（详见第十三章）及汗液、痰液等，注意观察其量、色、味、性状。

第二节　抢救工作的基本知识

危重患者是指病情严重、随时可能发生生命危险的患者。对危重患者的抢救是医疗护理工作中一项重要、紧急的任务。医务人员必须从思想上、组织上、物质上、技术

笔记

上做好全面、充分的准备,并且常备不懈,在遇有急危重患者时,应当机立断、全力以赴地积极进行抢救,以挽救患者的生命。抢救危重患者的两个主要环节是急救和重症监护。

一、抢救工作的组织管理

抢救工作是一项系统化的工作,建立严密的抢救组织和管理制度是高质量、高效率地抢救患者的重要措施之一。

(一)组成抢救小组

当接到抢救任务时,应立即成立抢救小组并指定负责人,一般分全院性和科室(病区)性抢救两种。全院性抢救一般用于大型灾难性的突发意外事故的抢救,由院长(医疗院长)组织实施,各科室均参与抢救。科室内的抢救一般由科主任、护士长负责组织实施,医务人员听从指挥,严肃、认真、动作迅速,既要分工明确,又要密切配合。护士在医师未到之前,根据病情予以恰当、及时的紧急处理,如吸氧、吸痰、止血、胸外心脏按压、人工呼吸及建立静脉通路等。

(二)制定抢救方案

根据患者的病情,立即制定抢救方案,使患者能及时、迅速得到救治。护士根据患者情况制定抢救护理计划,以明确护理诊断与预期护理目标,解决患者现存的或潜在的护理问题。

(三)做好抢救记录和查对工作

抢救危重患者时,必须及时做好抢救记录和查对工作,抢救记录要求字迹清晰、及时准确、详细全面,注明执行时间和执行人;各种抢救药物使用前须经两人核对无误后方可执行;口头医嘱需向医生复述一遍,尤其注意药物的名称、浓度、剂量、时间、给药途径等的核对,抢救结束后请医生在6小时内补写医嘱和处方;抢救中使用的空安瓿、输液瓶(袋)、输血袋等均应集中放置,以便统计核对。

(四)安排护士参与医生组织的查房、会诊、病例讨论

参加医生的查房、会诊和病例讨论,有利于护士掌握危重患者的病情,熟知重点监测项目及抢救过程,做到心中有数,密切配合。

(五)抢救器械和药品管理

严格执行"五定"制度,即定数量品种、定点安置、定专人管理、定期消毒灭菌、定期检查维修,保证抢救物品完好率为100%;值班护士班班交接,并做记录;护士还应掌握抢救器械的性能和使用方法,并能排除一般故障;抢救物品使用后,要及时清理、归放原处和补充,并保持清洁、整齐。如抢救传染病患者,应按传染病要求进行消毒处理,严格控制交叉感染。

二、抢救设备与抢救药物

(一)抢救设备

1. 抢救室 急诊室和病区均应设立单独抢救室。抢救室宜设在靠近护士办公室的房间内,要求宽敞、整洁、安静、光线充足。抢救室应安装环形输液轨道并配备各种急救设备(五机:心电图机、洗胃机、呼吸机、吸引器、除颤仪)、急救包(八包:胸穿包、

笔记

腰穿包、腹穿包、心穿包、静脉切开包、气管切开包、缝合包、导尿包）、各种抢救药品和抢救床。

2. 抢救床　最好为多功能抢救床，必要时另备心脏按压板一块。

3. 抢救车　按照要求配备各种常用急救药品（表 17-2）、无菌物品和其他急救用物，如各种急救无菌包、不同型号注射器及针头、输液器及输液针头、输血器及输血针头、医用手套、不同型号及用途的橡胶或硅胶导管（如尿管、胃管、痰管等）、无菌治疗巾、无菌敷料、皮肤消毒用物、开口器、舌钳、牙垫、压舌板、治疗盘、血压计、听诊器、止血带、夹板、手电筒、玻璃接头、宽胶布、火柴、酒精灯、多头电源插头等。

4. 急救器械　给氧装置（氧气筒或中心供氧系统）、电动吸引器或中心负压吸引装置，电除颤仪、心脏起搏器、心电监护仪、电动洗胃机、人工呼吸机、简易呼吸器等。

（二）抢救药物（表 17-2）

表 17-2　常用抢救药品

类别	药　物
呼吸中枢兴奋药	尼可刹米（可拉明）、山梗菜碱（洛贝林）等
升压药	盐酸肾上腺素、去甲肾上腺素、间羟胺、多巴胺等
降压药	利血平、肼屈嗪、硫酸镁注射液等
强心剂	毛花苷 C、毒毛旋花子甙 K 等
抗心律失常药	利多卡因、维拉帕米、普鲁卡因胺等
血管扩张药	酚妥拉明、硝酸甘油、硝普钠等
止血药	安络血、酚磺乙胺（止血敏）、维生素 K、氨甲苯酸、垂体后叶素等
止痛镇静药	吗啡、度冷丁、地西泮（安定）、苯巴比妥（鲁米那）、氯丙嗪（冬眠灵）等
解毒药	阿托品、解磷定、氯磷定、亚甲蓝（美蓝）、二巯基丙醇等
抗过敏药	异丙嗪、苯海拉明
抗惊厥药	地西泮、苯巴比妥钠、硫喷妥钠、苯妥英钠等
脱水利尿药	20% 甘露醇、25% 山梨醇、呋塞米（速尿）、利尿酸钠等
碱性药	5% 碳酸氢钠、11. 2% 乳酸钠
其他	氢化可的松、地塞米松、生理盐水、各种浓度的葡萄糖溶液、平衡液、10% 葡萄糖酸钙、氯化钾、氯化钙、代血浆等

三、危重患者的护理

危重患者病情危重、复杂且变化快，随时可能发生生命危险，加上长期卧床、机体极度衰弱、抵抗力低下，患者极易出现压疮、坠积性肺炎、失用性萎缩、深静脉血栓形成

笔记

等问题，因此护理人员应全面、缜密地监测病情并且加强各方面的护理，以及时发现病情变化、及时给予抢救和处理，预防并发症的发生，减轻患者的痛苦，必要时设专人护理。重症护理记录要求详细记录观察结果、治疗经过、护理措施、用药效果等，以供医护人员参考。

（一）严密观察病情变化，做好抢救准备

护士须密切观察患者的生命体征、意识、瞳孔及其他情况，必要时持续监测心、肺、脑、肝、肾等重要脏器的功能及治疗反应，以便及时、正确地采取有效的救治措施。

1. 中枢神经系统监测　包括意识水平监测、电生理监测（如脑电图）、影像学监测（如 CT 与 MRI）、颅内压测定等。

2. 循环系统监测　包括心率、心律、无创或有创动脉血压、心电图、血流动力学监测（如中心静脉压、肺动脉压、肺动脉楔压、心排量及心脏指数）等。

3. 呼吸系统监测　呼吸运动、频率、节律、呼吸音、潮气量、呼气压力测定、肺胸顺应性监测等；痰液的颜色、性质、量、痰培养结果；血气分析；胸片等。

4. 肾功能监测　包括尿量，血、尿钠浓度，血、尿的尿素氮，血、尿肌酐，血肌酐清除率测定等。

5. 体温监测　正常人体温较恒定，当代谢旺盛、感染、创伤、手术后体温多升高，而极度衰竭或临终患者体温反而下降。

（二）保持呼吸道通畅

应鼓励清醒患者定时做深呼吸、有效咳嗽或给予轻拍背部，以助分泌物咳出；昏迷患者常因咳嗽和吞咽反射减弱或消失、呼吸道分泌物及唾液积聚在咽喉部，而引起呼吸困难甚至窒息，故应将患者头偏向一侧，及时吸出呼吸道分泌物，保持呼吸道通畅，预防肺部并发症的发生。

（三）加强基础护理

1. 注意眼部护理　眼睑不能闭合者，由于眨眼少，角膜干燥，易发生溃疡、结膜炎，可涂眼药膏或用凡士林纱布遮盖，以保护角膜。

2. 做好口腔护理　不能经口腔进食者，应做好口腔护理，保持口腔卫生，增进食欲，防止发生口腔炎、口腔溃疡、腮腺炎、中耳炎、口臭等。

3. 加强皮肤护理　由于长期卧床、大小便失禁、营养不良或大量出汗等因素，患者有发生皮肤完整性受损危险，故应加强皮肤护理，工作中做到“六勤”并注意严格交接班。

4. 补充营养和水分　危重患者多胃纳差、消化功能减退，而机体分解代谢增强，对营养物质的需要量增加，所以必须保证患者摄入足够的营养和水分，维持体液平衡。对自理缺陷的患者应协助进食；对不能进食者，可采用鼻饲或完全胃肠外营养；对大量引流或额外体液丧失等水分丢失较多的患者，应注意补充足够的水分。

5. 维持排泄功能　协助患者大小便，必要时给予人工取便或在无菌操作下行导尿术，留置导尿管者执行尿管护理常规。

6. 做好各类导管的护理　危重患者身体上有时放置多根引流管，应注意妥善固

笔记

定、安全放置、标识明显；注意保持管道通畅，防止扭曲、受压、堵塞、脱落等；在操作中应注意严格执行无菌操作技术，防止逆行感染。

7. 做好肢体被动锻炼　在病情许可时，每日 2 ~3 次为患者进行被动肢体活动，包括全范围的关节活动及肌肉的按摩，可以促进血液循环，增加肌肉张力，预防肌腱韧带退化、肌肉萎缩、关节僵直、静脉血栓形成和足下垂的发生。

（四）确保患者安全

对意识丧失、躁动的患者，应合理使用床档、约束带等保护具，防止坠床、摔伤等意外的发生。对牙关紧闭、抽搐的患者，可使用牙垫、开口器，防止舌咬伤，同时室内光线宜暗，工作人员动作要轻，避免因外界刺激而引起抽搐。准确执行医嘱，保证患者的医疗安全。

（五）心理护理

危重患者常常会表现出各种各样的心理问题，如突发的意外事件或急性起病的患者，常表现为恐惧、焦虑、悲伤等；慢性病病情加重的患者，常表现为消极、多疑、绝望、依赖等。因此，在抢救危重患者生命的同时，护理人员还需做好患者的心理护理。

1. 建立良好的护患关系　态度要和蔼、亲切、诚恳、富有同情心；举止应沉着、稳重；操作应娴熟、认真，一丝不苟；治疗和护理过程注意保护患者的隐私，给患者充分的信赖感和安全感。

2. 注意沟通的技巧　在进行操作前均应向患者做简单、清晰的解释，取得患者的配合；语言应精练、贴切、易于理解；沟通障碍者，应注意患者的非语言行为，建立其他有效沟通方式；鼓励患者表达其感受，保证与患者的有效沟通。

3. 进行安慰和开导　护士应善于观察危重患者的行为和情绪反应，并根据具体情况有针对性地加以安慰和开导。

4. 减少环境因素的刺激　病室光线宜柔和，夜间降低灯光亮度，防止影响睡眠，保持病室安静，工作人员做到“四轻”等。

5. 鼓励家属及亲友探视　通过探望、沟通表达及传递对患者的关爱与支持。

第三节　常用抢救技术

临床在抢救急危重患者的过程中，需及时正确实施急救技术，护士对临床常用抢救技术掌握的程度可直接影响到救治方案的实施及效果，因此要求护士必须掌握必要的抢救知识与技术。

一、吸痰术

吸痰术（aspiration of sputum）是指用吸痰导管经口、鼻、人工气道将呼吸道分泌物或误吸的呕吐物吸出，以保持呼吸道通畅，预防吸入性肺炎、肺不张、窒息等并发症发生的一种护理技术。常用于危重、年老体弱、昏迷或全身麻醉后因咳嗽无力或反射迟钝，不能将痰液咳出或呕吐物误吸入气管的患者。

吸痰装置有电动吸引器和中心负压装置，利用负压吸引原理，连接吸痰导管

笔记

吸出痰液。电动吸引器由马达、偏心轮、气体滤过器、压力表、安全瓶、贮液瓶组成（图 17-1）。安全瓶和贮液瓶可贮液 1000ml，瓶塞上有两个玻璃管，并通过橡胶管相互连接。接通电源后马达带动偏心轮，从吸气孔吸出瓶内空气，并由排气孔排出，不断循环转动，使瓶内产生负压，将痰液吸出。中心负压装置是吸引器管道连接到各病房床单位，使用时只需要接上吸痰导管，开启开关，即可吸痰，操作便利。

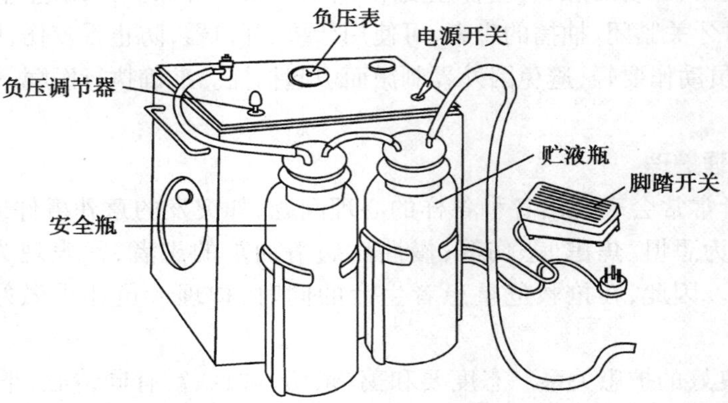

图 17-1　电动吸引器

【目的】

1. 清除呼吸道分泌物，保持呼吸道通畅。
2. 促进呼吸功能，改善肺通气。
3. 预防并发症发生。

【评估】

1. 患者痰液阻塞情况，肺部听诊的情况，如有无痰鸣音。
2. 患者的病情、意识、年龄，有无将呼吸道分泌物排出的能力。
3. 患者口腔、鼻腔、人工气道情况。
4. 患者和家属接受吸痰的心理反应和合作程度。

【计划】

1. 护士准备　衣帽整齐、清洁，洗手，戴口罩。
2. 环境准备　环境清洁，温度适宜。
3. 用物准备

（1）治疗盘内盛放物品：盛无菌生理盐水有盖罐 2 个（试吸罐与冲洗罐），一次性无菌吸痰管数根、弯盘、消毒纱布、无菌手套。

（2）治疗盘外物品：溶液瓶（内盛消毒液，可消毒吸引器上连接管，置于床栏处），必要时备压舌板、张口器、舌钳等。

（3）其他用物：电动吸引器或中心吸引器、电插板等。

4. 患者准备

（1）了解吸痰的目的、方法、注意事项及配合要点。

（2）体位舒适，愿意合作。

【实施】

步　　骤	要点与注意事项
1. 核对解释　检查吸痰设备是否完好，备齐用物至患者床前，核对床号、姓名并解释	• 确认患者，取得合作
2. 调节负压　连接导管，接通电源，打开开关，检查吸引器性能并调节负压	• 一般成人吸痰负压为 300 ~ 400mmHg(0.04 ~ 0.053MPa)，小儿 250 ~ 300mmHg(0.033 ~ 0.04MPa)
(1)口鼻吸痰法 1)检查患者口、鼻腔，取下活动义齿 2)患者头部转向一侧，面向操作者	• 昏迷患者可用压舌板或开口器帮助张口，脑脊液漏的患者禁止吸痰
3)检查打开一次性吸痰管，暴露末端，右手戴上无菌手套，右手持吸痰管，左手持吸引管并连接妥当，放入无菌生理盐水中试吸	• 连接吸痰管时勿污染吸痰管前端，每次吸痰应更换吸痰管
4)左手反折吸痰管末端，右手持吸痰管插入口咽部，然后松开导管末端，先吸净口咽部分泌物，再更换吸痰管，在患者吸气时将吸痰管插入气管10 ~ 15cm，将吸痰管左右旋转，从深部向上提拉，吸净痰液	• 如自口腔吸痰有困难，可由鼻腔插入 • 插管时不可有负压，以免引起呼吸道黏膜损伤 • 吸痰动作轻柔，每次吸痰时间<15 秒，以免缺氧
5)退出吸痰管后，用生理盐水抽吸冲洗，以防导管被痰液阻塞	• 吸痰过程中注意观察患者的反应，如面色、呼吸、心率、血压等，吸出液的颜色、性质和量及黏膜有无损伤，吸痰后再次评估患者的呼吸情况 • 分泌物黏稠可滴入湿化液、配合叩击、雾化吸入等，提高吸痰效果
(2)气管切开吸痰法 1)检查打开一次性吸痰管，暴露末端，右手戴上无菌手套 2)右手持吸痰管，左手持吸引管并连接妥当，放入无菌生理盐水中试吸 3)左手反折吸痰管末端，右手持吸痰管插入气管10 ~ 15cm，右手边吸边左右旋转向上提拉，吸净痰液，吸痰动作应轻柔，切忌上下多次抽动，每次吸痰时间<15 秒，以避免缺氧	• 气管切开患者吸痰按严格无菌操作进行，吸痰管、手套必须每次更换。先吸气管处，再吸口鼻处。缺氧患者吸痰前后可加大氧流量。气管切开处敷料每天更换一次。使用人工呼吸机患者吸痰后与呼吸机连接，并注意各参数情况
3. 吸痰完毕　分离吸痰管，拭净患者脸部分泌物，吸痰管及手套按医用垃圾处理，吸引导管插入盛有消毒液的瓶中浸泡	• 吸痰盘内的用物应分类浸泡消毒，每班更换
4. 安置患者　舒适体位，整理床单位	• 贮液瓶内吸出液不可>2/3，不可过满，应及时倾倒
5. 记录　洗手后记录痰液性质、量及患者的呼吸情况等	

◇ 吸痰法操作流程

评估准备→核对解释→连管调负压→取适宜体位→连接吸痰管试吸→进行吸痰→吸痰完毕冲管→分离吸痰管→吸引导管前端消毒→安置患者→整理→记录

【评价】

1. 患者气道通畅，呼吸功能改善，缺氧缓解，痛苦减轻。

2. 患者安全，呼吸道未发生机械性损伤。

知识链接

密闭式气管内吸痰术

此方法临床应用于进行呼吸机机械通气的患者，此法在不中断呼吸机通气的同时有效完成吸痰操作，降低了呼吸道的感染率等并发症，减轻了患者的恐惧感，同时也减少了护士的职业暴露。

二、氧气吸入术

氧是生命活动所必需的物质，如果组织得不到足够的氧或不能充分利用氧，组织的代谢、功能甚至形态结构都可能发生异常改变。氧气疗法（oxygenic therapy）是指通过给氧，提高动脉血氧分压（PaO_2）和动脉血氧饱和度（SaO_2），增加动脉血氧含量（CaO_2），纠正各种原因造成的缺氧状态，促进组织的新陈代谢，维持机体生命活动的一种治疗方法。

（一）缺氧分类和氧疗适应证

1. 低张性缺氧　是由于吸入气体中氧分压过低，外呼吸功能障碍，静脉血分流入动脉引起。动脉血气分析为动脉血氧分压（PaO_2）降低及动脉血氧含量（CaO_2）减少。常见于高山病、慢性阻塞性肺部疾病、先天性心脏病等。

2. 血液性缺氧　是由于血红蛋白数量减少或性质改变，造成血氧含量降低或血红蛋白结合的氧不易释放所致。常见于贫血、一氧化碳中毒、高铁血红蛋白症等。

3. 循环性缺氧　是由于组织血流量减少使组织供氧量减少所致。常见于休克、心力衰竭等。

4. 组织性缺氧　是由于组织细胞利用氧异常所致。常见于氰化物中毒等。

在上述四种类型缺氧中，低张性缺氧（除静脉血分流入动脉外）由于患者 PaO_2 和 SaO_2 明显低于正常，吸氧能提高 PaO_2、SaO_2 和 CaO_2，使组织供氧增加，因而疗效最好。对于心功能不全、休克、严重贫血及一氧化碳中毒，氧疗也有一定的治疗作用。

（二）缺氧程度判断

对缺氧程度的判断，主要根据临床表现及动脉血氧分压（PaO_2）和动脉血氧饱和度（SaO_2）来确定。

1. 轻度低氧血症　PaO_2 >6.67kPa（50mmHg），SaO_2 >80%，无发绀，患者神志清楚，一般不需氧疗。如有呼吸困难，可给予低流量低浓度（氧流量 1～2L/min）氧气。

2. 中度低氧血症　PaO_2 4～6.67kPa（30～50mmHg），SaO_2 60%～80%，有发绀、呼吸困难，患者神志正常或烦躁不安，需氧疗。

3. 重度低氧血症　PaO_2 <4kPa（30mmHg），SaO_2 <60%，显著发绀、呼吸极度困难、出现三凹症，患者浅昏迷或深昏迷，是氧疗的绝对适应证。

笔记

（三）供氧装置

供氧装置有氧气筒和管道氧气装置（中心供氧装置）两种。

1. 氧气筒及氧气表装置（图 17-2）

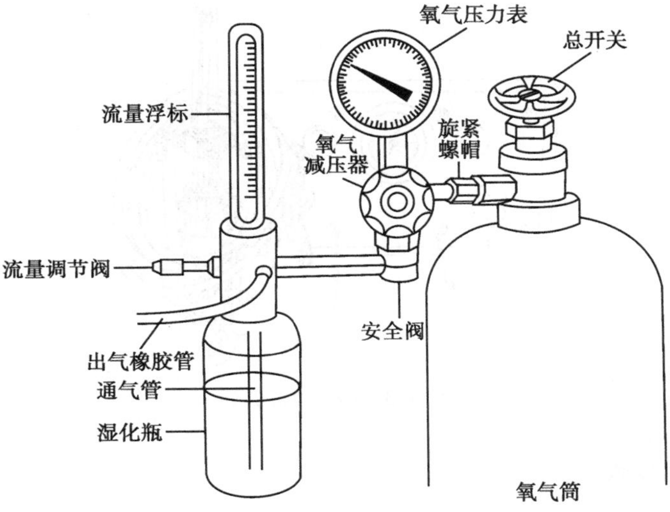

图 17-2　氧气筒及氧气压力表装置

（1）氧气筒：氧气筒是一圆柱形无缝钢筒，筒内可耐高压达 14.7MPa（150kg/cm^2）的氧，容纳氧气 6000L。氧气筒的顶部有一总开关，控制氧气的进出。氧气筒颈部的侧面，有一气门与氧气表相连，是氧气自筒内输出的途径。

（2）氧气表：由以下几部分组成：

1）压力表：可测知氧气筒内的压力，以 MPa（kg/cm^2）表示。

2）减压器：是一种弹簧自动减压装置，将来自氧气筒内的压力减至 0.2～0.3MPa（2～3kg/cm^2），使流量平稳，保证安全。

3）流量表：用来测量每分钟氧气的流出量，流量表内有浮标，从浮标上端平面所指的刻度，可测知每分钟氧气的流出量。

4）湿化瓶：内装 1/3 或 1/2 灭菌蒸馏水，通气管浸入水中，湿化瓶出口和鼻导管相连。

5）安全阀：作用是当氧流量过大、压力过高时，安全阀内部活塞自行上推，过多的氧气由四周小孔流出，以确保安全。

（3）装表法：将氧气筒置于氧气架上，打开总开关，使小量气体从气门处流出，随即迅速关上，达到清洁的目的，避免灰尘吹入氧气表。然后将氧气表稍向后倾置氧气筒气门上，用手初步旋紧，再用扳手拧紧，使氧气表直立于氧气筒旁。接湿化瓶。检查氧气流出是否通畅，氧气装置是否漏气，关紧流量开关，推至病房待用。

氧气筒内的氧气供应时间可按下列公式计算：

$$\text{可供应时间}=\frac{[\text{压力表压力}-5(\text{kg/cm}^2)]\times\text{氧气筒容积(L)}}{1\text{kg/cm}^2\times\text{氧流量(L/min)}\times 60\text{min}}$$

氧气浓度与流量的关系：吸氧浓度（%）= 21+4×氧流量（L/min）

笔记

2. 管道氧气装置(中心供氧装置)　医院氧气集中由供应站负责供给,设管道至病房、门诊、急诊。供应站有总开关控制,各用氧单位配氧气表,打开流量表即可使用(图 17-3)。

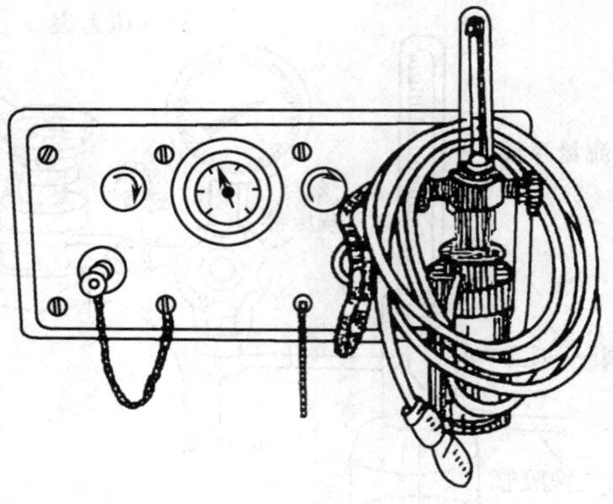

图 17-3　中心供氧装置

(四)给氧方法

【目的】

纠正各种原因造成的缺氧状态,提高动脉血氧分压(PaO_2)和动脉血氧饱和度(SaO_2),增加动脉血氧含量(CaO_2),促进组织的新陈代谢,维持机体生命活动。

【评估】

1. 患者年龄、病情、意识及治疗情况。
2. 患者缺氧程度、血气分析结果。
3. 患者心理状况、配合程度及鼻腔状况。

【计划】

1. 护士准备　衣帽整齐、清洁,洗手,戴口罩。
2. 环境准备　室温适宜、光线充足、安静、远离火源。
3. 用物准备

(1)管道氧气装置或氧气筒、氧气表装置,必要时备扳手。

(2)治疗盘内备治疗碗(内盛冷开水)、湿化瓶、通气管、纱布、弯盘、鼻导管(或鼻塞、面罩等)、棉签、胶布、别针。

(3)用氧记录单、笔。

4. 患者准备

(1)了解吸氧法的目的、方法、注意事项及配合要点。

(2)体位舒适,情绪稳定,愿意配合。

以鼻导管给氧法中双侧鼻导管法(图 17-4A)为例介绍给氧操作方法。双侧鼻导管给氧法是将双侧鼻导管前端插入鼻孔内,患者感觉舒适,易于接受,双侧鼻导管为一次性用物,目前临床应用广泛。单侧鼻导管给氧法(图 17-4B)是将吸氧导管插入鼻咽部供应氧气的方法。此法节省氧气,但对鼻腔黏膜刺激较大,长时间使用,患者感觉不适,且导管易被分泌物堵塞,故目前临床应用较少。

笔记

【实施】

步　骤	要点与注意事项
1. 核对解释　检查用氧装置是否完好，携用物至患者床旁，核对患者床号、姓名并做好解释	• 严格遵守操作规程，注意用氧安全，切实做好防震、防火、防热、防油，确认患者，取得合作
2. 清洁鼻腔　认真检查鼻腔情况，用湿棉签清洁鼻腔	
3. 连接吸氧管　将一次性双侧鼻导管与氧气表相连接	
4. 调节氧流量　根据缺氧的程度调节氧流量	• 使用氧气时应先调节流量后应用 • 轻度缺氧氧流量为 1～2L/min，中度缺氧 2～4L/min，重度缺氧 4～6L/min，小儿 1～2L/min
5. 正确插管　湿润鼻导管并检查氧气流出是否通畅后，将鼻导管插入鼻腔	• 动作轻柔，以免引起黏膜损伤
6. 固定　挂吸氧管于患者双耳后，在颌下做好固定	• 注意松紧度应适宜
7. 记录　记录开始用氧时间、流量，整理用物。交待用氧注意事项	• 告知患者及家属在用氧期间勿随意调节流量，勿在室内吸烟，注意用氧安全
8. 观察　观察并评价用氧后患者缺氧症状有无改善，有无氧疗副作用	• 还应注意观察实验室指标；氧气装置有无漏气，是否通畅
9. 停止吸氧 (1)先取下鼻导管 (2)关闭氧气筒总开关，放出余气后，关流量表开关 (3)安置患者 (4)记录停止用氧时间，卸表及进行用物处理	• 停用氧气时，应先拔出导管，再关闭氧气开关，避免一旦关错开关，大量氧气突然冲入肺内而损伤肺部组织 • 持续用氧者，氧气导管、鼻塞每日更换 1～2 次(防鼻腔分泌物阻塞鼻塞)，湿化瓶内冷开水或蒸馏水每日更换。急性肺水肿用 20%～30% 乙醇湿化 • 氧气筒内氧勿用尽，压力表上至少要保留 0.5MPa(5kg/cm^2)，以免灰尘进入筒内，再充气时引起爆炸 • 对未用完或已用尽的氧气筒，应分别悬挂“满”或“空”的标志，便于及时调换及避免急用时因搬错而影响对患者的抢救

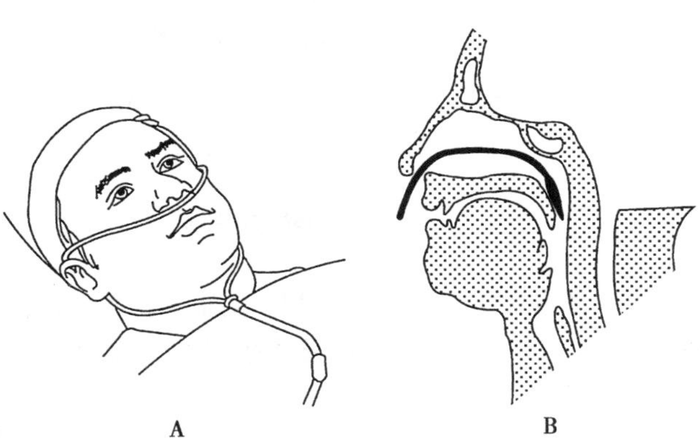

A　　B

图 17-4　鼻导管给氧法

A. 双侧鼻导管给氧法；B. 单侧鼻导管给氧法

笔记

【其他吸氧方法】

1. 鼻塞法　此方法是将鼻塞(用塑料制成的球状物(图 17-5)塞入鼻孔内供给氧气的方法。此法使用方便,刺激性小,且两侧鼻孔可交替使用,患者较为舒适,长时间用氧的患者适用此法。

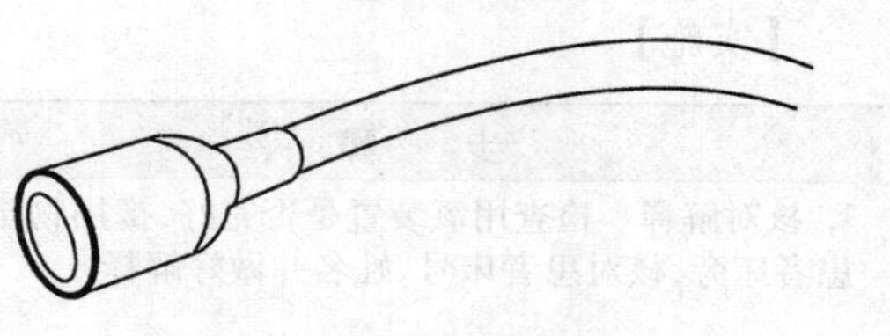
图 17-5　鼻塞给氧法

2. 面罩法

(1) 简易面罩给氧:将面罩置于患者口鼻部,面罩底部有一中空管,氧气由此入口鼻,呼出气体从面罩侧孔排出,要求氧流量 6～8L/min(图 17-6)。

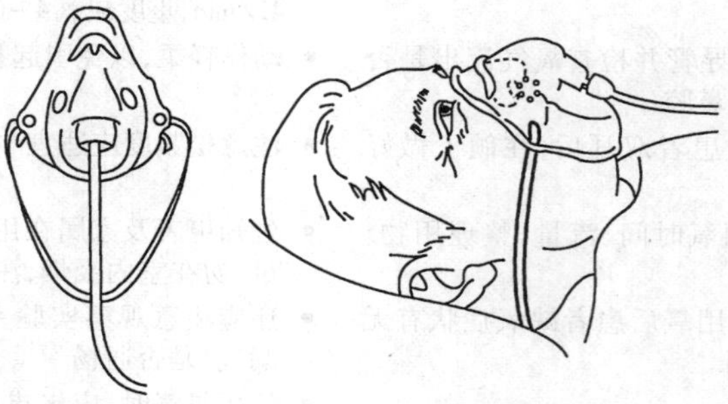
图 17-6　简易面罩

(2) 有袋面罩给氧:用于高浓度短时间给氧,在储气袋与患者之间有一单通阀,吸入氧气只能由储气袋供给(图 17-7),呼出气体经面罩旁的单通阀排出,吸入氧浓度较高,一般给氧浓度 60%～90%。注意袋内必须充盈 2/3 的氧气。

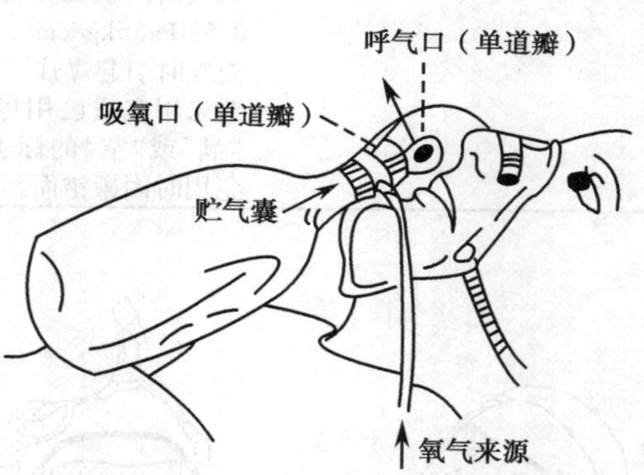

图 17-7　有袋面罩给氧

3. 氧气头罩法　将患者头部置于头罩里,罩面上有多个孔,可以保持罩内一定的氧浓度、温度和湿度。头罩与颈部之间要保持适当的空隙,防止二氧化碳潴留及重复吸入(图 17-8)。此法主要用于小儿。

4. 氧气枕法　氧气枕是一长方形橡胶枕,枕的一角有一橡胶管,上有调节器可调节氧流量,氧气枕充入氧气,接上湿化瓶即可使用,此法可用于家庭氧疗、危重患者的抢救或转运途中,以氧气枕代替氧气装置(图 17-9)。

笔记

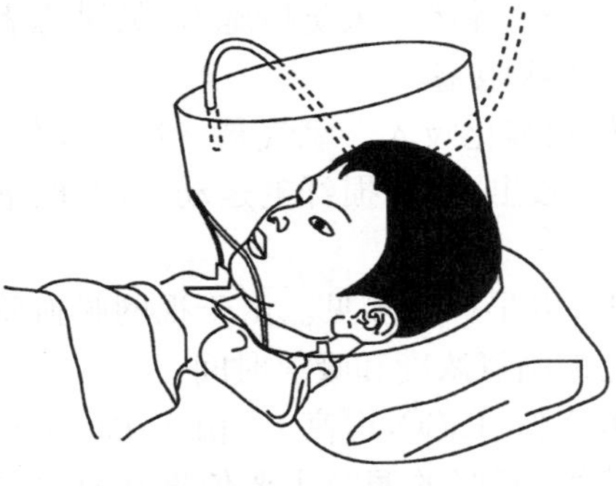

图 17-8　氧气头罩给氧法

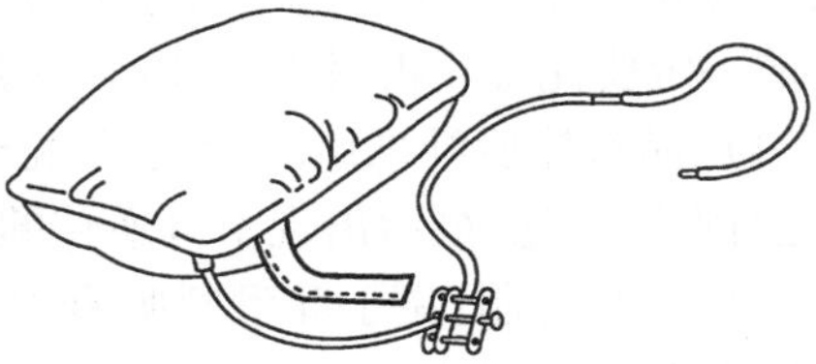

图 17-9　氧气枕给氧法

5. 氧气帐法　氧气帐为透明的、可折叠的主要由塑料制成的帐膜，应用时将患者的头部及胸部严密罩在帐膜里，用特制的仪器控制氧气流量，保持帐内氧浓度、温度和湿度。氧气帐法氧疗时一般氧流量为 6～10L/min，氧浓度可达 45%～60%。因其价格昂贵、耗氧量大，一般只适用于新生儿及大面积烧伤患者的抢救。

6. 高压氧疗法　利用高压氧舱进行，高压氧舱是一圆筒形耐压舱体，治疗时舱内充满高压氧气。氧疗过程分为加压、高压、减压三个阶段。在加压阶段，将压缩气体输入舱内，一般以 10～15 秒速度加至预定的压力约 2～3kg/cm^2。舱内患者通过呼吸面罩间歇吸入高压氧，每次吸氧的时间不宜过长，一般控制在 60～90 分钟，要采取间歇吸氧，避免氧中毒。另外，患者不得将火柴、打火机、易燃、易爆物品带入舱内，不能穿化纤衣物进舱，以免发生火灾。进入减压阶段，应注意观察减压表及患者的情况，确保安全。高压氧疗法适应证较多，疗效较好的有 CO 中毒、溺水、冠心病等。

【评价】

1. 患者缺氧症状改善。

2. 安全用氧，无呼吸道损伤及意外发生。

3. 患者了解有关用氧目的、方法、注意事项等。

（五）氧疗监护

1. 缺氧症状改善情况　患者由烦躁不安变为安静、心率变慢、血压上升、呼吸平稳、皮肤红润湿暖、发绀消失，说明缺氧症状改善。

2. 实验室检查指标　是氧疗监护的客观指标。主要观察氧疗后 PaO_2（正常值 12.6～13.3kPa 或 95～100mmHg）、$PaCO_2$（正常值 4.7～5.0kPa 或 35～45mmHg）、SaO_2（正常值 95%）等。

3. 氧气装置　有无漏气、管道是否通畅。

4. 氧疗的副作用

（1）氧中毒：若给予患者持续超过 24 小时吸入浓度高于 60% 的氧气，肺泡内 PaO_2 升高，使血液与组织细胞之间氧分压差升高，氧的弥散加快，组织细胞获取氧过多而引起氧中毒。其特点是肺实质的改变，主要症状是胸骨下不适、疼痛、灼热感，继而出现呼吸增快、恶心、呕吐、烦躁、干咳，进行性呼吸困难。预防氧中毒的主要措施是避免长时间、高浓度氧疗，经常监测血气分析，动态观察氧疗的治疗效果。

（2）肺不张：吸入高浓度氧气后，肺泡内氮气被大量置换，一旦支气管有阻塞时，其所属肺泡内的氧气被肺循环血液迅速吸收，引起吸入性肺不张。主要症状是烦躁，

笔记

呼吸、心率增快，血压上升，继而出现呼吸困难、发绀、昏迷。预防措施有：鼓励患者做深呼吸，有效咳嗽和经常改变卧位、姿势，防止分泌物阻塞。

（3）呼吸道分泌物干燥：应加强呼吸道湿化和雾化吸入。氧气是一种干燥气体，吸入后可导致呼吸道黏膜干燥，分泌物黏稠，不易咳出，且有损纤毛运动。因此，氧气吸入前一定要先湿化再吸入，以减轻刺激作用。

（4）晶状体后纤维组织增生：仅见于新生儿，以早产儿多见。由于视网膜血管收缩、视网膜纤维化，最后出现不可逆转的失明，应控制氧浓度和吸氧时间。

（5）呼吸抑制：见于Ⅱ型呼吸衰竭者（PaO_2降低、$PaCO_2$增高）。由于 $PaCO_2$ 长期处于高水平，呼吸中枢失去了对二氧化碳的敏感性，呼吸的调节主要依靠缺氧对周围化学感受器的刺激来维持，吸入高浓度氧，解除了缺氧对呼吸的刺激作用，使呼吸中枢抑制加重，甚至呼吸停止。因此对Ⅱ型呼吸衰竭患者应给予低浓度、低流量（1～2L/min）给氧，维持 PaO_2 在 8kPa 或 60mmHg 即可。

三、基础生命支持技术

心肺复苏（cardiopulmonary resuscitation，CPR）是指对由于外伤、疾病、中毒、意外、低温、淹溺和电击等各种原因导致的呼吸、心跳骤停，必须紧急采取的重建和促进心脏、呼吸有效功能恢复的一系列措施。基础生命支持（basic life support，BLS）又称现场急救，是指在事发现场对患者实施的及时、有效的初步救护，是专业或非专业人员进行的徒手抢救，是 CPR 的初始步骤。一旦意外发生，应立即做出正确的判断与处理，为急救赢得时间，为患者进一步的治疗奠定基础。通常情况下，心脏停搏 3 秒患者会感觉头晕，停搏 10 秒可出现晕厥，停搏 60 秒后呼吸停止、大小便失禁，停搏 4～6 分钟可导致大脑不可逆性的损伤，因此心肺复苏的黄金时间为心肺骤停后的 4 分钟，复苏时间越早，存活率越高。

【目的】

1. 建立患者的循环、呼吸功能。
2. 保证重要脏器的血液供应，尽快恢复心跳、呼吸功能。

【评估】

1. 心跳、呼吸骤停的临床表现

（1）突然面色死灰、意识丧失：轻摇或轻拍并大声呼唤，观察有无反应，如确无反应，说明患者意识丧失。

（2）大动脉搏动消失：因颈动脉表浅，颈部易暴露，一般作为判断的首选部位。颈动脉位于气管与胸锁乳突肌之间，可用示指、中指指端先触及气管正中，男性可先触及喉结，然后滑向颈外侧气管与肌群之间的沟内，触摸有无搏动；其次选股动脉，股动脉位于股三角区，可于腹股沟韧带稍下方触摸有无搏动。由于动脉搏动可能缓慢、不规律或微弱不易触及，因此触摸脉搏一般不少于 5 秒，但不超过 10 秒。

（3）呼吸停止：应在保持气道开放的情况下进行判断。可通过听、看、感觉三种方式判断：①耳朵靠近口鼻部听有无呼气声；②用面颊部靠近患者的口鼻部感觉有无气体逸出；③脸转向患者观察胸腹部有无起伏。

（4）瞳孔散大：须注意循环完全停止后超过 1 分钟才会出现瞳孔散大，且有些患者可始终无瞳孔散大现象，同时药物对瞳孔的大小也有一定影响。

笔记

（5）皮肤苍白或发绀：一般以口唇和指甲等末梢处最明显。

（6）心尖搏动及心音消失：听诊无心音；心电图检查表现为心室颤动或心室停顿，偶尔呈缓慢而无效的心室自主节律（心电-机械分离）。

（7）伤口不出血。

心搏骤停时虽可出现上述多种临床表现，但其中以意识突然丧失和大动脉搏动消失这两项最为重要。由于BLS技术的实施要求必须分秒必争，因此，不应等心搏骤停的各种表现均出现后再行诊断，也不能反复听心音、测血压、做心电图而延误宝贵的抢救时间。

2. 心跳、呼吸骤停的原因

（1）意外事件：如雷击、电击、溺水、自缢、窒息等。

（2）器质性心脏病：如急性广泛性心肌梗死、急性心肌炎等均可导致室速、室颤、Ⅲ度房室传导阻滞而致心脏停搏。

（3）神经系统病变：如脑血管意外、脑部外伤等可因脑水肿、颅内压增高引起脑疝，导致生命中枢受损而致心肺骤停。

（4）手术或麻醉意外：如因麻药剂量过大、给药途径有误、术中插管不当、术中出血过多而致严重休克引发心跳、呼吸停止。

（5）水、电解质及酸碱平衡紊乱：如严重的高血钾或低血钾均可引起心搏骤停；严重的酸碱中毒，可通过血钾的改变最终导致心搏停止。

【计划】

1. 护士准备　衣帽整洁、洗手。

2. 用物准备　有条件备治疗盘，内放血压计、听诊器、手电筒、纱布数块，必要时备心脏按压板、脚踏凳等。

3. 患者准备　意识不清，无需特殊准备。

4. 环境准备　安静、宽敞、光线充足，必要时用屏风遮挡，以免影响其他患者；户外环境必须安全、无危险适于现场急救；就地抢救，不易搬运。

【实施】

步　骤	要点与注意事项
1. 确认环境安全	
2. 判断意识　双手轻拍患者面颊或肩部，并在患者耳边大声呼唤	● 无反应，可判断其为意识丧失 ● 避免剧烈晃动患者
3. 立即呼救	● 求助他人帮忙或拨打急救电话，但不能因忙于求救而延误抢救
4. 检查是否有呼吸及颈动脉搏动（同时进行，仅限专业人员）	● 10秒内同时检查呼吸及脉搏，如果无呼吸或仅有喘息，无动脉搏动，立即开始心肺复苏
5. 摆放体位　仰卧于硬板床或平地上，软床上的患者，在其肩背下垫一心脏按压板；去枕、头后仰；头、颈、躯干无扭曲，双上肢放置于身体两侧；松开患者衣领和腰带	

笔记

续表

步　骤	要点与注意事项
6. 胸外心脏按压(circulation,C) (1)抢救者站或跪于患者一侧	• 可间接压迫左右心室,以代替心脏的自主收缩
(2)心脏按压部位:按压部位在胸骨中、下1/3交界处或两乳头连线中点(图17-10),可用靠近患者足侧的手的示指和中指触及肋弓下缘,向上滑动到剑突处(胸骨下切迹),再向上移动两横指	• 按压部位过高可伤及大血管;过低可伤及腹腔脏器或引起胃内容物反流;偏离胸骨可引起肋骨骨折 • 应迅速、准确地确定胸外心脏按压的部位。儿童或男性患者可采用乳头连线的方法;成年女性应采用剑突上两横指的方法;婴儿采用两乳头连线与胸骨交叉点下一横指处
(3)按压姿势与手法:左手掌根部置于按压部位,右手掌叠压在左手背上,掌根重叠,手指交叉扣紧抬起,使手指上翘不接触胸壁,双肘关节伸直,利用身体重量,垂直向下用力按压(图17-11),而后迅速放松,使胸廓充分回弹,反复进行。幼儿可用单手手掌根部按压;婴儿可用双手拇指或2~3个手指按压	• 两肘关节固定不动,双肩位于手臂正上方 • 按压应平稳、规律,避免突然性用力 • 放松时,抢救者手掌根部不能离开按压部位,以免造成移位,但避免倚靠于胸壁影响胸廓充分回弹 • 按压同时观察面色、意识的改变
(4)按压深度:成人胸骨下陷至少5cm,但不超过6cm。为达到有效按压,胸外按压的深度至少应为胸廓前后径的1/3,儿童约为5cm,婴儿约为4cm	• 按压过浅达不到效果,过深易造成损伤
(5)按压频率:100~120次/分,按压与放松时间基本均等	• 一般连续按压30次,避免按压中断
7. 开放气道(airway,A) (1)将患者头部偏向一侧	• 开放气道并保持通畅是心肺复苏成功与否的关键
(2)清除口腔、气道内分泌物或异物,有活动义齿应取下。清理方法:一手固定舌前端使其勿向后坠,另一手的示指或中指缠上纱布或手帕从一侧伸入,从另一侧将分泌物或异物带出或抠出 (3)开放气道的方法	• 以免影响人工呼吸效果或将分泌物吹入肺内 • 若异物哽在喉咙无法取出,可在腹部剑突下、肚脐上用手向膈肌方向推挤数次,再用手取出
1)仰头抬颏法:抢救者一手置于患者前额小鱼际用力向后压,使其头部后仰,另一手示指、中指放在下颌骨下方,将颏部向前上抬起(图17-12)	• 解除舌后坠效果最佳。注意手指不要压向颏下软组织深处,以免阻塞气道
2)仰头抬颈法:抢救者一手抬起患者的颈部,另一手以小鱼肌侧下压患者前额,使其头后仰,颈部抬起(图17-13)	• 头、颈部损伤者禁用
3)托下颌法:抢救者双肘部放在患者头部两侧,双手示、中、无名指放于下颌角后方,向上、后将左右下颌角托起(图17-14)	• 头保持正中位,不可左右扭动头部,适用于疑有颈部损伤的患者

续表

步　骤	要点与注意事项
8. 人工呼吸(breathing,B) (1)口对口人工呼吸法 1)患者口鼻部盖一层纱布或手绢 2)抢救者按压额头的手的拇指和示指捏住患者鼻孔	• 为首选方法 • 防止交叉感染 • 防止吹气时气体从鼻逸出 • 保持患者头后仰
3)正常吸气,屏气,双唇包绕患者口部不留空隙,持续吹气,持续1秒以上,使胸廓扩张	• 连吹两口,维持肺泡通气和氧合作用 • 保证足够气量进入,使胸廓明显隆起(吹气同时观察) • 每次吹气量约为500~600ml,避免快速、大量、多次吹气 • 气量过大或吹气过快可使气体进入胃部引起胃膨胀,抬高膈肌,不利于通气或引起胃内容物反流
4)吹气毕,松开口鼻,抢救者头稍抬起,迅速侧转换气,同时观察胸部复原情况	• 避免吸入患者呼出的高浓度二氧化碳 • 有效反应:患者胸部起伏,呼气时听到或感到有气体逸出
5)呼吸频率:成人10~12次/分,儿童及婴儿12~20次/分	• 有条件时,可使用简易呼吸器(图17-15)(有条件连接氧气时,氧流量为8~10L/min)进行人工呼吸。开放气道后,一手以"EC"手法固定面罩紧扣口鼻(图17-16),另一手有节律地挤压呼吸囊,每次送气大约500~600ml,频率10~12次/分
(2)口对鼻人工呼吸法 1)用仰头抬颏法开放气道,同时用抬颏的手将患者口唇闭合 2)深吸气后,双唇包住患者鼻部吹气,吹气方法同上 (3)口对口鼻人工呼吸法:抢救者双唇包住患者口鼻吹气	• 用于口部严重损伤或牙关紧闭者 • 鼻腔阻力较大,吹气时间要长,用力要大 • 适用于婴幼儿 • 吹气时间要短,用力要小
9. 观察心肺复苏是否有效　连续做5个复苏周期后,应对复苏效果进行判断。复苏有效性判断:①能扪及大动脉搏动,血压维持在60mmHg以上;②口唇、面色、甲床等颜色由发绀转为红润;③心电图波形有改变;④瞳孔缩小,可有对光反应;⑤呼吸逐渐恢复;⑥昏迷变浅,出现反射或挣扎;⑦有尿。如果复苏无效则继续进行BLS直至后续救援到来;如果复苏有效,患者清醒,则安慰患者,头下垫枕,头偏向一侧,撤去按压板,保暖,急救人员未到之前不宜搬动患者。	• 胸外心脏按压与人工呼吸连续进行,按压与呼吸之比为30:2(单、双人),进行人工呼吸时胸外心脏按压须停止 • 操作中途换人时,尽量在5秒内完成,应在按压、吹气间隙进行,如两人操作,每2分钟或5个周期后轮换;检查有效指征时间控制在10秒内 • 若能触及颈动脉搏动,说明心跳已经恢复,停止心脏按压;如呼吸未恢复,或自主呼吸微弱,则继续人工呼吸或辅助呼吸

◇ 操作流程

确认环境安全→判断意识→呼救→检查呼吸和颈动脉→摆放体位→胸外心脏按压→开放气道→人工呼吸→连续5个周期后判断效果

笔记

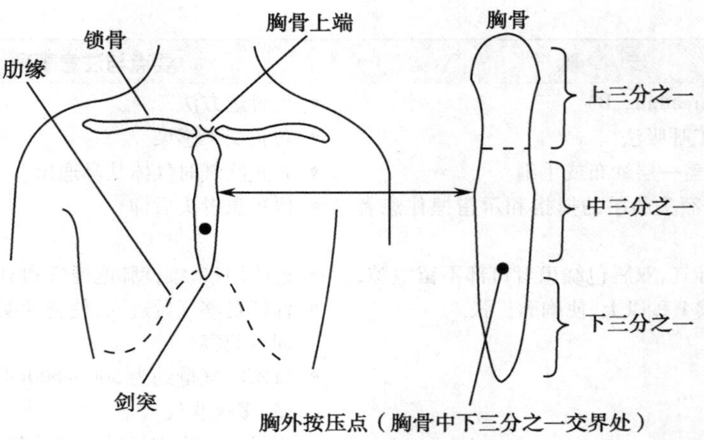

图 17-10　胸外心脏按压部位

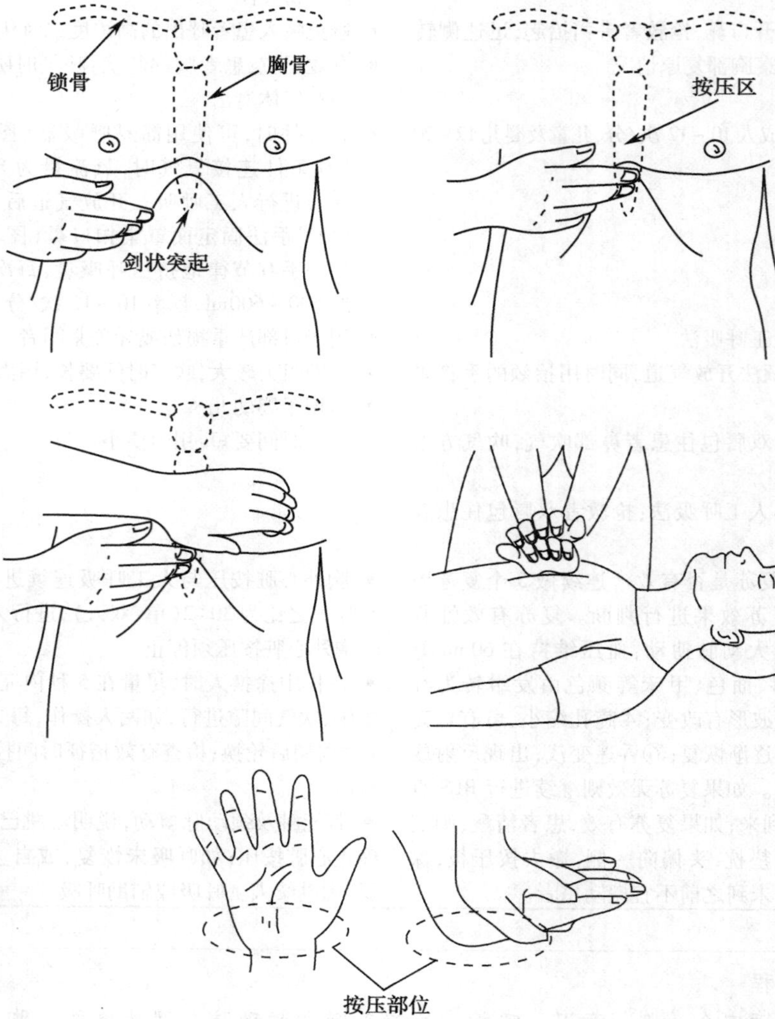

图 17-11　胸外心脏按压姿势和手法

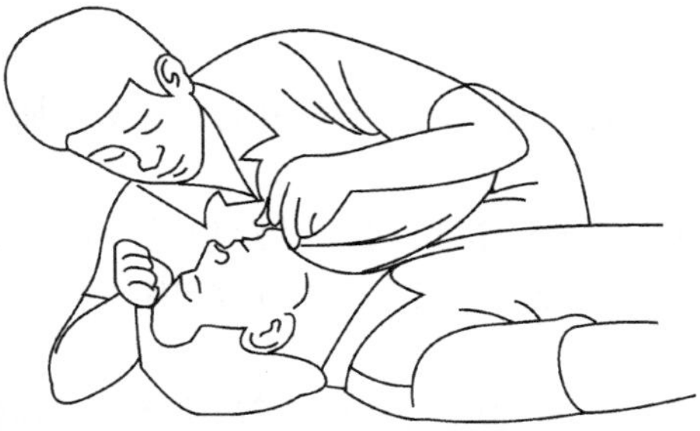

图 17-12 仰头抬颏法

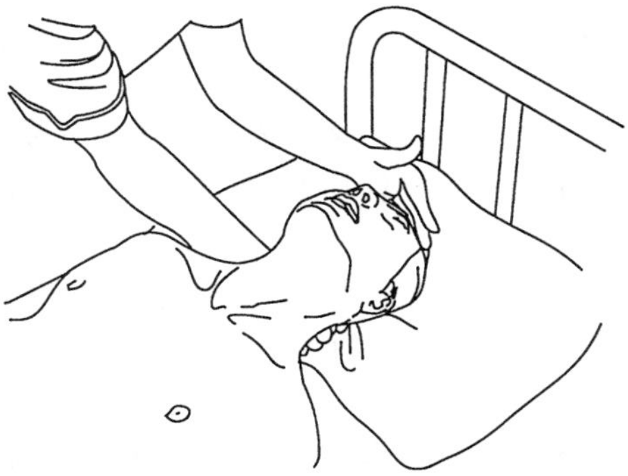

图 17-13 仰头抬颈法

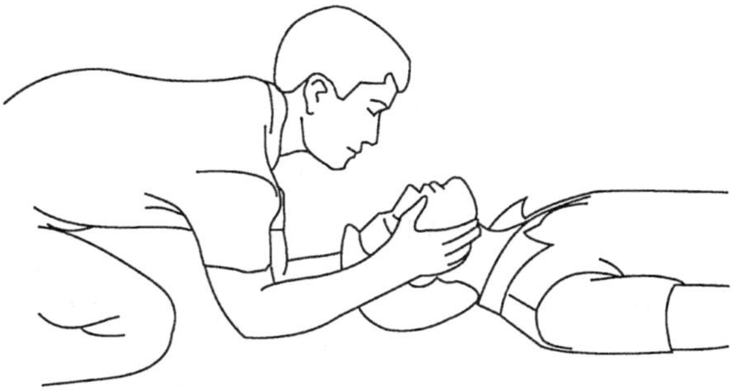

图 17-14 托下颌法

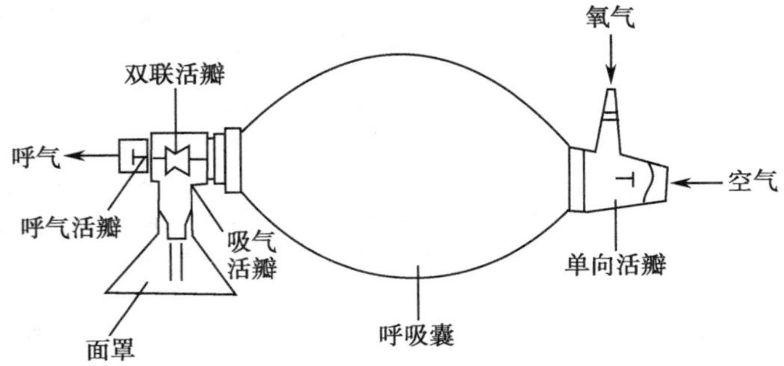

图 17-15 简易人工呼吸器

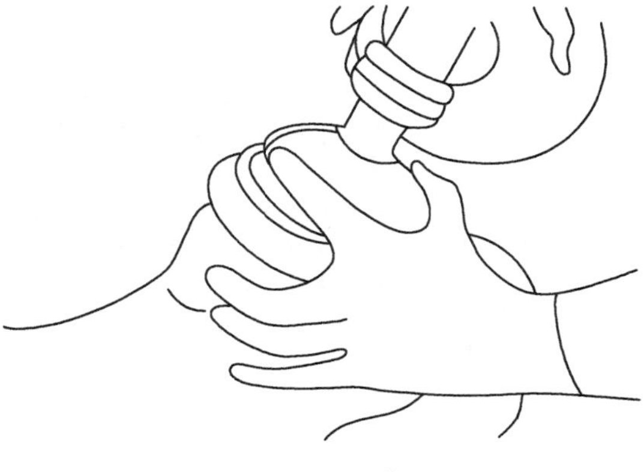

图 17-16 “EC”手法

笔记

【评价】

1. 复苏有效指征出现。

2. 复苏过程中无并发症发生。主要并发症为：

（1）颈或脊柱损伤：见于疑有颈或脊柱损伤的患者，在打开气道时，造成或加重脊柱损伤。

（2）胃膨胀：因人工呼吸通气量过大和通气流速过快引起。胃膨胀过度可导致胃液反流，并使膈肌抬高。如发生反流时应使患者头偏向一侧，清除口腔内污物后再继续心肺复苏。

（3）胸骨骨折、肋骨骨折、血气胸、脂肪栓塞及心、肺或气管损伤等，偶有肝、脾撕裂。多因按压过猛或位置不当所致。

知识拓展

2005 年、2010 年、2015 年心肺复苏指南的主要区别

项目	2005 年	2010 年	2015 年
主要流程	A-B-C	C-A-B	同 2010 年
生存链	4 个：早期识别与呼救；早期 CPR；早期除颤；有效的高级生命支持	延长至 5 个：立即识别心脏骤停，激活急救系统；迟早实施 CPR，突出胸外按压；快速除颤；有效地高级生命支持；综合的心脏骤停后治疗，强调复苏后的积极救治	同 2010 年，区分院内和院外
施救者	未区别施救者是否受过培训	非专业人员未经培训者可以提供仅做胸外按压的 CPR，弱化人工呼吸的作用；可提供人工呼吸者，按压与呼吸之比为 30∶2	同 2010 年
判断识别	无反应，无呼吸、心跳后开始 CPR，呼吸判断使用“一听二看三感觉”	删除“一听二看三感觉”，未经培训者只要是无反应、无呼吸或仅有喘息，立即启动急救反应系统；只有专业人员需要 10 秒内检查脉搏	同 2010 年。专业人员在 10 秒内需同时检查呼吸和脉搏
按压深度	成人 4～5cm	至少 5cm	至少 5cm，但不超过 6cm
按压频率	100 次/分	至少 100 次/分	100～120 次/分
	保证胸廓充分回弹	同 2005 年	同 2005 年，强调为保证胸廓充分回弹，施救者手不能倚靠于胸壁上
人工呼吸	深吸气，用力吹气	正常吸气，持续吹气，持续 1 秒以上，使胸廓抬起，避免过度通气	同 2010 年
按压与呼吸先后及比例	成人心肺复苏，首先开放气道，检查有无呼吸，做 2 次通气后，按压 30 次，呼吸与按压之比为 2∶30	胸外按压先于通气，按压与呼吸之比为 30∶2，儿童及婴儿双人操作为 15∶2	同 2010 年
团队合作	早期除颤	强调团队分工合作，尽早除颤	同 2010 年

知识链接

机 械 按 压

实际CPR操作中，由于人工操作易疲劳，需要2名以上操作者合作，期间不可避免地要换人，中断按压降低了复苏效果，而且容易受操作者熟练程度等人为因素的影响。目前的心肺复苏指南非常注重按压的质量，强调用力按压、快速按压、使胸廓充分回弹和尽量减少中断按压的时间。机械按压（心肺复苏器）是胸外按压的一种有效的办法，在治疗科室可采用机械按压的方法替代人工按压。机械按压的优点：①按压频率、幅度均等，按压幅度可调，可达到有效按压；②按压与放松时间相等；③按压方向与胸骨垂直，位置固定；④通气与按压协调，每按压5次后有1秒多的换气延迟；⑤进行心电监测、电除颤等操作时不用停止按压；⑥不易疲劳，可连续不间断的进行CPR，节省人力。

四、洗胃术

洗胃术（gastric lavage）是将洗胃管插入患者胃内，反复注入和吸出一定量的溶液，以冲洗并排出胃内容物，达到清洁、减轻胃黏膜的刺激或避免毒物吸收的胃灌洗方法。

【目的】

1. 解毒　清除胃内毒物或刺激物，减少毒物吸收，还可利用不同灌洗液进行中和解毒，用于急性食物或药物中毒。服毒后4～6小时内洗胃最有效。

2. 减轻胃黏膜水肿　幽门梗阻患者，通过洗出滞留的胃内容物，减轻潴留物对胃黏膜的刺激，从而减轻胃黏膜水肿和炎症。

3. 手术或某些检查前的准备　如胃部、食管下段、十二指肠术前准备。

【评估】

1. 患者中毒情况　包括摄入毒物的种类、剂型、浓度、量、中毒时间、途径等，以及来院前的处理措施、有无呕吐、有无洗胃禁忌等。

适应证：非腐蚀性毒物中毒，如有机磷、安眠药、重金属类、生物碱类及食物中毒等。

禁忌证：强腐蚀性毒物中毒（如强酸、强碱等）、肝硬化伴食管胃底静脉曲张、胸主动脉瘤、近期内有上消化道出血及胃穿孔患者，上消化道溃疡、癌症患者不宜洗胃。

强酸、强碱等腐蚀性物质中毒时禁忌洗胃，以免造成穿孔。可按医嘱给予药物或迅速给予物理性对抗剂，如牛奶、豆浆、蛋清水、米汤等以保护胃黏膜。

2. 患者生命体征、意识状态、瞳孔变化、口鼻腔黏膜情况、口中异味、有无义齿等。如遇患者病情危重，应首先进行维持呼吸循环的抢救，然后再洗胃。

3. 患者的心理状态及合作程度。

【计划】

1. 护士准备　衣帽整洁，修剪指甲，洗手，戴口罩。

2. 环境准备　安静、整洁、宽敞、明亮、温度适宜。

3. 用物准备

（1）口服催吐法：①治疗盘内置：量杯、压舌板、水温计、弯盘、塑料围裙或橡胶单（防水布）；②洗胃溶液：按医嘱根据毒物性质准备洗胃液（表17-3），毒物性质不明时，可备温开水或等渗盐水，一般用量10 000～20 000ml，温度25～38℃；③水桶2个（一个盛洗胃液，另一个盛污水）；④必要时备洗漱用物。

笔记

表 17-3　常见洗胃溶液

毒物种类	常用溶液	禁忌药物
酸性物	镁乳、蛋清水①、牛奶	强碱药物
碱性物	5%醋酸、白醋、蛋清水、牛奶	强酸药物
氰化物	3%过氧化氢溶液②引吐后，1∶15 000～1∶20 000高锰酸钾溶液洗胃	
敌敌畏	2%～4%碳酸氢钠、1%盐水、1∶15 000～1∶20 000 高锰酸钾溶液	
1605、1059、乐果(4049)	2%～4%碳酸氢钠溶液	高锰酸钾③
敌百虫	1%盐水或清水、1∶15 000～1∶20 000 高锰酸钾溶液	碱性药物④
DDT(灭害灵)、666	温开水或生理盐水洗胃，50%硫酸镁导泻	油性泻药
除虫菊酯类	催吐、2%碳酸氢钠溶液洗胃、活性炭 60～90g 用水调成糊状注入胃内，硫酸钠或硫酸镁导泻	
苯酚(石炭酸)、煤酚皂溶液	用温开水、植物油洗胃至没有酚味，并在洗胃后多次服用牛奶、蛋清，保护胃黏膜	液状石蜡
巴比妥类(安眠药)	1∶15 000～1∶20 000 高锰酸钾溶液、硫酸钠⑤导泻	硫酸镁
异烟肼(雷米封)	1∶15 000～1∶20 000 高锰酸钾溶液、硫酸钠导泻	
发芽马铃薯、毒蕈、河豚、生物碱	1%～3%鞣酸 1%活性炭悬浮液	
灭鼠药		
1. 磷化锌	1∶15 000～1∶20 000 高锰酸钾溶液；0.5%硫酸铜⑥洗胃	牛奶、鸡蛋、脂肪及其他油类食物⑦
2. 抗凝血类(敌鼠钠等)	催吐，温水洗胃、硫酸钠导泻	碳酸氢钠溶液
3. 有机氟类(氟乙酰胺等)	0.2%～0.5%氯化钙或淡石灰水洗胃，硫酸钠导泻，饮用豆浆、蛋白水、牛奶等	

注：①蛋清水、牛奶等可黏附于黏膜或创面上而起到保护作用，并可减轻患者疼痛；②氧化剂能氧化化学性毒品，改变其性能，从而减轻或去除其毒性；③1605、1059、乐果(4049)等，禁用高锰酸钾洗胃，否则可氧化成毒性更强的物质；④敌百虫遇碱性药物可分解出毒性更强的敌敌畏，其分解过程随碱性的增强和温度的升高而加速；⑤巴比妥类药物采用硫酸钠导泻，是利用其在肠道内形成的高渗透压，阻止肠道水分和残存的巴比妥类药物的吸收，促其尽早排出体外。硫酸钠对心血管和神经系统没有抑制作用，不会加重巴比妥类药物的毒性；⑥磷化锌中毒时，口服硫酸铜可使其成为无毒性的磷化铜沉淀，阻止吸收，并促使其排出体外。⑦磷化锌易溶于油类物质，故忌用脂肪性食物，以免促使磷的溶解吸收

（2）胃管洗胃法：①治疗盘内置：洗胃管、镊子、纱布、棉签、塑料围裙或橡胶单、治疗巾、弯盘、胶布、水温计、液状石蜡、量杯，必要时备无菌压舌板、张口器、牙垫、舌钳、检验标本容器或试管；②洗胃溶液（盛装在水桶中）；③水桶 2 个（分别盛装洗胃液和污水）；④洗胃设备：电动吸引器洗胃法备电动吸引器（包括安全瓶及 5000ml 容量的贮液瓶）、Y 型三通管、调节夹或止血钳、输液架、输液瓶、输液导管；全自动洗胃机洗胃法备全自动洗胃机。

4. 患者准备

（1）了解操作目的、方法、注意事项和配合要点。

（2）有活动义齿应先取出，取舒适卧位。

笔记

【实施】

步　　骤	要点与注意事项
1. 核对解释　携用物至床旁,核对床号和姓名并做好解释	• 确认患者,取得合作
2. 洗胃	• 幽门梗阻患者洗胃宜在餐后 4～6 小时或空腹时进行
口服催吐法 (1)协助患者取坐位 (2)围好围裙、取下义齿、污物桶置于患者坐位前或床旁 (3)自饮灌洗溶液,一次饮液量约 300～500ml (4)催吐:自呕或(和)用压舌板刺激舌根催吐	• 用于服毒量少的清醒合作者 • 急性中毒清醒患者应紧急采用“口服催吐法”,必要时进行洗胃,以减少毒物的吸收
(5)反复进行,直至吐出液澄清无味为止	• 表示毒物基本洗净
电动吸引器洗胃法 (1)协助患者取适当体位	• 取坐位或半坐卧位;中毒较重者取左侧卧位;昏迷者取平卧位,头偏向一侧,置牙垫于上下磨牙之间,如有舌后坠用舌钳将舌拉出
(2)接通电源,检查吸引器功能,调节负压在 13.3kPa 左右 (3)安装灌洗装置:输液管与 Y 型管主管相连,洗胃管末端及吸引器贮液瓶的引流管分别与 Y 形管两分支相连,夹紧输液管,检查各连接处有无漏气。将灌洗液倒入输液瓶内,挂于输液架上(图 17-17)	
(4)插洗胃管 1)测量插入长度,用石蜡油润滑胃管插入长度的前 1/3 段 2)由口腔插入约 55～60cm 3)确认胃管在胃内后用胶布固定 (5)吸出胃内容物:开动吸引器,将胃内容物吸出	• 测量插管长度的方法同鼻饲法 • 插管方法同鼻饲法 • 确认方法、固定方法同鼻饲法 • 当毒物不明时,应留取首次吸出液送检,可先用生理盐水或温开水洗胃,待毒物性质明确后再采用合适的对抗剂洗胃
(6)灌注洗胃液:关闭吸引器,夹紧引流管,开放输液管,使溶液流入胃内	• 灌入量以 300～500ml 为宜,过少洗胃液无法与胃内容物充分混合,不利于彻底洗胃,延长了洗胃时间;过多则容易导致:①可使胃内压增高,促使胃内容物进入十二指肠,加速毒物的吸收;②易引起液体反流,导致呛咳、误吸甚至窒息;③突然的胃扩张可刺激迷走神经兴奋致反射性心脏骤停
(7)吸出灌入的液体:夹紧输液管,开放引流管,开动吸引器	• 每次灌入量和洗出量应基本相等 • 幽门梗阻患者要记录胃内潴留量(胃内潴留量=洗出量-灌入量),以了解梗阻情况,供补液参考
(8)反复灌洗,直至洗出液澄清无味为止	• 洗胃过程中,应随时观察患者面色、生命体征、意识、瞳孔的变化、口鼻腔黏膜情况、口中气味及洗出液的颜色、性质、量等,如患者感到腹痛、洗出血性液体或出现休克现象应立即停止洗胃,通知医生并采取相应的急救措施

笔记

续表

步　骤	要点与注意事项
	• 洗胃的并发症包括急性胃扩张、胃穿孔以及大量低渗洗胃液导致的水中毒、水及电解质紊乱、酸碱平衡失调等
全自动洗胃机洗胃（图 17-18）	• 能自动、迅速、彻底清除胃内毒物，通过自控电路的控制使电磁阀自动转换动作，分别完成向胃内冲洗药液和吸出胃内容物的灌洗过程
(1)协助患者取合适体位	• 卧位同电动吸引器洗胃法
(2)操作前检查	
1)接通电源、检查仪器性能完好	
2)连接各管道	• 3 根塑料管分别与机器的药管、胃管、污水管相连，将药管的另一端放入洗胃液桶中，并始终保持浸没在液面下
3)调节药量流速	• 同电动吸引器洗胃法
(3)插洗胃管	
(4)连接洗胃管：洗胃管末端与机器胃管的另一端相连	
(5)按"手吸"键，吸出胃内容物，再按"自动"键，机器即开始对胃进行自动冲洗，直至洗出液澄清无味为止。必要时将吸出物送检 (6)洗胃完毕，反折胃管拔出 (7)协助患者漱口、洗脸，整理床单位，取舒适卧位	• 若发现有食物堵塞管道，水流速慢、不流或发生故障时，可交替按"手冲"和"手吸"键重复冲洗数次，直到管路通畅，再按"手吸"键，将胃内残留液体吸出后，按"自动"键，恢复自动洗胃
(8)将药管、胃管和污水管同时放入清水中，按"清洗"键清洗各管腔，清洗毕，将各管同时取出，待机器内水完全排尽后，按"停机"键	• 清洗管道，以免被污物堵塞或腐蚀
(9)洗手，记录。	

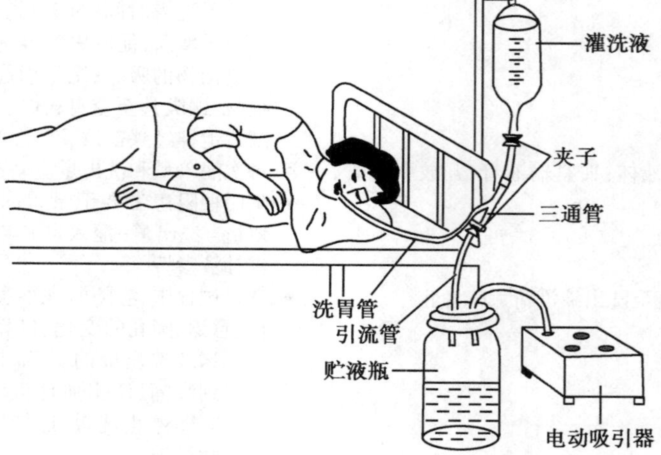

图 17-17　电动吸引器洗胃法

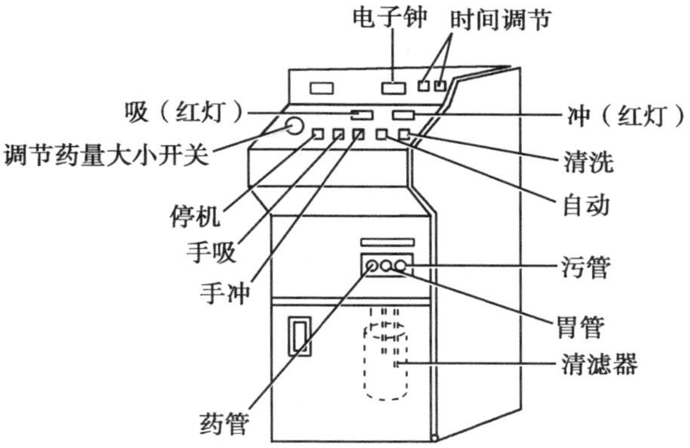

图 17-18　全自动洗胃机洗胃法

◇ 操作流程(胃管洗胃术)

核对解释→选择体位→检查并连接洗胃设备→测量洗胃管→润滑洗胃管→插洗胃管→验证洗胃管在胃内→固定洗胃管→先吸后冲→观察→拔管→整理→记录

【评价】

1. 胃内毒物得到最大程度清除,中毒症状得以缓解和控制。
2. 患者能配合操作,无误吸、损伤及并发症发生。

知识链接

临床危急值及其意义（表 17-4）

危急值(critical value)是指某一临床检验结果与正常参考范围偏离较大,表明患者可能处于生命危急状态而必须立即给予治疗的临床预警值。

表 17-4　临床部分危急值及其意义

常见指标	参考值	危急值	危险性
白细胞计数(WBC)	$4\sim10\times10^9$/L	$<1.0\times10^9$/L $>30.0\times10^9$/L	引发致命性感染的可能 提示可能为白血病
血红蛋白(HGB)	男:120~160g/L 女:110~150g/L	<50g/L >230g/L	重度贫血,应予输血 真性或继发性血红蛋白增多症,应放血治疗
血小板计数(PLT)	$100\sim300\times10^9$/L	$<20\times10^9$/L $>600\times10^9$/L	有严重出血倾向 病理状态,应检查有无骨髓增生性疾病可能
血钾(K)	3.5~5.5mmol/L	<2.8mmol/L >6.5mmol/l	严重低钾血症:呼吸肌麻痹 严重高钾血症,可能有心律失常

笔记

续表

常见指标	参考值	危急值	危险性
血钠(Na)	135～145mmol/L	<115.0mmol/L >160.0mmol/L	低钠血症，应采取治疗措 高钠血症，应检查其他试验项目
血钙(Ca)	2.25～2.65mmol/L	<1.75mmol/L >3.37mmol/L	可能出现全身痉挛、抽搐 可能出现高血钙性昏迷
血糖(Glu)	3.9～6.2mmol/L	<2.6mmol/L >22.2mmol/L	低血糖症状甚至昏迷、血压下降 糖尿病酮症酸中毒、高渗性昏迷
凝血酶原时间(PT)	12～15s	<5s >40s；INR>4	高凝状态 有严重出血倾向
活化部分凝血活酶时间(APTT)	35～45s	≥70s	有严重出血倾向
动脉血 pH 值	7.35～7.45	<7.20 >7.55	<7.35 失代偿性酸中毒 >7.45 失代偿性碱中毒
$PaCO_2$	35～45mmHg	<20mmHg >70mmHg	极限值 危险水平：呼吸抑制甚至昏迷
PaO_2	80～100mmHg	<30mmHg	严重缺氧，可致死亡
心肌肌钙蛋白 T	0.02～0.13μg/L	>0.5μg/L	提示急性心肌梗死
RH(D)抗原		阴性	罕见血型，涉及输血治疗
超声		大量心包积液 内脏、宫外孕破裂致盆腹腔大出血	猝死 失血性休克的可能
心电图		急性心肌缺血 急性心肌梗死 致命性心律失常	心肌坏死 猝死 猝死
影像学		严重颅内血肿 张力性气胸	脑疝可能 严重呼吸、循环功能障碍
病理科		恶性肿瘤	涉及疾病预后

笔记

学习小结

1. 学习内容

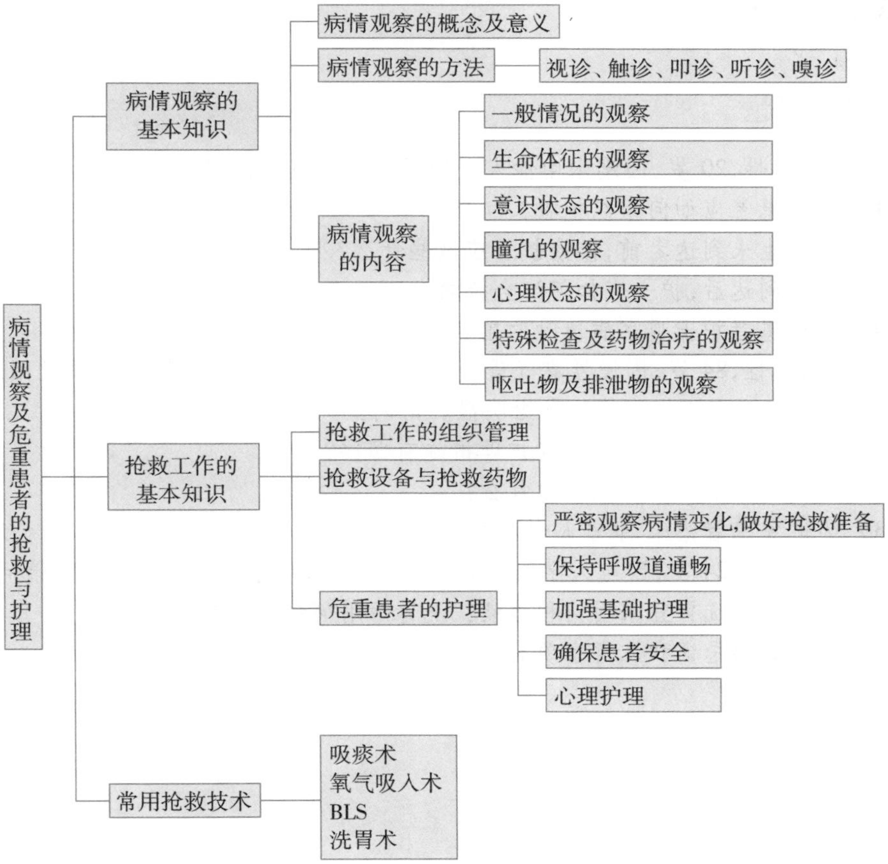

2. 学习方法

(1) 重视课堂学习,善于归纳总结,除重视文字理解和记忆外,还要注重对图片的理解。课后及时复习,加强听课印象,巩固所学知识。

(2) 安排课间见习参观抢救室,熟悉抢救室的物品配备、学习急危重症患者的病情观察内容及各项处置和护理。

(3) 实验课课前按要求预习相关内容,课上认真观看教学录像及教师示教,主动回示操作,重视小组学习,课后加强练习。

3. 风险防范

(1) 护士对急救器材、药品保管不善,影响了抢救工作的进行;由于巡视不及时、患者病情变化未及时发现,增加患者的痛苦;危重患者发生坠床、烫伤、义齿吞入等意外;重要引流管发生脱落,影响了治疗和观察等。工作中要求急救物品和器械严格执行"五定"制度,并保证100%的完好率;护士应严密监测病情,及时发现病情变化并给予抢救和处理;加强基础护理,包括各项生活护理、导管的护理等;确保患者的安全,合理使用保护具,防止意外的发生。

(2) 为危重患者洗胃时,容易出现胃管误入气道、误吸、病情恶化甚至呼吸心跳骤停等情况。所以洗胃前尽可能先建立静脉通道;洗胃过程中备好气管插管或气管切开包,呼吸机在备用状态;插管时必须确定胃管在胃内后方可洗胃;密切观察患者病情变化,如发现呕吐、呛咳、面色发绀等应立即停止洗胃;最好在心电监护下洗胃,以便随时观察患者生命体征。

(王艳华　贺春蕾)

复习思考题

1. 患者,男性,20 岁,因溺水由他人送来医院急诊室。请问:

(1) 对该患者应如何组织抢救?

(2) 在医生未到达之前,接诊护士应做些什么?

(3) 医生到达后,护士应如何配合抢救?

(4) 对该患者护士观察病情时的重点有哪些?

2. 患者,女性,84 岁,因慢性支气管炎急性发作来院急诊治疗,患者呼吸困难,痰液不能自行咳出,口唇、指甲等处发绀明显。请问:

(1) 护士接诊后应采取的主要护理措施有哪些?

(2) 该患者应取何种体位? 为什么?

(3) 为避免患者坠床,护士应使用何种保护具?

3. 患者,女性,24 岁,因与大学同学恋爱失败,回家后服用敌敌畏自杀。请问:

(1) 给该患者洗胃宜采用何种溶液? 洗胃后用何种溶液导泻?

(2) 洗胃的禁忌证和注意事项有哪些?

第十八章

临终患者的护理

学习目的

学生通过本章的学习，能掌握临终患者的生理、心理变化与护理措施及尸体护理，熟悉濒死及死亡的定义、标准、死亡过程的分期、临终关怀的概念；了解临终关怀的研究内容及丧亲者的护理，使其具备护理临终患者的能力。

学习要点

濒死及死亡的定义、标准，死亡过程的分期。临终关怀的概念及研究内容，临终患者的生理、心理变化和相应的护理措施，临终患者家属的护理，尸体护理和丧亲者的护理。

案例导入

张某，男性，52岁，入院诊断为结肠癌。近几年来，病情日趋恶化，治疗效果不明显，患者腹部疼痛明显，夜里不能入眠，近几日心情抑郁、哀伤、常暗自哭泣、情绪极度消沉，请问：

1. 此患者心理状态处于临终过程的哪一期？
2. 应采取哪些支持性护理措施？

完整的生命过程应包括死亡过程，生与死是人类生命历程的组成部分，死亡和出生是自然规律，是无法改变的，有生也有死，死亡才使人的生命显得更有意义。同时，死亡的不可避免也是人类延续的必要条件。因此，如何协助患者安静地、有尊严地死去；让去者能善终，使留者能善留成为了临终关怀事业的主要研究内容。因此，在开展临终护理中，护理人员需要树立正确的死亡观，学习并掌握临终关怀的相关知识与技能，以帮助临终患者正确面对死亡，能在充满温馨的环境中，保持尊严、无痛苦、无遗憾、安宁地告别人世；同时，对临终患者的家属给予精神安慰和支持，以保持其身心健康。

第一节　临终护理的基本知识

一、濒死及死亡的定义

（一）濒死

濒死（dying）又称临终。一般由于疾病末期或意外事故造成人体的主要器官的生

笔记

理功能趋于衰竭，生命活动走向完结，死亡将不可避免地要发生的时候，可称为临终，是生命活动的最后阶段。

目前世界上不同的国家对临终的时期尚未有统一的标准。日本对预计只能存活2～6个月的患者称为临终患者；美国对估计只能存活6个月以内的患者，称为临终患者；而英国对预计能存活1年以内的患者，称为临终患者；我国不少学者认为：当患者处于疾病末期、死亡在短时间内（估计存活时间为2～3个月）不可避免地要发生时即属于临终阶段，并指出对晚期癌症患者，只要出现生命体征和代谢方面的紊乱即可开始实施临终护理。

（二）死亡

1. 死亡的定义

传统的死亡概念是指心肺功能的停止。美国布拉克法律辞典将死亡定义为"生命的永息，生存的灭失，血液循环停止，同时呼吸及脉搏等身体重要作用的终止。"而死亡的社会本质是指个体人与社会关系不可逆转的脱离和中断。因此，死亡（death）是生命活动不可逆的终止，是人的本质特征的永久消失，是机体完整性的破坏和新陈代谢的停止。

2. 死亡的判断标准

（1）传统的死亡标准：长期以来，医学上一直把心肺活动不可逆的停止作为判断死亡的依据，"心死人才死"。20世纪60年代后，由于医学科学的进步，现代复苏技术、器官移植等的兴起，可以使脑功能完全丧失的患者的心肺功能可用人工的方法维持一段时间，有心跳、呼吸，作为生物学意义上的人可以认为他还"活着"。但由于全脑功能已经丧失，作为社会学上的人，人的本质特性（如应有的意识以及通过大脑来实现人的使命等）已不复存在，可以认为他已经死去。现代医学表明：人体是一个多层次的生命物质系统，心跳停止时，人的大脑、肾脏、肝脏并没有死亡，而死亡是分层次进行的。只要大脑功能保持完整性，一切生命活动都有可能完全恢复。所以，医学科学的不断发展使传统的死亡标准受到了冲击。

（2）脑死亡的标准

研究者用脑电图作指标观察了1000多例脑死亡而仍有心跳、呼吸的患者，无一例能逃脱很快死亡的命运。这种心肺功能短暂维持是因为脑细胞死亡波及内脏器官有一段过程，并不能代表真正的生命存在。大脑出现不可逆的破坏则提示人的生命已经结束，"脑死等于人死"的概念从此不断扩散。所以，医学界人士提出了关于死亡的新的比较客观的标准，这就是脑死亡标准。

脑死亡（brain death）即全脑死亡，包括大脑、中脑、小脑和脑干的不可逆死亡。不可逆的脑死亡是生命活动结束的象征。1968年，在世界第22次医学会上，美国哈佛大学医学院特设委员会发表报告，提出了新的死亡概念，即死亡是不可逆转的脑死亡，其诊断标准有四点：

1）无感受性和反应性：对各种内外刺激完全无反应，即使剧痛刺激也不能引出反应。

2）无运动、无呼吸：观察1小时撤去人工呼吸机3分钟仍无自主呼吸。

3）无反射：瞳孔散大、固定，对光反射消失；无吞咽反射；无角膜反射；无咽反射

笔记

和无跟腱反射。

4）脑电图平直。

以上四条标准在24小时内反复多次检查后结果明显无变化，并应当排除两个例外，即体温过低（<32.2℃）和使用过巴比妥类药物等中枢神经抑制剂的影响，以上结果才有意义。

（3）我国的脑死亡标准

我国《成人脑死亡判定标准（2009版）》具体内容如下：

1）先决条件：昏迷原因明确，排除各种原因的可逆性昏迷。

2）临床诊断：深昏迷，脑干反射全部消失（包括瞳孔对光反射、角膜反射、头眼反射、前庭眼反射、咳嗽反射全部消失），无自主呼吸（靠呼吸机维持，呼吸暂停试验阳性），以上必须全部具备。

3）确认试验：脑电图平直，颅脑多普勒超声检查示脑死亡图形，体感诱发电位N13存在，P14、N18和N20消失，此三项中必须有2项阳性。

4）观察时间：首次确诊后，观察12小时无变化，方可确认为脑死亡。

死亡观念的转变，倡导脑死亡作为死亡判断是社会进步和文明的重要标志。从对传统的心死亡标准到脑死亡标准的采用，也是医学科技日益发展的必然结果。但脑死亡是一个生死攸关的课题，所以其诊断是个严肃而复杂的问题，它必须有明确的能导致脑死亡的病因，达到一定的临床诊断标准，经过一系列确认试验方可确诊。由于世界各国思想、文化等方面的差异，脑死亡的诊断标准及其接受程度也不尽相同。受各国或地区在医学、伦理、道德、宗教、法律等方面的影响，迄今为止尚没有一个能被各国认可的脑死亡诊断的共同标准，即便是在同一个国家的不同区域也存在认识上的差异。

二、死亡的分期

死亡并不是生命的骤然结束，而是一个连续进展的过程，是一个从量变到质变的过程。医学上将死亡分为濒死期、临床死亡期和生物学死亡期三个时期。

（一）濒死期

濒死期（agonal stage）又称临终状态，是死亡过程的开始阶段。此期机体各系统的功能发生严重障碍，中枢神经系统脑干以上部位的功能处于深度抑制状态，表现为意识模糊或丧失，各种反射减弱或迟钝，肌张力减退或消失，心跳减弱，血压下降，呼吸微弱或出现潮式呼吸及间断呼吸。濒死期的持续时间可随患者机体状况及死亡原因而异，年轻强壮者、慢性病患者较年老体弱者及急性病患者濒死期长；猝死、严重的颅脑损伤等患者可直接进入临床死亡期。此期生命处于可逆阶段，若得到及时有效的抢救治疗，生命可复苏；反之，则进入临床死亡期。

（二）临床死亡期

临床死亡期（clinical death stage），此期中枢神经系统的抑制过程已由大脑皮层扩散到皮层下部位，延髓处于极度抑制状态，表现为心跳、呼吸完全停止，瞳孔散大及各种反射消失，但各种组织细胞仍有微弱而短暂的代谢活动。此期一般持续5～6分钟，

笔记

超过这个时间，大脑将发生不可逆的变化。但在低温条件下，尤其是头部降温脑耗氧降低时，临床死亡期可延长达1小时或更久。临床上对触电、溺水、大出血等致死患者，因此期重要器官的代谢过程尚未停止，及时采取积极有效的急救措施仍有复苏的可能。该期是临床上判断死亡的标准。

（三）生物学死亡期

生物学死亡期（biological death stage）又称全脑死亡、细胞死亡或分子死亡，是死亡过程的最后阶段。人体组织细胞的新陈代谢完全停止，机体出现不可逆的变化，无任何复苏希望。随着生物学死亡期的发展，会相继出现尸体现象：尸冷、尸斑、尸僵以及尸体腐败。

1. 尸冷（algor mortis） 最先发生的尸体现象，死亡后因体内产热停止，散热继续，体温逐渐降低称尸冷，死亡后体温的下降有一定的规律，一般死后10小时内尸温下降速度约为每小时1℃，10小时后为0.5℃，大约24小时左右，尸温与环境温度相同。测量尸温常以直肠温度为标准。

2. 尸斑（livor mortis） 死亡后血液循环停止，由于地心引力的缘故，血液向身体的最低部位坠积，该处皮肤呈现暗红色斑块或条纹称尸斑。尸斑的出现时间是死亡后2～4小时，12小时后便发生永久性变色，故尸体护理时，应注意仰卧，头下置枕，以防面部变色。

3. 尸僵（rigor mortis） 尸体肌肉僵硬，并使关节固定称为尸僵。形成机制主要是三磷酸腺苷（ATP）学说，即死后肌肉中ATP不断分解而不能再合成，致使肌肉收缩，尸体变硬。尸僵多从小块肌肉首先开始，以下发展最为多见，表现为先由咬肌、颈肌开始，向下至躯干、上肢和下肢。尸僵一般在死后1～3小时开始出现，4～6小时扩展到全身，12～16小时发展至高峰，24小时后尸僵开始减弱，肌肉逐渐变软，称为尸僵缓解。

4. 尸体腐败（postmortem decomposition） 死亡后机体组织的蛋白质、脂肪和碳水化合物因腐败细菌的作用而分解的过程，称为尸体腐败。一般在死亡24小时后出现。患者生前存在于口腔、呼吸道、消化道的各种细菌，可在死亡后侵入血管和淋巴管，并在尸体内大量生长繁殖，体外细菌也可侵入人体繁殖，尸体成为腐败细菌生长繁殖的场所。尸体腐败常见的表现有尸臭、尸绿等。尸臭是肠道内有机物分解从口、鼻、肛门逸出的腐败气体。尸绿是尸体腐败时出现的色斑，一般在死后24小时先在右下腹出现，逐渐扩展至全腹，最后波及到全身。

第二节 临终关怀

临终关怀（hospice care）是源于20世纪60年代发展起来的一种新兴的医疗保健服务项目，又称安宁照顾、善终服务、终末护理等。

一、临终关怀的概念

临终关怀是由医生、护士、社会工作者、心理学工作者和志愿者等社会各层次人员组成的团队向临终患者及家属提供的包括生理、心理、社会等方面在内的一种全面性支持和照料。目的使临终患者的生活质量得以提高，使其安宁、平静、舒适地走完人生

笔记

的最后旅程，并使家属的身心健康得到维护和增强。

知识链接

临终关怀的兴起与发展

西方临终关怀机构起源于中世纪的西欧修道院和济贫院，为去耶路撒冷的朝圣者、疲倦旅游者、生病流浪者提供临时歇息的场所，给以生活照料或为濒死无助者提供精心护理，使其得到最后的安宁。

现代的临终关怀创始于20世纪60年代，创始人为桑得斯博士于1967年创建了世界上第一个现代临终关怀机构——英国圣克里斯多弗安宁院（Christopher's Hospice），旨在为临终患者提供生理、心理等全面照顾，被誉为"点燃了世界临终关怀运动的灯塔"。从此，英国、美国、日本、法国、加拿大等国家也相继开展了临终关怀服务。

临终关怀服务在中国台湾和中国香港地区首先得到了发展，1988年7月天津医学院在美籍华人黄天中博士的资助下成立了中国内地第一个临终关怀研究中心，1988年10月上海市南汇护理院成立，至今已经有100多家临终关怀医院，并成立了"中国心理卫生协会临终关怀专业委员会"，黄天中博士为名誉主任委员，创立了临终关怀的网站，心系临终关怀。随着老龄化社会的形成，国内的一些临终关怀医院和临终关怀的医疗机构将进一步扩大实践范围，加强与世界各国的交流和合作。

二、临终关怀的理念

1. 以照料为中心　临终关怀从治愈为主的治疗转变为对症为主的照料。临终患者生命即将结束，采取治疗性措施不再有效，应通过全面的身心照料，提供姑息治疗（又称舒缓治疗），控制疼痛、缓解躯体上的其他不适症状，消除患者的恐惧、焦虑心理，获得心理和社会支持，使其得到最后安宁。

2. 尊重患者的尊严和权利　临终关怀应维护和保持临终患者的价值和尊严，保留其原有的生活方式，保护患者的隐私，尽量满足患者的合理要求，让其在生命弥留之际带着尊严离去。患者有知情同意权利，即患者有权知道自己的病情程度、治疗方案，并参与医疗方案的制订，当患者在意识清醒、能够行使自己权利时，医护人员要尊重患者的选择；当患者意识障碍时，可按照患者的预立医疗指示执行。

3. 提高临终患者的生命质量　临终关怀不以延长患者的生存时间为目的，而应丰富患者有限生命，提高患者的生存质量，控制病痛，给予家庭的温暖和社会的支持，为临终患者创立一个安适、有意义、有尊严、有希望的生活。

4. 加强死亡教育　不知死，焉知生之可贵？临终关怀将死亡视为生命成长的最后阶段，尊重生命，提高其有效的价值，使患者直面死亡和接纳死亡。

5. 强化家属的心理支持　注重为患者家属提供心理、社会支持，使其获得接受死亡事实的力量，坦然地面对死亡。

三、临终关怀的对象和内容

（一）临终关怀的服务对象

1. 临终患者　癌症、心脑血管疾病、尿毒症、阿尔茨海默病、运动神经元、艾滋病

笔记

等疾病终末期患者。

2. 临终患者的家属　由于亲情的密切关系，家属也受到沉重打击，直接影响其情绪和健康。因此，对临终患者家属的护理也十分重要。

（二）临终关怀的工作内容

1. 临终患者的症状控制　临终关怀的核心是控制疼痛和其他不适症状，如便秘、腹泻、肠胀气、尿潴留、恶心呕吐、呃逆、惊厥、睡眠障碍、呼吸困难、吞咽困难、食欲下降等，尤其注意临终患者的疼痛控制。

2. 临终患者的全面照护　包括患者日常生活护理和心理护理，消除临终患者的忧郁和恐惧心理，鼓励患者宣泄内心的郁闷，满足临终患者的心愿而无憾而去。

3. 临终患者家属的照护　从临终患者进入濒死期开始，鼓励家属参与患者护理计划的实施，发挥其对患者的积极支持作用，协助家属做好后事准备，并重点做好家属的居丧期忧伤辅导工作，为临终患者家属提供情感支持，使家属尽早从失去亲人的痛苦中解脱出来。

4. 死亡教育　死亡教育可以帮助人们正确地面对死亡，理解生与死是人类自然生命历程的必然组成部分，从而可以消除对死亡的恐惧、焦虑等心理，减少不必要的轻生和盲目的死亡。死亡教育的对象包括临终患者及其家属。

四、临终关怀的组织形式

临终关怀的机构和服务形式多样化，有独立的临终关怀院，如北京松堂关怀医院；有在医院、养老院等机构中设临终关怀病房，如北京朝阳门医院临终关怀病区；居家式临终关怀和癌症俱乐部等。

目前临终关怀病房在国内较多，临终病房的特色建立家庭化病房、宽敞明亮的活动室、建立危重病室、适合临终关怀的陪伴制度、家庭式的厨房、特殊的设施。

知识拓展

预立医疗指示

预立医疗指示（advance Directive，AD）是指个人意识清楚且具有决策能力时，为自己病情恶化无法做出判断的情况（呼吸、心跳停止）所预先设立的医疗照护选择。

美国是发展AD最早最完善的国家。早在1976加利福尼亚州就通过了《自然死亡法案》，中国内地对AD的认识和研究处于初步发展阶段。

第三节 临终患者和家属的护理

临终患者的护理不同于一般患者的护理，一般患者的护理侧重于治疗方面，而临终患者的护理则体现对人生命的尊重。患者感受到的不是治疗而是人道和同情，同时由于临终患者处于生命的最后阶段，其行为、心理、思想发生巨大的变化，要求护理人员在掌握必要的临床护理技能的同时，对生命伦理问题要有正确的认识和理解，能用合乎人道的理念影响患者，从而引导患者正确科学地理解生与死，理解生命的价值和

笔记

意义。另一方面，由于亲情的密切关系，家属也受到沉重打击，直接影响其情绪和健康。因此，对临终患者家属的护理也十分重要。

一、临终患者的生理反应及护理

（一）临终患者的生理反应

1. 肌肉张力丧失　表现为大小便失禁，吞咽困难，无法维持良好舒适的功能体位，肢体软弱无力，不能进行自主躯体活动，脸部外观改变呈希氏面容，即面肌消瘦、面部呈铅灰色、眼眶凹陷、双眼半睁呆滞、下颌下垂、嘴微张。

2. 胃肠道蠕动逐渐减弱　由于气体积聚在胃肠，常表现为呃逆、恶心、呕吐、食欲缺乏、腹胀、便秘、脱水，口干等。

3. 循环功能减退　由于循环系统功能减退，心肌收缩无力，常出现循环衰竭的表现，如皮肤苍白、湿冷、大量出汗，四肢发绀、出现向中央发展的淤血斑点，脉搏由快到弱而不规则或测不出，血压降低或测不出，心尖搏动常为最后消失。

4. 呼吸功能减退　由于呼吸中枢麻痹，呼吸肌收缩作用减弱，常出现鼻翼呼吸、潮式呼吸、张口呼吸等，呼吸频率由快变慢，呼吸深度由深变浅，可见潮式呼吸、点头样呼吸，而最终呼吸停止。由于分泌物在支气管内潴留，出现痰鸣音及鼾声呼吸。

5. 感知觉、意识改变　表现为视觉逐渐减退，由视觉模糊发展到只有光感，最后视力消失。眼睑干燥，分泌物增多。听觉常是人体最后消失的感觉。意识改变可表现为嗜睡、意识模糊、昏睡、昏迷等。

6. 疼痛　大部分的临终患者主诉全身不适或疼痛，表现为烦躁不安，血压及心率改变，呼吸变快或减慢，瞳孔放大，大声呻吟，并出现疼痛面容，即五官扭曲、眉头紧锁、眼睛睁大或紧闭、双眼无神、咬牙等。

7. 临近死亡的体征　各种反射逐渐消失，肌张力减退或丧失，脉搏快而弱，血压降低，呼吸急促、困难、出现潮式呼吸，皮肤湿冷。通常呼吸先停止，随后心跳停止。

（二）护理措施

1. 促进患者舒适

（1）维持良好、舒适的体位：定时翻身，更换体位，避免某一部位长期受压；同时，经常按摩受压部位和骨突处，促进血液循环，防止压疮发生。对有压疮发生倾向的患者，应尽量避免采用易产生剪切压力的体位。

（2）加强皮肤护理，以防止压疮：大小便失禁者，应使用保护垫，并及时处理污物，保持会阴、肛门附近皮肤的清洁、干燥，必要时留置导尿；大量出汗时，应及时用温热水擦洗干净，勤换衣裤；床单位保持清洁、干燥、平整、无碎屑。

（3）重视口腔护理：晨起、餐后、睡前协助患者漱口，保持口腔清洁卫生；同时，注意观察口腔情况，对口唇干裂者可涂石蜡油，有溃疡或真菌感染者可遵医嘱局部用药；口唇干燥者可适量喂水，也可用湿棉签湿润口唇或用湿纱布覆盖。

2. 增进食欲，营养支持

（1）由于病痛折磨或因大小便不能自理怕麻烦别人，临终患者一般都会有食欲缺乏，甚至拒绝进食，所以护理人员应耐心、主动地向患者和家属做好解释工作，以减

笔记

少焦虑，取得心理支持。

（2）根据患者的嗜好及口味，提供易消化、富有营养、富含维生素的食物，且要烂、软、稀，同时注意食物的色、香、味以增进食欲、减轻恶心，少量多餐。

（3）给予流质或半流质饮食，便于患者吞咽。必要时采用鼻饲法或完全胃肠外营养（TPN），以补充足够热量的均衡营养物质及水分。

（4）加强体液监测，观察患者电解质指标及营养状况。

3. 促进血液循环

（1）严密观察体温、脉搏、呼吸、血压、皮肤色泽及温度变化，并做好记录。

（2）患者四肢冰冷不适时，应加强保暖，必要时给予热水袋，水温应调至50℃。

（3）注意保持皮肤清洁、干燥。

4. 改善呼吸功能

（1）保持室内空气新鲜，定时通风换气，调节适宜的温度和湿度。

（2）神志清醒者，采用半卧位，扩大胸腔容量，减少回心血量，改善呼吸困难。昏迷者，采用仰卧位头偏向一侧或侧卧位，防止呼吸道分泌物误入气管引起窒息或肺部并发症。

（3）保持呼吸道通畅，必要时使用吸引器吸出痰液及口腔分泌物。

（4）根据呼吸困难程度及时给予吸氧，纠正缺氧状态，改善呼吸功能。

5. 减轻感、知觉改变的影响

（1）提供舒适的环境，病房环境布置尽可能家庭化，环境优雅，空气新鲜，温度适宜，光线充足。对患者物品放置，不要硬性规定和限制，可依患者的喜好适当装饰房间，使患者排除对医院的恐惧，增加安全及舒适感。

（2）加强眼部护理，对神志清醒的临终患者，可以用清洁的温湿毛巾将眼部分泌物和皮屑从内眦向外眦轻轻擦拭，但要注意防止双眼的交叉感染。对有分泌物黏稠且结痂者，可用湿纱布进行湿敷，直至其变软后，再轻轻洗去。如患者眼睑不能闭合，可涂金霉素、红霉素眼膏，也可用盐水纱布覆盖患者双眼或覆盖凡士林纱布，以保护角膜，防止角膜干燥而引起溃疡或结膜炎，尤其是昏迷患者。当患者处于昏迷状态时，眨眼动作与角膜反射均会减少或消失，若长时间眼睑不闭合，会导致眼球干燥，或因尘埃等落入眼睑而造成结膜溃疡或发炎，故要加强护理。

（3）护理过程中应避免在患者周围窃窃私语，以免增加患者的焦虑。听觉是最后消失的感觉功能，和临终患者讲话时，必须注意语言亲切、清晰，不要耳语，避免在患者面前议论不利于患者心情的话。可采用触摸患者的非语言交流方式，配合柔软温和的语调、清晰的语言交谈，使临终患者感到即使在生命的最后时刻也并不孤独。

6. 减轻疼痛　疼痛的护理不以延缓患者的生存时间为主，而应以提高患者的生存质量为主。

（1）观察疼痛发作的时间、部位、程度、性质变化及持续时间。

（2）帮助患者选择减轻疼痛的最有效方法。若患者选择药物止痛，可采用世界卫生组织推荐的三步阶梯疗法控制疼痛。注意观察患者用药后的反应，对药物副作用

笔记

的耐受力，并防止用药过量；同时，根据病情，严格把握用药的阶段，选择恰当的剂量和给药方式，达到控制疼痛的目的。

（3）某些非药物控制方法也能取得一定的镇痛效果，如松弛术、音乐疗法、催眠意象疗法、外周神经阻断术、针灸疗法、生物反馈法等。

1）松弛术：通过体位的调整或按摩使机体充分松弛，降低肌肉紧张度，减缓疲劳和焦虑，有助于睡眠和使镇痛药更好地发挥作用。

2）音乐疗法：音乐疗法具有镇静，缓解疼痛，减轻孤独、伤感，增强生活信心等作用。

3）催眠意象疗法：可提高松弛效果、减轻药物副作用。

4）外周神经阻断术：可通过阻断神经系统传递作用，使疼痛局限并延缓疼痛发作时间；或通过植入给药泵、神经切除术和神经刺激术等外科手段止痛，对中枢性疼痛及传入神经阻滞性疼痛较有效。

5）针灸疗法：根据疼痛的部位，选用不同的穴位用针刺，使人体经脉疏通、气血调和来达到止痛的目的。

6）生物反馈疗法：这是一种行为治疗方法，又称生物回授疗法，或称自主神经学习法，是在行为疗法的基础上发展起来的一种新型心理治疗技术和方法。它利用现代生理科学仪器，通过人体内生理或病理信息的自身反馈，消除病理过程、使患者身心健康。此法对肌肉紧张和偏头痛尤其有效。

（4）护理人员采用同情、安慰、鼓励方法与患者进行语言交流，能够有效地转移患者的注意力，稳定患者的情绪。

二、临终患者的心理反应及护理

死亡是生命活动的最后阶段，是构成完整生命历程不可回避的重要组成部分，帮助临终患者坦然宁静地面对死亡，并尽可能地减轻临终前的心理反应，使之能有尊严而无憾、安详地度过人生旅途的最后一站，为生命即将结束的患者提供全面的身心照顾与支持是护理人员应尽的职责。

（一）临终患者的心理反应

当一个个体接近死亡时，其心理反应是十分复杂的。美籍精神病学家伊丽莎白-库布勒-罗斯博士观察了400位临终患者后，在其“On Death and Dying ”一书中提出临终患者通常经历五个心理反应阶段，即否认期、愤怒期、协议期、忧郁期、接受期。

1. 否认期（denial）　患者得知自己病重将面临死亡，其心理反应是“不，这不会是我，那不是真的！”以此极力否认、拒绝接受事实，患者常表现为焦虑急躁、心神不定、要求复查、少数患者有自杀行为。他们怀着侥幸的心情四处求医，希望是误诊，且无法听进对病情的任何说明与解释，否认自己病情严重，同时也对后果缺乏心理准备，无法处理有关的问题或做出任何决定。这些反应是患者对突然降临的不幸的一种正常心理防御机制，它可减少不良信息对患者的刺激，以使患者躲避现实的压迫感，有较多的时间来调整自己，面对死亡。这段时间的长短因人而异，大部分患者能很快停止否认，而有些人甚至会持续地否认直至死亡。

笔记

2. 愤怒期(anger)　当否认无法再持续下去时，患者常表现为生气与激怒，他们已知病情，但不能理解，气愤命运捉弄自己和将失去的健康与生命。患者常常痛苦、怨恨、或以谩骂或破坏性行为向家属或医护人员发泄内心之不满，或对医院的制度、治疗等方面表示不满，以弥补内心的不平。

3. 协议期(bargaining)　患者愤怒的心理消失，接受现存事实，不再怨天尤人，而是不断提出要求、期待好的治疗效果。他们常对过去错误行为表示悔恨，请求宽恕。为了尽量延长生命，有些患者许愿或做善事，希望能扭转死亡的命运，有些则作出许多承诺以换取生命的延续。此期患者变得和善，对自己的病情抱有希望，能积极配合治疗。

4. 忧郁期(depression)　当患者发现自己的病治疗无望，身体状况日益恶化，痛苦日渐增长，并产生很强烈的失落感，表现出悲伤、退缩、情绪低落、沉默、哭泣等反应。此时，患者会要求与亲朋好友见面，希望有他喜爱的人陪伴照顾，并向家人交代后事。部分患者在此期存在强烈的孤独感，沉闷压抑，甚至对周围的一切采取冷漠的态度，不愿与人交流。

5. 接受期(acceptance)　这是临终的最后阶段。在经历强烈的心理痛苦和挣扎后，患者此时已对病情不再抱有任何侥幸心理，他们对死亡不再恐惧和悲伤，情绪变得平静和安详，接受即将面临死亡的事实，患者喜欢独处，睡眠时间增加，情感减退，静等死亡的到来。

临终患者心理活动的这五个发展阶段，并非前后相随，而是时而重合、时而提前或推后，也有的可以始终停留在否认期。因此，护理人员应掌握各期的特点实施护理，帮助临终患者从对死亡的恐惧与不安中解脱出来，建立相对良好的心态，比较平静地度过临终的各个时期。

（二）临终患者的心理护理基本要求

1. 表情亲切　温柔自然的表情能使患者无戒备心理、获得安全感。

2. 眼神安详　人的心理现象的许多感觉机能与大脑皮层特定区域有直接的联系，故大脑的思维过程最易从眼神的变化中觉察出来。所以，护理人员镇定自若或忧郁惊恐都会通过眼神给予患者不同的刺激。眼神惊恐会使患者慌乱，眼神凝注会使患者感受到被重视、被关怀，眼神镇定会使患者放松对死亡的关注，增加面对死亡的勇气。

3. 语言恳切　语言是一门艺术，在临终患者的护理中对语言有更高的要求。对不同心理状态、不同年龄、不同职业的患者要使用不同的语言。语言恳切真挚，语速稳健和缓并配合非语言交流的方式如抚摸等，使患者在生命最后一刻处于被关怀体贴慰藉之中，濒死者进入死亡阶段后视力模糊、语言困难但听觉保留时间长，护理人员在患者床边不能窃窃私语以免增加患者猜疑和焦虑，也不能毫无顾忌地讨论病情，防止患者受到意外刺激。

4. 动作轻柔　对临终患者实施护理措施时，强调动作轻巧敏捷、稳当、柔和、有序，同时操作要准确，尽量控制人工呼吸机等各种抢救设备的噪声，增加舒适度。

（三）护理措施

1. 否认期

(1) 护理人员应具有真诚、忠实的态度，不要将病情全部揭穿，以保持患者心中

笔记

的一点“希望”，以逐步适应现存事实，也不要欺骗患者，坦诚温和地回答患者对病情的询问，且注意医护人员对患者病情的言语一致性。

（2）经常陪伴在患者身旁，注意非语言交流，协助患者满足心理方面的需要，让他感到他并没有被抛弃，时刻受到护理人员的关心。

（3）在与患者沟通中，护理人员要注意自己的言行，耐心倾听患者的诉说，可主动地表示愿意和患者一起讨论死亡，在交谈中因势利导，循循善诱，使患者逐步面对现实。

2. 愤怒期

（1）护理人员应认真倾听患者的心理感受，理解患者的痛苦，并将患者的发怒看成是一种有益健康的正常行为，允许患者以发怒、抱怨、不合作行为来宣泄内心的不快，但应注意预防意外事件的发生。同时对患者进行安抚和疏导，注意保护其自尊心。

（2）做好患者家属的工作，给予患者宽容、关爱和理解。

（3）必要时适当应用镇静剂，制止和防卫患者的破坏性行为。

3. 协议期

（1）处于这一时期的患者对治疗是积极的，因为其抱有希望，试图通过自己的合作、友善的态度改变命运，延长生命。因此，护理人员应该认真观察病情，加强护理，如做好基础护理，防止压疮与感染等。

（2）护理人员应当主动关心患者并给予正确的指导，尽量满足患者的要求，使患者更好地配合治疗，以控制症状，减轻痛苦。

（3）患者的协议行为可能是私下进行的，护理人员不一定能观察到，在交谈中，应鼓励患者说出内心的感受，尊重患者的信仰，积极引导，减轻压力。

4. 忧郁期

（1）护理人员应多给予患者同情和照顾，经常陪伴患者，允许其用不同方式宣泄情感，如忧伤、哭泣等。

（2）给予精神支持，尽量满足患者的合理要求，安排亲朋好友见面、相聚，并尽量让家属陪伴身旁。

（3）注意患者安全，预防患者的自杀倾向。

（4）若患者因心情忧郁忽视个人清洁卫生，护理人员应协助和鼓励患者保持身体的清洁与舒适。

5. 接受期

（1）尊重患者，不要强迫与其交谈，提供安静、整洁、舒适的环境和气氛，尽量减少外界干扰，帮助患者了却未竟的心愿和事情，让家属多陪伴患者和参与护理，使患者心灵得到慰藉。

（2）继续保持对患者的关心、支持，加强生活护理，让其安详、平静地离开人间。

三、临终患者家属的护理

临终护理既包括对临终患者的关怀，同时还包括对其家属、亲友的抚慰。患者家属不仅承担者照顾患者的角色，而且也是医护人员的服务对象，所以护理人员应从医学、社会、家庭角度做好亲属的抚慰工作，给予他们心理支持，鼓励他们战胜危机，以促

笔记

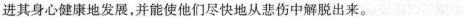

进其身心健康地发展，并能使他们尽快地从悲伤中解脱出来。

（一）临终患者家属的压力

患者的临终过程也是其家属心理应激的过程，也会经历否认期、愤怒期、协议期、忧郁期、接受期的心理反应阶段。临终患者常给家庭带来生理、心理、社会压力。他们在感情上难以接受即将失去亲人的现实，在行动上四处求医以求得奇迹出现，延长亲人的生命。当看到亲人死亡不可避免时，他们的心情十分沉重、苦恼、烦躁不安。临终患者家庭可出现以下改变：

1. 个人需求的推迟或放弃　一人生病，牵动全家，尤其是面对临终患者，更会造成经济条件的改变、平静生活的失衡，精神支柱的倒塌。家庭成员在考虑整个家庭的状况后，会对自我角色与职责的扮演进行调整，如升学、就业、婚姻。

2. 家庭中角色与职务的调整与再适应　家庭重新调整有关成员的角色，如慈母兼严父、长姐如母、长兄如父等以保持家庭的稳定。

3. 压力增加，社会性互动减少　照料临终患者期间，家属因精神的哀伤，体力、财力的消耗，而感到心力交瘁，可能对患者产生欲其生，有时又欲其死，省得连累全家的矛盾心理，这也常引起家属的内疚与罪恶感。长期照料患者减少了与亲友、同学间的社会互动，再加上中西文化的差异，我们倾向于对患者隐瞒病情，避免其知晓后产生不良后果而加速病情的发展，因此既要压抑自我的哀伤，又要不断地隐瞒病情，更加重家属的身心压力。

（二）临终患者家属的护理

对临终患者家属的护理原则是满足家属的需要，加强与之沟通，传递各种信息，在生活上给予帮助，在精神上给予安慰。

1. 满足家属照顾患者的需要　1986 年，费尔斯特和霍克提出临终患者家属的七大需要：

（1）了解患者病情、照顾等相关问题的发展。

（2）了解临终关怀医疗小组中，哪些人会照顾患者。

（3）参与患者的日常照顾。

（4）知道患者受到临终关怀医疗小组良好照顾。

（5）被关怀与支持。

（6）了解患者死亡后相关事宜（处理后事）。

（7）了解有关资源：经济补助、社会资源、义工团体等。

由于大多数家属对医学知识了解较少，面对处于临终状态的亲人，感到束手无策，不知所措。护理人员应积极解释临终患者生理、心理变化的原因，减少家属疑虑。

2. 鼓励家属表达感情　护理人员要与家属积极沟通，建立良好的关系，取得家属的信任。与家属会谈时，提供安静、隐私的环境，耐心倾听，鼓励家属说出内心的感受、遇到的困难，对他们要耐心开导，给予理解和安慰。引导他们在患者面前控制悲伤的情绪，更不要流露刺激性言语和动作，以免影响患者的情绪。

3. 指导家属对患者的生活照料　护理人员应让家属了解简单的护理知识，使其在照料亲人的过程中获得心理慰藉。

4. 协助维持家庭的完整性　协助家属在医院环境中，提供家属与患者共度时光的机会，协助安排日常的家庭活动，以增进患者的心理调适，保持家庭完整性。如共进晚餐、看电视、下棋等，让患者感受到亲情的温暖，从而减轻对死亡的恐惧感，使其能坦然走完人生旅途最后一站。

5. 满足家属本身的生理需求　对家属多关心体贴，帮助其安排陪伴期间的生活，尽量解决实际困难。

总之，对临终患者家属的照顾是临终关怀工作的重要组成部分，给予家属安抚、鼓励、关怀，并协助他们解决一些实际困难，是护理人员应尽的责任。照顾好家属，并有效防止其发生身心疾病是临终关怀工作的重要内容，具有较强的现实意义。

第四节　死亡后护理

死亡后护理包括死亡者的尸体护理和死者家属的护理。尸体护理（postmortem care）是对临终患者实施整体护理的最后步骤，也是临终关怀的重要内容之一。做好尸体护理不仅是对死者人格的尊重，而且是对死者家属心灵上的安慰，体现了人道主义精神和崇高的护理职业道德。尸体护理应在确认患者死亡，医生开具死亡诊断书后尽快进行，既可防止尸体僵硬，也可避免对其他患者的不良影响。护理人员应以唯物主义死亡观和严肃认真的态度尽心尽职做好尸体护理工作，尊重患者的遗愿，满足家属的合理要求。死者家属的护理要求护理人员对丧亲者给予情绪上支持和心理疏导，缓解其身心痛苦，使死者家属早日从悲痛中解脱出来。

一、尸体护理

由于死亡的不可逆性，人们对待死亡是非常重视的，护士必须把死亡看成人的死亡，对死者的护理仍然是对人的护理，是对人整体护理的继续和最后完成，要求护士以严肃认真的态度，及时进行死者的尸体护理。

【目的】

1. 使尸体保持整洁无渗液，维护死者尊严。
2. 保持尸体位置良好，易于鉴别。
3. 安慰家属，减轻哀痛。

【评估】

1. 患者诊断、治疗、抢救过程，死亡原因及时间。
2. 死者的民族及宗教信仰。
3. 尸体清洁程度，有无伤口及引流导管。
4. 死者家属的心理状态及合作程度。
5. 环境是否安静、肃穆，是单人房间还是多人病房。

【计划】

1. 护士准备着装整齐，洗手、戴口罩，戴手套，态度严肃、认真。
2. 环境准备安静、肃穆，必要时屏风遮挡。
3. 用物准备

(1) 治疗盘内备衣裤、尸单、弯血管钳、剪刀、尸体识别卡 3 张、别针 3 枚、不脱脂棉适量、梳子、绷带、毛巾等。

(2) 擦洗用具：脸盆、毛巾等。

（3）有伤口者准备敷料，必要时备隔离衣、屏风。

【实施】

步骤	要点与注意事项
1. 准备用物　护理人员填写3张尸体识别卡，备齐用物携至床旁，屏风遮挡	• 患者经抢救无效，由医生开具死亡医嘱，方可进行尸体护理。尊重死者生前的宗教信仰和遗愿
2. 安抚家属　劝慰家属，请家属暂离病房，家属不在时应尽快通知。必要时允许家属参与尸体护理	• 在向患者家属解释过程中，应注意沟通的语言，体现对死者家属的关心和体贴
3. 撤去治疗　撤去一切治疗用物（如输液管、氧气管、导尿管等）	• 患者死亡后，应立即护理其尸体，以防僵硬
4. 体位　将床放平，尸体仰卧，头下垫一枕头，留一大单遮盖尸体	• 防止面部淤血变色
5. 更换敷料　有伤口者更换敷料，如有引流管拔除后缝合伤口，再用敷料盖好包扎	
6. 填塞孔道　用弯血管钳夹取棉球填塞口腔，鼻腔、外耳道、肛门和阴道等孔道	• 防止体液外溢 • 注意棉花不要外露
7. 整理遗容　洗脸，有义齿者代为装上，用手轻轻合上死者的眼睑，不易合拢时用热水毛巾湿敷、按摩，促使眼睑闭合。合拢嘴巴，必要时用绷带托起下颌	• 维持良好的尸体外观
8. 擦洗更衣梳发　脱去衣裤，擦净全身，更衣梳发。用松节油擦净胶布痕迹	• 保持尸体清洁
9. 系识别卡　将第一张尸体识别卡系在死者手腕部，撤去大单	• 尸体识别卡要填写清楚，便于辨认
10. 包裹尸体　将尸单（或死体套）斜放在床上，先将尸单右侧包上，并包脚，再包左侧，头端遮盖头部，在胸、腰及踝部用绷带固定，将第二张尸体识别卡系在尸体腰前尸单上，移尸体于平车上	
11. 运送尸体　盖上大单，将尸体送至太平间，置于停尸屉内，系第三张尸体识别卡于停尸屉外面	
12. 处理床单位　床单位终末消毒处理	• 如为传染病患者，应按传染病终末消毒方法处理
13. 整理病历　填写死亡通知单，在当日体温单40～42℃之间用红笔纵写死亡时间。完成各项记录，并整理病历	
14. 办出院手续　通知住院处，按死亡手续办理	
15. 清点遗物　整理、清点遗物交家属	• 如家属不在应由两人清点后，列出清单交护士长保管

笔记

◇ 尸体护理操作流程

准备用物→安抚家属→撤去治疗→体位→更换敷料→填塞孔道→整理遗容→更衣梳发→系识别卡→包裹尸体→运送尸体→处理床单位→整理病历→办出院手续→清点遗物

【评价】

1. 尸体是否整洁,死者是否表情安详、位置良好、易于辨认。

2. 尸体护理效果是否让死者亲属略感安慰,是否对死者家属进行真诚、恰当、有效的劝慰。

二、丧亲者的护理

丧亲者(the bereaved)即死者家属,主要指失去父母、配偶、子女者(直系亲属)。失去最亲近的亲人,是一个重大的生活事件,更是一次非常痛苦、深刻的经历,因此,人的感情、心理变化极其显著,以至于或直接影响到身心健康,因此对丧亲者做好护理是一项十分重要的护理工作。

(一)丧亲者的心理反应

悲伤是丧亲者心理的必然反应,丧亲者因社会背景、宗教信仰、对丧亲事件的承受和适应能力等的不同而产生不同的悲伤反应,很多学者对悲伤心理进行了研究,认为悲伤是一个进行性的适应过程,并提出了相应的悲伤学说。了解悲伤的过程,识别悲伤常见的行为表现,有助于护理人员帮助丧亲者达到心理适应。丧亲者的心理反应通常分为以下阶段:

1. 震惊与否认　这是一种心理防卫机制,面对亲人的去世,丧亲者对亲人的死亡感到震惊,可能出现一些反常的行为,举止和谈吐发生怪异的迹象,如失眠、食欲缺乏、心不在焉的行为、避免提及死者、叹息、坐立不安、过度活动、哭泣等,甚至采取否认的态度将死亡事件暂时拒之门外,让自己有充分的时间加以调整。此期在急性死亡事件中最明显。

2. 怀念与不满　在丧亲后相当长的时期,丧亲者都会经常怀念自己的亲人。在这段时期内,他们会对医护人员不能挽留亲人的生命而感到愤怒,也可能会对依然可以与亲人在一起的人们产生嫉恨。这时,让丧亲者与别人分享感情和思想是非常困难的。

3. 苦闷、混乱和绝望　当否认持续一段时间后,丧亲者开始承认现实,他们会因亲人的离去而感到烦闷和痛苦,感到孤独、压抑和失去生活意义,暂时出现记忆力下降和注意力不集中,可能出现不知所措的心态,无法做出理性选择。在此阶段,对哭泣的需要和愿望将有助于丧亲者承认失落和接受别人的支持,所以与他人分享感情和回忆往事是有帮助的。

4. 识别　丧亲者会效仿已故亲人的一些行为、受赞赏的品质和某些特殊习惯。有些人会出现他们所失去的亲人的最后一次生病的某些症状。护理人员必须能够区分和识别这些症状是与生理疾病相关,还是与丧亲反应有关,与丧亲相关的症状可以随着悲伤的缓解而减轻。

5. 重组和恢复　一般在丧亲后6个月至几年内,丧亲者开始从悲哀中得以解脱,认清逝者已逝,折磨以成为过去,重新寻找生活的方向,开始新的生活。这个过程可能长些，也可能短些，但都在正常范围内，但尽管生活稳定了，失去亲人的痛楚仍可能伴随终生。在于已故者相关的、可强烈唤起回忆的情景下，如已故者的生日、祭日或节日，悲伤反应可重新发生。

（二）影响丧亲者调适的因素

1. 对死者的依赖程度　家人对死者经济上、生活上、情感上依赖性越强，面对患者死亡后的调适越困难。常见于配偶关系。

2. 病程的长短　急性死亡病例，由于家人对突发事件毫无思想准备，使之较难调适，而易产生自责、内疚心理；慢性患者家属由于早有心理准备，并且有时认为饱受疾病折磨的亲人的离去是一种解脱，是痛苦的结束，因而较易调适。

3. 死者的年龄与家人的年龄　在中国社会中“白发人送黑发人”历来是最悲哀的感觉，死者年龄越轻，越难调适。另一方面，老年人无疾而终通常被看作为喜事，这种丧亲者的心理变化与前者是截然不同的，较易调适。反观家属年龄，成年丧亲者无论在思想上、情感上受到的打击，感受到悲痛，要大于儿童，未成年人，因而也较之儿童难调适。

4. 其他支持系统　家属若存在其他支持系统如亲朋好友，各种社会活动多，宗教信仰、宠物等等，可以使丧亲者精神上的压力得到缓解，较易调整哀伤。

5. 失去亲人后的生活改变　失去亲人后生活改变越大、越难调适，如中年丧夫、老年丧子。

6. 丧亲者的文化层次　文化层次高的家属对疾病、死亡易于理解，能面对死亡现实，特别是医务人员家属几乎没有否认期。

7. 丧亲者的性格　性格外向的人，他的悲伤能及时宣泄出来，哀伤时间会缩短；而性格内向的人，则悲痛时间较长。

8. 丧亲者的宗教信仰　如家属信奉天主教，则认为“生寄也，死归也”，生是旅行，死是回家，死是永生的开始，故其悲哀程度稍低。

（三）丧亲者的护理

死亡对患者来讲是痛苦的结束，对亲属来说是悲哀的延续，护士应理解和同情他们，尽量给予方便和支持，并帮助他们正视现实，做好心理安慰，使之情绪安定。

1. 做好尸体护理　体现对死者的尊重，对生者的抚慰。患者死亡后，对家属又是一次沉重的打击，在尸体护理方面，作为护理人员不能机械地按照护理工作程序去进行，要征求家属的意见，尽量按照家属的合理意愿去进行。

2. 鼓励家属宣泄感情　死亡是患者痛苦的结束，而丧亲者则是悲哀的高峰，必将影响其身心健康和生存质量，护理人员应认真倾听其诉说，作全面评估，针对不同心理反应阶段制定护理措施。必要时提供适当场地让他们发泄悲痛。心理学家认为，长久压抑悲痛的感情，会导致人们的心身疾病。大声哭泣，让悲痛发泄出来，能减少对健康的影响。

3. 陪伴与聆听　死别的伤痛比任何一种身体的疾病都难以治愈。药物不能医治痛苦，这时，医护人员应为其提供有关知识，给予丧亲者以情绪上的支持和心理疏导，并安慰家属面对现实，使其意识到安排好未来的工作和生活是对亲人最好的悼念，以理解丧亲者心理及生理上的痛苦。

4. 解决实际困难　尽力提供生活指导，并协助解决实际困难，如经济问题、子女问题、家庭组合、社会支持系统等，使丧亲者感受人间的温暖情谊。

笔记

5. 丧亲者随访　护士可通过随访卡、信件、电话、访视对死者家属进行追踪随访。

6. 协助培养新的兴趣爱好　鼓励丧亲者积极参加各种社会活动，建立新的人际关系，使丧亲者在新的人际关系中得到慰藉，从而尽快从悲伤中解脱出来，但要注意把握好时间的尺度。

学习小结

1. 学习内容

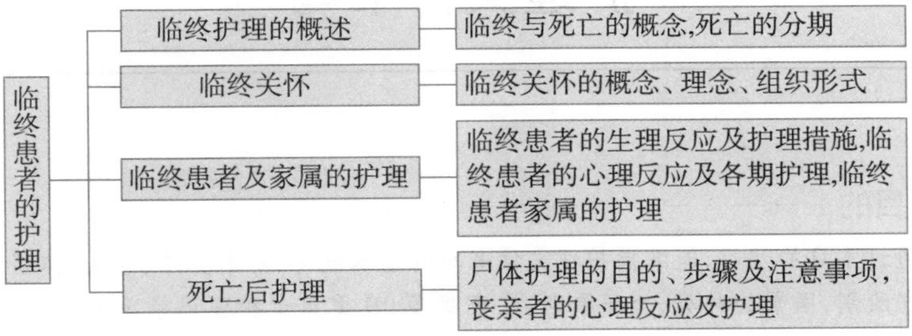

2. 学习方法

（1）重视课堂学习和互动，结合案例思考问题，把握临终关怀的理念及临终患者的心理护理等重点。

（2）结合尸体护理的视频播放，熟练掌握尸体护理的步骤和注意事项，体现对死者的尊重。

（3）课后结合兴趣和知识链接、知识拓展等内容，查阅新进展，拓展知识视野，培养科研思维和评判性思维。

3. 风险防范

预防临终患者自杀！

临终患者，由于治疗无望，同时加之疼痛折磨，很容易出现自杀倾向。患者一旦自杀，会给医院、家庭、社会带来很大的负面影响。近年来，因住院患者自杀而引起的医疗纠纷也在逐年增多。因此，护理人员应加强对有自杀倾向患者的观察与护理，对其进行有效的护理干预，以防止患者在住院期间自杀，这既是临床护士在护理工作中应十分重视的一个环节，也是一项非常重要和不可忽视的护理内容。

（刘月仙）

复习思考题

1. 简述死亡过程的分期以及各期的主要特点。

2. 传统的死亡标准与及脑死亡的标准有何根本区别？

3. 如何帮助丧亲者度过心理反应的不同阶段？

4. 李某，男性，66岁，肺癌晚期。患者入院后了解到病情后，情绪异常，抱怨家人不关心，指责医护人员不尽力，在治疗护理中配合差。

请问：

（1）该患者的心理反应属于哪个阶段？

（2）针对此患者的心理反应，护士应如何护理？

第十九章

护理文件书写

学习目的

学生通过本章的学习，能掌握护理文件书写的基本概念、基本要求、意义，体温单各项内容的书写和绘制，医嘱的种类、处理原则、注意事项、危重患者护理记录单书写内容和要求，病室报告书写顺序、内容和要求，确保护理文件质量，使其不仅为医疗、护理、教学和科研提供宝贵资料，同时也为评价医院医疗、护理质量和处理医疗纠纷提供重要的法律依据。

学习要点

体温单、医嘱单、护理记录单、手术护理记录单、出入液量记录单、病室报告等护理文件书写要求，医嘱处理原则、注意事项。

案例导入

张某，男性，56岁，反复上腹部胀痛2年余，B超提示"胆囊结石"，门诊以"胆囊结石"收入院。现患者神志清楚，T 38.5℃，P 96次/分，R 18次/分，BP 110/70mmHg。腹部触诊腹软，有压痛、无反跳痛。医嘱：普外科护理常规，一级护理，流质饮食，吸氧，生命体征监测q4h，血气分析st，0.9%氯化钠注射液200ml加青霉素800万U iv gtt bid。请问：

1. 医生所开具的医嘱各属于何种医嘱？应如何处理？
2. 在体温单上应如何绘制体温、脉搏曲线？如何记录呼吸和血压值？
3. 患者首次护理记录需评估哪些内容？
4. 手术前一日如何记录？
5. 手术晨需记录哪些内容？
6. 手术后首次护理记录重点评估哪些内容？
7. 患者的健康宣教体现在哪些记录时段？
8. 出院宣教内容如何体现？

护理文件（nursing documents）是医院和患者重要的档案资料，也是教学、科研、管理以及法律上的重要资料。护理记录不仅是护理人员对患者的病情观察和实施护理措施的原始文字记载，也体现了医疗机构的护理质量乃至管理水平，是临床护理工作的重要组成部分。在法律、法规不断完善，全民法制意识不断提高的今天，规范护理文书书写，提高护士的护理文书书写水平，对保护护患双方的合法权益，促进护理学科的发展有着十分重要的意义。

笔记

第一节 概 述

一、护理文件书写的基本概念

护理文件是护理人员在护理活动过程中形成的文字、符号、图表等资料的总称，是护理人员科学的思维方式和业务水平的具体体现，是病历的重要组成部分。护士应在整体护理实践中运用护理程序，全面评估患者生理、心理、社会文化等状况，针对患者存在的健康问题采取各种护理措施，实施治疗，以达到改善患者健康状况，提高患者生命质量的目的，并在此过程中归纳、整理、记录有关资料，完成护理文件书写。

二、护理文件书写的基本要求

（一）纸质护理文件书写要求

1. 护理文书书写的内容　主要包括体温单、医嘱单、手术护理记录、病情护理记录单等。

2. 质量要求　客观、真实、准确、及时、完整。

3. 书写人员要求

（1）须为正式注册护士。

（2）实习期或试用期护士应在注册护士指导下书写，经审阅、修改后双签名。

（3）有执业资格并注册的进修护士，应经接收进修的医疗机构认定后方能单独签名。

4. 文字、语言及版面要求

应当使用中文和医学术语，通用的外文缩写。无正式中文译名的症状、体征、疾病名称等可以使用外文或通用的外文缩写。文字工整，字迹清晰，语言表达准确，语句通顺，标点符号正确。护理文书书写采用中华人民共和国法定计量单位及通用外文缩写。表格内已注明单位的，记录时只填数量，不必重复写单位名称。护理文书纸张规格与医疗记录纸张规格相一致。页码用阿拉伯数字表示。

5. 用笔要求　护理文件中的文字部分用蓝黑色水笔书写，绘图部分用专用绘图笔。

6. 修改方法　上级护理人员有审查、修改下级护理人员书写护理记录的责任。修改或补充时用红色水笔，在原记录上划双横线，保持原记录清楚、可辨，并在上方注明修改日期，修改人员签全名。书写过程中出现错字，应用原色笔在错字字体上划双横线或做出修改并签名，不得采用刮、粘、涂等方法掩盖或去除原来的字迹。

7. 记录时间　护理记录原则上需实时记录，因抢救急危重病患者，未能及时书写护理文书，须在抢救结束后6小时内据实补记，并加以注明。

（二）“护理”电子病历记录要求

电子病历系统是指医疗机构内部支持电子病历信息的采集、存储、访问和在线帮助，并围绕提高医疗质量、保障医疗安全、提高医疗效率而提供信息处理和智能化服务功能的计算机信息系统，同时推进表格式护理文书的实施，切实减轻临床护士的书写

笔记

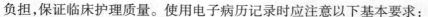

负担，保证临床护理质量。使用电子病历记录时应注意以下基本要求：

1. 电子病历录入应当遵循客观、真实、准确、及时、完整的原则。

2. 电子病历录入应当使用中文和医学术语，要求表述准确，语句通顺，标点正确。通用的外文缩写和无正式中文译名的症状、体征、疾病名称等可以使用外文。记录日期应当使用阿拉伯数字，记录时间应当采用24小时制。

3. 电子病历包括门（急）诊电子病历、住院电子病历及其他电子医疗记录。电子病历内容应当按照卫生部《病历书写基本规范》执行，使用卫生部统一制定的项目名称、格式和内容，不得擅自变更。

4. 电子病历系统应当为操作人员提供专有的身份标识和识别手段，并设置相应权限；操作人员应对本人身份标识的使用负责。

5. 医务人员采用身份标识登录电子病历系统完成各项记录等操作并予确认后，系统应当显示医务人员电子签名。

6. 电子病历系统应当设置医务人员审查、修改的权限和时限。实习医务人员、试用期医务人员记录的病历，应当经过在本医疗机构合法执业的医务人员审阅、修改并予以电子签名确认。医务人员修改时，电子病历系统应当进行身份识别、保存历次修改痕迹、标记准确的修改时间和修改人信息。

7. 电子病历系统应当为患者建立个人信息数据库（包括姓名、性别、出生日期、民族、婚姻状况、职业、工作单位、住址、有效身份证件号码、社会保障号码或医疗保险号码、联系电话等），授予唯一标识号码并确保与患者的医疗记录相对应。

8. 电子病历系统应当具有严格的复制管理功能。同一患者的相同信息可以复制，复制内容必须校对，不同患者的信息不得复制。

9. 电子病历系统应当满足国家信息安全等级保护制度与标准。严禁篡改、伪造、隐匿、抢夺、窃取和毁坏电子病历。

10. 电子病历系统应当为病历质量监控、医疗卫生服务信息以及数据统计分析和医疗保险费用审核提供技术支持，包括医疗费用分类查询、手术分级管理、临床路径管理、单病种质量控制、平均住院日、术前平均住院日、床位使用率、合理用药监控、药物占总收入比例等医疗质量管理与控制指标的统计，利用系统优势建立医疗质量考核体系，提高工作效率，保证医疗质量，规范诊疗行为，提高医院管理水平。

三、护理文件书写的意义

（一）沟通

通过阅读记录的资料，了解患者治疗、护理的全过程，利于医生与护士之间、护士与护士之间彼此沟通，维持医疗护理工作的连续性、完整性，从而确保护理质量。交班报告可使值班护士在很短时间内掌握病室动态、危重患者病情、治疗护理和注意事项等。

（二）评估

由护理文件得到的信息，如入院评估、住院评估等资料有助于医护人员明确患者的需要、确定患者的健康问题和制定有针对性的护理措施。由于护士与患者的接触最密切，可获得其病情变化、对治疗、护理反应的第一手资料，故护理文件内容如体温、脉搏、呼吸、血压、出入量、重危患者观察记录等，常是医生了解患者的病情进展、明确诊

笔记

断、制定和调整治疗方案的重要参考依据。

（三）研究

完整的护理文件是科研的重要资料，对回顾性研究更有参考价值。同时，它也为流行病学研究、传染病管理、疾病调查等提供了统计学方面的资料，是卫生机构制定方针政策的重要依据之一。

（四）教学

完整而客观的护理文件记录能反映患者疾病、治疗的全过程和疾病转归的因素，可为护理教学提供病例讨论和个案分析素材。

（五）考核

整体护理表格的填写、危重患者护理观察记录等可在一定程度上反映出一个医院的医疗护理服务质量、学术及技术水平，它既是医院护理管理的重要信息资料，又是医院等级评定、护理人员考核的参考资料。

（六）法律依据

护理文件属合法文件，为法律认可的证据。其内容反映了患者住院期间接受治疗、护理的具体情形，在法律上可作为医疗纠纷、人身伤害、保险索赔、犯罪刑事案件及医嘱查验的证明。凡涉及以上诉讼案件，调查处理时都要将病案、护理文件作为依据加以判断，以明确医院及医护人员有无法律责任。因此，只有认真对待各项护理书写，对患者住院期间的病情、治疗和护理进行客观、真实、及时、完整、准确的记录，才能保护患者、医生和护士文件内容的合法权益。

第二节　各项护理文件的书写

随着现代医学模式的转变，人民生活水平的提高，以及人们对医疗保健需求的日益增长，护理文件书写技能已是每一位护理人员应具备的基本能力。护理文件书写包括书写体温单、医嘱单、临时医嘱单、出入液量记录单、危重患者护理记录单、护理记录单、手术护理记录单、病室报告等。

一、体温单

体温单是指用于记录患者体温、脉搏、呼吸等情况的表格式记录单（格式参见附录一），体温单内容及记录要求：

1. 体温单眉栏应有患者姓名、病区（科室）、床号、住院病历号（或病案号）等一般项目。

2. 体温单应有住院周数、天数的记录，以阿拉伯数字书写。体温单应一页设计为七天，页码即为住院周数。住院天数记录格式为：入院第一天为“年-月-日”，每页第一天为“月-日”，其余六天只写日期；换年或月时写明年或月。

3. 患者若在住院期间施行手术，在体温单上应有手术后天数的记录。手术后天数以手术次日开始记录为术后第一天，用阿拉伯数字连续写至术后10日止。手术后10日内行第二次手术或第三次手术，则以分数形式表示，将前一次手术后天数作为分母，后一次手术后天数作为分子，记录至最后一次手术后10日止。若在第一次手术后10日后行第二次手术，则记作“1/2、2/2、3/2……”，依次类推。

笔记

4. 患者的体温、脉搏测量记录在表格中。表格设置横向代表时间，每小格为 4 小时。时间为“4-8-12-4-8-12”或“2-6-10-2-6-10”，日间时间用黑色表示，夜间时间用红色表示。每日以红线纵向隔开。表格纵向代表温度、脉率，每 1℃（摄氏度）以横向粗线隔开。

5. 患者入院、转院、转科、出院、手术、分娩、介入、死亡等用红笔记录在体温单的 40～42℃横线之间的相应时间栏，其中入院、分娩、死亡应记录具体时间到分钟，时间以 24 小时制中文竖写。

6. 体温描记要求

（1）体温用蓝黑色水笔描绘：口温以蓝（黑）“点”（●）表示，腋温以蓝（黑）“叉”（×）表示，肛温以蓝（黑）“圆”（⊙）表示。有新的测量方法如耳温等由医院自行统一标识描绘。

（2）每一纵小格为 0.2℃，相邻两次体温之间用蓝（黑）线相连，若两次均在粗黑线上可不划线连接。

（3）采用降温措施 30 分钟后测得的体温，以“红圆”（○）表示，并以红虚线与降温前的温度在同一纵格内相连。如降温处理后所测体温不变者，则在原体温点外以红圆表示。下一次再测的体温与降温前的体温相连。

（4）体温测量（记录）次数根据患者具体情况及病情而定。一般患者每日测（记录）体温一次；新患者每日二次，连测（记录）二天（精神病院由医院自定）。体温不在正常范围的患者，应增加测量（记录）次数。一般 37.5℃以上及术后三天内的患者测（记录）体温每日三次，38℃以上每日四次，39℃以上每日六次，体温正常后连续测（记录）两天，每日两次。10 岁以下小儿每日测（记录）体温两次，38℃以上每日六次。

7. 脉搏、心率描记要求

（1）脉搏用“红点”（●）表示，心率用“红圈”（○）表示，房颤患者只描记心率。

（2）每一纵小格为 4 次。相邻脉率、心率以红线相连。

（3）体温与脉率、心率重叠，脉率、心率在体温外画“红圈”（○）。

8. 所测体温、脉率、心率超过体温单设置范围，可在上下界描记后用同色笔标上“↑”“↓”记号。患者因病情需要连续多次测量体温，或体温过高过低，应将体温变化情况及时记录在护理记录单中。

9. 呼吸记录要求　呼吸次数应以阿拉伯数字填写在相应时间栏内，用蓝黑墨水或碳素墨水笔书写。

10. 一般情况下，体温、脉搏、呼吸测量次数互相对应。空项前后不相连。

11. 体温单设底栏，以记录血压、入量、出量、尿量、体重、大便次数等。

（1）体重、血压根据医嘱或病情需要记录。入院当天及每周应有体重、血压的记录。不能测体重时，注明原因，如“卧床”等。

（2）一般情况下每天记录大便次数一次，以阿拉伯数字填写在相应时间栏内。灌肠后排便次数以“E”分之几表示。如“1/E”表示灌肠 1 次后排便 1 次；“0/E”表示灌肠 1 次后无大便；“1-2/E”表示灌肠前有 1 次大便，灌肠后又有 2 次大便。大便失禁或人工肛门用“※”符号表示。

（3）24 小时入量、出量、尿量，记录在主要时段栏内。

笔记

二、医嘱单

医嘱单是医师直接开写医嘱所用，也是护士执行医嘱的依据。

1. 医嘱种类

（1）临时医嘱：指有效时间在 24 小时内、要求护士在短时间内或即刻执行的医嘱，也包括仅在 12 小时内有效的临时备用医嘱（SOS）。临时备用医嘱一般只执行一次。

（2）长期医嘱：指有效时间在 24 小时以上、要求护士定期执行的医嘱，也包括需要时执行的长期备用医嘱（P. R. N）。

2. 医嘱单种类

医嘱单分为记录长期医嘱的长期医嘱单和记录临时医嘱的临时医嘱单。

3. 医嘱单记录内容

（1）医嘱单应有患者姓名、病房（科室）、床号、病历号等一般项目。

（2）长期医嘱单应有医嘱起始日期及时间、医嘱内容、停止日期及时间、医师签名、执行时间和执行护士签名。

（3）临时医嘱单应有医嘱开具时间、医嘱内容、医师签名、执行时间和执行护士签名。

4. 医嘱执行及记录要求

（1）医嘱内容及起始、停止时间应由医师直接书写在医嘱单上，经医师签名后执行。

（2）一般情况下，护士不执行医师下达的口头医嘱。因抢救急危重患者需要下达口头医嘱时，护士应当复诵一遍再执行。抢救结束，执行护士应在医师据实补记医嘱后注明执行时间并签名。

（3）长期医嘱单上的执行时间、签名为首次接到该医嘱指令并着手处理该医嘱内容的开始时间、护士签名。

（4）临时医嘱单上的执行时间、签名为实际执行该医嘱的时间、护士签名；对非护士为主要操作者的各种临时医嘱（心电图检查、各项化验检查、腰椎穿刺术等），护士不必签名。

（5）护士执行长期备用医嘱（P. R. N）后，由执行护士记录在临时医嘱单上，注明执行时间并签名。

（6）各医院应根据实际情况，记录长期医嘱的具体执行情况，并在患者出院时归入出院病历或档案中保存。可用表格式（格式参见附录二）、粘贴式（格式参见附录三）等方式进行记录。记录内容应包括姓名、床号等一般项目和医嘱内容、执行时间、执行者签名。其中静脉给药长期医嘱执行记录可用“输液/巡视卡”实际使用后粘贴保存（输液/巡视卡可用蓝、黑圆珠笔书写，格式参见附录四）。

（7）药物过敏反应皮试结果由护士直接记录在临时医嘱单上，应实行双签名制（无其他护士时可由在岗医师签名）。若为阳性结果，“+”用红笔表示。

（8）若医师重整医嘱，重整部分的长期医嘱不必在医嘱单上注明执行时间和执行护士（签名）。

（9）出院带药医嘱，护士在医嘱单上签名，护士及患者或家属需在给药单上签名

笔记

并保存两年。

（10）已实施电子医嘱管理的医院

1）由医生录入并核对医嘱、打印医嘱变更单，确认签名后护士执行。

2）护士执行时应双人核对，并在医嘱变更单上双签名。

3）医嘱变更单科室内专柜保存1个月。

4）医嘱执行情况以个人数字助手（personal digital assistant，PDA）、扫描枪等形式予以记录。

三、出入液量记录单

正常人体摄入量与排出量应保持动态平衡。当患者有心脏病、肾病、大面积烧伤、出血及大手术后可发生体液调节失衡。记录24小时液体摄入和排出量可了解患者的病情动态变化，为重建平衡治疗方案提供依据。因此护士要掌握出入液量记录内容与方法。

（一）记录内容

1. 摄入量　包括每日的饮水量、食物含水量（表19-1）、输入液体量以及注射的药量等。记录固体食物的含水量，除必须记录固体食物的单位量外，还需要记录固体食物的含水量，如馒头100g，44ml。

表19-1　常用食物含水量

食品名称	重量（g）	含水量（ml）	食品名称	重量（g）	含水量（ml）
米饭	100g	70	鸡蛋	40g=1个	30
厚稀饭	1碗约50g	200	咸鸭蛋	50g=1个	35
稀饭	1碗约50g	300	松花蛋	100g	35
面包	100g	33	油饼	100g	31
油条	100g	23	麻花	100g	5
馒头	100g	44	豆汁	100g	96
花卷	100g	44	豆腐脑	100g	91
蒸饺	100g约12只	70	豆腐干	100g	70
水饺	100g约12只	300	炒花生米	100g	2
包子	100g	70	油炸花生米	100g	6
烙饼	100g	30	酱油	100g	72
馄饨	100g约12只	300	醋	100g	74
汤面条	100g	300	绵白糖	100g	3
捞面条	100g	70	砂糖	100g	0
面片	100g	300	鸭	100g	80
甜大饼	100g	21	鸡	100g	74
咸大饼	100g	22	瘦猪肉	100g	53
豆腐	100g	90	肥猪肉	100g	6

笔记

续表

食品名称	重量(g)	含水量(ml)	食品名称	重量(g)	含水量(ml)
肥瘦猪肉	100g	29	荔枝	100g	85
猪肝	100g	71	白葡萄	100g	89
猪心	100g	79	紫葡萄	100g	88
猪舌	100g	70	柚(文旦)	100g	85
猪腰	100g	78	汕头蜜桔	100g	89
猪肚	100g	82	黄岩蜜桔	100g	88
瘦牛肉	100g	57	福建小红桔	100g	87
肥牛肉	100g	43	桔汁(瓶)	100g	71
肥瘦牛肉	100g	51	鸭梨	100g	88
西红柿	100g	90	木梨	100g	89
萝卜	100g	73	桃	100g	82
小黄鱼	100g	79	杏	100g	90
鲳鱼	100g	75	青梅	100g	91
青鱼	100g	78	草莓	100g	91
草鱼	100g	77	樱桃	100g	91
白鲢鱼	100g	81	柿	100g	82
鲫鱼	100g	79	石榴	100g	79
海蜇	100g	71	鲜桂圆	100g	81
海蜇皮	100g	88	干桂圆	100g	26
河虾	100g	81	红枇杷	100g	90
牛奶	100g	87	白枇杷	100g	83
淡牛奶罐头	100g	74	香蕉	100g	82
奶粉	100g	5	菠萝	100g	89
带鱼	100g	77	甘蔗	100g	84
鲤鱼	100g	76	广柑	100g	86
甜炼乳	100g	28	苹果	100g	87
蜂蜜	100g	20	甜瓜	100g	66
红糖	100g	4	李子	100g	68
西瓜	100g	94	黄瓜	100g	86

备注:①可食部每100g=2两,指净重部分(去茎、皮等);②含水量是为了计算方便以四舍五入而为整数的;③肉蛋等均为食物中的含水量,熟食后加水未算在内,需看当时加水多少确定含水量;④本表参照中国科学院食物成分表和上海食物成分表编制,仅供参考。

2. 排出量　主要为尿量,其次包括大便量、呕吐量、咯血量、痰量、胃肠减压抽出液量、腹腔抽出液量、各种引流液量及伤口渗出液量等。除大便记录次数外,液体均以

笔记

ml为单位记录。为准确记录尿量，对昏迷患者或需要密切观察尿量的患者，最好留置导尿管；婴幼儿记录尿量，先称干尿布的重量，然后再称湿尿布的重量，两者的差值为尿量。对难以收集的排出量，可根据规定量液体浸湿棉织物的情况进行估计。

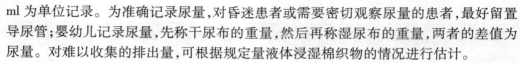

（二）记录方法

1. 用蓝黑色水笔填写表格眉栏各项内容及页码。

2. 液体量单位为ml，但表格内免记计量单位。

3. 记录同一时间的摄入量和排出量，应自同一行开始，记录不同时间的摄入量和排出量，应另起一行。

4. 日间，从7时到19时用蓝黑色钢笔记录；夜间，从19时到次晨7时用红色钢笔记录（有些医疗机构日间和夜间均采用蓝色钢笔记录）。

5. 出入量分别于12小时、24小时总结一次。12小时小结用蓝色钢笔书写；24小时总结用红色钢笔书写，并用蓝色钢笔将24小时总的出入量填写在体温单相应栏内。

四、护理记录单

护理记录是指在患者入院至出院期间，护士按照护理程序及遵照医嘱，对患者实施整体护理过程的客观、真实、动态的记录。护理记录内容和要求：

1. 护理记录包括一般患者护理记录和危重患者护理记录。一般患者护理记录是指护士根据医嘱和病情对一般患者住院期间护理过程的客观记录。危重患者护理记录是指护士根据医嘱和病情对危重患者住院期间护理过程的客观记录。

2. 护理记录单应有患者姓名、病区（科室）、住院病历号（或病案号）、床号、页码、记录日期和时间、签名等一般项目（格式参见附五、附六）。时间记录首次及遇新年时应有年、月、日、时间，以后记录月、日、时间，书写形式为“年-月-日-时间”。

3. 护理记录的主要内容应反映患者的主客观资料、实施的护理措施和护理效果。

（1）主客观资料：包括患者主诉、护士观察和测量到的患者身心整体情况、患者及家属的要求、其他重要检测数据等。危重患者的护理记录还应根据医嘱或病情记录出入液量、体温、脉搏、呼吸、血压等，记录时间应当具体到分钟。

（2）护理措施：是指护士根据患者病情变化及医嘱对患者实施的护理、宣教的有关注意事项及健康教育主要内容等。

（3）护理效果：是指护士采取护理措施和执行医嘱后患者的身心整体反应及效果，包括患者的主观表述和护士观察到的客观变化。

4. 住院患者不同时段的护理记录

（1）入院护理评估单：用于收集、评估新入院患者有关情况的记录单，应反映患者主要的健康状况、生活习惯、情绪反应、家庭情况、文化背景、宗教信仰、过敏史等内容，以作为对患者住院期间提供护理活动的参考和指南。护士通过交谈、观察、身体检查、查阅记录等方法收集资料并记录。如遇患者有过敏史，必须在入院护理评估单上注明为何种药物或物品变应原、变态反应的表现。（格式参见附录七）。要求评估正确，符合患者病情，记录无缺项。入病房后8小时（班）内完成，ICU即刻完成。对预计住院期小于24h的患者，可不书写入院护理评估单，但应将入院时评估的主要内容反映在首次护理记录中。

（2）首次护理记录：书写在护理记录单上，主要记录入院护理评估单中未涵盖的

笔记

反映患者身心情况的内容、入院后的主要治疗和护理处置以及需要向下一班交代的主要事项等。

（3）手术前后护理记录：是指病房护士对手术前、手术后患者的护理记录。

1）手术前护理记录应重点记录患者拟行手术名称、病情和心理状态、主要健康教育等。术前如有特殊准备、特殊用药和特殊病情变化（如发热、月经来潮）等应予以记录。

2）手术后护理记录应重点记录患者返回病室时间、麻醉方式及术式、麻醉清醒状态、生命体征、术后体位、伤口敷料情况、引流情况、输液用药、饮食等；重要的告知等；镇痛药使用情况、剂量和效果及患者自诉的感觉。

（4）出院、转科、转院护理记录：前者主要记录患者当前的身心健康状况及主要健康指导。转科、转院护理记录若为转出记录，应主要记录患者当前的身心健康状况及要交代的主要事项。若为转入记录，参照入院患者的首次护理记录执行。

（5）死亡护理记录：是指对死亡患者进行护理、配合抢救过程的记录。护士应及时书写危重患者护理记录，动态反映患者病情演变过程，如实记录配合抢救情况及死亡时间等。

5. 病情护理记录　是指对住院期间患者的护理记录，并根据医嘱和患者病情决定记录频次。体现实时记录，班内完成。如因抢救患者而未及时记录，应在抢救结束6小时内据实补记。生命体征（体温、脉搏、呼吸、血压）、疼痛、压疮风险、跌倒、坠床风险、日常生活活动能力评估并记录。对疼痛评估、跌倒风险评估、压疮风险评估、日常生活活动能力评估、输血、约束及健康教育记录要求如下：

（1）疼痛评估记录要求

1）根据病情选择合适的评估量表。

2）新患者在入院后8小时内进行首次疼痛筛查，此后至少每日评估一次。所有有创操作后（不包括注射）必须有疼痛的再次评估并记录。

3）疼痛筛查和评估中，若首次主诉疼痛或疼痛评分≥4分的患者，护士应及时报告医生并记录疼痛的部位、性质、持续时间及伴随症状。

4）疼痛评分≥5分时，护士q4h评估记录疼痛，直至疼痛评分＜4分。

5）对于进行疼痛治疗的患者：镇痛治疗方案更改后；非消化道途径给予镇痛药物后30分钟；口服途径给予镇痛药物后1小时；护士应再次评估患者对疼痛治疗的反应及是否有疼痛治疗相关并发症并记录结果。

6）镇痛泵使用期间至少每4h评估一次患者疼痛程度、是否出现副作用、是否需要调整和补充方案等，并记录。镇痛泵用完后记录停用时间。

（2）跌倒风险评估记录要求

1）根据病情选择合适的评估量表。

2）跌倒风险评估至少每日记录一次，病情变化及时再评估。

3）高危跌倒风险者，须向患者及家属宣教相关预防措施，患者或被授权者签署告知书。

4）ICU、SICU、EICU及抢救室患者均视为高危跌倒患者，不进行坠床、跌倒风险评估，所有措施按高危患者落实。

（3）压疮风险评估记录要求

笔记

1）根据病情选择合适的评估量表。

2）压疮风险评估至少每日一次，高危者每班评估记录。

3）病情变化及时再评估。

（4）日常生活活动能力评估记录要求

1）日常生活活动能力评估至少每日记录一次，病情变化及时再评估。

2）评分≤60分，生活需要帮助，必要时在护理记录上体现。

（5）输血记录要求

1）输血前：护士评估患者体温、脉搏、呼吸、血压并记录。

2）输血开始时评估并记录：输注血制品名称、输血量、输血开始时间、输血速度、输血前用药情况。

3）输血开始后15分钟评估并记录：患者体温、脉搏、呼吸、血压、输血速度、穿刺部位有无异常、患者有无不适、皮疹、寒战、发热等输血不良反应发生。

4）每一袋血输完15分钟内评估并记录：患者体温、血压、脉搏、呼吸、输血结束时间、穿刺部位有无异常、患者有无不适、皮疹、寒战、发热等输血不良反应发生。

5）如发生输血不良反应：记录发生的时间、不良反应的症状体征、处理及结果。

（6）约束具使用记录要求

1）记录约束原因、约束具种类、约束部位、约束开始时间、约束部位皮肤及血液循环情况。

2）每2小时评估记录患者约束部位皮肤及血液循环情况，记录约束具放松的时间。

3）记录约束期间满足患者生活需求的护理措施。

4）当需要约束的指征消失后，记录约束终止时间和约束部位皮肤及血液循环情况。

（7）健康教育记录要求

评估患者及家属的需求及接受能力、健康教育内容具有针对性、有效果评价并有记录。

6. 护理记录的要求

（1）护理记录应尽可能使用描述性语言，做到精练、概括，防止重复。

（2）负责护士在书写护理记录过程中应及时与主管医师沟通患者的病情。

（3）护理记录应当具有动态和连续反映的特点。文字记录首起空两格。

（4）护理记录中的"健康教育"只需作主要内容（项目）记录。

（5）护理记录中涉及中医方面的内容时，应使用中医术语。（中医医院入院护理评估单格式参见附录八）

（6）虽为一般患者，但对某些项目有频繁记录要求的，可使用危重护理记录单记录。

（7）危重患者护理记录结束后，如需再次记录，可在上次记录后划一红线，继续下次记录。

（8）需统计24小时出入量者，若使用危重患者护理记录单，应于每日晨间7时记录结束后，用红色笔划两条红线，以蓝（黑）水笔总结并记录24小时出入量，再记录于体温单。若未使用危重患者护理记录单，将出入量统计后记录于体温单。

笔记

（9）对护理记录单，各医院可根据实际情况或专科特点，将危重患者护理记录的数据部分和病情观察文字记录部分同页或分页设计。分页设计时，其文字记录部分可与一般患者护理记录通用（本规范附录中的参照表按“分页”、“通用”设计）。

7. 护理查房、示教查房、健康教育详细内容以及有关护理的讨论分析等，另立专册记录，一般不归入病历。

8. 急诊、门诊留观患者的护理记录分别参照危重患者护理记录、一般患者护理记录执行。

五、手术护理记录单

手术护理记录是指巡回护士对手术患者术中护理情况及所用器械、敷料的记录，应当在手术结束后即时完成。手术护理记录内容和要求：

1. 手术室洗手护士和巡回护士参与手术、操作正式开始前的即刻核查，由巡回护士或医生助手在手术核查单上填写参加核查人员名字，写明核查日期、开始时间（具体到分钟）。（手术安全核查单参见附录九）

2. 手术护理记录内容应包括患者姓名、性别、年龄、病区（科室）、住院病历号（或病案号）等一般项目和手术日期、术前诊断、拟手术名称、入手术室时间、手术护理情况、所用各种器械和敷料的清点核对、巡回护士和器械（洗手）护士签名等。手术护理情况应包括手术体位、皮肤情况、术毕意识情况、引流管数量及部位等内容。（参见附录十）

3. 巡回护士和器械（洗手）护士应严格检查核对手术中所用的无菌包，确认合格后，将所使用的主要无菌包的名称记录于手术护理记录单，双签名。

4. 植入患者体内的医疗器具若由手术室提供，其标识经核对后粘贴于手术护理记录单的背面；若由手术医生提供，其标识由手术医生处理。

5. 手术所用各种器械、敷料的清点记录要求：

（1）巡回护士和器械（洗手）护士应在手术开始前，共同清点、核对手术包中各种器械及敷料的名称、数量，逐项准确记录。

（2）手术中追加的器械、敷料应及时记录，数字之间以“+”号相连；手术中确有必要需交接班时，巡回、器械（洗手）护士要共同交接手术进展情况及该台手术所用器械、敷料，并记录。

（3）巡回护士和器械（洗手）护士在手术结束缝合前，共同清点台上、台下的器械、敷料，确认数量核对无误，告之手术医师并记录。清点时，如发现器械、敷料数量与术前不符，护士应当及时要求手术医师共同查找，如医护双方不能达成一致时，由决定方签字，并在手术护理记录单内如实记录。

（4）器械（洗手）护士和巡回护士在手术结束缝合后，再次共同清点台上、台下的器械、敷料，确认数量无误后记录。

（5）如手术不需器械（洗手）护士，应由巡回护士和手术医生共同清点、核对并记录。

（6）由手术医生安排器械供应部门人员跟台手术，须预先与手术室护士长取得联系。其提供的手术专用器械，清点、核对由医生和器械供应部门人员负责，巡回护士在手术护理记录单上予以注明。

（7）清点记录应用阿拉伯数字顶格填写。

笔记

(8) 巡回护士应及时记录每次清点情况并签名；器械（洗手）护士须在手术结束时及时签名。术毕，巡回护士将手术护理记录单放于患者病历夹中，送回病房。

(9) 手术结束后与复苏室护士核对患者相关信息（患者身份、未用完的血制品及药物、带回物品、静脉通路、皮肤情况、术中用药有无过敏、术中输血有无过敏等）并记录，时间具体到分钟。（手术患者接送交接单参见附表十一）

6. 各医院可根据实际情况，将手术器械、敷料清点记录与手术护理记录采用分页或同页设计。

六、病室报告

病室报告（word report）是病室报告（交班记录）是由值班护士针对值班期间病室情况及患者病情动态变化等书写的书面交班报告，也是向下一班护士交待的工作重点。通过阅读病室报告，接班者可了解病室全天工作动态、患者的身心状况、继续观察的问题和实施的护理措施。

（一）病室报告书写内容

1. 出院、转出、死亡患者　需交待床号、姓名、离开的时间。转出患者还需交待转往何院、何科，死亡患者还需交待抢救过程和死亡时间。

2. 新入院或转入的患者　需报告患者入科时间、患者主诉、主要症状、体征、既往史、过敏史、存在的护理问题、实施的治疗护理措施及效果等。

3. 危重、有异常情况、特殊检查治疗的患者　危重患者应报告患者生命体征、瞳孔、神志、病情动态、特殊的抢救治疗、护理措施及效果、生活护理情况，如口腔护理、饮食护理和压疮预防护理等。

4. 手术后患者　应报告手术患者实施何种麻醉、何种手术、麻醉清醒时间、回病室后血压、伤口渗血、排尿、引流、输液、输血、镇痛剂使用情况等。

5. 产妇　产前应报告胎次、胎心、宫缩及破水情况；产后报告产式、产程、分娩时间、会阴切口、恶露、有无排尿、新生儿性别及评分情况等。

6. 老年、小儿和生活不能自理的患者　应报告饮食、生活护理情况、心理状态、有无并发症的出现、需要重点观察及继续完成的事项。

另外，还应报告上述患者的心理状态和需要接班者重点观察项目及完成的事项。应根据不同的患者有所侧重地书写具体内容。夜间记录应注明患者睡眠情况。

（二）病室报告书写要求

1. 在经常巡视患者和了解病情的基础上书写。

2. 书写内容应全面、客观、真实、简明扼要、重点突出。

3. 字迹清楚、端正、不随意涂改。

4. 填写时，先写床号、姓名、诊断；后报告体温、脉搏、呼吸、血压，并注明测量时间；再简要记录病情、治疗和护理等情况。

5. 对新入院、转入、手术、分娩患者，在诊断的下方分别用红笔注明“新”、“转入”、“手术”、“分娩”，危重患者作红色标记“※”或用红笔注明“危”。

6. 写完后，注明页数并签全名。

（三）病室报告书写顺序

1. 填写眉栏项目　如病室、日期、时间、患者总数及入院、出院、转入、手术、分娩、

笔记

病危、死亡患者数。

2. 根据下列顺序按床号先后书写报告　先写离开病室的患者（出院、转出、死亡），再写进入病室的患者（入院、转入），最后写本班重点患者（手术、分娩、危重及有异常情况的患者）。

第三节　护理文件的保管

一、护理文件的管理

护理文件必须建立在严格的管理制度的基础之上，各级护理人员均需按照管理要求执行。

1. 各种护理文件按规定放置，记录、使用后必须放回原处。

2. 必须保持医疗护理文件的清洁、整齐、完整，防止污染、破损、拆散、丢失。

3. 患者及家属不得随意翻阅医疗和护理文件资料，不得擅自将医疗护理文件带出病区。

4. 护理文件应妥善保存　各种文件记录的保存期限依据有关卫生部门规定为准。

（1）体温单、医嘱单记录、护理记录单作为病历的一部分随病历放置，患者出院后送病案室长期保存。

（2）病室报告本由病室保存 1 年，医嘱本保存 2 年，以备查阅。

（3）门诊病历保存不少于 15 年，住院病历保存不得少于 30 年。

二、病历排列顺序

（一）住院期间排列

1. 体温单（按时间先后倒排）。

2. 长期、临时医嘱单（按时间先后倒排）。

3. 入院记录。

4. 病程记录（首次病程录、住院病史、手术相关记录与资料、术后首次病程录、术后谈话记录、续日常病程记录）。

5. 护理记录单（危重患者护理记录单、一般护理记录单）。

6. 专科评估、记录单。

7. 会诊记录单。

8. 各种检验和检查报告。

9. 住院病历首页。

10. 门、急诊病历。

11. 其他（以前的住院病历，其他医院的记录或有关的文件）。

（二）出院（转科、死亡）患者病历排列顺序

1. 住院病历首页。

2. 入院记录。

3. 病程记录（首次病程录、住院病史、手术相关记录与资料、术后首次病程录、术

笔记

后谈话记录、续日常病程记录、出院记录、死亡记录、死亡病历讨论记录）。

4. 知情告知及谈话记录。
5. 会诊记录单。
6. 专科评估、记录单。
7. 各种检验和检查报告。
8. 护理记录单（危重患者护理记录单、一般护理记录单）。
9. 医嘱单（按时间先后顺排）。
10. 体温单（按时间先后顺排）。

学习小结

1. 学习内容

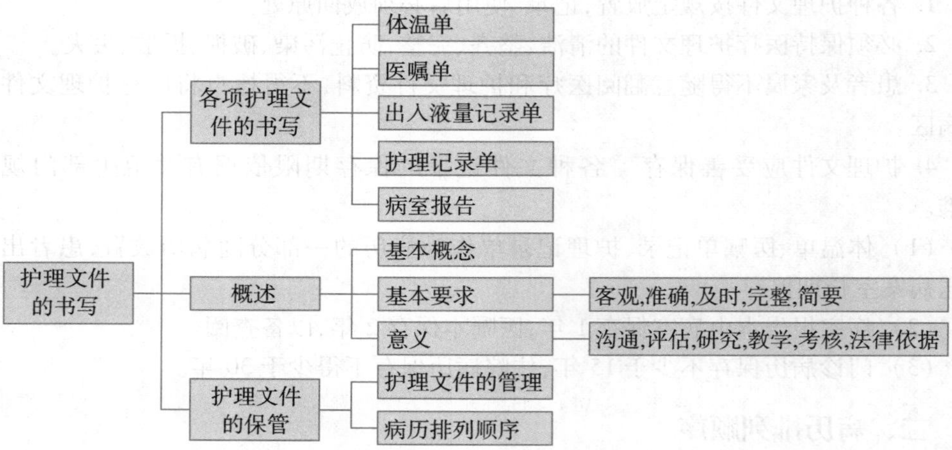

2. 学习方法

（1）通过学习护理相关知识，如护理评估、专科护理及指南、法律法规等，为本章学习奠定基础，培养护理文书书写的书证意识。

（2）重视课堂学习和实际操作相结合，结合案例，掌握重点和难点。

（3）结合实训课和见习课，掌握体温单录入方法，熟知并应用压疮、疼痛、坠床跌倒、日常生活能力评定等各种评估方法。

（4）书写中体现护理程序应用，以整体护理为思维模式，按问题、措施、结果的思路书写。

（5）护理记录需体现专科护理及相关护理指南，在遵循“客观、准确、及时、完整”的基础上，重点要做到实时记录。

3. 风险防范

护理文件书写不规范、管理不严格，会损害护患双方的合法权益，造成护理差错事故及纠纷的发生。为了维护护患双方的合法权益，明确护理文件的法律地位，确保患者生命质量，防止医疗纠纷，提高医院在社会中的信誉，要求书写护理文件遵循客观、真实、准确、及时和完整的原则；管理护理文件做到各种护理文件必须按规定放置，记录、使用后必须放回原处；护理文件保持必须清洁、整齐、完整，防止污染、破损、拆散、丢失；患者及家属不得随意翻阅医疗和护理文件的记录资料，不得擅自将医疗护理文

笔记

件带出病区;护理文件应妥善保存,其保存期限以有关卫生部门规定为准。

（冯志仙）

复习思考题

1. 护理文件的书写原则及具体要求有哪些?

2. 患者,男性,56 岁,行胃大部切除术,于 15 时回病室,一般情况良好,20 时 30 分主诉伤口疼痛。医生开具医嘱:哌替啶 50mg, im. q6h. prn。晚上 24 时又主诉伤口疼痛,不能入睡。

请问:

(1) 医生开具的医嘱属于何种医嘱?此类医嘱应如何执行?

(2) 作为护士应为该患者采取哪些护理措施?

笔记

附录一　体　温　单

××省____医院体温单

××省____医院体温单

姓名：　　　　科室（病区）：　　　　床号：　　　　病历号：

日期														
住院日数														
手术后天数														
时间	上午	下午	上午	下午	上午	下午	上午	下午	上午	下午	上午	下午	上午	下午
	2 6 10	2 6 10	2 6 10	2 6 10	2 6 10	2 6 10	2 6 10	2 6 10	2 6 10	2 6 10	2 6 10	2 6 10	2 6 10	2 6 10
脉搏　体温														
160　42℃														
140　41℃														
120　40℃														
100　39℃														
80　38℃														
60　37℃														
40　36℃														
20　35℃														
呼吸														
血压(mmHg)														
大便次数														
入量(ml)														
出量(ml)														
尿量(ml)														
体重(kg)														

第　　　页(周)

附录二　长期医嘱执行记录单（表格式）

××省____医院长期医嘱执行记录单

姓名：　　　　　　　　病区：　　　　　　　床号：　　　　　　住院号：

记录＼医嘱内容									
日期：	时间/签名								
	时间/签名								
	时间/签名								
日期：	时间/签名								
	时间/签名								
	时间/签名								
日期：	时间/签名								
	时间/签名								
	时间/签名								
日期：	时间/签名								
	时间/签名								
	时间/签名								
日期：	时间/签名								
	时间/签名								
	时间/签名								
日期：	时间/签名								
	时间/签名								
	时间/签名								
日期：	时间/签名								
	时间/签名								
	时间/签名								

第　页

附录三　长期医嘱执行记录单（粘贴式）

××省____医院长期医嘱执行记录单（粘贴式）

姓名：　　　　　　病区：　　　　　　床号：　　　　　　住院病历号：

第　页

附录四　患者输液/巡视卡

患者输液/巡视卡

日期：　　年　　月　　日

姓名：　　　　　　　　病区（科室）：　　　　　　　　床号：

<table>
<tr><th>组号</th><th>药品名称</th><th>剂量</th><th>输液/巡视时间</th><th>签名</th><th>备注</th></tr>
<tr><td rowspan="4"></td><td rowspan="4"></td><td rowspan="4"></td><td></td><td></td><td></td></tr>
<tr><td></td><td></td><td></td></tr>
<tr><td></td><td></td><td></td></tr>
<tr><td></td><td></td><td></td></tr>
<tr><td rowspan="4"></td><td rowspan="4"></td><td rowspan="4"></td><td></td><td></td><td></td></tr>
<tr><td></td><td></td><td></td></tr>
<tr><td></td><td></td><td></td></tr>
<tr><td></td><td></td><td></td></tr>
<tr><td rowspan="4"></td><td rowspan="4"></td><td rowspan="4"></td><td></td><td></td><td></td></tr>
<tr><td></td><td></td><td></td></tr>
<tr><td></td><td></td><td></td></tr>
<tr><td></td><td></td><td></td></tr>
<tr><td rowspan="4"></td><td rowspan="4"></td><td rowspan="4"></td><td></td><td></td><td></td></tr>
<tr><td></td><td></td><td></td></tr>
<tr><td></td><td></td><td></td></tr>
<tr><td></td><td></td><td></td></tr>
<tr><td rowspan="4"></td><td rowspan="4"></td><td rowspan="4"></td><td></td><td></td><td></td></tr>
<tr><td></td><td></td><td></td></tr>
<tr><td></td><td></td><td></td></tr>
<tr><td></td><td></td><td></td></tr>
</table>

附录五 一般护理记录单

××省_____医院一般护理记录单

姓名：　　　　　　　　病区：　　　　　　床号：　　　　住院病历号：

第　页

附录六　危重护理记录单

××省____医院危重护理记录

姓名：　　　　病区：　　　　床号：　　　　住院病历号：

日期	时间	体温℃	脉搏次/分	呼吸次/分	血压mmHg	意识		入量		出量		基础护理	特殊情况与处理	签名
								项目	量ml	项目	量、色、性状			

第　页

附录七 入院护理评估单

××省____医院入院护理评估单

姓名______性别______年龄______床号__________住院病历号______________电话________________

民族__________籍贯__________文化程度__________职业__________婚否__________宗教信仰__________

入院方式:步行□扶行□轮椅□平车□　　卫生处置:沐浴□更衣□剃胡须□剪指甲□未处理□

入院时间______________入院医疗诊断____________________________________主管医生__________

简要病情____

____

________________________________。T____℃____P____次/分 R____次/分 BP________mmHg

意识:清醒□模糊□嗜睡□谵妄□昏迷□　　表情:正常□淡漠□痛苦面容□

面色:正常□潮红□苍白□黄染□其他____

营养:身高________cm 体重________kg　过去三个月体重有无减轻:无□有□(减轻____________公斤)

体形:一般□消瘦□肥胖□其他____

皮肤:正常 □潮红□黄疸□苍白□发绀□瘀斑□皮疹□瘙痒□完整□破损□褥疮□(部位________大小________)

皮肤饱满度:正常□脱水□皮肤干燥□水肿□(部位________程度________)

口腔黏膜:完整口破损□其他____________________义齿:无口有口(上牙/下牙、活动/固定)

食欲: 正常□不振□增加□　　恶心□呕吐□咀嚼困难□吞咽困难□

饮食:流质□半流□普食低盐□低脂□　　鼻饲□造瘘管□静脉营养□

排尿: 正常□失禁□潴留□尿频□尿急□尿痛□排尿困难□滴尿□少尿□无尿□尿崩□尿管□

尿色: 正常□茶色□混浊□血尿□

排便:正常□便秘□腹泻□(________次/日)失禁□大便变细□大便颜色:正常□血便□黑便□黏土色□

活动:正常□容易疲倦□室内活动□能坐□轮椅活动□床上活动□卧床不起□偏瘫□截瘫□(高位/低位)

自理能力:自理□需帮助□(喂饭/个人卫生/上厕所/穿衣/________)完全依赖□

睡眠:正常□失眠□易惊醒□梦魇□梦游□日夜颠倒□服镇静剂□(药名________剂量________)

感觉:视力正常□视力低下□(左/右)失明□(左/右)其他____________________

听力正常□听力下降□(左/右)失聪□(左/右)其他________

疼痛:无□有□(部位________性质________持续时间________间隔时间________)

饮食习惯:禁忌__________________偏好__________________

吸烟:不吸□吸□(每日________支,已吸________年)已戒□(________年)

饮酒:不饮□偶饮□大量□(每日________两________酒)已戒□(________年)

吸毒:无□有□(名称量已吸时间)已戒□(________年)

过敏史:无□有□(过敏药物/物品名称________过敏反应表现________)

曾患疾病____________曾做过手术____________家族史____________

沟通方式:语言□文字口手势□表达与理解能力:良好□差□与人交流:良好□差□

对疾病认识:完全明白□一知半解□不知□

情绪(患者自诉、外在表现):______________________________________

住院顾虑:无□有□(经济方面/照顾方面/家庭方面/其他______________________________)

近期个人重大事件:无□有□(结婚/离婚/丧偶/其他______________________________)

家属态度:关心□不关心□过于关心□无人照顾□医疗费用:医保□自费□(能支付/有困难)

家庭成员______________________________　家庭住址______________________________

联络人:姓名________________　与患者关系________________　电话________________

入院介绍:已介绍□(____)未介绍□

资料来源:患者□家属□其他______________________________

负责护士__________　　签名　　记录日期/时间

附录八　中医院入院护理评估单

××省____中医医院入院护理评估单

科别____病区____床号____住院号____记录时间______年__月__日__时____分

一、一般资料

姓名________性别________男□女□年龄________婚姻________民族________籍贯______

职业________________文化程度________________单位及家庭地址________________________________

联系人(关系)________联系电话____________医疗费用:公费□自费□医保□

入院时间________发病节气________入院方式:步行□扶行□轮椅□平车□

入院诊断:中医西医主管医生________

主证______________________________

简要病情:____

____

既往病史:无□有□过敏史:无□有□入院前用药情况:无□有□

诊断	发病时间	是否治愈

过敏原	过敏反应
药物:	
食物:	

药物名称	剂量用法

家族史:无□有□(高血压□冠心病□糖尿病□精神病□肿瘤□遗传病□其他____________)

二、四诊检查

体温(℃)________脉搏(次/分)________呼吸(次/分)________血压(mmHg)________体重(kg)________

(一)望诊

望神:清(有神□倦怠□萎靡□)模糊□嗜睡□烦躁□谵妄□神昏□其他________________________________

面色:正常□苍白□㿠白□光亮□萎黄□潮红□青紫□黧黑□晦黯□其他______________________________

皮肤:色泽:正常□红润□苍白□潮红□干燥□缺水□发绀□黄染□红斑□皮疹□出血点□破溃□痈疖□其他________

水肿:无□有□:部位________程度________

褥疮:无□有□:Ⅰ□Ⅱ□Ⅲ度　部位及范围____

创口:无□有□:红肿□清洁干燥□渗出液多□少□部位及范围______________________________

形体:正常□肥胖□消瘦□其他____

姿态:步履自如□步履蹒跚□半身不遂□不得平卧□倦卧□医疗疾病限制□其他________________________

呼吸:平稳□气急发喘□端坐呼吸□张口抬肩□动则喘甚□点头呼吸□气管切开□气管插管□其他________

咳嗽:无□有□(干咳无痰□咳嗽阵作□咳甚则喘□咳嗽重浊□其他______________________________)

咳痰:无□有□(痰黄□痰白□黏稠□稀薄□不爽□痰中带血□其他____________痰量________________)

吸氧:无□有□(鼻导管□面罩□氧袋□呼吸机□其他____)

(二)闻诊

声音:正常□音哑□失音□语音低微□呻吟□其他________

气味:无□有□(酸□馊□臭□其他________)

呼吸音:清晰□粗糙□减轻□(左□/右□)消失□(左□/右□)干/湿啰音□其他________

心率:________次/分　心律:规则□不规则□肠鸣音________次/分,消失□

(三)问诊

寒热:无□有□(发热□恶寒□寒热往来□低热□烦热□潮热□壮热□)

汗:无异常□有(自汗□盗汗□大汗□脱汗□战汗□头汗□手中汗□)

感知：疼痛：无□有□(部位________性质________发作时间________)

听力：无障碍□耳鸣□耳聋□(左□/右□)其他________辅助设备________

视力：无障碍白内障青光眼失明(左/右)其他________辅助设备________

口渴：无口渴欲饮□渴不欲饮□烦渴多饮□

健康管理：吸烟：无□偶然□经常□已戒□吸毒：无□有□

饮酒：无□偶然□酗酒□已戒□药物依赖：无□有□

情志：稳定□开朗□欣快□紧张□易激动□忧郁□悲观□焦虑□恐惧□淡漠□无反应□其他________

睡眠：正常□夜难入寐□彻夜难眠□夜梦□多梦易醒□少睡早醒□辅助药物________

饮食：基本膳食：普食□软食□素食□半流汁□流汁□未进食□其他________饮食习惯________

食欲：饮食如常□纳食不香□食少纳呆□饥不欲食□食后作胀□多食善饥□厌油腻□

吞咽困难：无□有□(固体□液体□原因________时间________)义齿：无□有□

恶心呕吐：无□恶心未吐□有□(性质________次数________总量________ml)

大便：正常□干燥□秘结□溏薄□完谷不化□脓血便□里急后重□便中带血□柏油样便□大便失禁□其他________

大便次数________次/日　应用缓泻剂：无□有□

小便：正常□清长□短赤□浑浊□尿中带血□淋漓不尽□尿急□尿频□尿痛□尿失禁□尿潴留□其他________

月经：正常□紊乱□痛经□绝经□

(妇产科评估：经产：____胎____产____人流，阴道分泌物：正常□色黄□泡沫样□其他________)

其他：家庭成员：________

家庭关系：融洽□一般□冷漠□恶劣□无亲友□

主要关注：病情□经济□社交□起居饮食照顾□不能表达□无□

疾病认知情况：清楚□部分清楚□假装不知□否认□全然不知□不能表达□紊乱□消极□自信□其他________

寻求健康信息：无□有□遵循医嘱/健康指导：完全□部分□完全不□

交往习惯：喜欢交往□一般□较少□

患者角色：适应□缺乏意识□冲突□否认□

应对能力：独立解决□寻求帮助□依赖别人□

支持系统：家庭成员□社会□社区□单位□保姆□其他________

近期重要生活事件________________________________

您认为什么对您最重要________　宗教信仰：无□有□

(四) 切诊

脘腹：正常□脘腹胀满□腹痛拒按□腹痛□膨隆□其他________________

(五) 其他异常体征：无□/有________________

辅助检查(阳性)________________________________

责任护士________　　　　护士长(责任组长)________

附录九 手术安全核查单

××省____医院手术安全核查表

<table>
<tr><td colspan="2">麻醉诱导前评估、核查(由手术医师、麻醉医师、巡回护士共同完成)</td></tr>
<tr><td>患者身份正确□是
手术部位与标记正确□是□不适用
麻醉设备与药物检查完成□是
血压:____/____ mmHg 脉搏:次/分
呼吸:次/分
病情是否变化□是□否</td><td>指氧饱和度监测□是
患者是否有过敏史□否□是
困难气道□无□是,已准备设备
误吸风险□无□是,已准备设备
静脉通路建立□有□无
其他:</td></tr>
<tr><td colspan="2">参加人员:
手术医生麻醉医生巡回护士
时间:____年____月____日____时____分</td></tr>
<tr><td colspan="2">切皮前 Time Out(由手术医师、麻醉医师、巡回护士三方共同核对)</td></tr>
<tr><td>患者身份正确□是
手术方式确认□是
手术部位与标示确认□是□不适用
抗生素在切皮前 1h 内给□是□否□不适用
是否需要相关影像资料□是□否
其他:</td><td>手术、麻醉风险预警:
①手术医师陈述:
□手术关键步骤
□手术预期时间
估计失血量: ml
②麻醉医师陈述:□麻醉关注点
③手术护士陈述:□物品灭菌合格
□仪器设备、片子准备</td></tr>
<tr><td colspan="2">参加人员:
手术医生
麻醉医生
巡回护士
时间:____年____月____日____时____分</td></tr>
<tr><td colspan="2">手术结束前(由手术医师、麻醉医师、巡回护士三方共同核对)</td></tr>
<tr><td>巡回护士口头确认:
手术器械、纱布、缝针清点正确□
手术标本标签确认□
其他:</td><td>手术医生、麻醉医师及护士:
手术方式有无更改:□无□有
患者术后管理注意事项□
术中出血量: ml</td></tr>
<tr><td colspan="2">参加人员:
手术医生
麻醉医生
巡回护士
时间:____年____月____日____时____分</td></tr>
</table>

附录十　手术护理记录单

××省____医院手术护理记录单

姓名________性别________年龄________病区________床号________住院病历号________

手术日期________年________月________日　术前诊断________拟手术名称________手术间________

护理情况

术前：入室时间______时______分　患者核对：有/无　手术部位核对：有/无　神志：清醒/模糊/意识不清

深静脉穿刺：有/无　静脉输液：有/无　胃：有/无　导尿管：有/无

皮肤情况________________　药物过敏史________________

术中：体位________止血带：有/无（压力________时间________）引流管________根（部位________）

植入物名称及数量________________植入物标识：粘贴于背面/医生处理

标本名称及数量________________

术毕：意识情况________皮肤情况________术后送回：病房/ICU/麻醉恢复室/________

离室时间________时________分

其他：

主要无菌包：　　　　无菌包监测：合格　签名：

品名	术前清点	关前核对	关后核对	品名	术前清点	关前核对	关后核对
纱布				线圈			
纱垫				棉球			
纱条				棉片			
三角纱布				棉签			
缝针							

器械名称	术前清点	关前核对	关后核对	器械名称	术前清点	关前核对	关后核对	器械名称	术前清点	关前核对	关后核对
布巾钳				电刀头				髓核钳			
蚊式血管钳				平镊				气管钳			
小直血管钳				有齿镊				肺叶钳			
小弯血管钳				尖镊				开胸器			
中弯血管钳				拉钩				咬骨钳			
大直血管钳				吸引头				关胸器			
大弯血管钳				肠钳				阻断钳			
艾利斯				胃钳				骨刀			
针持				胆石钳				骨凿			
卵圆钳				胆道探子				肋骨剥离器			
刀柄				直有牙钳				脊柱牵开器			
组织剪				弯有牙钳				骨膜剥离器			
线剪				三翼钳				黏膜剥离器			
扁桃体钳				肾蒂钳							
压肠板				直角钳							

续表

责任人	术前清点	关前核对	关后核对
器械护士(签名)/医生			
巡回护士(签名)			

附录十一 手术患者接送交接单

医院手术患者接送交接单

姓名________性别________病区/床号________病历号________诊断________________________

病房护士/手术室护士核对内容			
患者核对内容		带入物品	
□姓名□性别□年龄□床号□病历号 □诊断□手术时间□手术名称□手术部位		□病历	
□检查患者皮肤准备情况 □术前半小时用清洁剂和温水彻底进行皮肤清洁(包括脐部) □皮肤完整□破损部位/面积________ 手术标记:□有□无□不需要		□术中用药 □术前用药	
□更衣□戴手术帽 下列物品是否除去: □内衣裤□义齿□眼镜□金属物品□首饰		X 线片( )张 CT 片( )张　　MRT 片( )张	
□术前医嘱执行情况□禁食 12 小时 □药物过敏试验□备血□术前四项化验单		T ____℃　　P:____次/分 BP:____ mmHg　FBS:____ mmol/L	
静脉通路部位:□无□上肢□下肢□颈内外□股静脉		病员服:□无□衣服□裤子	
是否采取隔离措施:□无□接触□飞沫□空气□其他			
□病史与体检检查□手术知情同意书□麻醉知情同意书 □输血知情同意书□心电图□生化全套			
手术室护士签名/日期时间	年__月__日__时__分	病房护士签名/日期时间	__年__月__日__时__分
手术室/复苏室护士核对内容		复苏室(麻醉科医生)/病房护士(ICU 护士)核对内容	
□核对患者身份正确		□核对患者身份正确	
未用完的血制品:□有□无 剩余量:红细胞( )U　　血浆(　)ml 输注速度________滴/分		未用完的血制品:□有□无 剩余量:红细胞( )U　血浆(　)ml 输注速度________滴/分	
静脉通路部位: □上肢□下肢□颈内外□股静脉未用完的药:□有 □无 药名:输液速度________滴/分		静脉通路部位: □上肢□下肢□颈内外□股静脉未用完的药:□有 □无 药名:输液速度________滴/分	
引流管:□固定□通畅		引流管:□固定□通畅	
□皮肤完整□破损________		□皮肤完整□破损________	
手术带回: CT(　)张、MRT(　)张、X 线片(　)张		复苏室带回: CT(　)张、MRT(　)张、X 线片(　)张	
止痛泵:□硬膜外□静脉		止痛泵:□硬膜外□静脉	
术中用药有无过敏:□有□无 术中输血有无过敏:□有□无		复苏室用药有无过敏:□有□无 复苏室输血有无过敏:□有□无	
其他:		其他:	
手术室护士签名/日期时间	__年__月__日__时__分	复苏室护士(麻醉科医生)签名/日期时间	__年__月__日__时__分
复苏室护士签名/日期时间	__年__月__日__时__分	病房室护士(ICU 护士)　签名/日期时间	__年__月__日__时__分

主要参考书目

1. 马小琴. 护理学基础[M]. 北京:人民卫生出版社,2012.
2. 姜安丽. 新编护理学基础[M]. 第2版. 北京:人民卫生出版社,2012.
3. 韩斌如,王欣然. 压疮护理[M]. 北京:科学技术出版社,2013.
4. 胡雁,李晓玲,循证护理的理论与实践[M]. 上海,复旦大学出版社,2007.
5. 胡必杰,刘荣辉,陈文森. SIFIC 医院感染预防与控制临床实践指引[M]. 上海:上海科学技术出版社,2013.
6. 李小寒,尚少梅. 基础护理学[M]. 第5版. 北京:人民卫生出版社,2012.
7. 李义亭. 临终关怀学[M]. 北京:中国科学技术出版社,2015.
8. 马小琴,冯志仙. 护理学基础[M]. 北京:高等教育出版社,2012.
9. 古海荣. 护理职业防护[M]. 郑州:郑州大学出版社,2011.
10. 马玉萍. 基础护理学[M]. 北京:人民卫生出版社,2009.
11. 彭南海,高勇. 临床营养护理指南—肠内营养部分[M]. 南京:东南大学出版社,2012.
12. 石琴,施雁,戴琳峰. 新编护理学基础[M]. 上海:复旦大学出社,2012.
13. 史宝欣. 临终护理[M]. 北京:人民卫生出版社,2010.
14. 藤野彰子,长谷部佳子. 护理技术临床读本[M]. 北京:科学出版社,2007.
15. 徐筱萍,翁素珍. 临床护士职业防护[M]. 上海:上海科学技术出版社,2010.
16. 周春美,张连辉. 基础护理学[M]. 第3版. 北京:人民卫生出版社,2014.
17. 左月燃. 护理安全[M]. 北京:人民卫生出版社,2009.
18. 中华人民共和国卫生部. 临床护理实践指南(2011版)[M]. 北京:人民军医出版社,2011.
19. 陈倞倞,郭晶. 护理人员血源性职业暴露防护研究进展[J]. 护士进修杂志,2015,30(10):887-888.
20. 李可萍,庄英杰,文翠容,等. 护理人员职业暴露与防护措施[J]. 中华护理杂志,2008,43(6):571-573.
21. 沈菊慧,马蓉. 护士工作疲溃感的研究现状与发展[J]. 中国护理管理,2008,8(1):30-32.
22. 中华医学会肠外肠内营养学分会神经疾病营养支持学组. 神经系统疾病肠内营养支持操作规范共识(2011版)[J]. 中华神经科杂志,2011,44(11):787-791.
23. 胡延秋,程云. 成人鼻饲护理相关临床实践指南现况及内容分析[J]. 中华护理杂志,2014,49(10):1177-1183.
24. Bankhead R,Boullata J,Brantley S,et al. Enteral nutrition practice Recommendations[J]. JPEN J Parenter Nutr,2009,32(2):122-167.
25. 中华医学会消化病分会. 中国慢性便秘的诊治指南(2007,扬州)[J]. 中华消化杂志,2007,27(9):619-622.
26. 张帆. 青霉素的发现简史[J]. 生物学教学,2008,33(7):70-71.

全国中医药高等教育教学辅导用书推荐书目

一、中医经典白话解系列

黄帝内经素问白话解（第 2 版） 王洪图 贺娟
黄帝内经灵枢白话解（第 2 版） 王洪图 贺娟
汤头歌诀白话解（第 6 版） 李庆业 高琳等
药性歌括四百味白话解（第 7 版） 高学敏等
药性赋白话解（第 4 版） 高学敏等
长沙方歌括白话解（第 3 版） 聂惠民 傅延龄等
医学三字经白话解（第 4 版） 高学敏等
濒湖脉学白话解（第 5 版） 刘文龙等
金匮方歌括白话解（第 3 版） 尉中民等
针灸经络腧穴歌诀白话解（第 3 版） 谷世喆等
温病条辨白话解 浙江中医药大学
医宗金鉴·外科心法要诀白话解 陈培丰
医宗金鉴·杂病心法要诀白话解 史亦谦
医宗金鉴·妇科心法要诀白话解 钱俊华
医宗金鉴·四诊心法要诀白话解 何任等
医宗金鉴·幼科心法要诀白话解 刘弼臣
医宗金鉴·伤寒心法要诀白话解 郝万山

二、中医基础临床学科图表解丛书

中医基础理论图表解（第 3 版） 周学胜
中医诊断学图表解（第 2 版） 陈家旭
中药学图表解（第 2 版） 钟赣生
方剂学图表解（第 2 版） 李庆业等
针灸学图表解（第 2 版） 赵吉平
伤寒论图表解（第 2 版） 李心机
温病学图表解（第 2 版） 杨进
内经选读图表解（第 2 版） 孙桐等
中医儿科学图表解 郁晓微
中医伤科学图表解 周临东
中医妇科学图表解 谈勇
中医内科学图表解 汪悦

三、中医名家名师讲稿系列

张伯讷中医学基础讲稿 李其忠
印会河中医学基础讲稿 印会河
李德新中医基础理论讲稿 李德新
程士德中医基础学讲稿 郭霞珍
刘燕池中医基础理论讲稿 刘燕池
任应秋《内经》研习拓导讲稿 任廷革
王洪图内经讲稿 王洪图
凌耀星内经讲稿 凌耀星
孟景春内经讲稿 吴颢昕
王庆其内经讲稿 王庆其
刘渡舟伤寒论讲稿 王庆国
陈亦人伤寒论讲稿 王兴华等
李培生伤寒论讲稿 李家庚
郝万山伤寒论讲稿 郝万山
张家礼金匮要略讲稿 张家礼
连建伟金匮要略方论讲稿 连建伟
李今庸金匮要略讲稿 李今庸
金寿山温病学讲稿 李其忠
孟澍江温病学讲稿 杨进
张之文温病学讲稿 张之文
王灿晖温病学讲稿 王灿晖
刘景源温病学讲稿 刘景源
颜正华中药学讲稿 颜正华 张济中
张廷模临床中药学讲稿 张廷模
常章富临床中药学讲稿 常章富
邓中甲方剂学讲稿 邓中甲
费兆馥中医诊断学讲稿 费兆馥
杨长森针灸学讲稿 杨长森
罗元恺妇科学讲稿 罗颂平
任应秋中医各家学说讲稿 任廷革

四、中医药学高级丛书

中医药学高级丛书——中药学（上下）（第 2 版） 高学敏 钟赣生
中医药学高级丛书——中医急诊学 姜良铎
中医药学高级丛书——金匮要略（第 2 版） 陈纪藩
中医药学高级丛书——医古文（第 2 版） 段逸山
中医药学高级丛书——针灸治疗学（第 2 版） 石学敏
中医药学高级丛书——温病学（第 2 版） 彭胜权等
中医药学高级丛书——中医妇产科学（上下）（第 2 版） 刘敏如等
中医药学高级丛书——伤寒论（第 2 版） 熊曼琪
中医药学高级丛书——针灸学（第 2 版） 孙国杰
中医药学高级丛书——中医外科学（第 2 版） 谭新华
中医药学高级丛书——内经（第 2 版） 王洪图
中医药学高级丛书——方剂学（上下）（第 2 版） 李飞
中医药学高级丛书——中医基础理论（第 2 版） 李德新 刘燕池
中医药学高级丛书——中医眼科学（第 2 版） 李传课
中医药学高级丛书——中医诊断学（第 2 版） 朱文锋等
中医药学高级丛书——中医儿科学（第 2 版） 汪受传
中医药学高级丛书——中药炮制学（第 2 版） 叶定江等
中医药学高级丛书——中药药理学（第 2 版） 沈映君
中医药学高级丛书——中医耳鼻咽喉口腔科学（第 2 版） 王永钦
中医药学高级丛书——中医内科学（第 2 版） 王永炎等

57检